Second Edition

DISASTER MEDICINE

재난의학

저자 임경수, 황성오, 안무업, 안희철

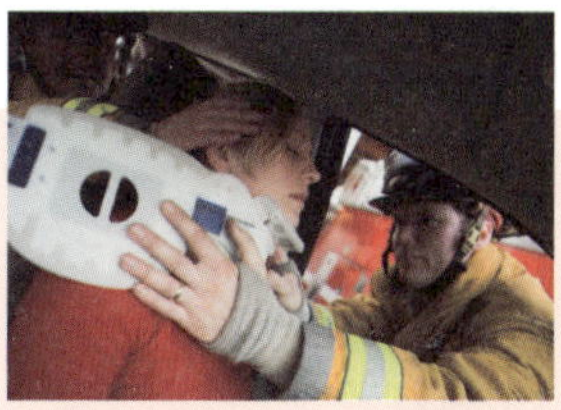 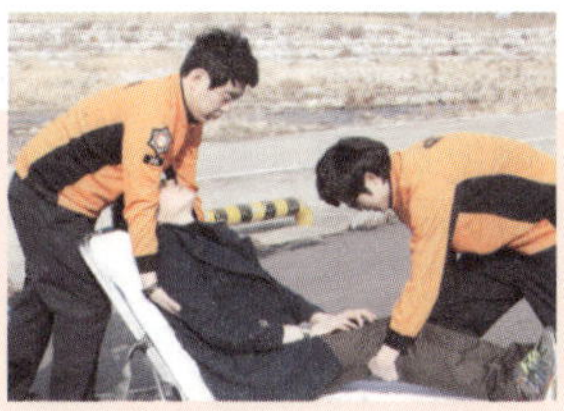 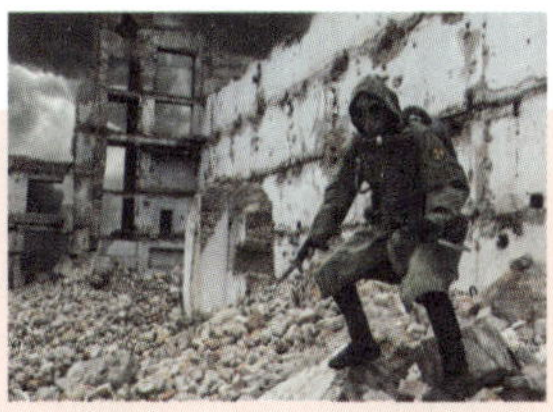

Comprehensive Principles and Practices

군자출판사

재난의학 2판

첫째판 1쇄 발행 | 2009년 4월 25일
첫째판 5쇄 발행 | 2016년 3월 20일
둘째판 1쇄 발행 | 2018년 3월 19일
둘째판 2쇄 발행 | 2019년 2월 22일
둘째판 3쇄 발행 | 2020년 3월 19일
둘째판 4쇄 발행 | 2021년 3월 19일
둘째판 5쇄 발행 | 2022년 8월 29일
둘째판 6쇄 발행 | 2023년 9월 20일
둘째판 7쇄 발행 | 2025년 9월 5일

지 은 이 임경수, 황성오, 안무업, 안희철 외
발 행 인 장주연
출 판 기 획 이성재
편집디자인 조원배
표지디자인 김재욱
일 러 스 트 김명곤
발 행 처 군자출판사(주)
등록 제4-139호(1991. 6. 24)
본사 (10881) 경기도 회동길 338(서패동 474-1)
전화 (031) 943-1888 팩스 (031) 955-9545
홈페이지 | www.koonja.co.kr

ISBN 979-11-5955-287-8

정가 25,000원

Second Edition

DISASTER MEDICINE
재난의학

저자 임경수, 황성오, 안무업, 안희철

Preface | 서문

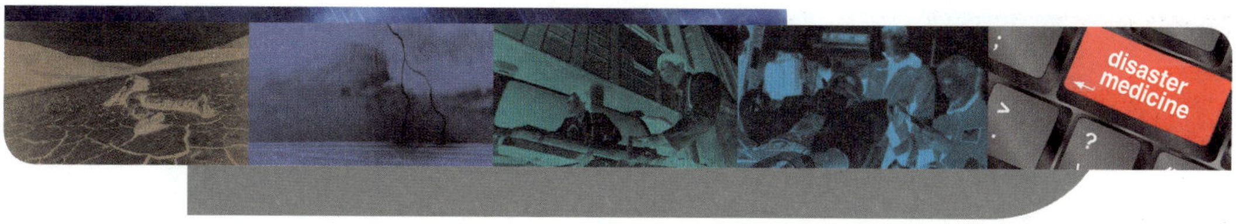

본 재난 의학은 응급의료뿐만 아니라 국가 사회 안전의 근간이 되는 재난의료에 관한 내용으로 2009년 초판을 발행하였고, 이제 제2판을 발간하게 되었습니다.

과거에는 자연재해, 즉 천재로 인한 재난이 대부분이었으나 현재 우리가 경험하는 재난은 자연재해뿐아니라 사람의 실수나 사고로 인한 인적재난까지 포함하고 있습니다. 그동안 여러 재난 사고들을 통하여, 우리나라 재난 의료 시스템의 체계적 확립의 필요성이 대두되어 왔습니다. 특히, 2014년도 발생한 세월호 침몰사고와 더불어 MERS 사태를 통해 국가 재난시스템의 근본적 준비가 필요함을 새삼 느낄 수 있었습니다.

이 책은 재난의료의 개념에 대한 정의에서부터 재난의학 분야의 구체적인 의학 지식, 구체적인 처치내용까지 재난의료에 관련된 분이라면 반드시 알아야 할 필수 내용을 담고 있습니다.

의학적인 근거에 기반을 둔 재난의료 시스템이 얼마나 중요하며, 그 제도의 시발점이 무엇이며, 무엇이 중요한지 이 책을 통하여 재난의료에 관심 있는 분들에게 조금이나마 도움이 되기를 기원합니다.

또한 내용이 미비한 부분이나 제대로 기술하지 못한 부분에 대해서는 오롯이 저자들의 책임임을 밝히며 지속적인 내용 보완을 통해 더욱 충실해지도록 노력하겠습니다.

2018년

저자 일동

Authors | 집필진

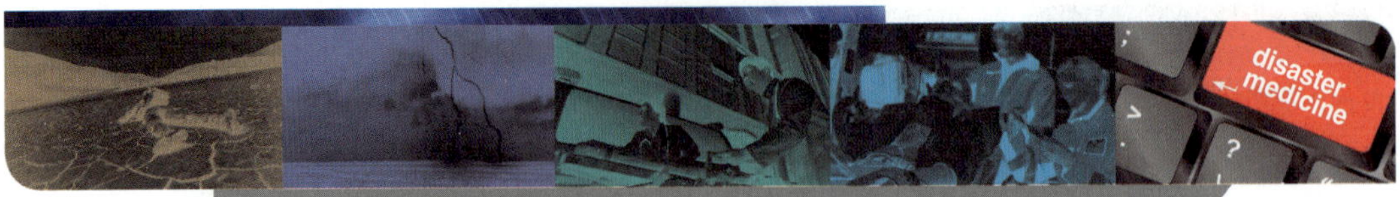

대표저자

- 울산대학교 서울아산병원 응급의학교실 **임경수**
- 연세대학교 원주의대 응급의학교실 **황성오**
- 한림대학교 의과대학 응급의학교실 **안무업**
- 포항성모병원 응급의학과 **안희철**

공동저자

- 강원대학교 의학전문대학원 응급의학교실 **문종범 조준휘**
- 경동대학교 응급구조학과 **이귀자**
- 단국대학교 의과대학 응급의학교실 **최한주**
- 대원대학교 응급구조학과 **김진화**
- 동국대학교 의과대학 응급의학교실 **최정태 김경호**
- 서울대학교 의과대학 응급의학교실 **박승민 손유동**
- 서울소방재난본부 종로소방서 **최영아**
- 서울소방학교 **김수진**
- 연세대학교 원주의대 응급의학교실 **김현 이강현 차경철 김오현**
- 울산대학교 울산대학교병원 응급의학교실 **홍은석**
- 울산동강병원 응급의학과 **정재봉**
- 인제대학교 의과대학 응급의학교실 **김 훈**
- 포항성모병원 응급의학과 **강민수 최기훈 백기봉 임승욱 조광윤**
- 한림대학교 의과대학 응급의학교실 **강구현 서정열 안지윤 왕순주 유기철 장용수 조규종 이태헌 김동원 이삼우 김유정**

Authors | 집필진

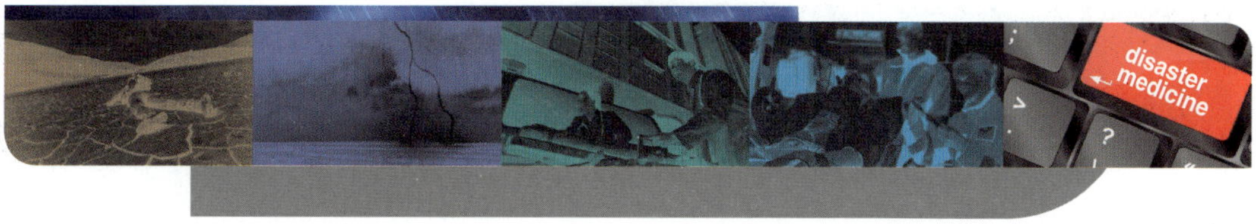

집필에 도움을 주신 분들

전국응급구조학과 교수협의회

- 강원대학교 **조병준**
- 건양대학교 **김철태**
- 대전보건대학교 **김진우**
- 경동대학교 **김진욱**
- 경북도립대학교 **이효주**
- 경일대학교 **이상구**
- 광주보건대학교 **이재민**
- 남서울대학교 **윤성우**
- 대원대학교 **곽은주**
- 대전대학교 **백홍석**
- 동남보건대학교 **홍성기**
- 백석대학교 **한송이**
- 서영대학교 **오용교**
- 선린대학교 **김병용**
- 전주기전대학교 **한승태**
- 제주한라대학교 **이영아**
- 충청대학교 **박상섭**
- 한국교통대학교 **신동민**

Contents | 목 차

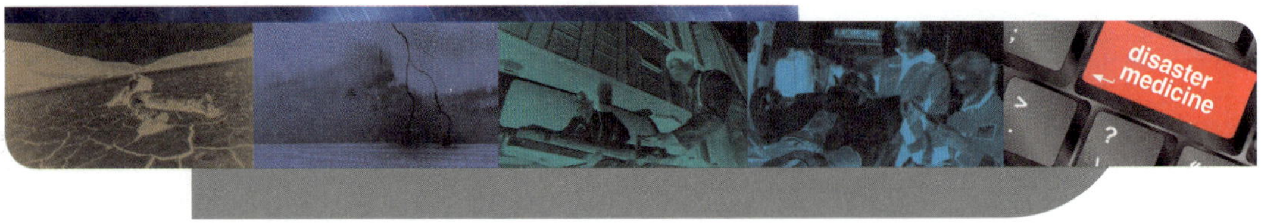

Contents | 목 차

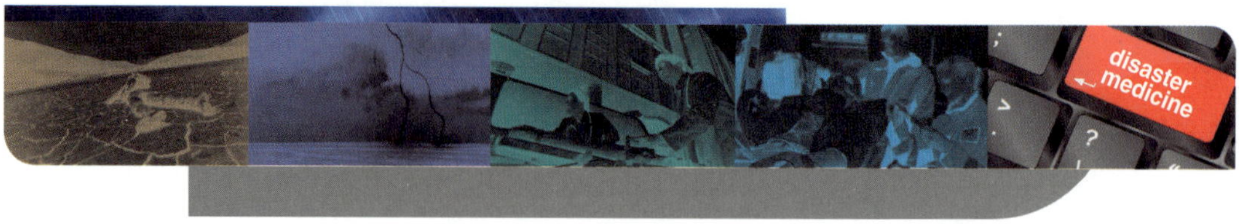

Chapter 1 | 재난의 개념

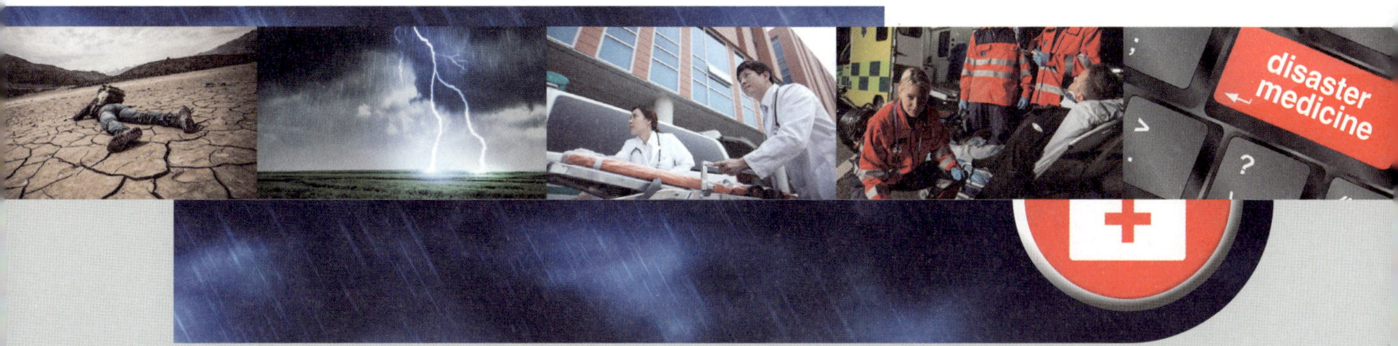

1 재난의 정의

2 재난의 분류와 대비책 및 한국의 재난 현황

3 재난에서의 응급의료체계의 역할

4 재난 요소

5 재난 패러다임

Chapter 1 | 재난의 개념

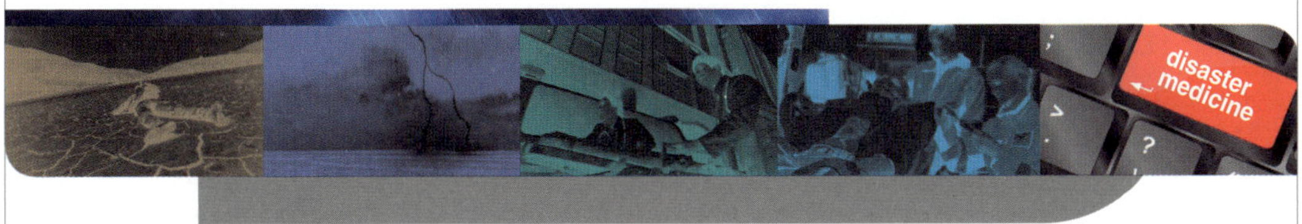

1. 재난의 정의

사고가 동반되거나 동반되지 않은 큰 손상, 손실 또는 파괴를 가져오는 갑작스럽고 불행한 사건을 재난이라고 하며, 의료적인 재난은 신체적 또는 정신적인 손상들이 재난을 입은 지역의 의료자원을 넘어섰을 때 발생한다. 재난의 여러 가지 요소로 인한 인적 피해, 재산의 파괴, 지역적인 대처능력의 초과 및 조직화된 공동체의 분열이 있으며 이러한 것들의 복합이 재난으로 정의될 수 있다. 재난 발생에는 시간과 장소가 따로 없으며 국제적 지원을 받아야 할 정도의 재난이 매주 한 건씩 발생하고 있다. 이와 같은 재난은 지구촌 곳곳에서 나타나는 환경의 변화와 정치적 이기주의, 인구의 대이동 등으로 인해 다양화, 대규모화 되는 추세이다. 지진, 화산, 태풍 및 해일 등의 자연에 의한 재난은 인류의 역사와 함께하여 왔으며 지진만으로도 지난 20년간 백만 명이 사망하였다. 또한 산업사회로의 발전과 인구의 집중현상 등으로 건물붕괴, 항공기 추락, 기차나 버스의 사고 등 인위적인 재난의 경우에도 자연재난과 같이 많은 사상자가 발생하게 되었다. 지난 5년간 국제적으로는 남아시아의 쓰나미, 미국의 카트리나, 파키스탄의 지진, 과테말라의 산사태, 중국 쓰촨성의 지진 등이 단 한 번에 수천에서 수십만의 생명을 앗아가고 수백만 명의 이재민을 발생시킨 바 있다.

재난에 관심을 갖기 시작한 초기 몇 년 동안은 공중보건차원에서 다루어졌다. 전세계적으로 1968년 후에 World Association of Emergency Medicine and Disaster Medicine으로 발전한 Club of Mainz의 소속의사들은 재난 회복(disaster resuscitation), 즉 재난을 효과적으로 관리하는 방법을 체계화하는 데 관심을 갖기 시작하였으며, 이러한 접근은 전쟁이라는 상황에 적용되면서 많은 경험을 축적하게 되었다. 후에 일반사회로 확산, 발전하여 mobile critical care teams, renal dialysis teams, burn teams, disaster medical assistance teams, 그리고 emergency medical teams 등으로 재난 의학의 영역을 확장하여 왔다. 초기의 비교적 실용적인 의료적 재난의 서술은 Peter Safar에 의해서 이루어졌다.

우리나라의 재난사고를 살펴보면 주요 자연 재난인 풍수해로 인해 지난 1990년대(1991~2000년) 통계에 따르면, 연평균 122명이 사망 또는 실종되었으며 매년 17,219명의 이재민 발생과 5,800억원 이상의 재산상의 손실을 입었던 것으로 나타났다. 같은 기간 내 열차 전복, 비행기 추락, 다리 붕괴, 유람선화재, 도시가스 폭발, 건물붕괴 등의 대형사고가 발생하여 수십 명에서 수백 명에 이르는 사상자가 발생하기도 하였다. 21세기에 들어서 국제적으로 지구 활동이 증가되면서 곳곳에서 대규모의 지진이 발생하였고, 국내에서는 대구 지하철 화재사고와 2007년 허베이스프리트호 기름유출사고의 발생으로 지역주민은 물론, 자원봉사자들의 신체적 건강 문제가 야기된바 있으며, 각종 테러의 위험이 항상 존재하고 있어 재난에 대한 대책이 반드시 필요하다. 그러나 대부분 일반 사람들이 자기에게는 재난이 일어나지 않는다고 믿고 있으며, 많은 의사들도 자기 자신이 재난의 피해자나 재난 대책에 참여해야 하는 의사가 된다는 생각을 하지 못하고 있다. 이러한 생각들이 재난 계획을 수립하고 훈련하는데 장애 요소가 되고 있다. 재난이 발생하였을 때 환자의 생명을 구하기 위해서는 응급의료체계와 응급의료요원, 구조대원 등 인적요소 및 자재, 기재 및 기계 등 물적 요소가 필요하다. 이러한 요소들 중에서 재난관리 및 응급의료체계가 무엇보다도 중요하다.

재난(재해)이란 자연적 혹은 인위적 원인으로 인하여 파괴와 손실, 대량 환자가 발생하고, 이로 인해 수요가 제공 가능한 의료 자원을 능가하는 상태를 총칭한다.

면 단위의 의원에 교통사고로 화상과 동반되어 3~4명의 환자가 한꺼번에 진료를 요하는 경우에는 일상적인 치료가 불가능하게 된다. 한편으로 서울에 위치한 3차 대학 병원 응급센터에 30~40명의 중환자가 일시에 진료를 요하는 경우에도 일상적인 치료가 불가능하다. 이런 이유로 인해 재난의 개념은 상대적이다. WHO의 재난의 정의는 "외부의 도움을 필요로 하는 상당한 정도의 갑작스런 생태적 현상"으로 규정하고 있다. 응급의료체계의 관점에서의 재난의 정의는, 환자들이 단시간 내에 많은 수가 내원하여 응급 의료체계의 자체적 역량으로 환자의 치료가 불가능하여, 외부적 도움 없이는 최소한의 간호도 불가능한 상태라고 할 수 있다. 환자의 수 및 중증도 정도, 그리고 재난의 특성에 의한 다양한 병원 내의 재난이 있을 수 있다.

아래의 정의는 재난과 연관된 것이다.

① 재난: 관할권의 당시 시간대에 응급의료체계 재원을 압도하는 모든 사고
② 다수환자사고(multiple patient incident): 병들거나 다친 환자가 한 명 이상 발생한 사고
③ 대량사고(mass casualty incident): 병들거나 다친 환자가 다수로 발생한 사고
④ 의료재난: 당시의 의료체계를 능가하는 환자가 발생한 사고

2. 재난의 분류와 대비책 및 한국의 재난 현황

재난의 구분으로는 자연재난 및 인위재난으로 구분할 수 있으나 현재는 이러한 재난이 혼합되어 나타나는 양상이다. 자연재난은 지진, 산사태, 눈사태, 화산폭발, 토네이도, 허리케인, 홍수, 화재, 유성 등

표 1-1 재난의 종류

인위재난	자연재난
화재	지진
폭발물	산사태
화기	눈사태
건축물 붕괴	화산폭발
이송수단 사고– 비행기, 기차, 선박, 차량	토네이도 허리케인, 홍수
산업 유해물질	화재
NBC event	유성

에 의하여 발생할 수 있고, 인위재난은 화재, 폭발물, 화기, 건축물 붕괴, 이송수단 사고(비행기, 기차, 선박, 차량), 산업 유해물질, NBC event 등에 의해 발생한다. 원인에 따라 분류할 경우 재난대책 수립에 유용하지만 현재는 이러한 재난이 혼합되는 추세이다. 일례로 서남아시아 지진 때 발생한 쓰나미로 인해 관광 및 새우 양식 목적으로 해안의 망그로브 나무를 베어낸 결과(망그로브 나무가 있었다면 쓰나미의 피해에 예방 가능했던) 사상자 수가 기하급수적으로 증가한 것이 좋은 본보기라고 할 수 있다. 재난이란 넓은 지역에서 장기간 동안 각종 피해가 유발되는 지진, 홍수, 전쟁 등의 개념으로 이해하며, 대량사고(Mass casualty incident)란 국한된 지역에서 단기간에 환자가 발생하는 테러, 교통사고 등의 개념의 인식이라고 할 수 있지만 최근에는 동일 개념으로 인식하고 있다(표 1-1). 따라서 의료 측면에서는 다수의 환자가 발생 시 재난(대량사고 포함)의 인지는 의료 기관의 수용능력을 파악하는 것에서부터 시작되며, 구조자나 해당 병원의 치료와 이송능력을 능가하는 대량의 사상자가 발생한 모든 경우를 대량사고라 할 수 있다. 대량사고 상황에서의 목표는 생존 가능성이 있는 다수의 환자에게 최선의 처치를 시행하는 것이다.

1) 자연재난

(1) 화산

화산이란 마그마(가스거품, 융해된 휘발성물질 및 고체 크리스탈을 다양하게 함유하고 있는 용해물)나 다른 물질이 지표로 분출하는 현상을 말한다. 과거 400년 동안 화산의 분출로 인하여 266,000명의 피해자가 발생하였다. 1902년 인도네시아의 크라카토아에서 36,000여명이 사망하였으며, 최근에는 콜롬비아의 네바다 델루이스에서 28,000명이 사망하였다. 화산지역에 거주하는 인구가 점차 증가하므로 화산에 의한 피해가 더욱 증가할 것으로 보인다.

화산폭발은 많은 양의 화산재를 분출하므로 이 물질 흡입에 의한 질식환자가 발생하며, 고온의 증기에 의한 화상, 치명적인 유독가스의 분출에 의한 손상을 유발한다. 또한 마그마 분출에 의한 쇄석(pyroclastic flow)의 급격한 흐름이 특히 치명적이다. 매우 높은 온도의 가스와 쇄석들이 1초에 수 백 미터의 속도로 수 백 평방미터의 넓이에 퍼져 나가므로, 신속히 대피하기가 거의 불가능하다. 고온의 진흙이나 lahar에 의해서 사망하는 피해자는 화산과 관련된 사망자의 10%를 차지한다. 이러한 진흙은 화산 쇄석과 물의 혼합물인데 온도에 의한 화상을 유발할 수 있다. 1985년 콜롬비아의 네바다 델 루이스의 화산폭발 시 lahar에 의해서 22,000명이 사망하였다.

화산폭발의 간접적인 영향은 깊은 분화구에 위치한 호수에 유독한 가스가 녹아드는 것이며, 이러한 가스의 돌발적인 분출은 치명적인 손상을 초래할 수 있다. 1984년과 1986년에 카메룬의 모노운 호수와 니오스 호수에서 이산화탄소가 분출되어 1,800명의 피해자를 냈다. 또한 유독가스에 의해서 폐부종, 결막염, 관절통, 근육쇠약, 피부의 물집 등을 유발할 수 있다. 이러한 유독가스의 손상을 줄이기 위해서는 공기 중의 이산화 황(sulfur dioxide), 유화수소(hydrogen sulfid), 불화수소산(hydrofluoric acid) 및 이산화탄소 등의 농도를 측정하여야 한다.

화산폭발은 종종 대단한 양의 화산재를 생성하여 문제가 되는데, 심한 경우에는 지붕에 쌓인 화산재로 인하여 건물이 붕괴되기도 한다. 화산재는 눈, 점막 및 호흡계에 자극을 주어 상기도의 자극, 기침 등을 유발하기도 하며 만성 폐질환을 악화시키기도 한다. 고농도의 화산재는 심각한 기도손상, 폐부종 및 기관지 폐쇄를 초래하여 급성 폐손상이나 질식에 의한 피해자를 발생시킨다. 1980년에 발생한 성 헬렌 산(Mt. St Helens)의 화산폭발에서 23명이 사망을 하였는데, 부검결과에서 18명이 질식사한 것으로 밝혀졌다. 질식사한 피해자들의 사망원인은 화산재와 점액이 마개를 형성하여 일차적으로 기도폐쇄를 초래하기 때문이다. 진흙 속에서 구출된 피해자들은 심각한 탈수, 화상 및 안질환이 발병한다. 1985년 콜롬비아의 화산폭발 시 진흙에 오염된 상처를 일차적 봉합했던 환자에서 조직 괴사, 골수염, 구획증후군, 패혈증 등의 심각한 합병증이 발생하였다. 따라서 상처를 입고 6시간이나 12시간이 경과하였거나 오염되어 있으면 수상 후 3일 후에 봉합하는 것이 좋다. 적절한 파상풍에 관한 처치도 병행하여야 한다.

(2) 홍수

인류 역사상 문헌상 또는 기록상 자연재난 가운데 가장 빈번하게 발생하는 것이 홍수이며, 현재도 가장 많이 발생하는 홍수는 세계적으로 40% 가량을 차지하며 사망률도 이와 비슷하다. 갑작스런 폭풍에 의한 물의 범람 또는 지속적이며 많은 강우량에 의한 제방의 붕괴 등이 제일 많은 원인이다. 지속적인 강우에 의한 점차적인 수면의 상승이 있는 경우에는 이런 상황을 예측할 수 있으며, 이런 이유로 사망자가 많지 않은 특징이 있다. 갑작스러운 폭우에 의한 홍수가 발생 시에는 사상자가 많이 발생한다. 급류에 의해 나무나 돌이 떠내려가면서 이로 인한 외상이 발생되기도 하지만, 가장 많은 사망원인은 익사이다. 도시 지역에서 발생하는 익사의 반 수 이상은 폭우에 의한 홍수로 인해 자동차 안에 갇힌 채 급류에 휩쓸려 사망하는 경우이며, 익수에 의한 저체온증 등에 의한 사망이 발생할 수도 있다. 의료인들이 시행할 수 있는 손상 예방의 가장 중요한 방법은 홍수에 의한 인명 손상을 최소화하는 것이다. 홍수 기간에 손상과 관련된 기전을 이해하고 있다면 손상 예방을 위한 최선이 행동이 무엇인지 알 수 있다. 대부분의 경우 응급실에는 중증 환자는 내원하지는 않지만, 상당수의 환자들이 내원하는데 기존 질환이나 경증 손상으로 인한 환자의 내원이 대부분이다. 생존자 가운데 0.2%에서 2% 정도만이 집중적인 내과적 치료가 필요하며, 대부분의 손상이 찰과상, 열상 및 궤양 등의 경증이다. 그러나 홍수로 인한 열상은 작은 상처라도 감염증이 빈발하므로 유의하여야 한다. 인도나 필리핀 같은 지역에서는 뱀에 의한 손상이 발생되기도 하며, 급류에 의하여 가솔린 탱크가 파괴되어 기름막이 형성되고 넓은 지역에 화재가 발생되기도 한다. 또한 전선이 끊어진 경우에는 누전에 의한 감전사고도 빈발하기 때문에 이에 대한 대응도 중요하다.

공중보건학적인 측면에서 보면 가장 심각한 문제가 상수도와 하수시설의 파손이다. 또한 피난처의 인구과밀에 의한 문제도 발생한다. 이러한 문제들이 복합되어 매우 독성이 높은 생물학적 혹은 화학적 독극물에 의한 손상이 발생될 수 있다. 예를 들면, 야토병(tularemia), 렙토스피라증 뿐만 아니라 장티프스, 파라티푸스, A형 간염, 살모넬라, 이질균 및 대장균과 같은 수인성 전염병이 발생한다. 또한 전염병 매개체들이 번성할 수 있는 조건이 형성되므로, 아보 바이러스(arbovirus), 말라리아 등이 발생하기도 한다.

1973년 필리핀의 홍수 때는 임시 피난소의 인구과밀로 인하여 호흡기 질환이 주로 발생되었다. 재난 후에 이러한 전염병이 발생되기도 하지만 집단적으로 예방접종을 하는 것은 그 효과가 의문시되고 있다. 이러한 집단접종은 오히려 접종된 곳의 공중보건을 경시하게 되어 안전에 관한 잘못된 믿음을 갖게 된다. 국내에서도 종종 홍수가 발생한 지역에서 장티푸스 접종을 하는 경우가 있으니, 장티푸스에 관한 항체가 형성되려면 몇 주가 소요되기 때문에 그 효과는 미약하다. 파상풍에 관한 집단 접종도 그 효과가 증명되지 않았으므로, 접종 적응증에 부합되는 환자에게만 접종을 하여야 한다.

역학조사팀이 홍수피해지역에서 전염병이 증가하는지를 감시하는 것이 올바른 접근방법이다. 특히 전염병이 자주 발생하는 지역에 관한 특별한 감시가 필요하다. 예를 들면 특별한 전염병을 옮기는 절족류의 수를 감시하여, 수가 절대적으로 증가하면 이에 대한 방역사업을 하여야 한다.

(3) 열대성 저기압(Cyclone, Hurricanes, Typhoons)

열대성 저기압의 정의는 적어도 45.9 kg/h(74 mph)의 속도를 유지하고 열대성 비를 형성하는 회전성 폭풍이다. 맥시코만에서는 허리케인, 동지나해 방면에서는 태풍, 인도양 방면에서는 사이크론이라 부른다. 태풍 중심부의 바로 가장자리가 가장 바람이 강해서 바람의 속도가 240 km/h에 달하기도 한다.

강한 태풍은 홍수와 많은 비로 피해를 낸다. 그러나 피해는 많은 양의 비가 원인이 아니며, 강한 바람(폭풍, storm surge)때문에 발생하는 경우가 더 많다. 폭풍에 의한 피해는 주로 해변가에서 발생하지만 내륙에서도 종종 큰 피해가 발생된다. 태풍이 강한 바람을 동반하지만 바람 자체에 의한 피해보다는 강한 폭풍해일에 의한 사망과 손상이 주로 발생하며, 사망원인의 90%가 익사이다. 발생초기에는 폭풍과 홍수에 의한 건물붕괴나 파편에 의한 손상이 발생한다. 후반기에는 재난을 복구하는 과정에서 감전과 같은 사고가 발생하며 기아, 탈수, 전염병 및 상처감염에 의한 질병이 발생한다. 사망자의 대부분이 4세 이하의 어린이, 70세 이상의 노인과 여성이다. 많은 생존자가 급류에 저항해서 나무 등을 잡고 있었기 때문에 가슴과 상지 및 대퇴부 안쪽에 찰과상이 발생하는 "태풍 증후군(cyclone syndrome)"이 나타난다.

일반적으로 태풍은 이차적인 홍수나 해일 등을 동반하지 않으면 비교적 적은 사망자를 발생시킨다. 1974년 인구 45,000명의 다윈(호주)에서 발생한 태풍의 경우에서는 사망 51명, 입원 145명 및 110명의 심한 열상환자가 발생하였다.

1977년 11월 인구 700,000명의 안드라 프라데쉬(인도)에서 태풍과 해일로 10,000명의 사망자와 골절환자 177명이 발생했다. 이 당시 외국의 지원팀이 수술팀까지 갖추고 현장에서 병원을 운영했으나 이러한 노력은 그다지 효과적이지 못했다. 태풍 시의 손상은 파편에 의한 가벼운 열상 환자가 대부분이다. 그러나 이러한 상처가 심각한 이차적인 감염을 초래할 위험이 있으므로, 모든 상처를 철저히 소독해야 한다. 홍수에 의한 재난과 마찬가지로 피난처에서의 공중보건도 매우 중요하다.

(4) 회오리 바람(선풍, Tornadoes)

선풍은 자연재난 가운데 가장 파괴적이고 치명적이다. 선풍은 깔대기꼴의 구름이 뇌운(thunder cloud)의 바닥으로부터 지상으로 향하는 모양을 나타내는 무서운 속도를 가진 소용돌이 바람이다. 바람구름이 가운데의 빈 공간 주위를 돌면서 구심력을 형성해 부분적인 진공상태를 만든다. 강한 선풍은 넓이가 1 km에 달하고 500 km/h의 속도로 300 km의 거리를 진행하는 경우도 있다.

선풍으로 인한 피해는 회전하는 강한 바람과 중심에 형성된 진공에 의해 발생한다. 이와 같은 현상으로 인하여 선풍이 건물을 통과할 때, 건물의 외벽은 비트는 힘을 받게 되고 건물 내부는 선풍의 중심부(tornado's eye)에 형성된 압력으로 인하여 폭발적인 힘을 받게 되어 건물은 완파된다. 이때 파괴된 건물의 파편으로 인하여 여러 손상을 당하게 된다.

선풍으로 인한 손상은 피해자의 4% 정도가 사망하며, 60세 이상의 연령층은 20세 이하의 연령보다 7배 이상 사망률이 높다. 이러한 원인은 노인들이 대체로 혼자 거주하고 있으며, 선풍에 대한 경고에도 신속히 대피할 수 없고, 기왕증이 많으며 물리적인 힘에 적응하는 힘이 약하기 때문으로 생각된다. 거주의 형태나 선풍이 불 당시의 위치가 손상에 중요한 요인으로 작용한다. 고정식 집에 거주하는 사람보다 이동식 집에 거주하는 사람이 40배, 오토바이를 타고 가던 사람은 5배 정도 치명적인 손상을 당한다.

두부손상이 가장 많은 사망원인이며, 그 다음이 흉부와 몸체의 손상이다. 치명적이지 않은 손상으로는 골절이 가장 많으며, 대부분의 상처가 심하게 오염되어 있으며 이물질이 연부 조직 내에 침투하여 있는 경우가 많다. 상처의 오염이 수술 후에 발생하는 패혈증의 가장 많은 원인이다. 패혈증은 경증의 손상과 중증의 손상에서 모두 나타나며, 경증의 경우에서도 50~65% 정도 발생된다. 원인균은 호기성 그람 음성 간균(aerobic gram negative bacilli)이 대부분이며 가스 괴사(gas gangrene)도 드물지만 나타날 수 있다.

(5) 지진

지진은 모든 자연재난 중에서 인명 손실 및 재산 파괴가 가장 심한 재난이다. 지진은 갑자기 발생하며, 지진에 대한 대처 및 사람들의 대피가 불가능한 특징이 있다. 대부분의 다른 자연재난들은 어느 정도 손실이 발생할지 예측 가능하거나(지진 후의 쓰나미, 홍수 등), 또는 발생을 예상할수 있다(태풍 등). 또한 발생하기 전 자주 경고 징후를 알 수 있다(화산 폭발 등). 표 1-2는 최근의 지진으로 인한 사망을 요약하였다.

지진은 지구의 표면을 이루고 있는 거대한 판이(지각) 접하고 있는 사이에서 내력이 갑자기 소실되어 발생된다. 이것으로 인해 에너지가 분출하며 지진파를 만들게 되는데 이것이 지진을 유발한다. 세 가지 형태의 지진파가 있지만 가장 늦은 이차파가 가장 파괴력이 크다.

지진에 의한 의료 수요는 매우 광범위하다. 사망률을 감소시키기 위해서는 처음의 24~48시간 사이가 가장 중요하다. 그러나 이 기간 동안 혼란스러운 상황으로 인해 적절한 처치는 불가능한 경우가

표 1-2 지진으로 인한 희생자

지역	발생 연도	추정사망자
이탈리아	1908	75,000
중국	1920	200,000
일본	1923	143,000
소련	1948	100,000
페루	1970	70,000
중국	1976	250,000
이란	1990	40,000

많다. 지진 지역으로 또는 지진 지역에서의 이동이 힘들고, 정확한 정보는 거의 전무한 상태가 된다. 외부에서의 의료 처치가 행해지는 시간이 되면 대부분의 환자들은 초기 처치가 끝난 상태 또는 사망한 상태에 놓이게 된다. 병원은 지진 발생 후에 환자 치료를 담당하는 중추적 역할을 하지만, 많은 환자로 인해 적절한 치료가 힘든 상황이 발생한다. 불행히도, 병원 자체도 적절한 환자 치료를 더 이상 행할 수 없는 구조적 또는 비구조적인 문제에 매우 취약하다. 이런 원인으로는 절수 및 절전이 발생하고, 생명유지에 절대적인 의료장비(인공신장기, 호흡기, 방사선장비, 임상병리장비)와 수술실 등이 기능을 상실하기 때문이다. 지진에 대한 효과적 의료 대응을 위한 최선의 방법은 가용 가능한 모든 자원을 사용하는 것이다. 정책 입안자와 의료진들은 다음 상황들에 대한 철저한 대비가 필요하다.(1) 병원전 단계 및 병원 단계에서 초기 대응을 변형할 수 있는 방법, (2) 초기 병원 치료에 필요한 가용 가능한 지역의 자원에 대한 파악, (3) 증가하거나 발생할 수 있는 임상 상황, 보건 체계상 드물게 발생할 수 있는 임상 상황, 그리고 (4) 외부에서 도움을 받을 수 있는 합리적 기대. 이러한 문제에 대한 이해가 있어야만, 의료 종사자들은 최적의 의료 처치를 시행할 수 있다.

외상은 주로 건물붕괴나 파편으로 인한 손상이 많다. 건물이 붕괴된 후에 사망자 증가에 관여하는 요인(갇혀있었는지 여부, 손상 정도, 의학적인 처치를 받을 때까지의 시간, 구조 때까지의 시간 등)이 있다.

사망원인은 머리와 가슴 등의 압좌손상, 외부출혈이나 내출혈로 인한 합병증이며, 지진으로 발생하는 해일에 의하여 사망자가 급증한다. 질식, 저혈량 쇼크 및 저체온증에 의하여 수 분 혹은 수 시간 내에 사망하기도 하며, 탈수, 저체온증, 고체온증, 압좌증후군 및 패혈증으로 인하여 며칠 후에 사망하기도 한다. 대부분의 자연재난에서와 마찬가지로 생존자들의 대부분에게는 수술을 요하지 않는 가벼운 골절 등이 주로 발생되며 입원을 요하는 경우는 많지 않다. 1988년 아르메니아의 지진 때에는 복합손상이 39.7%, 열상과 좌상과 같은 표재성 손상이 24.9%, 두부손상 22%, 하지의 손상 19%, 압좌손상(crushsyn-drome) 11%, 상지의 손상이 10% 순으로 나타났다. 아르메니아 지진 때 상처의 감염과 괴사가 가장 많은 합병증이었고, 건물더미에 수 시간 혹은 수일씩 깔려 있던 환자들에게는 구획증후군(compartment syndrome)이 발병되어 절단이나 근막절개술을 받아야 했다. 이러한 환자들에게는 심각한 횡문근변성(rhabdomyolysis)이 발생되며, 저혈량 쇼크, 과칼륨증, 신부전증 및 부정맥 등 압좌증후군과 관련된 증상들이 발생될 수 있다. 그 외에 먼지로 인하여 질식이나 상기도 폐쇄가 발병하기도 한다. 먼지의 흡입으로 인하여 폐부종이 발생되기도 하며, 석면이나 먼지속에 포함된 여러 물질의 독성에 의하여 피해자나 구조자에게 아급성

표 1-3 주요 자연재난의 단기적 손상 효과

효과	지진	태풍	해일/급류 홍수	홍수 (범람)
사망	많다	적다	많다	적다
심각한 손상: 적극적 치료 필요	매우 많다	보통	적다	적다
전염병	모든 재난에서 발생할 수 있다			
식량난	드물다	드물다	빈번하다	빈번하다
주민 이동	드물다(도시에서는 가능)	빈번하다	빈번하다	

또는 만성적인 폐질환이 유발될 수 있다. 피해자의 사망률을 줄이기 위하여는 신속한 수색과 구조가 가장 중요하다.

2) 인위재난

인위재난으로 인하여 발생되는 환자는 내과적인 환자, 외과적인 환자 및 정신과적인 환자로 구분할 수 있다(표 1-4). 재난시 입는 정신적인 충격 중에서는 즉각적인 정신과적 처치를 필요로 하는 것들이 있다. 간혹 어린이들이 겪는 정신적 충격은 심각한 양상을 보이기도 한다. 외과적인 손상은 물리적 충격에 의한 손상과 화상이 주로 발생한다. 내과적인 손상은 주로 유독물질의 흡입에 의한 폐 손상 또는 흡수된 유독물질에 의한 전신증상이 발생하거나, 방사능에 의한 손상이 발생할 수 있다. 재난에 대한 전반적인 정보가 입수되면 발생되는 환자의 양상을 예측할 수 있어야 한다. 그러나 가장 정확한 정보는 환자들이 응급센터로 이송되어 정확한 평가를 시행해야 알 수 있다. 그러나 중환자실의 운영과 의료진의 재배치를 시행하는 데는 많은 시간이 소요되기 때문에, 재난대책의 수립과 시행은 초기의 정보만으로 조속히 결정되어야 한다.

표 1-4 재난의 유형에 따른 손상의 종류

재난의 유형	손상의 종류
건물 붕괴	물리적 손상, 압좌 손상
항공기 사고	물리적 손상, 화상, 흡입손상
기차/버스 사고	물리적 손상
원자력 발전소 사고	방사능에 의한 손상
위험물질사고	화학물질에 의한 화상, 흡입손상, 전신증상
테러	사고의 유형에 따른다: 총상, 폭발손상, 관통상

(1) 교통 사고

교통사고로 많은 생명이 목숨을 잃지만 재난으로 발전하는 경우는 매우 드물다. 그러나 많은 환자가 동시에 발생하기도 하며, 화학물질을 운송하는 차량사고 시에는 심각한 재난이 발생하기도 한다. 1982년 아프가니스탄의 살랑 터널에서 발생한 petroleum 탱크의 폭발 사고로 인하여 1,000명이 사망하였으며, 주된 사망원인은 petroleum에 의한 일산화탄소 중독이었다.

(2) 열차사고

열차사고로는 백만 명의 여행객 중 평균 0.05명이 사망하므로, 열차는 가장 안전한 운송수단이라고 할 수 있다. 그러나 일단 사고가 나면 쉽게 재난으로 발전된다. 열차사고에 있어서의 특징은, ① 좁은 터널이나 산악에서의 발생이 많아서 구조가 늦어지고, ② 유해물질을 수송하는 경우가 많으므로 재난 규모가 심각하다는 것이다. 손상의 정도는 사고의 유형에 따라 다르나, 주로 다발성손상과 골절이며, 때로는 화상이나 화학 물질에 의한 손상이 발생하기도 한다. 그 외에 환경에 의한 저체온증이나 익사 또는 노광에 의한 손상이 발생하기도 한다.

(3) 비행기사고

세계적으로 연간 60건 이상의 비행기 사고가 발생하며 탑승자의 절반 이상이 사망한다. 대부분의 사고가 착륙이나 이륙하는 때에 공항에서 발생한다. 생존자가 사고지역에서 멀리 떨어져 있는 경우도 있기 때문에 병원전 재난 계획에서 이를 고려하여야 한다. 다발성손상, 압좌 손상(crush injuries), 화상, 골절, 비행기내의 잔류 연료나 플라스틱이 타면서 발생하는 유독가스로 인한 질식 등이 발생한다.

(4) 선박사고

선박사고로 인한 재난에서 많은 생명을 잃는 것은 흔하지 않다. 선박의 충돌은 흔히 발생되지 않지만, 날씨가 나쁘거나 항법 장애가 복합되는 경우에 발생된다. 허리케인이나 태풍에 의해서 이미 대피한 배들도 침몰하는 경우가 많다. 열을 발생시키는 엔진으로 배가 움직이고, 배에는 많은 양의 연소성 액체가 있다. 그래서 화재가 심심치 않게 발생하는 것은 놀라운 일이 아니다. 전염병이 갑자기 발생되는 경우도 있다. 크루즈 선박에는 정규 진료소 이외에도 이와 멀리 떨어진 곳에 의료 물자를 저장하는 장소와 환자를 볼 수 있는 장소를 포함하는 제 2의 진료지역을 준비하도록 한다. 선박재난이 발생하는 경우, 병원은 대개 멀리 떨어져 있다. 필요한 경우에는 헬리콥터를 이용할 수 있고, 이러한 경우에는 몇몇만이 구조될 수 있다. 가까이 있는 군함이나 상선을 이용하는 방법도 있다. 침수로 인한 익사, 저체온증 및 기름에 의한 오염 등이 주로 발생하며, 기아와 탈수 및 노광(exposure) 등에 의한 손상이 발생할 수 있다. 모든 선박에도 재난에 대한 계획이 세워져 있어야 한다.

(5) 테러

테러란 정치적, 이념적인 목적으로 다른 사람에게 위해를 가하는 것을 말한다. 어떠한 테러는 사람이 없는 공장이나 시설을 공격하기도 하지만, 대부분은 많은 무고한 사람들이 피해를 받는다. 테러분자들이 사용하는 방법은 매우 많은데, 생물학적인 병원체나 독극물을 공기 중이나 물 또는 음식에 넣는 경우는 매우 조절하기가 어렵다. 이러한 형태의 테러 중에 전 세계적으로 걱정하고 있는 것이 많은 국가에서 보유하고 있는 다양한 종류의 군사용 가스를 테러분자들이 탈취하여 테러의 목적으로 사용하는 것이다. 가장 많은 형태의 테러는 많은 사람이 모인 곳에 폭탄을 터뜨리는 것이다. 테러분자들은 최대의 효과를 내기 위하여 비행기나 기차와 같은 시설물을 목표로 하기 때문에 동시에 수많은 피해자가 발생한다.

테러는 전 세계적으로 발생하기 때문에 의료진은 테러 시 발생되는 손상에 대하여 일반적인 개념을 가지고 있어야 한다. Frykberg와 Tepas는 220건의 테러에서 발생한 3,357명의 피해자를 조사하여 발표하였다. 이에 따르면 두부의 손상이 가장 많았으며, 사망원인의 52%를 차지하였다. 즉각적인 수술이 필요했던 환자 중에서 89.5%가 연부조직이나 골의 손상을 갖고 있었다. 폐 폭발 손상(pulmonary blast injury)이 흉부의 손상 중에서 가장 많은 형태로 전체 사망률의 11%를 차지했다. 폭발 손상은 폐, 귀, 위장관, 중추신경 및 심혈관계에 특별한 손상을 초래한다. 폐에 대한 일차적인 폭발 손상은 폐포 내의 출혈이나 폐포-정맥로(alveolar-venous fistulae)를 형성하여 정맥계에 대한 공기의 압력이 증가한다. 폭발 손상을 받은 환자의 전신마취의 경우에는 초기 24시간에서 48시간 동안은 공기색전(air emboli)의 위험성이 매우 높다. 따라서 이러한 손상을 입은 환자의 처치는 이러한 형태의 손상에-대한 병리를 잘 아는 의사가 하여야 한다. 테러시에는 위중한 환자뿐만 아니라 가벼운 상처만을 받는 피해자도 다수가 발생할 수 있다. 따라서 현장에서 적절한 중증도 판정이 이루어져야 한다.

3. 재난에서의 응급의료체계의 역할

응급의학과 의사, 간호사 및 응급구조사는 재난의학의 중추적 역할을 담당한다. 이러한 의료 종사자들이 지역사회에서의 첫 의료적 방어 역할을 담당하며, 재난의 정도를 처음으로 판단하게 된다.

재난 의료대책이란 대량 환자가 일시에 발생 시, 재난을 진압하고 재난현장에서 많은 환자를 신속히 색출하고 구조하여, 응급처치와 함께 체계적으로 이송하며, 병원 도착 시 최선의 의료지원을 시행하기 위한 계획이라고 할 수 있다. 따라서, 의료인뿐만 아니라 응급의료에 관여하는 소방, 경찰, 적십자사, 응급구조단 등은 응급의료 체계를 최대한 이용할 수 있는 효율적인 재난 의료대책을 수립하고, 이에 따른 지속적인 훈련이 수반되어야 한다. 재난 의료대책의 수립 시에는 모든 관련 부서가 함께 참여해야 하며, 재난 시 발생하는 환자의 인원수에 중점을 두지 말고 응급의료를 수행하는 부서 간의 협조체계와 각 부서의 대처능력을 체계적이고 효율적으로 이용할 수 있는 방법을 모색해야 한다. 즉, 재난은 규모와 형태가 다양하게 발생하고, 지역별로 지형적 특성이 다르며, 재난에 대처할 능력에 차이가 있기 때문에 재난대책이 일률적으로 수립될 수 없다. 따라서 재난대책은 기본적인 원칙이 수립되고, 각 상황에 따라서 유연하게 대처할 수 있도록 탄력성을 갖추어야 한다.

재난 시는 외상환자 이외에, 화재에 의한 화상환자, 화학물질이나 방사선 유출에 의한 환자, 질병자의 상태악화, 정신질환 발생, 저체온증이나 익수 등의 환자 발생 등 각양각색의 환자가 대량으로 발생할 수 있다. 그러므로, 만일의 사태에 대비한 각종 구조방법, 재난진압방법, 환자 이송법, 응급처치법 등이 각 부서별로 마련되어야 한다. 또한, 수많은 환자 중에서 어떤 환자부터 구조 및 처치를 시행하며, 어떤 환자를 어떤 병원으로 이송해야만 하는가? 등에 대한 교육 및 훈련이 필요하다.

일반적인 의료대책과 재난의료대책은 의학적인 면에서 상당한 차이가 있다. 예를 들면, 평상시에는 치명적인 중증의 환자 1명을 위하여 각종 구조장비, 의료장비와 의료기구를 모두 이용하여 심폐소생술과 수술 등을 시행하나, 재난 시는 최소의 인력과 장비로 많은 생명을 구해야 하므로 생존 가능성이 적다고 판단되면 응급의료를 시행하지 않는 경우가 많다. 또한, 구조팀이나 간호사와 응급구조사 등의 의료적 역할도 평시보다 증가하므로 직접 간단한 응급처치를 시행해야 하며, 의사는 오직 중증의 환자만을 처치하는 데 전념할 수 있도록 하여야 한다. 대량환자 발생 시는 병원으로 입원할 환자의 자격도 강화되어, 경증환자는 병원 외부의 환자 수집소 등에서 대부분 치료를 받고 중증환자만 병원에서 치료를 받게 된다. 그러므로, 재난의료대책은 여러 부서의 협동과 함께 각 부서원의 임무를 정확히 전달해주어야 하며, 재난에 대비한 지속적인 훈련과정이 수립되어야만 하는 것이다.

재난시에는 신속한 구조, 의료제공, 구호품 제공 등의 다각적인 지원이 필요하며, 특히 부상자나 환자의 생존율을 높이기 위해서는 기본적으로 다음에 관한 사항들이 체계적으로 구성되어야 한다.

(1) 응급의료 신고체계의 일원화

재난 발생시에는 신속히 신고할 수 있도록 신고창구를 단순화하고 일원화한다. 국내에서는 119, 미국의 911, 일본의 119, 소련의 03과 같이 일반인이 쉽게 암기하고 이용할 수 있도록 한다.

(2) 주민에 대한 교육

주민들이 간단한 구급처치(first aids)를 시행할 수 있도록 하며, 각종 유해물질을 감지하여 신고할 수 있도록 교육을 시킨다. 이러한 교육은 지속적이고 반복적으로 시행되는 것이 바람직하다.

(3) 응급출동팀(재난구조팀)

수 분 이내에 재난현장에 도착하여 재난진압과 기본적인 응급처치를 시행할 수 있도록 재난 구조팀을 구성해야 한다.

(4) 응급이송팀

피해자를 신속하게 의료기관으로 이송하며, 이송 중에도 전문적인 의료처치를 시행할 수 있는 구조대와 응급차량을 구성하는 것이다.

(5) 응급의료팀

대량 환자가 일시에 병원으로 이송되더라도, 체계적으로 응급센터를 운영하고, 수술실과 중 환자실을 효율적으로 운영할 수 있도록 의료진을 구성하고 비상계획을 수립해야 한다.

4. 재난 요소(Disaster Basic Physics)

많은 재난을 겪는 동안 몇 가지 요소들은 반복적으로 발생하며, 재난 과정을 구성하고 있다. 이러한 요소들은 다양하게 언급되어지고 있으며, 이러한 요소들이 개인이 이해하는 재난의 기본 요소들을 구성하고 있다. 게다가, 반복적인 문제들이 통신, 인적자원 및 보급에서 지속적으로 발생한다. 이러한 요소들이 인간 행동의 산물인 경우에는 꽤 지속적으로 발생한다. 몇몇 재난 계획에서는 재난 중 발생하는 이런 행동들을 예방하는 재난 계획을 수립하였는데 다양한 정도의 성공이 보고되었다. 좀 더 합리적인 방법은 예상되는 모든 행동에 대한 계획을 수립하는 것이다. 한 번 이해된 후에는 계획은 다수가 요구하는 반대방향과는 달리 좀 더 합리적이며 건설적인 방향으로 추진된다. 아래 개념들은 재난의 상황들에 대한 설명이다.

그림 1-1 재난 주기

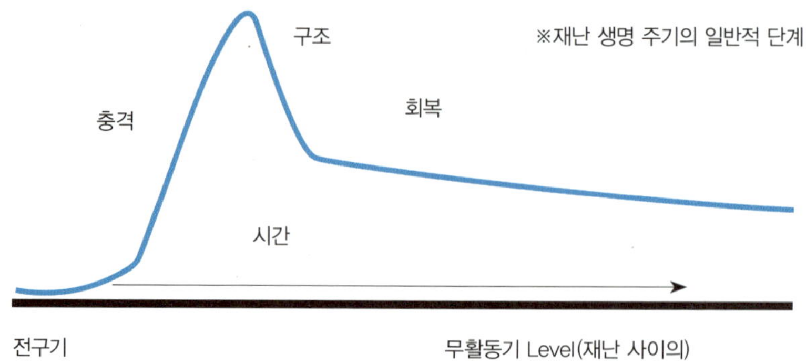

1) 재난 주기(Disaster cycle)

각각의 재난은 발생 시점으로부터 일정한 형태가 있다. 이런 형태는 자연 형태에 따라 반복된다(그림 1-1). 재난의 단계는 다양하게 정의되며 설명될 수 있다. 재난의 각 단계는 명확하게 분류될 수는 없으며 유기적으로 서로 연관되어 있다. 그렇지만 재난을 단계화하는 것이 반응 및 연구적 관점 모두에 매우 유용하다. 재난 계획, 반응 및 연구를 재난 주기를 이용하여 이 복잡한 사건을 단순화 시킬 수 있다.

처음으로 무활동기 또는 재난 사이의 기간은 궁극적으로 재난이 발생하게끔 만드는 사건의 조합 사이에 위치한다. 재난이 명확하지 않은 경우라도, 재난의 숨은 원인은 명백할 수 있다. 재난 위험 평가 기술이 이 기간 동안 재난을 유발할 수 있는 국소 위험의 형태를 예측하는 데 도움이 될 수 있다.

전구기 또는 경고 기간은 재난의 형태에 따라 다양한 시간 후에 발생할 수도 또는 지속될 수도 있다. 경고 기간은 특별한 사고가(예, 열대성 저기압, 화산 폭발, 또는 무력 충돌) 발생할 때까지의 시간을 나타낸다. 경고 기간에 사고의 효과를 감소시키는 조치들을 취해야만 한다. 이 기간 동안에는 대중 홍보 및 방어 활동으로 피난처 제공 및 주민 소개 등의 활동을 할 수도 있다.

충격 기간은 사고의 발생과 동시에 일어난다. 이 기간은 지진처럼 짧을 수도 있으며, 기근처럼 장시간 지속될 수도 있다. 만약 초기의 대응이 없는 경우에는 재난이 인간에 미치는 영향을 감소시킬 수 있는 방법은 없다. 심지어 열대성 저기압 상황에서 피난처 제공과 같은 보호 활동을 하는 경우에도 사전 교육 및 경고 프로그램이 필요하다. 적절한 계획과 유용한 선제적 조치를 취할 경우에 실제적인 재난의 충격을 효과적으로 감소시킬 수 있다.

구조 기간(응급, 구조, 또는 고립 단계로도 알려진)은 즉각적인 도움으로 인명을 구조할 수 있는 시간을 의미한다. 이 기간에 희생자의 생명을 첫 구조자의 행동 및 탐색과 구조, 그리고 기본 및 전문 인명소생술을 통해 구할 수 있다. 이 기간은 지방 정부의 구조 및 탐색 역할이 부족할 경우에는 전적으로 목격자의 구조에 의존한다.

회복 또는 재건 단계는 다양하게 분류할 수 있지만, 보통은 단일 기간으로 나눈다. 이 기간은 사회 구성원들이 기능적인 사회생활을 하는 데 필요한 행동 및 요소(예: 응급의료서비스, 공중 보건, 토목, 사회적 도움)들이 요구된다. 이 기간은 수개월에서 수년 동안 지속될 수도 있다.

2) 지리적 효과(Geographic effect)

재난을 통해 잘 알려진 사실 중의 하나는 전 세계적으로 재난 현장에서 가장 가까운 곳에 위치한 의료기관이 사상자들에 의해 가장 큰 충격을 받는다는 것이다. 이것은 임상적 뿐 아니라 통계적인 중요성을 갖는다. 지리적 효과는 몇 가지 요소에 의해 결정된다. 사상자 본인이 혼자 이동이 가능한 경우에는 가장 가까운 병원으로 모든 방법을 동원해 이동한다. 일반인 또한 보행이 불가능한 사상자들을 가장 가까운 병원으로 이송한다.

병원전 단계에서의 사람들 또한 지리적 효과에 영향을 끼친다. 첫 구조자에 의한 중증도 분류 과정에서는 일반인들이 잘 알고 있는 응급의료체 계를 이용한다. 이러한 사상자들은 일반적으로 병원으로 이용 가능한 차량으로 병원으로 이송되어 진다. 만약 사상자들이 심각한 상태가 아닌 안정적인 상태이며, 즉각적인 응급의료체계를 이용하지 못할 경우, 대부분의 일반인들은 환자를 자기 차량을 이용하여 가장 가까운 병원으로 이송시킨다. 또한, 중증도 분류 및 초기 처치 후에도 병원전 단계의 사람들은 환자의 안정을 위해, 지역 응급실의 친숙함 및 빠른 이송을 위해 환자를 가장 가까운 의료기관으로 이송한다.

지리적 효과는 전 지역에 걸쳐 상당한 정도로 사상자의 병원 이송을 왜곡시킨다. 재난 현장과 가장 가까운 병원은 환자로 넘쳐나는 반면에, 다른 의료기관은 텅텅 비어있다. 응급의료체계의 대부분의 재난 계획에는 지리적 효과의 충격을 완화시킬 수 있는 방법들, 즉 몇몇 중환을 멀리 위치한 병원으로 이송하는 것이나 또는 경상인 환자들을 대중교통을 이용하여 원거리의 병원으로 이송하는 등의 방법을 강구해야 한다. 이러한 조치들은 사람들의 심성과는 맞지 않기 때문에 부분적으로 성공할 수도 있다. 얼마나 많은 희생자들이 집에서 가까운 병원을 떠나 낯선 곳에서 치료받기를 원하는가? 이러한 지리적 효과를 감소시키기 위한 다양한 추가 연구가 필요한 실정이다.

3) 이중 파동 현상(The dual wave phenomenon)

사상자들은 재난 후에 응급의료체계로 두 가지 파동을 보이는 양상으로 내원한다. 첫 번째 파동은 재난 현장에서 15~30분 이내에 영향을 미친다. 첫 파동의 환자 구성의 특징은 보행이 가능한 정도의 손상을 당한 경우 또는 환자 본인이 자기를 구출할 수 있는 경우, 걸을 수 있거나 또는 운전할 수 있는 환자들로 구성되며 대부분 직접 응급실로 내원 가능한 비응급의 경증 환자들이다. 이후에, 약 평균적으로 30~60분 후에 이차 파동이 시작된다. 이러한 사상자들은 환자 본인이 움직일 수 없는 상황에서 구조 및 이송에 시간이 걸리는 상황의 손상 때문이다.

이차 파동의 환자들은 긴급 또는 응급 상황의 사상자들이다. 이러한 현상은 지리적 효과의 충격이 발생한 의료 기관에서 보다 더 명확하게 관찰할 수 있다. 가장 위험한 상황은 응급실이 이차 파동에 해당하는 긴급환자가 내원하기 전에 경증환자로 붐비는 상황이다. 이런 상황에서는 응급센터가 경증환자의 치료에 집중하고 있는 상태에서 긴급한 환자를 치료할 최소한의 공간이나 인력이 부족한 상황이 자주 발생하기 때문이다. 환자 중증도 분류 원칙을 충실히 적용하는 방법만이 이러한 이중 파동 현상을 최소화할 수 있다.

4) 바벨 효과(The babel effect)

어떠한 재난이든지 실제상황에서 가장 많이 발생하는 문제는 통신의 부재 상황이다. 이런 실패는 갑작스런 통신량의 증가 및 재난의 희생자, 구조자 및 목격자들의 통신 수요가 증가하기 때문에 발생한다. 유선망은 일시에 많은 회선의 통화를 감당하지 못한다. 이런 이유로 통신망은 포화상태가 되며 불통 상태에 이르게 된다. 무선망(핸드폰) 역시 갑작스런 통화의 증가로 불통상태에 빠지게 된다. 게다가 유선 및 무선 통신망 체계 자체가 재난으로 인해 파괴되는 상황도 발생할 수 있다. 유선과 무선망만을 이용해 만든 재난 통화 계획은 재난 상황에서는 실패의 위험이 증가한다.

라디오 통화 기술이 응급의료 기관이나 재난 담당 부서에서의 사용이 권장된다. 그렇지만 이 방법 또한 일시에 많은 양의 통신이 발생할 경우에는 사용자가 제한적일 수밖에 없다. 또한 재난 상황을 위한 장비 유지 및 보수에 많은 문제점이 발생한다. 배터리의 노후화나 전기 장비의 파손 또한 심각한 문제 중의 하나이다. 또한 갑작스러운 상황에서는 라디오 장비 사용을 능숙하게 할 인력을 잘 훈련시킬 수 없다. 재난 상황 후의 많은 보고에서는 재난 담당 기관들 사이에서의 공유 회선의 부재로 인한 통신 불능상황을 문제로 지적하고 있다. 이러한 지적에도 불구하고 대부분의 공공기관들은 다음의 재난을 대비한 이런 문제에 대한 인식이 전무한 실정이다.

다른 중요한 문제 중의 하나는 재난 기간 동안의 언어 소통의 문제이다. 대부분의 공공기관들은 나름대로의 다양한 코드를 사용한다. 불행하게도 재난 기간 동안 이 코드는 기관마다 다른 의미로 또한 지역마다 다른 의미로 사용되어 진다는 점이다.

재난이 발생한 경우 통신 문제를 해결하기 위해서는 새로운 기술의 접목 및 재난 체계의 정비와 사람들의 행동 양식을 바꾸는 노력이 필요하다.

5) 연합 효과(The federation effect)

재난의 사상자를 구조하는 행동은 매우 인간적이며 감동적이다. 보통 재난 현장의 초기 대응은 그 지역에 거주하는 일반인에 의해 이루어진다. 대부분의 간단한 수색 및 구조는 전문구조자가 도착하기 이전에 재난 현장에 도착한 일반인에 의해 끝나는 경우가 많다. 많은 재난 계획 속에는 재난 지역에 도착한 일반인을 소개시키는 일이 포함된다. 그러나 이런 계획은 도움을 필요로 하는 사람들을 구조하고자 하는 일반 사람들의 심성과 부딪혀 매우 어렵게 된다. 대부분의 재난 현장에 있는 일반인들은 논리적이며 체계화된 방법으로 반응하며 전문구조자의 지시에 순응한다. 일반인들은 유용한 구조가가 될 수도 있으며 또한 방해꾼이 될 수도 있다. 만약 일반인들을 이러한 방법으로 이용하고자 한다면 위험에 노출되지 않도록 주의를 기울여야 한다. 몇몇 지역에서는 지진 같은 특별한 위험이 있는 지역의 일반인을 대상으로 교육 프로그램을 운영하기도 한다. 이러한 훈련의 목적은 특별한 재난의 위험에 대해 교육을 함으로써 대부분의 사람들을 보호하며, 사람들을 조직화시켜 안전을 도모하는 것이다. 적절히 교육되며 적용이 되는 경우에는 전문 구조자에게 큰 힘이 될 수 있다.

자발적 의료 인력은 재난 현장의 또 다른 문제점이다. 이러한 사람들은 이타주의적이거나 방송을 통해 현장에 온 사람들이다. 이런 인력들은 어느 정도의 의료 전문가이기 때문에 현장에서 도움이 될 수도 방해가 될 수도 있다. 특별히 의사들은 전문 분야에서의 의료에는 익숙하지만 병원전의 프로토콜이나 능력 면에서는 전혀 훈련되지 않은 상태이다. 이런 의료 행위에 대한 태도는 재난의 혼란스러운 상황에서는 도움이 되지 않는다. 또한 대부분의 자원봉사로 온 의료인들은 재난 현장의 위험에 대한 사전 정보도 갖고 있지 않다. 더욱이 혼란스러운 재난 현장에서는 의사나 간호사는 훈련된 응급구조사보다 적절한 의료를 제공하지 못하는 것이 현실이다. 몇몇 연구에서는 희생자의 궁극적인 이환율이나 사망률에 의사나 간호사의 역할이 없다는 보고를 하였다. 때때로 이런 자원봉사 의료인들은 병원 전 구조자들의 구조 및 이송과 중증도 분류 활동을 방해하기도 한다. 일반적으로 재난 기간 동안에는 의료인은 병원에서 병원 재난 계획에 따라 행동을 하여야 한다. 재난 대비훈련을 받지 않은 의료인은 현장으로 파견되지 말아야 한다.

6) 재난 물품(Disaster supplies)

재난 기간 동안 필요한 물품과 관련된 문제로 다음과 같은 두 가지가 있다. 가용 물품 확보 및 기부물품의 분류이다. 어떤 재난이라도 첫 24시간 동안은 재난 지역 내에서 가용 자원에 전적으로 의존한다. 자원의 적절한 분류 및 배분이 낭비 혹은 부족을 예방하는 방법이다. 이런 목적 달성을 위한 다양한 방법들이 있으며, 재난 반응 계획의 중요한 부분으로 훈련되어야 한다.

재난 시에는 많은 기부 프로그램이 가동된다. 기부는 가장 도움이 절실한 지역에 이루어져야 하며, 이런 물품에는 담요에서 의약품까지 다양하다. 인력 및 물품은 적절히 배분되어야 하며 상대적으로 유용하지 않은 자원의 낭비를 최소화하여야 한다.

7) 파상풍 공포증(Tetanophobia)

대부분의 재난 지역에서 시행되는 예방접종은 파상풍독소이다. 자원봉사 및 공중 보건 목적으로 예방접종을 시행하는 지역도 있으며, 어떤 지역에서는 재난과 연관된 사람들만을 대상으로 시행하기도 한다. 국내에서도 파상풍 발생은 예방접종 및 상처 치료 방법의 발전으로 괄목할 만한 성과를 내고 있다. 그러나 실제적인 파상풍 위험은 재난의 충격 당시 또는 회복 기간에 발생하며, 이러한 예방 접종이 위험을 제거하지는 못한다. 예방 접종은 이런 상황까지 현명하게 고려해야 한다.

파상풍 독소의 가장 많은 부작용으로는 국소 부종, 통증, 발적 및 주사 부위의 부종이다. 대부분

그림 1-2 재난 지역의 공간적 구분

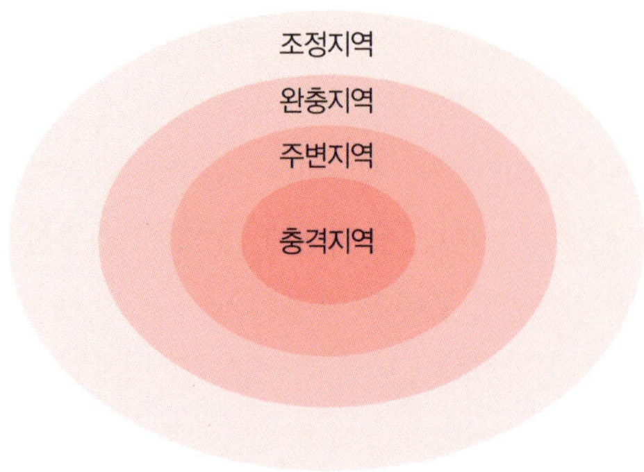

의 부작용은 과면역반응 환자에게서 발생하며, 주사 부위 근처의 조직 내의 혈청으로부터 면역반응이 시작된다. 보통 5년 이내에 추가 접종을 시행하는 경우에 발생한다. 이러한 환자들은 응급실이나 개인 의원으로 붉은 발적, 열이 나는, 부은 팔 및 중심부 화농이 있는 상처로 내원한다. 보통 이런 반응을 아르투스 반응(Arthus reaction)이라고 하며, 항생제로 연조직염으로(cellulitis) 간주하여 치료하는 경우 치료에 잘 반응하지 않는 특징이 있다.

8) 재난 지역(Disaster zones)

왈래스 등은 처음으로 재난 현장을 동심원적 지역으로 구분하였다(그림 1-2).

충격지역 및 주변 충격지역은 재난에 의해 직접적인 손상을 받는 곳이다. 이 두 지역은 재난의 형태 및 심각성에 따라 다양한 정도의 사상자 및 구조적 피해가 발생한다. 이런 지역에 대한 이유 있는 혼동으로 인해 구조자 및 희생자들이 재난의 전체적 충격에 관한 훌륭한 개념이 없을 수도 있다. 이런 이유로 가장 도움이 절실한 충격지역보다 주변지역을 우선하여 구조가 집중될 수도 있다.

완충지역은 재난 시 직접적인 피해를 입지 않은 지역이다. 이 지역 내에도, 충격지역 및 주변 지역에서 대피한 희생자들이 재난 중심부를 탈출하여 있을 수 있다. 이런 요소들이 지역 기관들에게 공중보건, 공중위생 또는 급식의 스트레스로 작용할 수 있다.

조정 지역은 다양한 형태의 구호물품 및 봉사자들이 도착하여 조직화되는 지역이다. 적절한 재난 평가 술기가 재난이 발생한 다양한 다른 지역에 도움을 줄 수 있다.

5. 재난 패러다임(DISASTER Paradigm)

재난 패러다임은 재난 상황과 피해자의 처치를 인지하고 관리하기 위해 고안된 표준지침으로 아래와 같은 순서로 진행되며 반복적인 훈련, 구조화된 도구를 이용하여 강화할 수 있다(표 1-5).

① 발견(Detection) 단계의 핵심은 수요가 가용자원을 넘어선 것, 재난 사태를 인지하고, 재난의 유발원인을 찾아내는 것이다.

② 재난지휘체계(ICS)는 소방서비스에서 유래한 단일화된 구조(uniform structure)이다. 명백하게 구분된 역할과 명령체계, 단일화된 명령, 수치화된 반응(scalable response)을

가능하게 한다. 지휘관(commander)이 계획, 세부계획, 실행, 재원을 담당하는 하부구조로 단일화된 명령을 전달한다.

③ 안전과 보안(Safety & Security)을 위해 재난이 발생하기 전부터 준비하는 것이 중요하다. 계획과 훈련을 통해 현장에서 발생할 수 있는 문제에 대비해야 하고, 상황 변화에 대처하는 능력도 길러야 한다. 현장에서는 "Syren Psychosis"를 주의하고 안전하게 대처해야 한다. 입구와 출구를 검토하고 날씨, 풍향, 시간대를 고려해야 한다. 현장에서는 자신과 자신의 팀의 보호를 우선시하고, 대중, 환자, 환경의 보호를 우선시해야 한다.

④ 위해인자 평가(Assess Hazards) 시에는 전력, 가스 라인, 시야, 날씨, 연기와 독성 가스 흡입, 분진과 외상, 화재와 화상, 혈액과 체액, 위해 물질, 홍수 및 익수, 폭발, NBC 노출, "Dirty Bombs", 저격자, 이차 장치 등의 여부를 평가해야 한다.

⑤ 자원(Support)은 인적, 물적, 연관 단체와 기구, 이송수단 등이 필요한 만큼 공급되어야 한다. 예기치 않던 자원봉사자와 기부는 좋은 의도를 가지더라도 관리와 보관 측면에서 부정적인 효과를 초래할 수 있다.

- 중증도 분류(Trigage and treatment): 손상의 심각성과 생존가능성에 따라 환자를 분류하는 것으로 가능한 많은 환자에게 최선의 처치를 제공하는 것을 목표로 하며, 가용한 자원에 따라 달라진다.

다양한 중증도 분류법과 표시법, 색상, 기호가 존재하나 지역 응급의료체계 내에서는 모든 유관단체와 병원에서 단일한 체계를 사용하는 것이 이상적이다.

- MASS 중증도 분류: 대량사고에서 미군이 사용하는 환자분류 방법이며 다수의 환자가 발생한 경우 유용하다.
- 보행가능 여부(MOVE): 걸을 수 있는 사람은 환자 수집소(녹색 깃발)로 가도록 하고, 남아 있는 사람 중에 팔이나 다리를 움직이도록 한다.
  - 1단계 : 보행이 가능한 환자들을 녹색 깃발 아래로 모이도록 하고,"ID-ME"의 일차 (mini-mal) 그룹에 속하게 된다. Imme- diate (긴급),

표 1-5 재난 패러다임

D	Detection
	재난을 인지하고, 재난의 원인이 무엇인지 파악한다.
I	Incident Command
	ICS의 필요성을 인지하고 어디에서 담당할 것인지 판단한다.
S	Safety & Security
	안전과 보안상의 문제는 없는 지 파악한다.
A	Assess Hazards
	현장의 위해성 평가를 시행하였는가?
S	Support
	필요한 인적, 물적 자원을 파악한다.
T	riage and treatment
	중증도를 분류하고 치료의 수위를 결정한다.
E	Evacuation
	피해자들을 이송시킬 수 있는가?
R	Recovery
	어떠한 종류의 복구 문제가 남아있는가?

표 1-6 ID-ME 분류법

I	Immediate (긴급)	치명적이거나 사지절단의 위험이 있는 손상 ABC의 지속적인 이상
D	Delayed (응급)	최종적인 치료가 필요하지만 초기처치가 지연되어도 악화되지 않는 상태
M	Minimal (경증)	"Walking wounded" 이송이 필요 없고 현장에서 처치 후 귀가할 수 있는 상태 향후 자원봉사자원으로 활용 가능
E	Expectant (지연)	생존의 가능성이 희박한 중증 손상 상태 Immediate 환자를 모두 이송 후에도 생존해 있다면 재평가와 이송이 필요하다.
D	Dead (사망)	중요한 증거를 손상시킬 수 있으므로 사망환자는 이동시키지 않는다.

Delayed(응급) group 다음에 평가한다.

— 2단계: 움직일 수 없으나 의식이 있고 명령에 따라 팔 다리를 움직이는 환자를 분류 하고, 일차(delayed) 그룹에 배정한다. 긴급 다음에 평가한다.

- **평가(Assess)**: 움직임이 없이 남아있는 환자들, 즉 일차 긴급을 평가하고 즉각적인 응급처치를 시행한다. 신속하게 ABC를 평가하고 치명적인 위협을 교정한다.
- **분류(Sort)**: "ID-ME"로 환자를 분류한다. MASS 중증도 분류 모델에서 효과적으로 이용되며 역동적인 상황 속에서 지속적으로 재평가해야 한다(표 1-6).
- **이송(Send)**: 긴급 (immediate)→ 응급 (delayed) → 경증(minimal) → 지연 (expectant) 순으로 이송하는 것이 전통적인 접근법이나, 공간적 여유가 있다면 Minimal 환자를 각각의 Immediate 환자와 함께 이송하여 모든 생존 환자를 이송하는 것을 목표로 한다.

6) **구조(Evacuation)**는 재난이 발생한 경우의 단기적인 목표이며 병원이나 고층빌딩의 경우 계획이 준비되어 있어야 하며 환자 이외에 가족과 대중들의 이송까지도 고려해야 한다.

7) **회복(Recovery)**은 재난사건의 장기적인 목표로 사고의 충격을 최소화시켜야 하고 재난 발생과 동시에 시작되어 수년 후까지 지속된다.

조직과 물류적인 문제 외에 정신사회적인 문제도 고려되어야 한다.

음식물, 대피소, 의류 등이 즉각적으로 제공되어야 하고 회복활동은 전체 사회가 참여해야 한다. 교회, 사원, 상점, 호텔, 레스토랑과 같은 지역사회가 가장 중요하고, 지역, 주, 정부자원과 기구가 참여해야 한다. 차후에는 예방법과 재난 대처법의 개선을 위한 방안이 논의되어야 한다.

참고문헌

1. Mark JA HR, Walls RM. Rosen's Emgergency Medicine. Concepts and Clinical Practice. 6th ed. 2005. p.2631-48.
2. http://www.bdls.com/ Aa.

Chapter 2 | 중증도 분류TRIAGE

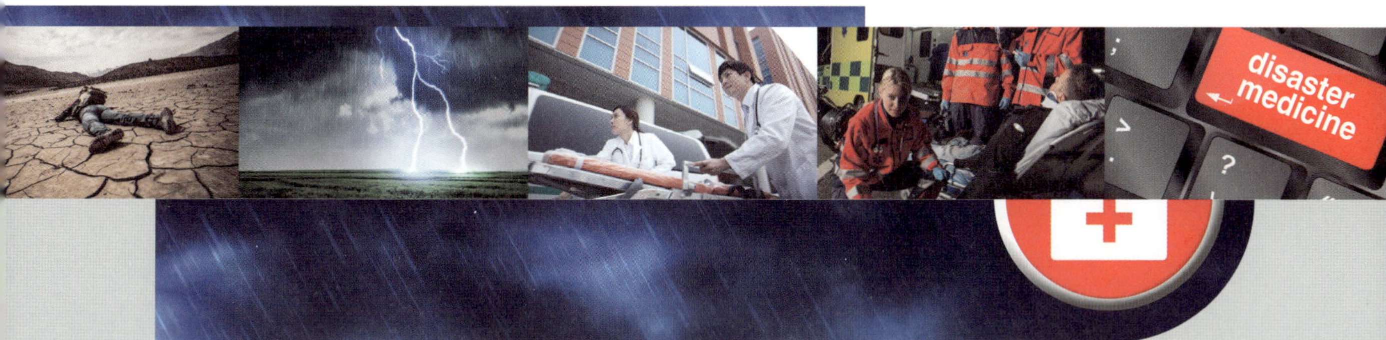

Chapter 2 | 중증도 분류TRIAGE

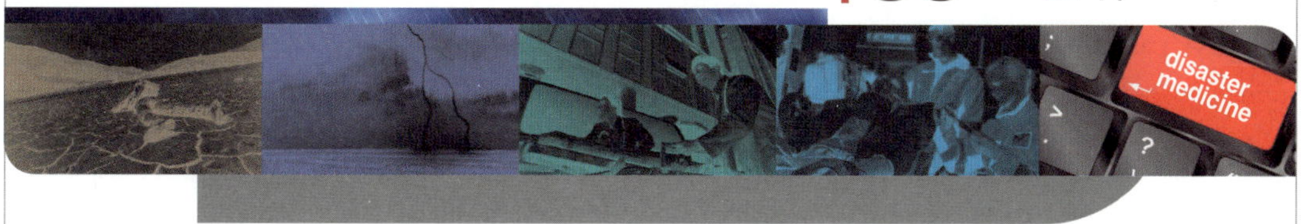

재난이 발생하여, 대량 부상환자의 치료를 시행하는 데 있어서 재난 치료의 세 단계는 다음과 같이 분류할 수 있다. 부상자의 분류(triage), 피난, 그리고 정확한 의학적 치료. 부상자의 분류는 재난에 대한 올바른 의료관리의 근본적인 원리이다. 정확한 부상자 분류 작업은 재난에 대처하는 사람들에게 가장 많은 수의 부상자들에게 가장 많은 도움을 줄 수 있는 기회를 제공한다. 중증도 분류란 재난 시 발생한 환자를 대상으로 행할 수 있는 응급처치와 환자 이송의 우선순위를 결정하기 위해 미리 약속한 중증도 분류 체계에 의해 환자를 구분하는 것으로 정의할 수 있다. 재난 현장에서 부상자 분류를 시행하는 것은 중증도 분류 담당자들의 대부분에게 관점의 변화를 가질 것을 요구하며, 또한 의료진의 임상 경험에 크게 좌우된다. 많은 의학 관련 책이나 트레이닝 프로그램도 부상자 분류 의료진을 훈련시키는 데 충분한 양의 정보를 제공하지 못한다. 재난 시 제한된 의료인력으로 짧은 시간에 발생한 많은 환자를 구조하고 치료하기 위해서는 정확하고 빠른 중증도 분류가 매우 중요하다. 이런 중증도 분류를 기반으로 하여 환자의 적절한 외과적 치료, 적절한 병원으로의 환자 이송이 이루어질 수 있기 때문이다. 평소의 응급센터에서의 환자 치료는 소생 가능성이 희박한 환자로 판단되는 경우에도 환자에게 최선의 치료를 시행하는 것이다. 그러나 재난 상황에서는 의료진이 받아들이기 힘들다 할지라도, 많은 사람에게 가장 좋은 치료를 행하는 관점으로의 의식 전환이 필요하며, 심폐소생술은 시행하지 않는 것이 원칙이다.

1. 역사적인 관점

Triage라는 말은 'trier'라는 불어 단어에서 전래되었는데, 이것은 "분류하다" 라는 뜻을 가지고 있다. 환자들이 분류되거나 치료를 위해 나뉘는 방법은 역사가 흐름에 따라 발전하였다. 현대의 부상자의 분류의 기원은 나폴레옹 시대로 거슬러 올라간다. Dominique Jean Larrey (1766~1842) 남작은 나폴레옹 군대의 군의관이었는데 그는 가장 급하게 치료가 필요한 군인들이 계급에 상관없이 먼저 치료를 받게 되는 시스템을 고안하였다. 그의 이 시스템은 또한 환자들이 전쟁터의 뒤쪽에 위치한 병원으로 옮겨지기 전에 전쟁터에서 일차적인 치료를 받게 하였다. Larrey 시스템 이전의 부상자들은 전쟁이 끝날 때까지 전쟁터에 남아야 했으며, 전쟁이 끝난 후에야 처음으로 치료를 받게 되는 병원으로 이송되었다. 이러한 치료의 지연으로 인해 예방 가능한 사망이나 유병률의 증가가 발생하였다.

1846년에 John Wilson은 오늘날의 부상자 분류에 또 하나의 중요한 기여를 하였다. 그는 생명을 구하는 수술이 성공적이기 위해서는 가장 위급한 상황의 환자들부터 치료를 받아야 하며 부상이 치명적이지 않거나 치료를 지연시켜도 무관한 부상자들에 대해서는 즉각적인 치료를 하지 말아야 한다고 지적하였다.

제 1, 2차 세계대전은 중증 환자들에 대한 접근과 치료 방법을 향상시켰다. 제 1차 세계대전 당시 환자들은 중앙 부상자 모임 장소에서 분류되었으며 그곳에서 그들은 적절한 시설로 이송되었다. 제 2차 세계대전은 부상자를 분류할 때 환자의 열을 맞추는 방법을 이용하였다. 부상자들은 일단 전쟁터에서 의사로부터 치료를 받은 다음, 부상의 정도에 따라 더 높은 수준의 치료가 필요한지를 판단한 후 다음 수준의 치료를 받았다. 이 방법으로 더 많은 생명을 구할 수 있었으며, 특히 복강 내 상처를 입는 군인들을 많이 살려낼 수 있었다.

한국 전쟁에서는 초기 부상자 분류 이후, 환자 이송 시 항공기로 이송하는 것이 일반화되었으며, 이 방법으로 부상자들의 생존 가능성은 상당히 증가하였다. 이 시스템은 베트남 전쟁에서 더욱 정밀해졌으며, 빠른 속도의 부상자 분류와 전쟁터에서의 발달된 소생법이 헬리콥터를 이용한 환자 이송과 함께 사용되었다. 이러한 부상자 분류와 이송 방법들은 2차 대전에서는 4.7%였던 사망률을 베트남 전쟁에서는 1%로 감소시켰다. 부상자 분류 방법이 더욱 발전함에 따라 환자의 예후도 좋아졌다. 이러한 사망률 감소의 보조 요소 중의 하나는 부상에서부터 최종 치료까지 걸리는 시간의 단축이었다. 제 2차 세계대전에서는 부상에서부터 최종 치료까지의 시간이 평균 12~18시간이었는데, 이 시간 간격은 베트남 전쟁에서는 2시간 이하로 감소되었다.

2. 중증도 분류

대량 환자의 분류 방법론은 병원으로 이송되기 전의 환자 분류와 이송에 집중되어 있는데, 이것은 병원으로 이송전의 치료 이후의 부상자 분류를 가르치거나 이행하는 방법들 중 같은 방법이 없기 때문이다. 중증도 분류를 이해하기 위한 하나의 모델은 분류 절차를 다음의 다섯 가지 개념으로 분류한다. 일상적, 사고적, 재난적, 전략적-군대, 그리고 특별 상황 부상자 분류가 있다.

일상적 부상자 분류는 최근의 치료 체계에서는 반복적인 토대에 맞추어 이행된다. 재난이 아닌 평상시의 응급센터에서 이루어지는 일상적인 치료 체계로 이해할 수 있다. 부상자 분류의 구분은 각 지역이나 국가의 응급 의료체계마다 다르지만, 궁극적인 목적은 긴급 환자들을 빨리 발견하여, 빠른 평가와 치료를 하는 것이다. 이와 더불어 긴급 환자에게는 최고 강도의 치료가 제공되는데, 이것은 환자의 생존 가능성이 희박한 경우에도 시행한다.

사고나 대량 부상사고 부상자 분류는 주변의 응급 치료 시설이 부담을 받으나 환자로 넘치지 않을 때에 적용되는 부상자 분류이다. 이러한 분류 상황에서도 최고 강도의 치료는 긴급한 환자에게 제공된다. 부가적인 자원들이 사용될 수도 있으나, 재난 계획은 이행되지 않을 수 있다. 심각하지 않거나 치료가 지연된 환자들은 일상적인 부상자 분류 상황보다 더 오랜 시간을 기다려야 할지도 모르지만, 치료를 시행한다.

재난적 부상자 분류는 주변의 의료기관들이 치료를 필요로 하는 환자들에게 재빨리 치료를 제공할 수 없을 때 사용된다. 이런 경우, 치료를 제공하는 원칙은 가장 심각한 상태의 환자들에게 높은 강도의 치료를 제공하는 것에서, 가장 많은 수의 환자에게 치료를 제공하는 것으로 바뀐다. 환자들을 치료할 수 있는 자원의 제한 때문에, 의료자원 관리가 필요하다. 이 경우의 핵심은 지금 그 지역에서 확보하고 있는 의료 치료와 자원으로 살아날 확률이 높은 부상자들을 찾아내는 것으로 바뀐다. 이것은 가장 심각한 부상을 입은 환자들을 찾아내는 것으로 접근하는데 이 개념은 그림 2-1과 같다. 일차적인 목표는 별다른 위험 없이 치료를 기다릴 수 있는 환자와 너무 심각한 부상을 입어 생존할 가능성이 희박한 환자들을 분류하는 것이다. 이 작업이 끝난 후, 치료를 시행할 중앙 집단을 찾을 수 있으며, 이들은 심각하고 위험한 부상을 가지고 있다. 다음은 환자의 이송과 치료를 위해 이 환자들을 심각한 순서대로 분류를 시행하며, 환자의 부상 정도와 사용 가능한 의료 자원에 따라 결정한다. 소생 가망이 없을 정도로 심각한 부상을 가지고 있으며, 살아날 확률이 희박한 환자들은 동정을 포함한 최소한의 치료나 의료제공만 시행할 수도 있다.

전략적이고 군사적인 부상자 분류의 경우에는 다른 종류의 분류와 매우 비슷하다. 하지만 그것의 특별한 특징 중의 하나는 결과적으로 목적 지향적인 관점이라는 것이다. 이런 경우에는 근본적으로 의학적 원칙이 아닌 사명의 목적에 따라 정해진다. 이 방법은 아직도 가장 많은 사람에게 이익을 주자는 접근법을 따르는데 이것은 사명 목적을 성공시키는 데 실패한다면 건강뿐만이 아니라 더 많은 수의 인구의 복지에 부정적인 영향을 끼칠 수 있기 때문이다.

특별한 상황의 부상자 분류는 다음과 같은 경우에 이용할 수 있다. 이러한 상황의 예로는 CBRNE 같은 방사선이나 생물학적, 화학적 물질이 포함된 대량 학살 무기가 존재할 때이다. 이와 더불어 물질의 제독작업이 필요할 수도 있고, 의료진이나 구조팀은 보호 기구를 사용해야 할 수도 있다.

부상자 분류가 미흡할 때와 과다할 때의 개념도 이해해야 한다. 부상자 분류의 미흡함은 중요한 치료가 필요한 환자를 찾아내는 일에 있어서의 분류적 민감성과 관련이 있다. 그것은 중증도 분류 시 부상의 심각성을 과소평가하여, 치료 능력이 부족한 병원으로 환자를 이송하는 결과를 낳는다. 이것은 당연히 환자의 병과 사망률에 영향을 끼친다. 또한 현재 사용하는 어떤 분류 시스템도 완벽하지는 않기 때문에, 일반적으로 받아들여지는 미흡 분류의 퍼센트는 5% 이하로 정의되어 있다.

과다 분류는 심각한 상태가 아닌 환자가, 중증 환자들을 위한 병원으로 이송할 때 발생한다. 일반적으로 50% 정도의 과다 분류율은 미흡 분류율을 감소하려는 노력으로 인식되어 인정이 된다. 하지만 과다 분류는 심각하지 않은 환자들이 상급 병원에 지나치게 부담이 될 수 있다. 오차 범위 이상의 환자 중증도 과다 분류는 응급의료체계 내에서, 중증 환자의 병을 악화시키고 사망률을 높이는 것으로 증명되었다.

그림 2-1 치료의 극단에 의한 환자분류의 초점

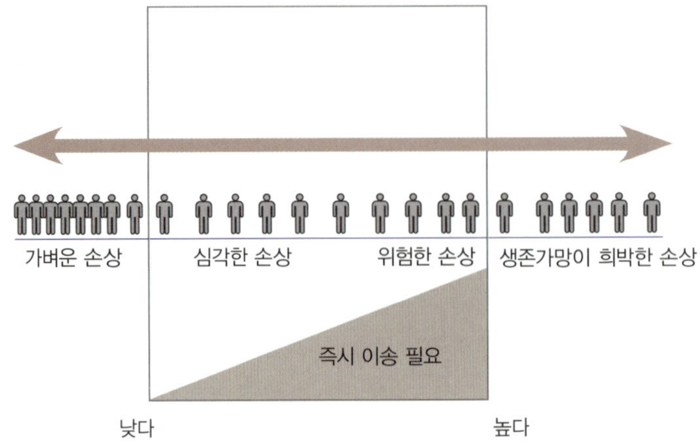

3. 중증도 분류 시스템

지난 몇 년간 다양한 부상자 분류 시스템이 등장하였다. 세계적으로 다양한 학명과 시스템들이 사용되고 있지만 공통점도 존재한다. 분류 시스템의 대부분은 환자들을 4개의 중요 분류로 나누며 각각의 부류들은 색깔로 구분된다.

현재 일반적으로 사용하고 있는 중증도 분류는 다음과 같다(표 2-1).

- **1순위 또는 응급(빨강)환자**: 부상이 심각하지만 최소한의 시간이나 자원으로 치료될 수 있으며 치료 후에 생존할 것으로 예상되는 환자들이다. 예로는 단순한 수술 절차로 치료할 수 있는 대량 하혈을 한 환자나 흉곽개흉술과 가슴 튜브만으로 치료 가능한 기흉 환자가 여기에 속한다.
- **2순위 또는 지연(노랑)환자**: 부상이 심하지만 발병할 위험성 없이 치료가 지연되어도 괜찮은 환자들이다. 단순 대퇴골이나 상완골 골절 환자가 여기에 속한다.
- **3순위 또는 급하지 않은(초록)환자**: 부상이 크지 않아 치료를 기다릴 수 있는 자들이다(보행이 가능한 환자). 이 환자들의 부상은 더 심각한 환자의 부상을 치료한 후에 치료해도 된다. 예로는 찰과상, 타박상, 염좌, 단순 열상 등이 있다.
- **지연 환자(검정)**: 부상이 너무 심각하여 많은 양의 자원을 사용한 경우에도 생존할 가능성이 희박하거나 없는 환자를 말한다. 적절한 예로는 중증의 뇌손상을 입은 환자나 몸의 95% 이상에 3도 화상을 입은 환자가 있다.

어떤 이들은 생존 가능성은 없지만 병원으로 이송하여 1순위 환자와 2순위 환자의 중간 단계에

표 2-1 치료의 극단에 의한 환자분류의 초점

분류	분류색	환자의 중증도
긴급환자	적 색	1순위 – 가장 응급한 상황 생명을 위협할 만한 쇼크 또는 저산소증이 나타나거나 임박한 경우, 만약 즉각적인 처치를 행할 경우에 환자는 안정화될 가능성과 소생 가능성이 있는 경우
응급환자	황 색	2순위 – 응급 상황 손상이 전신적인 증상이나 효과를 유발하지만, 아직까지 쇼크 또는 저산소증 상태가 아닌 경우, 전신적 반응이 발생하더라도 적절한 조치를 행할 경우 즉각적인 위험 없이 45~90분 정도 견딜 수 있는 상태
비응급환자	녹 색	3순위 – 비응급 상황 전신적인 위험 없이 손상이 국한된 경우, 최소한의 처치로도 수 시간 이상 아무 문제가 없는 상태
지연환자	흑 색	4순위 – 사체 대량 재난 시에 임상적 및 생물학적 사망이 명확히 구분되지 않는 상태와 자발순환이나 호흡이 없는 모든 무반응의 상태를 죽음으로 생각한다. 몇몇 분류에서는 어떤 처치에도 불구하고 생존 가능성이 희박한 경우를 포함

서 치료를 받아야 하는 사람들을 위하여 하나의 부류(파랑)를 더 만들 것을 논의하였다. 이러한 주장을 뒷받침하는 근거는 대부분의 2순위 환자들은 치료를 기다릴 수 있으며, 어떤 경우에는 예상 환자 부류에 속하는 사람이 이 부류에 속하기 때문이라는 것이다. 이것은 병원으로 이송 전에 분류 작업을 하는 자들이 예상 환자를 고려하여 해야 하며 결정을 해야 하는 부담감을 덜어줄 수 있다. 이에 더해, 사용할 수 있는 자원이 존재한다면 이러한 경우는 명시되어 있는 것처럼 치료를 받을 수 있다. 하지만 현재에는 분류를 하나 더 추가하는 것이 일반적으로 받아들여지고 있지 않다.

또한, 발견 시 무반응, 맥박이 없으며 숨을 쉬지 않는 환자들은 사망한 것으로 분류된다. 재난 시 소생술 시도는 하지 않는다. 사망자의 경우에는 의무기록을 위해서만 확인하며, 가능한 빨리 생존자들과는 떨어진 장소로 이동되어야 한다.

4. 중증도 분류 활동

훈련은 분류 요원에게 기본 개념을 잡아줄 수는 있지만, 현장 경험이야말로 유일한 진짜 스승일 것이다. 어떤 환자들이 어떤 치료와 자원을 필요로 하며 어떤 순서로 필요한지 결정하는 복잡한 절차는 어려운 작업이다. 이러한 어려움에도 불구하고 중증도 분류는 부상자의 손상 정도를 정확하게 확인할 수 있다. 환자가 많은 응급 센터에서의 임상 경험은 좋은 경력이다. 응급 약품, 외상, 수술의 원칙에 대한 완벽한 지식과 더불어 위험한 환자들을 재빨리 평가하는 임상 경험은 매우 중요하다. 이 요소들은 표 2-2에 설명하였다.

재난 시 사용하는 점수화된 중증도 분류는 해부학적, 생리학적인 정보의 수집으로 외상 점수를 측정한다. 하지만 외상 점수에만 의존하는 것은, 초기 분류 작업에서의 낮은 민감성을 가져올 수 있으며 결과적으로 미흡 분류율이 증가하게 된다. 점수 시스템은 외상 이후의 사망률을 예상할 수 있지만 그것은 이송과 치료를 위해 환자 순위를 정할 때에는 민감도가 떨어지는 것으로 알려지고 있다. 경험 많은 중증도 분류 담당관이라면 다양한 감각적 단서들을 생리학적이고 해부학적인 정보와 통합하여 부상에 대한 포괄적인 파악을 할 수 있어야 한다. 걸프 전쟁 당시 사용된 부상자 분류 작업에 대한 Burkle 외 다수의 연구에서 그들은 분류 담당관이 분류 민감성을 강화하는 데 도움이 될 수 있는 생리학적이고 해부학적인 매개 변수를 보여준다. 이 변 수들은 표 2-3에 나와 있다.

재난 상황에서 의료진들은 반복적인 체계에서는 경험하지 못한 많은 장애물들을 만나게 된다. 시간당 도착하는 부상자의 수는 부담스러울 수 있다. 또한 초기 자원의 이용성도 매우 제한되어 있을 때가 많다. 환자들은 이송에 지연을 주는 식별과 이송을 필요로 할 수도 있다.

부상자 분류는 정지된 상태에서 하는 활동이 아니다. 분류 담당관에 의해 환자들이 일차적으로 분류되고 나서 남은 환자들은 같은 토대를 기초로 하여 재분류 된다. 이송이나 최종 치료를 기다리는 환자들에게는 안정을 위한 치료(예: 산소, 수액, 응급처치 등)가 행해진다. 분류 담당관이나 초기 치료 의료진은 손상이나 결함을 고치고 일찍 상처를 치료하고 환자의 상태 변화를 감시하는 일에 중점을 두고 이러한 안정 절차의 사용을 지시한다. 어떤 부상에 대한 부상자 분류의 구분은 환자의 상태 변화와 사용 가능한 자원에 따라 달라질 수 있다. 부상을 재분류하는 일도 필요할 수 있다. 중증도 분류를 담당하는 사람은 상당한 정도의 임상적 경험과 의학 지식이 요구되는 경우가 많다. 따라서 중증도 분류는 응급구조팀의 팀장이나 응급의학 전문의, 혹은 경험이 많은 외과 전문의가 시행하는 것이 가장 바람직하다. 환자의 상태는 시간경과에 따라 많은 변화가 있다. 또한 재난 현장에서의 중증도 분류가 부정확할 수 있기 때문에, 재난 시의 중증도 분류는 가능하다면 자주 시행해야 한다. 재난현장, 응급처치소, 병원에서의 중증도 분류를 통해 정확한 환자 상태를 파악한다.

표 2-2 뛰어난 중증도 분류자의 특성

- 임상적인 경험
- 정확한 인지
- 좋은 판단과 지도력
- 냉철함
- 결단력
- 이용가능한 자원에 관한 지식
- 유머 감각
- 문제 해결에 있어서의 상상력과 창의력이 있는 경우
- 풍부한 재난에 관한 지식

표 2-3 중증도 분류의 민감도를 향상시키는 단서

생리학적 단서
의식명료 상태 불안함 염려
맥박검사 부드러움 경직됨
해부학적 단서 가슴 배 절단
특별한 측정치 휴식 시 빈맥 수축기 혈압 < 100 mmHg
맥압 < 30 mmHg
휴식기 빈호흡

5. 중증도 분류 활동의 기록

중증도 분류 이후 치료 장소에서 도움을 받아야 할 순서를 확인하기 위해서는 '중증도 분류표(triage tag)'를 사용한다. 여러 가지의 분류표가 있으며 모두 장단점이 있다. 각 응급의료체계에서는 약속된 분류표를 사용해야 하며, 사용 방법에 정통해야 한다. 각 지역 응급의료체계별로 부상자 분류에 대한 교육을 강화시키기 위해, 매달 특정한 날을 "부상자 분류일"로 지정하여 훈련하는 것도 좋은 방법 중 하나이다. 이러한 활동은 저렴한 비용으로 훈련할 수 있고 실제 사용할 수 있으며, 또한 지역 응급의료 종사자들의 중증도 분류표 시스템에 대한 익숙함을 길러 준다.

중증도 분류표는 필기가 잘 되고, 비바람을 견딜 수 있어야 한다. 환자의 옷이 아닌 환자의 몸에 착용이 가능해야 한다. 또한 최소한 환자의 신원확인(이름과 번호), 성, 중요 부상이나 문제점, 이행된 치료와 그 시간, 병원으로 이송 전의 치료 제공자에 대한 정보, 그리고 분류 구분을 표시한다. 각각의 지역 사회의 응급 의료 체계에 의해 요구되는 다른 정보와 확인 목록을 위한 공간도 있어야 한다. 무엇보다도, 중증도 분류표는 이해와 사용이 쉬워야 한다.

많은 종류의 중증도 분류표와 종이가 필요치 않은 디지털 시스템에도 불구하고 오늘날의 분류 활동의 기록 수준은 낮다. 분류 결정의 결과만이 정확하게 평가될 수 있기 때문에 이러한 사실은 분류 활동 그 자체에 대한 연구를 어렵게 만든다. 현재 부상자 분류 메커니즘의 향상은 현재 작업에 대한 깊은 이해를 통해서만 이루어질 수 있다. 이와 동시에 분류 활동을 연구자들이 평가할 수 있도록 분류 활동을 기록하려는 노력 또한 강화되어야 한다.

6. 중증도 분류 방법

1) START 분류

의료진들은 중증도 분류 상황들을 매일 경험한다. 재난 발생 시, 현장에 제일 먼저 출동하게 되는 것이 지역응급의료체계의 의료진들이다. 이러한 이유로 인해, 의료진들의 중증도 분류 훈련은 지속적으로 중요시되고 있다. "단순 부상자 분류 및 빠른 치료(simple triage and rapid treatment, START)"라는 시스템이 최근 몇 년 사이 등장하였으며 가장 많이 사용되고 있다. 이 시스템은 환자의 호흡 상태, 맥박, 그리고 의식 상태를 통한 환자의 중증도 분류 방법이다. START 분류는 여러 가지의 장점을 가지고 있다.

예를 들어 이 시스템은 교육이 용이하며, 재난 현장에서 단순한 방법으로 이용될 수 있다. 그림 2-2는 START의 순서도이다.

먼저 의식이 명료한 사람을 대상으로, 보행 가능한 환자들에게는 사고 현장을 떠나 특정 장소로 이동해 줄 것을 부탁한다. 이 환자들의 경우는 3순위 또는 경증(초록)이며 당장 더 심각한 환자들이 평가된 이후에 평가 및 치료를 시행한다. 그 이후 남은 환자들이 평가를 받게 된다. 환자의 호흡, 맥박, 그리고 의식 상태를 평가한 후 환자를 다음의 세 가지로 분류한다. 1순위(빨강), 2순위(노랑), 그리고 지연 환자(검정). 이 시스템을 이용하여 환자의 중증도 분류와 치료를 시행할 수 있다. 이 분류법에서 사용할 수 있는 초기 처치는 기도 폐쇄에 대한 처치

그림 2-2 START 분류

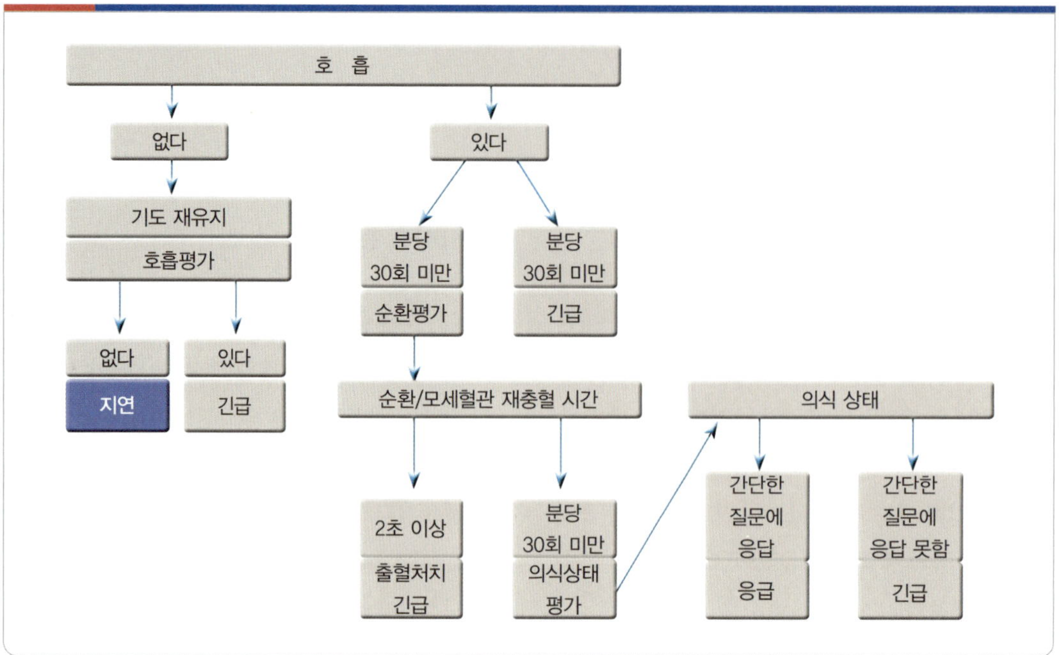

와 외부 출혈에 직접적인 압박만 시행한다. 긴급 환자에 대한 현장의 응급처치는 의료기구를 사용하지 않고 손으로 직접 시행하는 방법만을 이용한다. START 부상자 분류는 상당히 큰 과다 분류율을 가져온다. 하지만 이 과다 분류는(민감도를 향상) 다양한 부류의 의료진들에게 쉽게 적용될 수 있다는 장점이 있다.

2) SAVE 체계

SAVE (secondary assessment of victimendpoint) 체계는 결정적인 처치까지 많은 시간이 소요되는 상황에서 START법과 같이 사용할 수 있는 분류 체계이다. 많은 환자의 이송이 한 지역 병원으로 집중되어 제대로 치료를 행할 수 없는 경우 또는 다른 지역 병원으로의 이송이 수일 정도 불가능한 경우에 사용할 수 있다. 한 가지 예로 재난 시 흉관 삽입을 요하는 기흉 환자가 3명이 있는데, 흉관은 2개 밖에 없는 경우 어떤 원칙으로 치료를 행하는가의 문제가 발생할 수 있다. 한 환자는 2개의 흉관이 필요하고, 다른 2명은 한 개의 흉관이 필요한 경우에는 한 개의 흉관 삽입을 요하는 2명에게 시술하고, 2개의 흉관이 필요한 환자는 치료를 포기할 수밖에 없다.

이 경우 환자를 아래와 같은 3가지로 분류한다.

1. 적절한 처치를 시행함에도 불구하고 사망 가능성이 많은 경우
2. 치료 여부에 관계없이 생존 가능성이 많은 경우
3. 간단한 현장 처치로 환자에게 많은 도움을 줄 수 있는 경우

SAVE 체계에서는 치료 및 환자 중증도 평가 단계에서 현장에서 다른 병원으로의 이송이 가능해진 경우 "빠른 이송"이 큰 도움이 될 수 있는 환자를 가장 먼저 이송하는 우선순위를 만든다. 이런 환자로는 수술이 필요한 복막염 또는 혈복강(hemoperitoneum) 환자에서 "빠른 이송"이 이루어질 경우 많은 도움이 될 것이다.

3) ATLS 분류

대량재난 이외의 상황에서 전문외상소생술(ATLS)에서 제시하는 환자 중증도 분류 체계의 4단계 중 1, 2단계는 다음과 같다.

(1) Step 1

다음 사항에 해당하는 환자의 경우에는 즉시 외상 센터로 환자를 이송한다.

- GCS<14
- 수축기 혈압<90 mmHg
- 호흡수<10회/분 또는>30회/분
- PTS(소아외상점수)<9에 해당하는 경우

(2) Step 2

step 1에 해당되지 않지만 다음의 경우에는 외상 센터로 환자를 이송한다.

- 연가양 흉부(flail chest)
- 사지마비
- 골반골 골절
- 화상과 동반된 외상
- 중증 화상
- 팔목 또는 발목 윗부분의 사지 절단
- 몸통을 관통하는 관통상
- 2개 이상의 장골 골절이 동반된 환자에 해당하는 경우

이 단계에서 조금이라도 환자 상태가 좋지 않다고 판단되거나 확신이 없는 경우에는 환자를 외상 센터로 빨리 이송한다.

4) 기타 분류

또한 다음과 같은 분류 체계를 이용하기도 한다.

(1) 중증도 분류 (Establishment of triage system)

① 중증도판정의 원칙

- 생명의 구조가 우선이다.
- 질식과 출혈을 즉시 처치한다.

(2) 중증도 분류 등급

① 긴급(severe, immediate)

- 호흡정지, 기도폐쇄 및 심한 호흡곤란
- 목격된 심정지
- 지혈이 어려운 출혈 또는 두 군데 이상의 출혈
- 중증도의 두부손상, 의식이 없는 환자
- 개방성 흉부손상 및 분쇄성 흉부손상

- 개방성 복부손상 및 분쇄성 복부 및 골반의 손상
- 심각한 쇼크, 수축기 혈압이 80 mmHg가 안 되는 환자
- 호흡기를 포함한 화상
- 심각한 내과적 문제를 동반한 경우: 심질환, 뇌졸중, 열사병, 저체온증, 간질중첩증, 중증의 천식 발작(status asthmaticus), 고열, 약물중독 등
- 의식이 없는 환자
- 경추손상이 의심되는 경우
- 말초부위에 맥박이 만져지지 않는 골절
- 대퇴골 골절
- 개방성 안구손상

② 응급(moderate, secondary)

- 중증도의화상
- 경추외의 척추손상
- 중증도의출혈 및 두 군데 미만의 출혈
- 두부손상이 있으나 의식이 있는 환자
- 다발성 골절
- 배부(back)의 손상
- 안정화된 약물과용(stable drug overdose)

③ 경증(minor, delayed)

- 경증의 출혈
- 경증의 골절 및 경증의 연부조직손상
- 중등 또는 경증의 화상
- 생존이 불가능한 치명적인 손상이 명확한 경우

④ 사망(dead, deceased)

- 20분 이상 호흡과 맥박이 없는 경우(예외: 차가운 물에 익사한 경우, 극도의 저온상태)
- 효과적인 심폐소생술이 불가능하거나 맥박과 호흡이 없는 손상을 입은 경우
- 두부가 절단된 경우(decapitation)
- 신체가 절단된 경우(severd trunk)
- 몸이 타 버린 경우(incineration)

(3) 두 번째의 중증도판정은 중증도 판정지역에서 행한다.

① 두 번째 중증도판정 시 해야 할 일

- 기관삽관과 같은 보다 적극적인 처치를 한다.
- 더이상 2차적인 손상이 진행되지 않는다고 판단될 때 다음 환자로 옮긴다.
- 고정 등 이송을 위한 준비를 한다.
- 한 명의 의료인은 환자의 인적사항을 수집한다.

(4) 중증도판정지역의 조건

① 현장으로부터 모든 피해자를 용의하게 운반할 수 있는 지역

② 밝고 위험이 없는 되도록 넓은 지역

③ 모든 장비를 준비한 차량의 진입이 가능한 지역을 선정한다.

5) 재난 패러다임 분류

재난 패러다임(disaster paradigm)에서 사용하는 중증도 분류는 다음과 같다.

표 2-4 ID-ME 분류법

I	Immediate(긴급)	치명적이거나 사지절단의 위험이 있는 손상 ABC의 지속적인 이상
D	Delayed(응급)	최종적인 치료가 필요하지만 초기처치가 지연되어도 악화되지 않는 상태
M	Minimal(경증)	"Walking wounded" 이송이 필요 없고 현장에서 처치 후 귀가할 수 있는 상태 향후 자원 봉사자원으로 활용 가능
E	Expectant(지연)	생존의 가능성이 희박한 중증 손상 상태 Immediate 환자를 모두 이송 후에도 생존해 있다면 재평가와 이송이 필요하다.
D	Dead(사망)	중요한 증거를 손상시킬 수 있으므로 사망환자는 이동시키지 않는다.

- **중증도 분류**: 손상의 심각성과 생존가능성에 따라 환자를 분류하는 것으로 가능한 많은 환자에게 최선의 처치를 제공하는 것을 목표로 하며, 가용한 자원에 따라 달라진다. 다양한 중증도 분류법과 표시법, 색상, 기 호가 존재하나 지역 응급의료체계 내에서는 모든 유관단체와 병원에서 단일한 체계를 사용하는 것이 이상적이다.
- **MASS 중증도 분류**: 대량사고에서 미군이 사용하는 환자분류 방법이며 다수의 환자 가 발생한 경우 유용하다.
- **보행가능 여부(Move)**: 걸을 수 있는 사람은 환자 수집소(녹색 깃발)로 가도록 하고, 남아 있는 사람 중에 팔이나 다리를 움직 이도록 한다.
  - 1단계–보행이 가능한 환자들을 녹색 깃발 아래로 모이도록 하고, "ID–ME"의 일차(minimal) 그룹에 속하게 된다 . Immediate(긴급), Delayed(응급) group 다음에 평가한다.
  - 2단계–움직일 수 없으나 의식이 있고 명령에 따라 팔 다리를 움직이는 환자를 분류하고, 일차(delayed) 그룹에 배정한다. 긴급 다음에 평가한다.
- **평가(Assess)**: 움직임이 없이 남아있는 환자들, 즉 일차 긴급을 평가하고 즉각적인 응급처치를 시행한다. 신속하게 ABC를 평가하고 치명적인 위협을 교정한다.
- **분류(Sort)**: "ID-ME"로환자를 분류한다.
- MASS 중증도분류 모델에서 효과적으로 이용되며 역동적인 상황 속에서 지속적으로 재평가해야 한다.
- **이송(Send)**: 긴급(immediate)→응급(delayed)→ 경증(minimal) → 지연 (expectant) 순으로 이송하는 것이 전통적인 접근법 이나, 공간적 여유가 있다면 Minimal 환자 를 각각의 Immediate 환자와 함께 이송하여 모든 생존 환자를 이송하는 것을 목표 로 한다.

치료는 현장에서 모든 환자가 이송되거나 의료자원이 고갈될 때, 안전상의 문제가 발생할 때까지 지속되어야 한다. 모든 치료계획에는 처치 행위에 대한 알고리즘이 있어야 하고 환자의 중증도 분류표와 의료기록을 남겨야 한다.

Chapter 3 | 재난과 질병

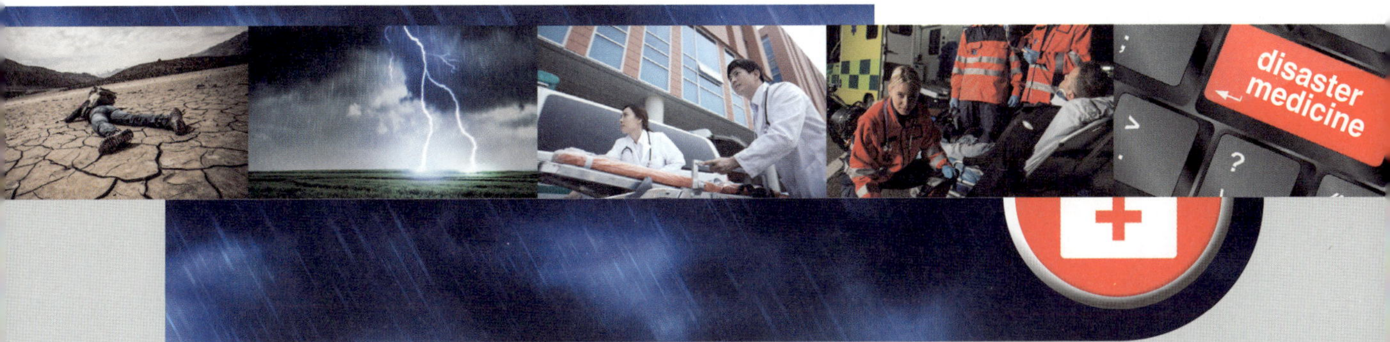

Ⅰ 테러 및 바이러스 질환

Ⅱ 밀폐공간의학

Ⅲ 감염성 질환과 압좌손상

Ⅳ 외상과 내과적 질환

Ⅴ 외상 후 스트레스와 위기상황 스트레스

Ⅵ 소아와 재난

Chapter 3 | 재난과 질병

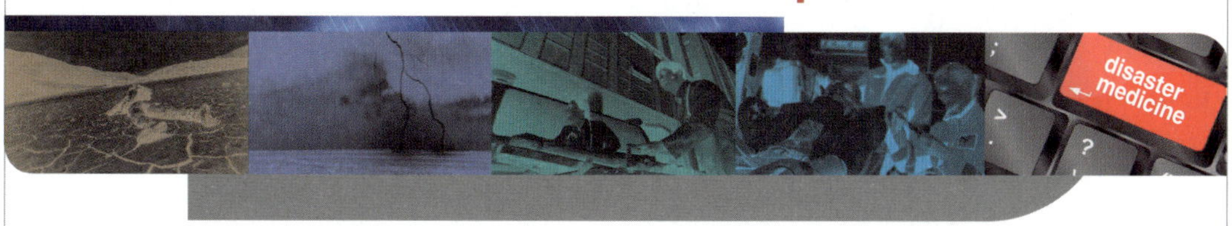

I 테러 및 바이러스 질환

1. 위험물질(hazardous materials)

교통사고, 항공기 사고, 화재 등으로 발생되는 환자는 물리적 충격에 의한 손상, 화상 및 총상 등이 많으므로, 비교적 일반 의료인에게도 경험이 많은 손상들이다. 그러나 위험물질에 의한 재난은 일반 의료인에게 친숙하지 않은 손상들을 유발하며, 위험물질에 의한 손상에 대하여는 의학적인 논의가 활발하지 못하였다. 위험물질은 독특한 형태의 폐 손상이나 전신적인 손상을 유발할 뿐만 아니라 부식성의 물질들은 화상을 유발하기도 한다.

위험물질은 소방관계자들에 의해 관습적으로 유독성, 가연성, 폭발성, 부식성, 또는 방사능 물질로 구분되어 왔다. 한때는 소방관계자들만 위험물질에 의한 사고에 관계하였기 때문에 "위험 물질"이라는 용어를 사용해 왔다. 최근에는 응급의료체계와 함께 의사들이 관여하기 시작하면서 "화학적으로 오염된 환자"나 "유독 화학물질에 노출된 환자" 등의 용어를 사용한다.

최근 들어 응급의학이나 중환자처치를 담당하는 의료진들은, 세계무역센터 폭파 사건 이후의 많은 전쟁과 테러로 인해 위험물질로 발생할 수 있는 재난에 대해 많은 관심을 가지고 있다. 또한 세계의 국제정치사회가 화학전을 위한 대량화학무기의 생산을 저지하려는 노력에도 불구하고 초보적인 기술로도 쉽게 만들 수 있기 때문에 많은 양의 화학무기가 저장되고 있다. 비록 이러한 무기는 군사용으로만 한정되어야 하지만 많은 테러리스트 집단에서 화학전쟁물질을 소유하고 있어 일반시민들에게 심각한 피해를 유발할 수 있다.

역사적으로 화학무기로 독가스를 처음 사용한 것은 1915년 세계 제1차 대전이다. 독일군은 압축용기로 약 180톤의 염소(chlorine)가스를 Ypres에 있는 프랑스 및 영국군을 향해 살포하여 약 5,000명의 사상자와 10,000명 이상의 부상자를 냈다. 전쟁유독가스제의 1세대이며 폐 자극제인 염소는 다른 유독가스제제로 변천되었다. 제1차 세계대전이 끝날 무렵인 1917년 무스 타드 가스(sulfur mustard: dichloroethyl sulfide)가 Ypres지방에서 사용되었다. 또한 1983년의 이란-이라크 전쟁에서 신경가스를 사용하여 10,000명 이상의 사상자가 발생하였으며, 1995년 일본에서 옴 진리교에 의해 발생한 사린가스로 인해 12명의 사망과 5,000명의 환자가 발생하였다. 이러한 문제로 인해 1997년 제네바 조약에 의한 효력이 발생하였지만, 테러의 가능성은 어느 때보다도 높아지고 있는 것이 현실이다. 또한 산업화가 진행되면서, 공업 물질과 관련되어 발생하는 재난도 익히 잘 알려져 있다. 일본에서 수은에 의해 발생한 미나마타병, 1984년 인도에서 발생한 보팔 가스 누출에 의한 환자 발생 등이다.

이러한 화학 무기나 산업에 의해 발생할 수 있는 재난 상황에 대비하여 국가적인 의료를 포함한 전 분야에 걸친 대책이 요구되는 시점이다.

응급의료체계의 발전과 더불어 응급의료진이 위험물질에 노출된 환자를 처치하기 시작하면서, 오염된 옷과 피부를 현장에서부터 제독하는 것이 중요한 개념으로 대두되었다. 화학무기로 사용될 수 있는 물질에 대한 빠른 진단 및 처치와 더불어 환자의 이송과 치료에 관여하는 응급의료진의 이차 손상을 방지하기 위한 제독 방법 및 개인 보호장

표 3-1 개인보호장비(미환경보호청)

수준	구성 및 보호효과
Level A	SCBA (self-contained breathing apparatus) + 전신화학물질-저항 피부복 → 최고 수준 호흡기, 눈, 점막, 피부 보호
Level B	양압호흡기 〈SCBA 혹은 SAR(supplied-air respirator)〉+ 화학물질-저항 보호복, 장갑, 장화 → 최고 수준 호흡기 보호, 낮은 수준 피부 보호
Level C	공기정화기 (air purifying respirator) + 화학물질-저항 보호복, 장갑, 장화 → 낮은 수준의 호흡기 및 피부 보호
Level D	호흡보조기 없음 + 수술 가운, 마스크, 라텍스 장갑 → 호흡 보조기 없음, 최소 수준 피부 보호

표 3-2 오염지역(Hot zone) 개인보호장비(미국연방방재협회)

종류	개인보호장비
신경작용제	SCBA + Level A 화학물질-저항 보호장갑, 보호복, 장화
독성질식제	SCBA; 보호안경
호흡기자극제	SCBA; 보호장갑, rolling down sleeves coveralls Air filtering respirator(물질 확인되거나, 미확인 위험물질이 확인될 때까지)
수포제	SCBA + Level A 화학물질-저항 보호장갑, 보호복, 장화
무능화자극제	HEPA (high efficiency particular air) filter face mask, 화학물질-저항 보호복

표 3-3 병원단계 개인보호장비

지역	개인보호장비
제독 지역	병원단계 최초 개인보호장비(Level B) 전원 공기정화 흡입기(PAPR): HEPA/유기-증기/산-가스 여과기 화학물질-저항 이중 보호장갑, 보호복, 장화 보호복 모든 이음새에 테이프 봉합
제독후 지역	개인보호장비(Level C) 감염방지 필요시 - 라텍스장갑, 가운, 필요한 호흡기 보조장비

비(PPE, personal protective equipment)에 대한 이해 및 장비의 도입이 필요하게 되었다. 다음의 표는 미국 환경보호청이 제시한 개인보호장비(표 3-1) 및 미국연방방재 협회에서 제시한 오염지역의 보호장비(표 3-2) 의 수준과 병원단계의 개인 보호장비(표 3-3) 에 관한 내용이다.

1) 위험물질에 노출된 환자의 처치

유해물질에 의해 손상을 입은 환자를 처치하는 요원은, 폭발에 의한 손상, 열에 의한 손상, 화학물질에 의한 화상, 흡입손상 등으로 환자의 피해범위가 넓다는 것에 유의하여야 한다. 이러한 환자들을 처치하는 응급요원들에게는 특별한 훈련이 필요하다. 중요한 문제 중의 하나가 환자의 피부나 의복 등을 통해 치료자 감염이 될 수 있다는 것이다. 그러므로 눈을 보호할 수 있는 특수 안경, 수술 마스크, 가운, 수술 장갑 등이 충분히 마련되어야 한다. 처치자에게 위험을 줄 수 있는 화학물질은 표 3-4와 같다. 이러한 위험 물질에 대한 정보가 사전에 충분히 마련되어 있어야 한다.

표 3-4 화학물질에 감염된 환자로 인하여 구조자에게 위험한 물질

- 산이나 알칼리와 같은 농축된 부식제
- 많은 양의 가루로 된 석면(asbestos)
- 청산염(Cyanide salts) 및 합성물(예; nitrites)
- 불화수소산
- 도시가스 착취제(Mercaptans)
  메트헤모글빈혈증을 유발하는 질소함유 산화제
  (aniline, aryl amines, aromatic nitro-compounds, chlorates, etc.)
- 살충제(Pesticides)
- 폴리염화비페닐(polychlorinated biphenyls)

2) 화학물질에 의한 화상

화학물질에 의한 화상은 열에 의한 화상과 비슷한 양상을 보이나, 원인물질이 완전히 제거될 때까지 손상이 계속된다는 점이 다르다. 생리식염수를 이용하여 적극적으로 세척하는 것이 치료에 가장 중요하다. 이러한 치료는 현장에서부터 시작되어야 하며, 병원에 도착해서도 계속되어야 한다. 화학물질은 손상 받은 피부를 통해 매우 빠른 속도로 흡수되어 전신적인 증상을 나타낼 수 있다는 점에 유의하여야 한다. 또한 체내에서 분해되거나 새로운 합성물질을 만들어 이차적인 전신증상을 유발할 수 있다.

일부 화학물질들은 변연이 뚜렷한 화상을 남기고 치료된다. 예를 들면 불화수소산은 불화물 이온(fluoride ion)이 피부 깊숙이 침투하여 심각한 문제를 일으키지만, 치료법은 잘 알려져 있다. 10%의 calcium gluconate를 피하주사 하거나 2.5% 국소도포용 calcium gluconate gel을 바른다. 알칼리에 의한 화상도 장시간(1시간 이상) 세척해야 한다.

3) 유독가스의 흡입(Toxic inhalation)

순식간에 넓은 지역으로 퍼질 수 있는 가스의 특성 때문에 유독가스의 흡입은 많은 환자를 발생시킬 수 있다. 의료진이 유독가스를 흡입한 환자의 치료를 하는 경우에 유독가스의 독성이나 가스에 대한 정확한 정보를 갖고 처치를 시작하는 경우가 드물다. 그러나 대부분의 유독가스는 염소나 암모니아나 또는 황화수소와 같이 비교적 의학적 치료가 잘 알려진 성분을 포함하고 있다. 일반적으로 환자의 증상 또는 이학적 소견으로 유독가스의 성분을 알아내기는 어려우나, 치료방법의 선택은 몇 가지로 구분할 수 있다.

화학 무기로 사용할 수 있는 화학물질(chemical Agents)등은 다음과 같다(표 3-5).

(1) 독성 질식제

질식가스는 화학적으로 비활성이며 물리적인 손상을 주지 않는다. 그러나 공기 특히 산소를 대치함으로써 의학적인 문제를 유발한다. 질식은 공기 중의 산소농도가 15% 이하일 때 시작되어, 6~8% 이하면 의식이 없어지고 사망하게 된다. 따라서 질식제는 폐쇄된 공간에서 주로 치명적인 문제를 일으킨다.

표 3-5 화학작용제의 분류

종류	제제
신경작용제	유기인산염 가. 비지속성: GA (Tabun), GB (Sarin), GD (Soman) 나. 지속성: VX
수포제	유황겨자(sulfur mustard): 루이사이트(Lewisite)
질식작용제	포스겐(phosgen), 디포스겐(Disphosgen), 염소(chlorin)
독성질식제	시안화물(cyanide), 일산화탄소, 아르신(arsine)
무능화작용제	BZ (3-quinuclidinyl benzilate)

일산화탄소, 아르신, 질소, 메탄 및 프로판 등이 알려진 질식제이다. 질식제가 의심되는 경우에는 오염 장소를 벗어나 맑은 공기가 있는 곳으로 대피한다. 젖은 옷이나 수건으로 호흡기를 보호하며, 구조를 담당한 의료진의 경우에는 위에서 언급한 적절한 개인보호 장비를 반드시 착용한다. 제독은 옷을 벗어 이중 플라스틱 가방에 보관하며, 온 몸의 세척과 더불어 안구세척도 중요한 치료 방법이다. 특별한 해독제가 가능한지에 대한 조사도 병행한다.

(2) 호흡기 자극제

의학적 치료에 신경을 써야하며, 호흡기계 증상은 수 시간이 지나 늦게 발생할 수 있으며 빠르게 진행할 수 있다. 호흡계통의 조직에 자극을 주는 화학물들은 일차적으로 분비를 촉진시키고 부종과 후두경련을 일으켜 기도폐쇄를 유발한다. 환자가 눈물과 콧물이 많고, 애성이나 천명이 발생하면 적극적인 기도확보가 필요하다. 이러한 환자들은 화학적 폐렴과 비심인성 폐부종이 발생되므로, 기도삽관과 양압을 줄 수 있는 기계적 호흡이 필요하다. 암모니아, 포스겐 (phosgen), 염소(chlorin), 취소(브롬: bromine), 염화수소, 포름알데하이드, acrolein 및 기체성 황화수소 등이 잘 알려진 가스이다. 호흡기 자극제는 공기보다 무겁기 때문에 지면과 가깝게 머물거나 엎드리지 않아야 하며, 오염장소를 벗어나 맑은 공기가 있는 곳으로 대피한다. 오염 제거는 옷을 벗고 물로 샤워를 하며, 안구 세척도 매우 중요하다.

(3) 탄화수소 화합물(Hydrocarbon compounds)

사회의 발전과 함께 많은 탄화수소 화합물들이 생산되어 사용되고 있다. 대부분의 탄화수소 화합물들은 가연성이며, 연소될 때 발생되는 산화물이 독성을 나타낸다. 이러한 화합물들은 상기도나 폐에는 특별한 손상을 유발하지 않으나, 산화물이나 그 자체의 물질이 일정 농도 이상으로 농축되면 전신 증상을 나타내는 경우가 많다. 일반적으로 탄화수소 화합물들은 간이나 신장에 독성을 나타낼 뿐만 아니라 부정맥을 유발하기도 하며, 간혹 신경계나 혈액계에 이상을 초래하기도 한다. 손상을 일으킨 원인물질이 무엇인지 확인되면 쉽게 처치방법을 알 수 있을 것 같지만, 화학물질에 의하여 생성되는 복합물질에 의한 손상일 경우에는 치료가 어려운 경우가 많다. 잘 알려진 탄화수소 화합물에는 벤젠, 페놀, 크실렌, 톨루엔, 메틸에칠케톤과 염화메틸 등이 있다.

유황겨자 및 신경작용제와 관한 내용은 아래에 따로 기술하였다.

(4) 수포제/유황겨자(Sulfur mustard)

제1차 세계대전 때 가장 위험한 화학무기였던 이 제제는 강한 침투력과 낮은 경보 특성으로 현재까지 사용되고 있다. 여러 복합적 화학무기를 개인적으로 방어하기는 매우 어렵다. 이 제제는 일명 수포형성 겨자라고도 하며 투명한 노란색 또는 호박색의 기름 같은 액체로 달콤한 냄새가 난다. 이 제제는 용액 안에서 수황기(sulfhydryl-), 탄산기 아미노기 및 다른 단백질들로 알킬화하여 활동성 설포늄 유도체로 변환된다. 무스타드 가스의 두 활동성 말단이 DNA의 인접한 사상체(adjacent strand)에 붙어 이중알킬화를 형성함으로써 세포의 복제를 방해한다. 무스타드 가스는 빠르게 피부와 점막을 통과한다. 침투 속도 와 정도는 농도(mg/m^3)와 노출 시간에 의존하며 농도시간(CT)으로 정의한다. 농도시간(CT)이 40~90 정도이면 2~10시간 후 경미한 증상을 나타낸다. 무스타드 가스는 체내에서 티오디글 라이콜(thiodiglycol)로 전환되고 이것은 혈청과 소변에서 검출된다. 무스타드 가스는 발암성이며, 노출 시 피부와 점막을 파괴시킨다. 과도한 용량에 노출되면 골수와 위장막같이 복제가 빠른 조직에 치명적 손상을 유발한다.

① 증상

대상 장기는 눈, 호흡기, 피부 등이고 심한 중독이 되면 골수까지 영향을 미친다.

- **눈**: 농도시간(CT)이 40~90 정도일 때 자극으로 인하여 결막염이 약 1주일 정도 지속되며 대증치료로 중복감염을 막을 수 있다. 농도시간(CT)이 90~100 정도이면 심한 화상이 생기며 궤양과 안구 파열이 생길 수 있다. 증상은 노출된 지 수 시간 내 발생되며 부종,

충혈 및 자극이 시작된다. 만약 무스타드 가스가 눈에 점적되면 상피뿐만 아니라 깊이 손상이 진행되어 각막이 혼탁해지고 심한 경우 전체가 혼탁해진다.

- **피부**: 피부로 빨리 흡수되어 혈액으로 흡수된다. 열이 나고 얇고 수분이 있는 피부에서 더욱 잘 흡수된다. 특히 액와부와 서혜부에서 잘 흡수된다. 노출된 후 6~12시간 정도의 잠복기가 지나면 가렵고 자극적인 홍반이 발생하고 수포가 발생하며 쉽게 터진다. 피부가 직접 노출되면 피부괴사와 궤양이 즉시 발생한다.
- **호흡계**: 노출의 정도가 약하면 10~12시간 정도 지나서 상부기도에 염증이 발생한다. 심한 경우에는 상기도의 점막부터 폐포 내의 점막까지 영향을 미친다. 호흡계의 회복은 늦고 몇 달씩 걸릴 수 있다. 이 시기 동안 반복되는 폐기관루가 생기는 것이 문제이다.
- **전신 독작용**: 전신 독작용은 심한 중독 시 발생한다. 전신 독작용의 발생은 조직재생률이 빠른 골수와 위 장관막에 주로 나타나는데, 수일 내에 백혈구 감소증과 빈혈이 발생할 수 있다. 또한 메트헤모글로빈 혈증이 발생할 수 있다. 그리고 신장과 간의 기능장해를 유발할 수 있는데 혈청 creatinine의 증가, bilirubin의 증가 및 간의 아미노기 전이 효소(transaminase)의 증가를 볼 수 있다.

② 진단

혈청, 소변 및 수포액의 티오디글라이콜(thiodiglycol)을 검출하면 확진된다.

③ 현장처치 및 오염제거

빠른 시간 안에 치명적일 수 있는 상황이므로 오염장소를 빨리 빠져나온다. 가능하다면 물로 적신 옷이나 수건으로 코와 입을 가린 채 오염지역을 벗어날 때까지 숨을 참으며, 눈은 반드시 감는다. 무스타드 가스는 알칼리에서 산화에 의해 신속하게 불활성화가 된다. 따라서 여러 가지 형태의 염소유리용액(chlorine-liberating solution) 및 표백제에 의해 효과적으로 불활성화 시킬 수 있다. 3~5%의 표백제가 건물이나 장비의 오염제거에 효과적이다. 전신적인 오염제거에 티오황산염(sodium thiosulfate)을 사용할 수 있다. 티오황산염은 알칼리에서 안정하기 때문에 전신 오염제거를 할 때는 짧은 시간 동안 노출되게 하는 것이 효과적인 오염제거 방법이다. 수 분이면 충분히 어떠한 종류의 비누나 세척제로도 충분히 오염을 제거할 수 있다. 10% 티오황산염을 포함한 녹색의 알칼리(green alkaline) 비누로 피부와 의복을 씻어내어 해독시킨다.

④ 눈의 치료

안구는 15분 이상 흐르는 물이나 생리식염수를 이용한 안구세척을 시행한다. 홍채(iris)와 각막의 유착을 막기위해 항생제(dexamrthasone sodium phosphate-neomycin)의 국소 도포나, 국소 마취제 및 아트로핀을 투여한다. 치료 도중 눈을 붕대로 감거나 눈꺼풀이 서로 붙도록 해서는 안 된다. 가능하면 암실에 있도록 하는 것이 좋으며 검은 안경이나 눈가리개를 사용할 수 있다.

⑤ 피부 치료

피부를 세척하고 모발은 잘라버린다. 0.5% 차아염소산 나트륨 용액으로 피부와 모발을 세척한다. 경미한 홍반은 치료할 필요가 없다. 소양감이 심할 경우는 스테로이드 연고 등으로 치료한다. 수포와 피부가 벗겨진 부위는 화상치료에 준하여 치료한다. 감염이 우려될 경우에는 항생제 투여를 고려한다.

⑥ 호흡기 치료

적당한 물리적인 치료에 의해 화학물질을 제거하고 감염을 치료 예방한다. 이차적인 감염이 우려되는 경우는 광범위한 항생제를 초기에 투여한다.

⑦ 전신증상의 치료

확립된 해독제는 없는 상황이며, 비타민E의 투여나 정맥용 N-acetylcysteine을 사용할 수 있다.

(5) 신경작용제

Acetylcholine-esterase (ACh-E)의 억제물질로 제 1차 세계대전 이후 화학무기로 사용되었다. 이것은 휘발성 복합물과 지속적인 복합물로 크게 분류되어 있다. 쉽게 피부와 특히 호흡기같은 점막을 침투하고 자유롭게 혈액뇌장벽을 통과한다. 독성 작용은 신경계 시냅스에서 cholinesterase를 저해시켜 아세틸콜린의 대사를 억제함으로써 작용을 일으키게 된다. 아세틸콜린은 말초신경뿐만 아니라 뇌나 척수의 시냅스에 신경전달 물질로 작용하기 때문에 이들 신경작용제는 중추신경에 대해서도 강한 독성을 나타낸다. 노출 후 분포된 성분은 ACh-E에 강하게 결합되고 나머지는 다른 효소 시스템에 의해서 불활성화 된다. 불활성화된 대사물은 소변으로 배출된다. 강하게 노출되면 지방 등의 조직에 쌓여 천천히 재분배가 이루어진다. 독성 증상의 대부분은 신경계 시냅스에서 축적되는 아세틸콜린에 의해 유발되고, 급성 전신 중독은 여러 가지 중추신경계, 무스카린성, 니코틴 및 운동신경 작용을 나타낸다. 콜린성 연관 증상으로는 중추신경계 증상인 불안, 진전, 두통, 현훈, 섬망, 환각, 경련, 혼수 등이 발생할 수 있으며, 호흡 중추를 마비시켜 호흡성 심정지를 발생시키기도 한다.

① 무스카린성 작용

절후부교감신경 섬유로 분포된 주효세포에 있는 무스카린성 수용체를 흥분시켜 나타나는 작용과 같으며 아트로핀에 의해서 봉쇄된다. 수용체 연관증상으로는 특징적인 타액분비 과다, 발한, 요실금, 설사, 복통, 구역질(SLUDGE 증상)이나 서맥이 발생한다. 또한 기관지 경축이나 과도한 기관 분비물에 의한 호흡부전이 발생하며, 축동과 흐린 시야 등의 증상도 생긴다.

② 니코틴성 작용

자율신경과 신경-근 접합부에 있는 니코틴성 수용체에 대하여 니코틴과 비슷한 작용 즉 초기 및 소량에서는 이를 흥분시키고, 말기 및 대량에서는 이를 마비시킨다. 신경절의 종류에 따라 ACh에 대한 감수성이 다르고, 교감 신경절이나 부교감신경절을 모두 흥분시키고, 또 마비도 시키므로 나타나는 작용이 매우 복잡하다. 니코틴 수용기는 자율신경계(부교감 신경계와 교감신경계)의 모든 신경절에 존재한다. 횡격막을 포함한 골격근과 말초신경 사이의 신경-근 접합부에 존재한다. 나타나는 증상으로는 피하근육의 섬유 속 연축(fasciculation)과 세동으로 호흡계의 근육 마비를 유발하고 부교감 신경과 교감신경계의 자극에 의하여 빈맥과 고혈압을 일으킬 수 있다.

③ 중추신경계의 작용

경증 및 보통 정도의 경우에는 불안, 불면, 기억장애, 의식장애 등의 행동변화가 나타난다. 심한 경우에는 심한 불안, 혼수, 호흡중추마비, 경련, 무호흡을 유발한다.

④ 임상진단

진단은 주로 노출을 의심하는 신체적인 특징과 노출 병력, 그리고 SLUDGE로 대표되는 특징적인 독성증상 등을 종합하여 우선적으로 진단한다. 임상소견으로는 특징적인 마늘이나 석유 냄새가 날 수도 있고, 급성 중독은 여러 가지 무스카린성, 니코틴성 및 중추신경계 관련 증상을 보이는 경우 의심을 할 수 있다. 진단 및 치료를 위해 아트로핀 1~4 mg을 사용하여 증상 호전 여부를 확인하는 것도 진단에 도움이 될 수 있다. 기관지루(bronchorrhea), 기관지수축, 서맥 및 축동 같은 증상이 진단에 도움이 된다. 섬유 속 연축은 콜린성 위기의 중요한 지표가 되며, 근무력은 니코틴성 증상을 나타낸다. 혼수와 경련은 심한 중독을 의미한다. 또한 호흡중추의 마비로 무호흡이 나타날 수 있다.

⑤ 검사실 소견에 의한 진단

전통적으로 적혈구 ACh-E와 혈중 cholinesterase의 정량 검사가 진단과 치료 지침에 도움이 되며, cholinesterase가 기저치의 50% 이하로 감소한 경우 독성 증상으로 간주할 수 있다. 중증도에 따라 cholinesterase의 농도가 60% 이상 떨어진 경우에는 두통 및 부교감 신경의 흥분 작용을 관찰할 수 있고, 60~90% 정도의 감소 시에는 근무력, 진전 및 신경 증상을 포함하는 증상이 나타나며, 90% 이상의 감소 시에는 경련, 청색증, 폐부종, 호흡 부전이나 혼수, 사망에 이를 수 있다. 일반적으로는 적혈구 ACh-E 활성도가 예후 및 질병의 진행정도를 판단하는데 유효하고, 혈중 cholinesterase인 경우의 활용도는 낮은 것으로 알려져 있다. 또한 최근에는 cholinesterase의 시간대별 변동 추세 분석을 통한 예후 분석도 시도되고 있다.

⑥ 치료

과도한 아세틸콜린을 줄이고 ACh-E의 기능을 회복시키며 호흡부전과 경련 등의 손상을 예방하는 것이다. 해독제로는 2-PAM (pralidoxime)과 아트로핀이 있다. 해독제를 사용하면서 환자에게 발생할 수 있는 증상에 대한 보조적 치료를 병행한다.

⑦ 오염제거(Decontamination)

오염제거는 현장에서부터 시작되어야 하며 알칼리성으로 습식 오염제거(wet decontamina- tion)를 한다. 신속한 피부세척이 중요하며 오염 후 1분 내에 시작하면 5분 후에 시작하는 것보다 10배 정도 효과가 있는 것으로 알려져 있다.

⑧ 아트로핀(Atropine)

아트로핀은 무스카린 수용체에서 아세틸콜린의 과작용을 억제하지만 니코틴성 수용체와 중추신경계에는 적용하지 못하는 말초 무스카린성 치료제이다. 성인 초기 용량으로 2~4 mg을 가능한 정주하는 것을 원칙으로 하지만 대량 환자의 발생 시에는 근주할 수 있다. 소아는 체중에 따라(0.05 mg/kg) 투여 용량을 결정한다. 추가 용량은 무스카린성 증상이 사라질 때까지 투여한다. 신경작용제의 경우에는 성인에서 최초 200mg 이상이 필요한 경우도 있다. 저산소증 상태에서 정맥 아트로핀의 투여는 심실성 부정맥을 유발할 수 있다. 기관분비물 감소, 동공 확장, 빈맥(120회/분 이상), 피부나 구강 점막의 건조 등의 환자 상태를 기준으로 아트로핀 투여량 을 조절할 수 있다.

⑨ Pralidoxime

유일한 cholinesterase 활성화 물질로 인산화된 효소가 노화가 진행되기 전에 가능한 조기에 사용할 필요가 있다. 노화는 낮은 pH일수록 쉽게 발생하기 때문에 대사성 산증이 있는 경우에는 적극적으로 교정한다. Pralidoxime의 경우 성인은 1 g, 소아에서는 20~40 mg을 30분 정도에 걸쳐 생리식염수에 희석 후 천천히 정주한다. 1시간 이내에 반복 투여도 가능하다. 증상이나 징후가 지속적인 경우에는 회복 때까지 사용할 수 있다. 정맥주사한 후 혈청 농도가 4 mg/L가 유지되게 기본적으로 시간당 500 mg의 속도로 주입한다.

⑩ 기타

노화(aging)가 낮은 pH에서 촉진된다는 점을 이용하여 중탄산염(sodium bicarbonate) 투여에 의한 알칼리 요법을 사용할 수도 있고, 혈액관류나 혈장 교환술 등이 치료로 사용된 예도 있다.

4) 화학작용제에 대한 지역사회 및 국가적 대비

중독 위험에 대한 주민들의 교육과 화학무기의 작용기전과 방어법의 교육이 필수적이다. 가스 마스크는 95% 중독을 피할 수 있는 효과적인 장비이다. 화학무기 방어용 의류는 비효과적이지만 사용할 수 있으면 사용하는 것도 좋다. 건물, 선박 및 차량의 내부의 오염은 압력을 이용해 강제 배기해 내는 것이 효과적이다. 피난처 내에서는 습식 또는 건식 오염제거법이 이용될 수 있으나, 습식 제거가 더 효과적이다. 건식 제거법에는 활성탄(fullerth's earth)이나 중탄산염 같은 알칼리성 파우더가 이용된다. 대피소에는 깨끗한 마실 물과 의복, 식량, 점등기구, 장갑, 해독제, 마스크, 라디오 등이 갖추어져야 한다. 화학무기에 노출된 후에는 중독된 환자를 이송할 수 있도록 비상연락을 취해야 한다.

위에서 언급한 위험물질에 대한 대비는 무척 중요하다. 특별히 다음 4가지 대비가 중요한 것으로 잘 알려져 있다. ① 재난 사상자의 빠른 구조, ② 즉각적인 기본 소생술의 제공, ③ 제독, ④ 훌륭한 지지요법. 국가적 또는 지역별의 응급의료체계를 이용한 충분한 사전 대비, 계획 및 연습을 통한 의료진과 재난담당 부서와의 공감대 형성과 시설 및 인력확보 등의 노력이 요구된다.

2. 생물학테러(Bioterrorism)

최근 전 세계가 생물학 테러를 앞다투어 준비하고 있다. 생물학 테러가 발생하게 되면, 짧은 시간 내에 수많은 사람들이 막대한 피해를 입게 되고 규모가 크지 않은 테러가 일어나더라도 지역 보건 의료 체계의 긴장을 초래할 수 있다. 응급실은 감염된 환자와 테러 현장에 있어 감염의 가능성이 높은 사람들로 붐비게

표 3-6 재난생물학 테러에 이용될 가능성이 있는 병원체들(미국 CDC 분류)

분류 A (Category A)
전파가 용이함, 높은 이환율 및 사망률, 질병의 진단과 조사를 위해 질병관리본부의 수행 능력 향상이 필요함 • 탄저병(Anthrax) • 흑사병(Plague) • 천연두(Smallpox) • 출혈열(Hemorrhagic fevers) • 보툴리누스 중독(Botulism) • 야토병(Tularemia)
분류 B (Category B)
전파가 쉬운 편임, 중증도의 이환률 및 낮은 사망률, 질병의 진단과 조사를 위해 질병관리본부의 수행 능력 향상이 필요함 • Q 열(Coxiella burnetii, Q fever) • 브루셀라증(Brucella species, brucellosis) • 점막 마비저(Burkholderia mallei, glanders) • 알파바이러스(Alphaviruses) • 베네수엘라 뇌수막염(Venezuelan encephalomyelitis) • 동부 및 서부 말 뇌수막염(Eastern and Western equine encephalomyelitits) • 피마자에서 추출할 리신 독소(Ricin toxin from Ricinus communis, castor beans) • Clostridium perfringens의 ε독소(Epsilon toxin of Clostridium perfingens) • 포도상 구균 B 내독소(Staphylococcus enterotoxin B) • 음식이나 수인성 병원체(Food or waterborne agents) • 살모넬라증(Salmonella species) • 이질(Shigella dysenteriase) • O157:H7 대장균(Escherichia coli O157:H7) • 비브리오증(Vibrio cholaerae) • 작은와포좌충(Cryptosporidium parvum)
분류 C (Category C)
향후 병원체 조작 기술이 개발 여부에 따라 대규모로 전파될 가능성이 있음, 생산과 전파가 용이, 이환율 및 사망률이 높고 여파가 매우 큼 • 니파 바이러스(Nipah virus) • 한타 바이러스(Hantaviruses) • 진드기 출혈열 바이러스(Tickborne hemorrhagic fever viruses) • 진드기 뇌염 바이러스(Tickborne encephlitis viruses) • 황열(Yellow fever) • 다약재내성 결핵(Multidrug-resistant tuberculosis)

될 것이다. 따라서 응급의학 의사와 감염 전문의는 생물학적 테러를 대비하여 효과적인 대응방안을 세워야 하고 조류 독감과 같은 인플루엔자범 발생(pandemic)이나 중증의 급성 호흡 증후군(acute respiratory syndrome) 발생에 대한 대비 등이 테러에 대응하는 원칙을 세우는 데 참고가 될 수 있을 것이다.

테러의 초기에 중요한 조치는 가능한 원인을 찾고 감염자를 제독하며 질병의 확산을 방지함으로써 감염의 확산을 방지하는 것이며, 그 중 보건의료인을 감염으로부터 보호하여 테러의 희생자들인 환자들을 계속 치료할 수 있게 하는 것이 가장 급선무이다. 생물학 테러 상황에서는 응급실, 병원, 의원들의 수용능력을 극대화하기 위한 재원을 총동원해야 하며 매우 짧은 시간 내에 대규모의 백신 프로그램이 필요하고, 예방적 항생제가 많은 사람들에게 투여될 것이다.

수많은 잠재적 문제들이 생물학 테러와 수반 되겠지만, 확실한 준비를 한다면 이러한 사건을 헤쳐나갈 수 있는 능력을 개선할 수 있다. 의료진은 지역 공중 보건 담당자와 긴밀히 협조하여 의심스러운 질환이 발견되면 즉시 알려야 한다. 재난 계획에 생물학 테러를 위한 특별 조치가 포함되어야 한다. 감염 방지, 공중 보건과 법률 집행, 검사 및 약물 재원의 동원, 다수의 환자를 치료하기 위한 계획 및 보안 강화 등이 중요한 요점으로 포함되어야 한다.

여러 종류의 병원체들이 무기로 사용될 수 있다. 생물학 테러에 사용하기에 이상적인 미생물은 노출된 사람 중 다수에서 질병이 발생하여야 하고, 연무질(aerosol) 형태로 쉽게 퍼져서 많은 사람들에게 노출되어야 하며, 대기에 노출되더라도 안정적이고 감염성을 잃지 말아야 하며, 생산이 용이해야 한다. 그러나, 다행히도 이러한 병원체는 거의 없다.

미국 질병관리본부(CDC; Centers for Diease Control and Prevention)는 생물학 테러를 일으킬 가능성이 있는 몇 가지 병원체를 밝혀내어 이에 대비할 준비를 하고 있다. 이러한 병원체 중 무기화하기 쉽고 치사율이 높은 것을 분류 A (category A)로 분류하여 우선적으로 대비하도록 하고 있다. 분류 B (category B)나 분류 C (category C)로 분류되는 다른 병원체들은 우선 순위는 낮지만, 생물학 테러의 가능성이 있는 것들이다(표 3-6).

이러한 병원체들이 무기화될 가능성은 여러 측면에서 고려가 필요하다. 일부 병원체는 사망률이 매우 높지만, 대기에서 불안정하거나 효과적으로 확산되기 힘들어서 우선순위로 고려되지 않는다. 이러한 병원체는 대부분 치명적이지 않은 질병을 초래한다. 치명률이 높은 감염원이 일반적으로 테러에 사용되지만, 치명적인 질병은 아니어도 사회에 심각한 파장을 일으킬 수 있는 병원체 역시 테러리스트의 목표를 충족시킬 수 있을 것이다.

본 장에서는 생물학 테러를 효과적으로 대비하기 위한 몇 가지 일반적인 내용을 다루고 생물학 테러에 사용될 수 있는 중요 병원체와 독소의 임상 양상, 치료, 진단 방법 및 감염 방지에 대한 내용을 소개하고자 한다(표 3-7).

1) 왜 생물학 테러인가?

병원체는 일반적인 폭발물이나, 화학 무기, 핵무기와 비교할 때 테러리스트들이 관심을 가질만한 몇 가지 특성을 가지고 있다. 우선 병원체는 아주 적은 양을 사용하더라도 엄청난 피해를 줄 수 있는 특징이 있다. 이들은 냄새가 없고 쉽게 숨길 수 있어서 찾아내기도 힘들다. 보툴리누스 독소(Botulinum)는 주머니 속에 수백만의 사망자를 유발할 수 있을 만큼의 충분한 양이 들어갈 수 있다. 병원체는 금속 탐지기에 탐지되지 않기 때문에, 테러리스트들은 일반 항공기를 타고 병원체를 세계 어느 도시로도 운반할 수 있으며 이러한 테러에 대비되지 않은 대다수의 시민들을 위험에 빠뜨릴 수 있다.

비록 과거에 비해서 위험한 병원체를 구하는 것이 힘들어졌다 하더라도, 아직 많은 수의 병원체는 대규모 파괴에 이용되는 플루토늄과 같은 물질보다는 구하기 쉽다. 생물학 무기는 일반적인 파이프 폭탄(pipe bomb)보다는 만들기 어렵지만, 기초적인

표 3-7 생물학테러 병원체의 특성

질병	임상 증상	진단 방법	사람 대 사람 전파	치료	백신/예방
탄저병	• 흡인성: 1~2일간의 발열,근육통 후 호흡부전, 쇼크 뇌막염이 발생할 수 있음 치료하지 않으면 사망률이 높음 • 피부형: 붉은 구진이 궤양이나 대수포로 진행하고 추후 검은색 가피 형성	• 흉부 X선 상 종격동 확장 • 혈액, 뇌척수액, 피부 병변에서 그람 양성 간균 • 뇌척수액 내에 출혈이 있을 수 있음 • 흡인성 탄저병은 혈액 배양 검사 양성 가능성 높음	불가	• Ciprofloxacin • Doxycycline + 다음의 약재 중 하나 혹은 두개 (penicillin, clindamycin, rifampin, vancomycin, imipenem) • Levofloxacin이나 moxifloxacin도 효과가 있음	• 예방: ciprofloxacin 또는 doxycycline 60일 복용(백신 접종을 한 경우는 30일) • Bioport 백신 0.5 ml SC를 0, 2, 4주, 6, 12, 18 개월 째 접종 후 매년 booster 접종
보툴리누스 중독	뇌신경 마비(특히 안구)가 하행성 마비로 진행	임상적 진단 쥐 bioassay (환자의 혈청을 이용, 수 일 소요, 검사 가능 기관이 적음)	불가	• 호흡기 치료 • 항독소가 병의 진행을 막을 수는 있으나, 이미 발생한 마비는 치료할 수 없음	백신 없음
브루셀라증	• 발열, 오한, 식욕부진, 근육통 • 수 주에서 수 달 간 지속	혈액 배양(배양 속도 느림;의심 시 검사실에 알려야함) 검사 혈청 검사	불가 검사실 근무자가 배양 검체에 감염될 수 있음	Doxycycline Fluoroquinolone + rifampin	• Doxycycline 또는 fluoroquinolone +rifampin 6주 • 백신 불가
콜레라	심한 설사	대변 배양 검사	드묾	수액 Ciprofloxacin 혹은 doxycycline	• 예방: Ciprofloxacin 혹은 doxycycline • 2회의 백신 접종 (예방 효과가 크지는 않음)
점막 마비저	동통성 피부 결절, 패혈증, 폐렴	• 혈청 검사 • 혈액 배양 검사 : 종종 음성	• 위험성 낮음 (호흡기계 격리 필요) • 검사실 인력은 배양 검체에 감염 될 수 있음	Doxycycline, TMP/SMX, chloramphenicol, fluoroquinolones, aminoglycosides	• 예방: Doxycycline,TMP/SMX, chloramphenicol, fluoroquinolones • 예방 접종은 없음
폐렴형 흑사병	• 발열, 오한, 근육통, 기침, 호흡 부전, 객혈, 뇌수막염, 패혈증 • 치료하지 않으면 사망률이 높음	• 혈액, 객담, 림프절 흡입 검사 상 그람 양성 짧은 막대균 (coccobacilli) • wright 또은 Giemsa 염색상 안전핀 모양 • ELISA 또는 IFA를 이용한 ELISA 항체 검사와 혈청검사	• 고위험군 • 호흡 비말 격리 필요	Streptomycin, gentamicicn, doxycycline, chloramphenicol	• Doxycycline이나 quinolone (6일 복용) • 사백신으로 임파형 흑사병(bubonic plague) 예방 가능 (흡인성 노출은 예방 불가)

표 3-7 생물학테러 병원체의 특성(계속)

질병	임상 증상	진단 방법	사람 대 사람 전파	치료	백신/예방
Q 열	• 발열, 오한, 두통, 폐렴 • 사망률 낮음	• 혈청 검사 • 역치가 질병 발생 후 2~3주간 올라가지 않을수 있음	• 불가 • 검사실 인력은 배양 검체에 감염될 수 있음	Tetracycline이나 doxycycline	Tetracycline또는 doxycycline (5일간)
리신	• 발열, 호흡 곤란, 구토, 설사, 쇼크	• 흉부 X선 상 폐부종 • 혈청 검사	불가	• 보존적 치료	백신이나 예방법 없음
천연두	1~2일간의 발열, 근육통, 두통 후 구진형 발진이 소수포와 농포로 진행함	• 딱지(scab)나 농포액을 질병관리본부로 보냄 • varicella를 소수포액에서 관찰	• 고위험군 • 철저한 호흡기계 격리 • 검촉 가능한 모든 사람을 선별 • 검사실 인력은 배양 검체에 감염될 수 있음	• 보존적 치료 • Cidofovir가 효과적일 수있음	우두 접종을 병원체 노출 후 며칠 내에 시행하면 질병 예방 가능
포도상 구균 내독소 B	• 갑작스러운 발열, 두통, 구토, 근육통, 설사, 건성 기침 • 일반적으로 하루 내에 좋아짐	소변 항체, 비강 도말로 ELISA 검사	불가	보존적 치료	백신 없음
야토병	발열, 근육통, 피로감, 두통, 체중 감소, 기침	• 흉부 X선 상 침윤, 허파문 림프종창, 폐삼출 • 혈액 혹은 객담 배양 및 그람 염색(작고 희미하게 염색되는 배양 속도가 느린 그람 음성 짧은 막대균 -coccobacilli) • 혈청 검사: 일반적으로 1~2주 내에 양성	• 불가 • 검사실 인력은 배양 검체에 감염될 수 있음	• Streptomycin, gentamicin, doxycycline, chloramphenicol, fluoroquinolone	• Doxycycline이나 ciprofloxacin을 14일간 복용 • 연구용 생백신
• 베네수엘라, 동부 · 서부말 뇌염	• 대부분 경증의 발열, 두통, 근육통 • 드물게 뇌염으로 진행	뇌척수액이나 혈청의 혈청 검사	• 곤충에 의해서만 감염됨 • 격리 필요 없음	• 보존적 치료	• VEE, EEE, WEE의 불활성 백신은 효과가 거의 없음 • VEE 생백신은 부작용의 위험이 높음
• 바이러스성 출혈열	• 발열, 피로감, 근육통,결막충혈, 점상 출혈, 출혈 • 대부분 사망률이 높음	• 혈소판 감소증 • virus를 확인하기 위해서는 질병관리본부의 특수 검사가 필요함	• 중등도의 위험성 • 체액을 통해 주로 전염되나, 철저한 호흡기계 격리 필요	• 보존적 치료가 우선 • Rivavirin이 Congo-Crimean HF, Lassa fever에는 효과적일 수 있음	예방법이나 백신은 없음

미생물학적 기술만 있으면 제조할 수 있다. 또한 생물학 테러는 병원체를 분사한 시점과 첫 증상 발현 시간과의 시간 차이가 있어서 추적하기도 힘들다. 테러리스트는 병원체를 주요 인구밀집지역에 분사한 후 테러의 발생이 감지되기도 전에 인근 지역에 또다시 테러를 일으킬 수 있다.

병원체는 확실히 테러를 일으킬 수 있는 가능성을 가지고 있다. 심지어 소수의 사람들이 실제로 감염이 되더라도 사람들은 자신이 에볼라 바이러스나 흑사병에 노출되었다고 생각하기 때문에 전 도시(혹은 전 국가)가 혼란에 빠질 수 있다. 따라서 생물학 테러 발생 시, 의학적 응급에 대한 대비 외에도 공포와 혼란에 대한 대비 또한 중요하다. 수천 명의 사람들이 그들이 아프건 아프지 않건 간에 응급실이나 의원으로 몰려들 것이고, 본인들이 사망할 것이라고 믿게 될 것이기 때문이다.

2) 예상 가능한 시나리오 및 문제점

대단위 생물학 테러의 한 가지 가능한 시나리오는 인구밀집 지역에 비행기를 이용하여 병원체를 살포하거나, 환기 시스템이 빈약한 곳, 혹은 사람들이 붐비는 지역에 연무질 형태로 살포하는 것이다. 다행히도 공기와 햇빛에 노출되어도 장기간 감염성을 유지하는 병원체는 거의 없어서 대단위의 테러는 쉽지 않다.

대부분의 병원체들은 잠복기가 있기 때문에 사람들이 병에 이환될 때까지 며칠이 걸린다. 더욱이 환자들이 특정 병원이 아닌 여러 병원에 흩어지게 될 것이므로 보건의료인들이 이상한 일이 발생하였음을 알기까지 꽤 오랜 시간이 걸릴 수 있다. 역학적 경향이 테러의 초기 징후가 될 수도 있겠지만, 비특이적 증상과 징후가 종종 발현되기 때문에 많은 수의 희생자가 생길 때까지 테러의 발생을 모를 수도 있다.

병원에 많은 수의 환자가 내원하였을 때, 의사들은 환자의 치료적 측면뿐만 아니라, 심각한 행정적인 문제에 직면하게 된다. 개인 정보, 의약품 및 기타 여러 자원들이 부족할 것이다. 일부 병원체는 예방적 치료가 효과적이다. 항생제인 Doxycycline이나 Ciprofloxacin이 탄저병에 노출된 사람들에게 병의 진행을 막을 수 있다고 알려져 있으나, 갑자기 요구도가 늘어나면, 공급에 제약을 받게 된다. 미국의 경우, 연방정부가 여러 도시에 항생제를 비축하고는 있으나 수많은 사람들에게 빠른 시간 내에 분배하는 것도 쉬운 일은 아니다. 의약품의 부족은 병원이나, 응급실을 찾는 환자들뿐만 아니라, 공공 의료인에게도 공포와 혼란을 심화시킬 것이다.

몇 가지 병원체는 사람간의 전파가 되므로 환자를 격리하는 것이 필요하나, 수천 명의 환자들이 발생하였을 경우는 끔찍한 상황이 일어나게 된다. 많은 병원들이 필요한 수만큼의 격리 병실을 보유하지 못할 것이므로, 특정 병동으로 모여지게 될 것이다. 따라서 이러한 상황에서는 HEPA (high-efficiency particulate air) 필터를 이용하는 것이 도움이 될 수 있겠다.

3) 생물학 테러에 대비한 응급실 감시 체계

현재 우리나라의 질병관리 본부는 생물학 테러 대비팀을 두어 생물학 테러를 대비하고 있다. 생물학 테러 대비팀은 생물테러 대비 및 대응 업무를 담당하는 총괄부서로서 생물테러위기 대응 체계 구축, 생물테러 발생 조기인지 및 신속, 정확한 대응을 위한 감시체계(응급실 증후군 감시 체계) 운영, 필수 비축물자 확보(두창, 탄저, 페스트 예방 및 치료제인 항생제 비축) 등 대응역량을 사전에 강화하는 업무를 담당하고 있다.

4) 생물학적 무기로 사용될 수 있는 병원체

탄저균, 보툴리누스 독소, 출혈열을 유발하는 바이러스 등의 몇 가지 병원체는 치명적일 수 있으나, 테러리스트들은 단지 수많은 사람들에게 질병을 유발하는 것만으로도 목적을 달성할 수 있다. 브루셀라증이나 야토병 등은 그다지 치명적이지 않으나, 많은 사람들이 감염된다면, 사회적으로 큰 혼란을 야기할 수 있다.

다행히 대부분의 병원체는 연무질 상태로 잘 퍼지지 않는다. 대부분은 온도의 변화나 햇빛에 노출되는 경우, 건조한 환경 등을 잘 견디지 못한다. 탄저균은 포자가 수년간 안정적이고, 심지어는 극한의 환경에서도 변하지 않기 때문에 생물학 테러에 사용되는 병원체로 종종 거론된다. 또한 포자가 적정 크기(1~2 ㎛)여서 폐로 흡인되어 폐포에 침착될 수도 있다. 출혈열이나 뇌염의 원인이 되는 대부분의 바이러스들은 불안정하여, 연무질 형태로 대단위로 살포되기 힘들지만, 천연두 바이러스는 수년간 저장 상태로 살아있을 수 있다. 세균성 병원체는 저장 및 살포 시에 따라 안정성의 변화가 생긴다. 보툴리누스 독소와 포도상 구균 내독소 B 등은 저장 상태에서도 수년간 안정적이나, 대단위 인구를 대상으로 효과적으로 살포되기 힘들다.

위에 기술된 병원체들은 미국 CDC 분류상 A급으로 분류되어 분포나 전파가 쉽고 사망률이 높아서, 공공 보건에 중대한 영향을 미치며, 사회에 공포나 혼란을 조장할 수 있으므로, 추가적인 주요 공중 보건 대비 방법이 필요하다.

B급은 중등도의 살포력을 가지거나, 중등도의 유병률 및 낮은 치사율을 나타내는 경우로 진단과 질병 감시를 위해 특별한 검사를 필요로 한다. C급으로 분류된 병원체들은 향후 대규모 살포를 위한 조작을 통해 유용성이 좋고 생산하기 편하며 살포력이 높은 형태로 변환하여 유병률 및 치사율을 높일 수 있는 가능성이 있는 경우로 정의한다. 질병 탐지, 진단, 치료 및 예방을 개선하기 위한 지속적인 연구만이 C급 병원체를 대비할 수 있다. 테러리스트들이 어떠한 새로운 병원체를 사용할지는 더 이상 알 수는 없다. 이러한 병원체를 찾고 대응하기 위해서는 강력한 공중 보건 조직이 필수적이다. 또한 이상한 질병의 형태가 발견되면 지역 보건 담당에게 알리는 것도 중요한 일이라 하겠다.

5) 중요 병원체

(1) 탄저병

① 역사적 배경 및 중요성

탄저균(bacillus anthracis)은 생물학 테러에 이용하기에 가장 완벽한 병원체라고 할 수 있다. 탄저병은 일반적으로 감염된 동물의 털이나 가죽을 다루는 사람에게 발생하는 인수공통 감염질환이다. 탄저균은 포자를 형성하며 장기간 안정적이어서 공기나 햇빛, 심지어 소독제에도 견딜 수 있다. 탄저병은 미국에서 생물학 무기 개발 프로그램하에 개발되었으나, 다른 나라에서 무기화되었다. 탄저균은 미생물 실험실에서 쉽게 배양되고 포자를 형성하기도 쉽다. 소비에트 연방은 냉전시대에 수 톤의 무기화된 탄저균을 생성하였다. 1979년, 소비에트 생물학 무기 공장 근처인 Sverdlovsk에서 흡인성 탄저병이 발 발하여 77명이 감염되고, 66명이 사망하였으며, 수 명의 환자들은 감염 후 6주 후에 증상이 발현하였다. 일본의 이단 교도인 옴 진리교는 1990 년대에 수차례 탄저병 테러를 시도하였으나, 성공하지 못하였다.

탄저병은 2001년 10월 4일 미국에서 우편으로 배송된 탄저균을 우연히 흡인한 63세 남자가 사망하면서 가장 악명 높은 생물학 테러 병원체로 알려졌다. 이 사건은 1976년 이래로 미국에서 처음 발생한 흡인성 탄저병이었다. 최종적으로 11명의 흡인성 탄저병과 7명의 피부 탄저병이 확진되었다. 3만 명 이상의 노출 위험군이 노출 후 예방적 치료를 받았고, 이후 흡인성 탄저병에 걸린 사람은 없었다.

② 임상적 특성

탄저병은 사람에서 3가지 다른 임상 증후군(피부, 흡인성, 소화기계)을 보인다. 피부 탄저병은 가장 많이 발생하는 형태로 감염된 동물, 특히 소, 양, 말 또는 이들의 부산물과의 접촉에 의해서 발생한다. 피부 탄저병은 특징적으로 크고 검은 가피(eschar)가 형성되는데, 초기에는 수포로 진행하는 구진의 형태로 나타날 수 있다. 환자들은 또한 림프절병증(lymphadenopathy), 발열, 권태감, 오심 등을 경험하기도 한다. 국소성 피부 탄저병은 적절히 치료를 받으면 사망률이 1% 미만이지만, 가끔 전신성으로 발전하며, 사망률도 20%에 다다른다.

위장관계 탄저병은 사람에게는 드물다. 이는 감염된 동물을 적절히 조리하지 않고 섭취하였을 때 발생한다. 섭취된 포자가 발아되면, 감염된 사람은 입과 식도에 궤양이 발생하기도 하고, 하부 위장관에 병변이 생겼을 경우에는 복통, 발열, 설사 등의 증상이 나타나고 패혈증으로 진행하여 사망률이 매우 높게 된다.

가장 위험한 형태의 탄저병은 흡인성 탄저병이다. 이 유형은 양털이나 무두질 공장에서 일하는 사람에게서 간혹 발생하기 때문에 woolsorter's disease 라고도 알려져 있으나, 대부분 테러리스트에 의해 전파된다. 흡인성 탄저병은 일단 증상이 시작되면 짧은 시간 내에 치명적으로 될 수 있다.

2001년 미국에서 희생된 환자는 비슷한 증상을 보였다. 무력감, 마른기침, 미열 등 인플루엔자와 비슷한 증상으로 시작하여 오한, 발한, 오심 및 구토 등의 증상으로 진행하였고 흉통과 호흡 곤란을 동반하였다. 대부분의 환자들은 흉부 방사선 사진과 컴퓨터 촬영상 침윤(infiltrates), 흉막 삼출, 종격동 확장 등의 이상 소견을 보였다. 몇몇 환자들은 뇌수막염이 동반되었다. 흡인성 탄저병은 때때로 흉통과 호흡 곤란이 없이 발병하기도 한다. 이 질환은 주로 호흡 곤란의 증상이 발현된 후 24에서 36시간 내에 패혈성 쇼크와 사망에 이르게 된다.

미국에서 2001년 사건 전에는 거의 대부분의 흡인성 탄저병 환자들은 심각한 증상이 시작된 후 치료를 하여 사망하였다. 2001년 가을에 발생한 테러의 치사율은 11명의 흡인성 환자 중 45%였고, 대부분 초기에 적극적인 보존적 치료와 항생제 치료를 시행하였다.

③ 진단

일반적으로 임상 양상에 의한 진단을 시행하고 치료를 바로 시작하는 것이 효과적이다. 임상 병리 검사상 확진이 된 시점에는 많은 환자들이 치료를 할 수 없는 상태에 이르게 된다. 탄저병은 혈액의 그람 염색법과 혈액 배양으로 진단할 수 있으나, 환자의 상태가 나빠질 때까지 결과를 알 수 없는 경우가 대부분이다. ELISA를 이용하여 탄저균의 독소를 검사할 수 있으나, 대부분의 병원에서는 이 검사를 시행할 수 없다. 약 50%의 환자는 출혈성 뇌수막염을 앓게 되기 때문에 척수액에서도 탄저균이 발견된다. 흉부 방사선 사진상 종격동 확장, 흉막 삼출의 소견을 보이나, 두 소견 모두 특징적이지 않고, 질병의 후기에 나타난다.

④ 감염 방지

탄저병은 사람 간의 전파가 이루어지지 않으므로 표준 예방 조치가 권유된다. 하지만, 노출된 후 얼마 지나지 않은 사람은 포자를 통해 감염될 수 있다. 탄저병 포자로 의심되는 물질에 직접 접촉한 사람은 물과 비누로 세척을 하고 오염된 옷을 비닐봉지에 넣어 처리해야 하지만, 다른 사람들의 제독에 참여한 사람들은 이러한 조치를 할 필요가 없다. 표백제를 이용한 세척은 무생물의 제독에만 사용하고 피부에는 쓰지 않도록 한다.

⑤ 치료및 예방

치료 중 가장 중요한 것은 항생제 치료이며, 가능한 빨리 시작하는 것이 효과적이다. 자연적으로 발생한 탄저병에는 페니실린이 선호되는 치료제이나, 페니실린 내성 균주가 알려져 있고, 테러리스트들은 페니실린 내성 균주를 사용할 가능성이 많으므로 균주가 알려지기 전까지 경험적 항생제 치료로 페니실린을 쓰는 것은 권고되지 않는다. 탄저균은 tetracycline, erythromycin, chloramphenicol, gentamicin, fluoroquinolone에 감수성이 있다. 초기 경험적 치료로는 균주가 알려질 때까지 ciprofloxacin이나 fluoroquinolone을 사용한다. 기도를 유지하고 수액을 투여하며 쇼크를 예방하는 보존적 치료 또한 중요하다. 포자는 오랜 기간 잠복기를 가질 수 있으므로, 60일 동안 항생제를 쓰도록 한다.

탄저균에 노출되었지만, 증상이 없는 환자의 경우에는 예방적 항생제 치료를 통해 예방할 수 있다. 미국 질병 예방 본부(CDC)는 흡인성 탄저병에 노출 후 일차 예방법 및 탄저병 노출 후 경증 치료를 위한 방법으로 ciprofloxacin 500 mg을 하루에 두 번 복용하거나, doxycycline 100 mg을 하루 두 번 복용하는 방법을 권고하고 있다. 만약 탄저균에 노출된 것이 확진되면 노출된 모든 사람은 항생제는 최소한 60일간 지속하여 복용하고 투약 중지 후 지속적으로 추적, 관찰해야 한다.

탄저균의 독소를 약하게 변형하여 개발한 탄저병 백신이 1970년 이후 미국 식품의약안정청의 허가를 받아 생산되고 있다. 이 백신은 대부분 군인들에게 사용되어져 왔으나, 생물학 테러 시에 많은 수의 사람들을 위해 사용할 만큼의 양을 비축하지는 못하고 있다. 백신은 6개월마다 피하주사 하여야 하며, 18개월 이상 반복해야 하고 몇 가지 부작용이 있다. 이 백신은 흡인성 탄저병의 예방을 위한 사용허가는 받지 못하였으나, 동물 데이터 결과는 예방의 효과를 보이고 있다.

2001년 사건 전후 미국의 여러 도시에서는 탄저병을 가장한 사건들이 빈번히 일어났다. 공중 보건 담당관, 경관 및 일차반응자들은 이러한 노출 상황

후에 제독이나 예방적 치료의 필요성을 파악하여야 한다. 위험 가능성이 높은 경우, 의문의 물질이 밝혀질 때까지 화학적 예방을 하는 것이 가장 이상적인 예방법이다. 공중 보건 담당관, 경관 및 의료인은 노출된 환자의 치료를 위해 상호 정보 교환을 정확히 하는 것이 적절한 치료를 위해 중요하다.

(2) 흑사병(Plague)

① 역사적 배경 및 중요성

그람 음성 간균인 Yersinia pestis에 의해 발생하는 흑사병만큼이나 일반 대중에게 끔직한 의미를 함축하고 있는 질병은 거의 없다. "검은 죽음(black death)" 은 14세기에 전 유럽의 수백만의 사람들을 사망케 했다. 20세기 무렵에는 중국에서 시작되어 전 세계로 퍼져나갔다. 자연적으로 발생하는 흑사병으로는 림프절 흑사병(선 페스트, bubonic plague)이 가장 흔하다. 흑사병은 쥐에 상주하는 벼룩이 감염되고, 이 벼룩이 사람을 물면서 전파되는 인수공통 전염병이다.

흑사병은 탄저병과 같이 기침으로 전파되는 비말(droplet)을 흡입하거나, 테러 시에 Yersinia pestis를 포함한 연무질을 흡입하여 발생하는 폐렴형도 있다. 탄저병처럼 폐렴형 흑사병은 매우 위험하며 치료를 하지 않으면 증상 발현 후 2일 이내에 대부분 사망하게 된다.

흑사병은 Yersinia pestis가 건조, 열, 자외선에 민감하기 때문에 탄저병처럼 생물학 무기로 사용하기 어렵다. 하지만, 탄저병과는 달리, 사람 간 전파가 가능하여 이차적 질병이 생길 수 있다. 고대에는 흑사병으로 사망한 시체를 공격 중인 도시의 담장 안으로 던져 넣는 방법으로 흑사병을 생물학적 무기화했다는 보고가 있다. 일본은 2차 세계 대전 중에 만주에 감염된 벼룩을 풀어서 생물학적 무기로 사용하려 하였으나, 성공을 거두지는 못했다.

② 임상적 특성

림프절 흑사병은 벼룩에게 물린 수일 후에 통증을 동반한 림프절증(lympnadenopathy)으로 시작된다. 치료를 하지 않으면, 며칠 내에 패혈증으로 진행하게 된다. 약 5~15%의 환자들이 이차성 폐렴이 발생하며 기침으로 비말감염을 시킬 수 있는 상태가 된다.

폐렴형 흑사병에서 연무질로 감염이 전파되면 생물학 테러와 비슷한 형태가 된다. 2~3일의 잠복기 후에 폐렴형 흑사병 환자들은 전격성 폐렴으로 진행하여 무력감, 고열, 기침, 객혈 및 패혈증이 동반되며, 발진과 말단부 괴사도 생기게 된다. 흉부 방사선 사진은 전형적인 폐렴 환자의 소견을 보인다. 흑사병은 빠른 속도로 진행하여 호흡곤란, 천명음, 청색증과 패혈성 쇼크의 증세가 나타나고 호흡 부전과 순환 허탈로 사망하게 된다.

③ 진단

혈액, 객담 또는 림프절 흡입 검체의 그람 염색, Wayson's 염색, 혹은 Wright-Giemsa 염색으로 Yersinia pestis를 확인하여 추정 진단을 할 수 있다. 확진은 주로 배양 검사를 통해 이루어진다. ELISA 검사가 있긴 하나, 유용성이 적다. 캡슐모양 항체(capsular antigen)의 항체 직접 형광 염색법으로도 진단이 가능하다. 림프절 흑사병의 진단은 작은 바늘을 이용한 흡입법을 이용할 수는 있으나, 절개 및 배농법은 병원체를 공기 중에 전파시킬 수 있으므로 시행해서는 안 된다. 이러한 병원체는 특징적으로 양극성

"안전핀(safety pin)" 모양을 나타낸다.

혈액학적 검사상 백혈구수의 증가와 좌측 편위(shift left)를 보이고, 혈장 빌리루빈과 amino- trasferase는 종종 상승된다. 급성기에는 항체 검사의 유용성이 낮으며 정상 혈액 우무 배지에 혈액, 객담, 림프절 흡입 검체, 뇌척수액을 배양하면 첫 24시간에는 음성 소견을 나타내지만, 48시간 이후에는 양성 소견을 나타낸다. Yersinia pestis의 군집은 주로 1~3 mm의 직경이며 "beaten copper" 혹은 "hammered metal" 모양으로 표현한다.

④ 감염 방지

흡인성 탄저병과는 달리, 폐렴형 흑사병은 전염성이 높다. 감염된 환자가 최소 3일간 치료받을 때까지 철저한 호흡기계 격리가 필요하다. 불행히도 초기 증상이 다른 병원체에 의한 폐렴 증세와 같기 때문에 며칠간 진단을 못 할 수도 있다. 따라서 의심스러운 생물학적 테러 이후 전격성 폐렴의 증세를 보이는 환자는 원인이 밝혀질 때까지 호흡기계 격리를 시행해야 한다.

⑤ 치료및 예방

초기에는 증상이 시작되기 24시간 내에 항생제 치료를 하는 것이 폐렴형 흑사병 환자를 살리는데 가장 중요하다. Streptomycin이 전통적으로 선호되어 왔으며, Doxycycline, Gentamicin, Ceftriaxone, Chloramphenicol, Fluoroquinolone 등도 효과적이다. 치료는 최소한 10일, 또는 증상 호전 후 4일까지 지속되어야 한다. 경증의 환자는 Doxycycline이나 Fluoroquinolone을 복용하여 치료할 수 있다.

흑사병에 노출된 사람들은 Doxycycline 100 mg을 하루에 두 번 복용하거나, Fluoroquinolone을 6일 동안 복용하는 방법으로 노출 후 예방을 실시해야 한다. 감염 방지 원칙을 철저히 지킨 의료진은 예방 치료를 할 필요가 없다. 현재 합성 백신이 개발 중이며 폐렴형 흑사병의 예방이 가능할 것으로 예상된다.

(3) 천연두(Smallpox, variola)

① 역사적 배경 및 중요성

천연두는 DNA Orthopox 바이러스로서 오랜 시간 동안 사람들에게 큰 재앙으로 여겨졌다. 사람 이외에는 숙주도 없고 보균자도 없다. 천연두는 계속적으로 사람간의 전파만 가능하다. 천연두가 처음 기록된 것은 기원전 1350년, 이집트와 히타이트 족의 전쟁 동안이다. 기원전 1143년에 35세의 나이로 숨을 거둔 람세스 5세의 미이라는 천연두로 의심되는 병변이 있다.

1520년에는 Cortez가 의도하지 않게 천연두를 신세계에 전파하여 주변국에게 막대한 피해를 입히는 사건도 있었다. 영국인들은 1754년 프랑스와 인디안 전쟁 기간에 천연두로 오염된 담요를 원주민에게 나누어 주어 많은 원주민 종족이 50%의 동족을 잃기도 했다. 마지막으로 발병된 야생 천연두는 1977년 소말리아에서 발견되었으나, 실험에 의해 노출되어 규모가 작았다. 1980년 WHO는 천연두가 완전 박멸되었다고 선언하였으며, 곧 예방 접종도 시행하지 않게 되었다.

사람 간의 이차 감염 전파의 경향 때문에 천연두는 생물학적 테러에서 반드시 고려되어야 할 병원체이다. 예방접종을 더이상 시행하고 있지 않기 때문에 대부분의 사람들은 감염에 감수성을 가지고 있다. 어렸을 때 예방접종을 했던 사람이라 할지라도 면역력을 유지하기엔 너무 많은 시간이 흘러서 감염에 대한 감수성이 높을 것이다.

천연두 바이러스는 WHO가 허가한 두 곳에서만 저장되어 있다고 알려져 있다 - 아틀란타의 CDC와 러시아 Novosibirsk 지역의 NPO (Scientific and Productoin Association). 소비에트 연방은 천연두를 무기화하기 위한 비축을 하였으며, 바이러스의 실험적 유전자 조작을 진행하였다. 많은 사람들이 테러리스트 중 누군가는 천연두 바이러스를 가지고 있다고 믿고 있다.

② 임상적 특성

천연두의 잠복기는 약 12일이다. 천연두는 발열의 전구증상으로 시작하여 며칠 후 발진과 더불어 오한, 두통, 근육통, 오심, 구토, 복통의 증상을 나타낸다. 피부 병변은 반에서 구진, 수포, 농포로 서서히 진행되고 각각의 단계는 1~2일이 걸린다. 수두(Chickenpox)와는 달리, 모든 천연두 병변은 같은 시기에 발병한다. 첫 병변은 주로 구강 내 점막이나, 구개, 안면부 또는 전완에서 발생한다. 수포나 농포는 중심부에 분포하고 얼굴과 손, 발과 같은 상하지 말단부에 집중되게 된다. 수포와 농포는 피하에 깊이 위치하고 단단하며 둥글고 경계가 명확하다. 병변은 뚜렷이 도드라져 있고, 피부 밑에 묻혀 있는 작고 동그란 물체처럼 느껴진다. 병변이 진행되면서 배꼽모양으로 바뀌거나, 합쳐지며 1~2주 후에 저색소성 흉터를 남기고 떨어지게 된다.

생물학 테러의 가능성이 파악되지 않는다면, 천연두의 초기 증상은 수두나 그 외 다른 질병 등으로 오인될 수 있다. 수두는 더 경한 전조증상을 보이고, 수포가 보다 표재성이며, 사지 말단부보다는 몸통에 주로 발병하고, 활동성 병변과 회복기 병변이 동시에 존재한다.

사망률은 예방접종을 하지 않은 환자에서 약 30%로 보고되고 있으나, 이 자료는 최근 치료 자료를 반영하지 않은 보고이다. 사망률은 영아와 노인에서 높고 건강한 성인이나 청소년에서 낮다. 전신성 바이러스혈증(viremia)에 의한 독소혈증(toxemia)이 사망의 주원인이며, 주로 질병 발생 첫 주 후반 혹은 둘째 주에 사망하게 된다. 드물지만, 출혈형 천연두의 경우는 피부와 위장관에 출혈이 발생하여 발병 수일 내에 대부분 사망에 이르게 된다.

③ 진단

천연두는 전자 현미경 소견이나, 수포 찰과 표본의 겔 확산법(gel diffusion on vesicular scrapings)으로 확진하나, 이러한 진단법을 적용 할 수 있는 병원은 드물다. 천연두가 의심되면, 검사실에 감염주의 통보를 해야한다. 일반적으로 대부분의 병원에서 varicella 바이러스의 검사는 가능하므로, 수포에서 varicella가 확인되지 않으면 천연두의 가능성을 꼭 알려야 한다. 전자 현미경으로는 천연두와 우두(cowpox, vaccinia), 원두(monkeypox)를 정확히 구별할 수는 없다. 새로운 PCR 기술이 천연두의 진단을 정확하고 빠르게 시행할 수 있기를 기대해 본다.

④ 감염 방지

단 한 명의 환자라도 천연두가 확진되면 이것은 전세계적인 비상사태이다. 천연두가 의심되는 환자 발견 시 의료진은 반드시 보건 당국과 병원 감염관리실에 연락을 해야 한다. 지역 보건국은 즉시 보건복지가족부 및 질병관리본부와 연락해야 한다. 천연두에서 가장 중요한 것은 대량 환자 발생의 대비 여부이다. 초기 질병 발생이 제한된 지역의 범위 이상으로 확산된다면 전 세계적인 치료 노력이 다시 시작되어야 할 것이다.

천연두는 호흡기 비말의 형태로 사람 간의 전파가 잘 일어난다. 초기 진단이 늦어지는 경우가 많기 때문에 천연두가 질병의 원인임이 밝혀지는 때에는 이미 이차 감염이 시작되었을 가능성이 높다. 일반적으로 사람들은 발진이 생기지 않는 한 질병이 진행되지 않는다고 생각하지만, 천연두에 의한 발진이 확진되기 전에 이미 바이러스는 전파되고 있다.

더 이상의 확산을 막기 위해서는 대대적인 격리가 필요하다. 감염된 환자와 직접 접촉한 사람은 모두 17일 동안 호흡기 격리실에서 격리를 해야 한다. 대규모의 질병 확산 시에는 감염된 사람은 집에 남아 외출을 삼가한다.

바이러스 입자(virion)는 감염체(fomite)에 1주일간 살아 있을 수 있다. 환자의 침구를 포함한 모든 세탁물은 고압멸균기로 소독하거나 소독제로 뜨거운 물에 소독하여야 한다. 상처 부위에서 찾아낸 바이러스는 13년까지도 살아 있을 수 있으므로 세밀한 제독이 중요하다. 가능하다면, 장례식장에서 일하는 사람처럼 사체와 접촉 후 사망한 사람은 화장을 하는 것이 좋다.

⑤ 치료및 예방

천연두는 효과적인 치료법이 알려져 있지 않다. Cytomegalovirus의 치료에 쓰이는 Cidofovir가 천연두 바이러스에 작용하기는 하지만, 사람에게 효과를 보였다는 결과는 없다. 치료는 전반적으로 보존적 치료이다.

과거에는 우두(vaccinia) 바이러스로 만든 백신이 천연두 바이러스의 면역력을 형성하는 데 효과적이며, 천연두 예방의 주요 방법이었다. 다른 백신과는 달리 천연두 백신은 접종 후 며칠 내에 질병 예방의 효과가 있다. 1980년대 이후 기본 접종에서 제외된 이후 천연두 백신의 저장량은 매우 적지만, 생물학 테러에 대한 우려 때문에 최근에 백신의 생산 방식과 새로운 백신 저장법을 개발 중이다.

천연두 백신이 위험성이 없는 것은 아니다. 예전에 백신을 한 번도 접종한 경험이 없는 사람에게는 위험성이 훨씬 높다. 현재 사용하고 있는 천연두 백신의 합병증의 범위는 상대적으로 위험성이 낮은 자가 접종(autoinoculation)법에서부터 위험성이 매우 심각한 천연두가 발생할 수도 있는 전신성천연두법(generalized vac- cinia)까지 다양하다. 가장 심각한 합병증은 예방접종 후 뇌증과 뇌염이지만, 다행히 이들의 빈도는 드물다. 천연두는 생 백신이므로, 예방접종 후에 이차적으로 병이 진행할 가능성이 남아있다. 천연두 예방접종을 기본 접종으로 실시하던 때에는 유일한 금기가 임신, 면역저하 환자, 그리고 습진(eczema)이었다. 만약 천연두에 의해 생물학 테러가 발생한다면, 예방접종의 금기사항은 고려하지 않게 될 것이다.

2002년 미국의 부시 대통령은 모든 보건의료 종사자를 대상으로 천연두 예방접종을 시행하는 프로그램을 발표했다. 당초 프로그램의 목표는 50만 명의 보건의료 종사자에게 접종을 시행하는 것이었으나, 실제로 예방접종을 받은 사람은 거의 없었다. 대부분의 보건의료 종사자들은 부작용에 대한 걱정이 컸기 때문이다. 자문위원회 역시 천연두가 세계 어디에서도 전염되고 있다는 보고가 없는 상황에서 응급의학과 의사들이 예방접종을 하는 것은 얻을 수 있는 이점이 거의 없다고 권고하였다. 천연두 환자가 실제로 발생하거나, 테러의 위협이 높은 상황에서는 예방접종이 효과적일 수 있다. 천연두 테러의 실제 위험성을 파악하기 힘들기 때문에 예방접종의 효과와 위험성에 대한 면밀한 분석조차 힘든 상황이다. 천연두의 대량 발생 시 처음 몇 명의 환자들을 볼 수 있는 사람들 중 의사들이 포함될 가능성은 매우 낮다. 천연두 백신은 노출 수일 후부터 예방 효과가 있으므로 천연두의 발생이 확인된 후 천연두에 노출된 보건의료 종사자 및 일반인을 대상으로 시행하는 예방 접종은 시간별로 접종 원칙을 확립하여 예방접종 후 발생할 수 있는 불필요한 부작용을 줄이도록 해야한다. 응급의학과 의사와 감염 전문의는 보건의료 담당자와 긴밀히 협조하여 이러한 원칙을 세워야 한다.

천연두 백신 접종은 백신과 희석제를 같이 투여할 수 있도록 고안된 두 갈래 바늘(bifurcated needle)을 이용한 다중 주사 방식(multiple- puncture technique)을 사용한다. 생산 표시에 따라 처음 백신 접종은 2~3번, 재접종은 15번의 주사가 권고된다. 혈흔은 백신 접종 후 15~20초 사이에 나타나며, 혈흔이 보이지 않으면 같은 주사기를 이용하여 백신제의 추가 없이 추가로 3번의 주입을 해야 한다. 접종 후 7일 이후에 접종의 증거가 나타나지 않으면 추가 접종을 받을 수 있다. 접종을 받은 보건의료인으로부터 우두 바이러스가 환자에게 전염되지 않게 하기 위해서 접종 부위의 적절한 감염 방지를 해야 한다. 의료인은 환자와의 직접 접촉을 막기 위해서 접종 부위를 반투과성 막과 거즈로 드레싱을 하여 삼출액을 흡수하고 드레싱 부위 위로 옷을 입어 우두 바이러스의 전파 위험을 최소화해야 한다.

(4) 바이러스성 출혈열(Viral hemorrhageic fever)

① 역사적 배경 및 중요성

Ebola병, Marburg병, Lassa열, 볼리비아 출혈열 등의 출혈열은 사람들에게 흑사병과 같은 공포를 주고 있다. 이들 바이러스들은 질환의 진행이 빨라서 매우 높은 사망률을 나타낸다. 바이러스성 출혈열은 다양한 방법으로 퍼질 수 있다. 예를 들어, Lassa열은 일반적으로 쥐의 소변에 오염된 음식물을 섭취함으로써 전파되고 소변, 대변, 타액을 통해서 사람 대 사람의 전파도 가능하다.

황색열(yellow fever)과 뎅기열(dengue, flaviviridae)은 이러한 바이러스의 전형적인 질환이지만, 생물학적 테러를 일으킬 만큼 위협적이진 않다. Hantavirus (Bunyaviridae)는 설치류와 연관된 풍토병이다. 서아프리카의 Lassa열, 아르헨티나, 볼리비아, 브라질, 베네수엘라의 출혈열(arenaviridae) 역시 각 지역의 설치류 관련 풍토병이다. 가장 잘 알려진 출혈열은 Ebola 바이러스와 Marburg (Filoviridae) 바이러스이다. 이들 바이러스는 매우 치명적인 질병을 일으켜서 대중매체에도 잘 알려져 있다. Ebola와 Marburg는 숙주와 전염 방식이 알려져 있지 않지만, 감염된 혈액과 조직으로부터 전염되는 듯하다. 감염된 체액에서 비말이 형성될 수도 있으나, Hantavirus의 경우에는 설치류의 대변과 소변에 의해 전염된다. 만약 비말의 형태로 감염이 된다면, 실험실 배양만으로도 대규모의 테러 무기를 만들 수 있을 것이다.

② 임상적 특성

각각의 바이러스성 출혈열의 종류에 따라 임상 양상이 다르지만, 이들 모두는 전신성 출혈 경향을 보이는 공통점이 있다. 출혈열의 잠복기는 4~21일이다. Ebola와 같은 중증의 출혈열은 일반적으로 잠복기가 짧다. 환자들은 대부분 발열, 근육통, 피로감 등의 비특이적인 전구증상을 보인다. 이학적 검사상 결막 충혈, 경미한 저혈압, 홍조, 점상 출혈 등의 소견만 발견될 수도 있다. 혈액 검사상 혈소판 감소증, 범발성 혈관 내 응고증, 간 효소 및 크레아티닌 수치의 증가 등을 보인다. 증상이 시작되고 수 시간에서 수일 내에 환자의 상태가 급격히 악화되고 점막출혈, 쇼크 등이 발병되며, 종종 신경학적 징후나 폐, 간의 침범 소견도 보인다.

③ 진단

몇 가지 출혈열에 대한 특수 검사가 있으나, 모든 병원에서 검사가 가능하지는 않다. 특수 검사는 ELISA를 이용하여 항바이러스성 IgM을 검출하거나, 혈액이나 조직으로부터 바이러스를 직접 배양하는 방법을 쓴다. 만약 이러한 바이러스가 정확히 검출되지 않는다면, 면역조직 화학법을 이용한 전자현미경을 쓸 수 있다.

④ 감염 방지

출혈열 환자를 치료하는 모든 보건의료인들에게 접촉 주의가 필요하다. 모든 체액은 감염이 되었다고 생각해야 한다. 아프리카에서 몇 번의 대규모 감염이 있을 때, 병원 인력이 단순히 가운, 보호 안경, 마스크를 착용하기만 했다면 그들과 다른 환자들에게 병이 전파되는 일을 막을 수 있었을 것이다. 하지만, 다량의 폐출혈이 있는 환자는 호흡기계 격리가 필요하다. 출혈열의 비말 전파는 동물 실험에서는 가능하다고 알려져 있지만, 사람 간 전파는 중요한 전파 경로로 생각되지는 않는다. 이상적으로 환자는 각각 개인 병실에서 치료를 받아야 하고 각 방은 제독이 가능하고 손을 씻을 수 있는 격리 대기실을 통해 출입해야 한다.

⑤ 치료및 예방

바이러스성 출혈열 환자의 주된 치료는 대중적 치료이다. 수액 투여 시 일부 환자에서는 폐삼출(transudation into lung)이 일어날 수 있으므로 주의해야 한다. 특히 이러한 환자들은 출혈의 가능성이 높으므로 정맥 주사 시 주의를 요한다. Lassa열, 볼리비아 출혈열, Congo-Crimean 출혈열, Rift Valley열 환자들에게는 Rivavirin을 투여하면 효과가 있다는 보고가 있다.

(5) 보툴리누스 중독(Botulism)

① 역사적 배경 및 중요성

보툴리누스 중독은 Clostrium botulism의 하나 혹은 몇 가지 신경독소에 의해 발생하는 증후군이다. 보툴리누스 독소는 현존하는 독소 중 가장 치명적이다. 이 독소는 1995년에 옴 진리교의 테러리스트들이 도쿄 지하철에서 살포한 사린(sarin) 가스 보다 마이크로그램 당 100,000배나 강한 독소이다. 이론적으로는 1g의 보툴리누스 독소 결정이 백만 명 이상의 사람을 해칠 수 있다.

자연적으로 발생하는 보툴리누스 중독은 제대로 조리되지 않거나 캔에 들어 있는 음식을 섭취했을 때 발생하고 간혹 마약 중독자들의 감염된 상처나 농양에서도 생길 수 있다. 테러리스트들은 보툴리누스 독소를 음식에 오염시키거나, 비말 형태로 광범위한 지역에 살포하여 대규모의 테러를 저지를 수도 있다. 하지만, 보툴리누스 독소를 무기화하려는 노력에도 불구하고 보툴리누스 독소는 대규모 살상 무기로는 효과를 보지 못했다. 보툴리누스 독소는 공기 중에서 짧은 시간 내에 분해되어 살포 후 수 분 내에 살상력을 잃기 때문에 비말 형태의 살포를 위해서는 굉장히 많은 양의 독소가 필요하다. 테러 발생 시에는 수돗물을 사용하는 것이 가장 안전하다. 수돗물의 희석 효과 때문에 생물학 테러를 위해서는 수 톤의 보툴리누스 독소가 필요하며 보툴리누스 독소는 저장된 물에서는 안정적이지 않고 염소 소독이 독소 파괴에 효과적이기 때문이다.

② 임상적 특성

다른 생물학테러 관련 질병과는 달리, 보툴리누스 중독은 증상이 특징적이어서 임상적 증상과 징후만으로도 진단이 가능하다. 임상 증상은 독소의 섭취나 흡입 등 감염 경로와 상관없이 비슷하다. 일단 독소가 흡수되면 독소는 콜린계 시냅스(cholinergic synapse)를 차단하여 신경전달을 방해한다. 1~5일 정도의 잠복기가 지나면, 환자는 점차 신경 증상이 나타난다. 구근 마비(bulbar palsy)가 가장 흔한 증상이며, 복시와 산동과 같은 안구 증상이 동반된다. 구음장애나 연하곤란 등의 증상이 동반될 수도 있다. 특히 환자는 진행성의 무력감을 느끼게 되고 근육의 마비가 진행된다. 사망 원인은 주로 호흡부전이다. 이학적 검사상 보툴리누스 독소에 감염된 환자는 일반적으로 열이 나지 않고 의식이 명료하며 지남력이 보존되어 있다. 기립성 저혈압이나, 구강 건조를 호소하는 환자들도 있다.

③ 진단

검사실 소견은 일반적으로 도움이 되지 않는다. 진단은 주로 임상 소견이나, 역학적 상황으로 이루어진다. 보툴리누스 독소는 잘 발견되지 않고 대부분의 환자는 매우 적은 양의 독소에 노출되기 때문에 임상 증상을 보이는 경우는 드물다. 쥐에게 검체를 주사하여 쥐의 상태를 관찰하는 등의 몇 가지 생화학 검사가 가능하다. 이러한 검사들은 인력이 많이 필요하고 수일이 걸리며, 검사가 가능한 곳 또한 흔하지 않다.

④ 감염 방지

보툴리누스 중독의 임상 증상을 보이는 모든 환자는 표준화된 감염 예방 절차를 밟아야 한다. 비말 형태의 독소가 피부에 노출되었을 경우에는 비누와 물로 씻고 옷을 버려야 한다.

⑤ 치료및 예방

주된 치료는 혈역학적 보존 치료 및 호흡기계 보조이다. 대부분의 보툴리누스 중독 환자들은 호흡기계 보조 치료를 받으면 생존할 수 있다. 하지만, 완전히 회복되려면 보툴리누스 독소에 의해 파괴된 시냅스가 새로 생성되어야 하기 때문에 호흡기 치료가 필요한 기간은 수 주 혹은 여러 달이 필요할 수도 있다. 불행히도 수백에서 수천 명의 사람들에게 호흡 부전을 발생할 정도의 보툴리누스 테러가 발생한다면, 사회적으로 감당할 수 없는 문제가 될 수도 있다. 기계 호흡 보조는 오래 할 수 없을 것이고, 백-마스크 호흡법으로는 수 주에서 수개월의 치료를 할 수 없게 될 것이다. 제한된 자원 안에서 요구도가 갑자기 늘게 되면 치료는 거의 불가능하게 될 것이다.

3가의 말 보툴리누스 항독소(trivalent equine botulinum antitoxin)가 미국의 질병관리본부와 몇 개의 보건국에 보관되어 있다. 불행히도 이 항독소는 더 악화되는 것을 막아 줄 뿐이고 이미 진행된 근육 마비를 해결해 주지는 못한다. 이 항독소는 대규모의 피해로 발생하는 많은 수의 환자들을 다 치료해 줄 수는 없다. 항독소는 말의 혈장에서 추출한 것이므로 투약 전에 말 혈장에 대한 피부 반응 검사가 필요하다. 새로 개발된 보툴리누스 면역글로불린이 유아 보툴리누스 중독에 효과가 있다고 밝혀져 있으며, 생물학 테러와 연관된 보툴리누스 중독의 확산을 막는데 효과를 나타낼 수 있을 것으로 예상된다.

(6) 야토병(Tularemia, rabbit or deer fly fever)

① 역사적 배경 및 중요성

야토병은 일반적으로 감염된 동물과 접촉하거나 감염된 사슴파리나 모기, 진드기에 물려서 발생하나, 오염된 음식이나 물을 섭취하거나, 오염된 공기를 흡인해서도 생길 수 있다. 원인균인 Francisella tularensis는 그람음성 짧은 막대균(Coccobacillus)이다. Francisella tularensis는 물이나 흙, 시체, 가죽 등에서 수 주간 살아 있을 수 있고, 냉동 고기에서는 수년 간 살아 있을 수 있다. 이 균은 열이나, 살충제에 쉽게 죽지만, 영하의 온도에서는 몇 달이나 살 수 있다.

Francisella tularensis는 미국에서 1950년대에서 1960년대에 세균전의 무기로 무기화되었으며, 다른 나라에서도 무기화될 수 있는 세균이라고 생각하고 있다. Francisella tularensis는 무기화를 위해서 안정화시킬 수 있는 여지가 충분하고 테러리스트들이 습성이나 건성 중 어떠한 형태로든 제작할 수 있어서 쉽게 가지고 다닐 수 있다. 흡인을 하거나, 진피 내로 주사를 맞는 경우에는 10~50개의 병원체만으로도 질병을 유발할 수 있지만, 병원체의 섭취로 전파가 되는 경우에는 약 108개의 병원체가 필요하다.

② 임상적 특성

야토병은 감염 경로에 따라 몇 가지의 다른 증상을 나타낸다. 감염된 동물과의 접촉에 의해 발생하는 궤양선형 야토병(ulcerogalndular tularemia)이 가장 흔한 형태로 전체의 85%를 차지한다. 궤양선형 야토병은 발열, 오한, 두통, 근육통, 궤양성 피부 병변, 동통을 동반한 임파선증 등의 임상 증상을 보인다. 특히 피부 궤양은 병원체에 노출된 부위에서 시작되는데, 손이 가장 흔하다.

장티푸스형 야토병(typhoidal tularemia)은 비말에 의한 감염의 형태로 테러와 연관이 있는 경우가 대부분이다. 2~10일 정도의 잠복기 후에 대부분의 환자들은 발열, 두통, 오한, 근육통, 오심, 구토, 설사 등의 증세를 보이고 기침 등의 호흡기 증세를 보이는 경우도 있다. 초기 검사실 소견은 비특이적이다. 약 80%의 환자가 폐렴을 앓게 된다. 이러한 비특이적 증상과 징후는 테러 발생 시 야토병의 진단을 어렵게 만들어서 사망률을 증가시키게 된다. 치료를 받지 않은 장티푸스형 야토병 환자들의 자연 사망률은 35%로 치료를 받은 환자의 1~3%와 큰 차이를 보인다.

③ 진단

야토병은 혈액, 궤양, 결막 삼출물, 객담, 위 세척물, 후두부 삼출물 등에서 검체를 추출하여 병원체 배양 검사로 진단하지만, 배양 자체가 어렵고 성공률도 낮다. 병원체는 표준 배지에서는 거의 자라지 않고 cysteine이나 sulfhydryl 성분이 포함되어 있는 배지(예: glucose cysteine blood agar, thioglycollate broth)에서는 배양할 수 있다. 병원체가 검사실의 직원에게도 위험할 수 있으므로 검사실에서는 야토병이 의심되면, 바로 알려야 한다.

야토병은 일반적으로 세균 침전법(bacterial agglutination) 또는 ELISA 방법을 통한 혈청학적인 방법으로 진단한다. Francisella tularensis의 항체는 감염 첫 주 내에 형성되지만, 혈청학적 진단의 특이성을 확신할 수 있으려면(titer >1:160) 2주 이상이 소요된다. Brucella, Proteus, Yersinia와 같은 병원체와는 교차 반응도 가능하다. 항체는 감염 후 수년간 지속되기 때문에, 혈청학적으로 진단을 하려면 질병의 이환 기간 동안의 튜브 침전법(tube agglutination)이나 미세 침전법(microagglutination)의 수치가 네 배 이상 되어야 한다. 수치는 일반적으로 감염 첫 주에는 음성이고 두 번째 주에 50~70%에서 양성을 보이며, 4~8주에 최고치를 나타낸다.

④ 감염 방지

야토병은 사람 대 사람의 전파 가능성은 거의 없지만, 보건 관계자들은 야토병 환자를 치료하는 동안 표준화된 예방절차를 꼭 지켜야 한다.

⑤ 치료및 예방

야토병 환자의 전통적인 치료법은 10~14일간 Streptomycin을 투여하는 것이나, 테러의 상황에서 약의 공급이 원활하지 않을 수 있다. 치료에 효과적이라고 알려져 있는 다른 약들은 Gentamicin, Tetracycline, Chloramphenicol, Fluoroquinolone 등이다. Ciprofloxacin이나 Doxycycline은 야토병의 노출 후 예방 목적으로 사용한다. 비말성 노출 24시간 이내에 노출 후 예방 투여를 시작하여 2주간의 치료 기간을 지켜야 한다.

6) 요약

다양한 병원체들이 생물학 테러에 이용될 가능성이 있다. 이러한 병원체에 대한 지식이 있어야만 생물학 테러의 영향을 완화시킬 수 있을 것이다. 이러한 병원체의 임상적 특성을 파악함으로써 의료진은 감염 여부를 빠른 시간 내에 파악하고 보다 적극적인 치료와 적절한 예방 활동을 펼칠 수 있다. 대부분의 질병들은 특별한 치료 방법이 없지만, 중요한 것은 원인을 파악하는 것이다. 격리가 필요한 질병인지의 여부를 파악하는 것 역시 사람 간 전파를 막을 수 있으므로 중요하다 하겠다.

만약 생물학 테러가 발생하면, 응급의학 의사와 감염 전문의는 재난 상황을 완화하는 데 중요한 역할을 할 것이다. 응급의학 의사는 대규모의 환자가 발생하고 지속적인 환자 발생이 예상되는 상황에서 일선에서 중요한 역할을 하게 될 것이다. 감염 전문의는 제한된 자원 내에서 질병을 진단하고 치료하며 감염의 방지와 예방 방법을 알려주는 중요한 역할을 하게 될 것이다. 생물학 테러에 대비하여 환자 수용, 감염 방지, 백신 지원, 항생제 치료 및 다수의 환자 대상의 예방 활동을 포함하는 재난 대비 계획을 철저히 준비해야 할 것이다.

3. 중증급성호흡증후군(SARS, Severe Acute Respiratory Syndrome)

SARS는 SARS coronavirus (SARS-CoV)가 인간의 호흡기에 감염되면서 나타나는 급격한 호흡기 증상을 동반하는 질환이다. 이 질환은 2002년 처음 동

남아시아 지역에서 발생한 새로운 양상의 폐렴증세로 보고되기 시작하였다. 이어서 2003년 동물에서 나타나는 코로나바이러스(coronavirus)가 인간에서도 감염이 가능하다고 보고되었고, 또한 인간에서 인간으로의 SARS coronavirus가 전파되는 것이 증명되었다. 2004년 5월 18일 마지막으로 중국에서 대량 환자가 보고된 이후로 발생이 보고되지 않고 있다.

중국, 홍콩, 대만, 캐나다, 싱가폴, 베트남 등의 국가에서 많은 환자가 발생하였다. SARS 환자가 발생한 국가들을 살펴보면, 다음과 같은 국가들에서 SARS Probable case가 보고되었다(표 3-8, 그림 3-1).

1) SARS Virus

SARS 환자와 대화 또는 SARS 환자가 기침할 때 발생하는 비말에 의해 눈, 코, 입 등의 점막을 통하여 전파된다. SARS-Coronavirus는 외부 환경에서 3시간 정도 생존이 가능하므로, 환자가 만졌던 물체나 체액을 통해서도 전달이 가능하다고 알려져 있다. 감염의 남녀 차이는 없다. 젊은 성인에서 발생이 가장 많고, 노인과 소아에서는 잘 감염되지 않는 것으로 알려져 있다.

2) SARS coronavirus 감염에 의한 징후와 증상

증상은 우선 가벼운 감기 증세로 시작된다. 열, 근육통, 전신통증, 두통 등의 가벼운 감기 증세로 시작되어 다른 질환과 잘 구분되지 않는다. 열(100%)이 가장 흔히 나타나는 증세였고, 무력감(94.2%), 기침(92.1%), 두통(61.1%), 근육통(60%), 오한(46.8%), 어지러움(46.8%), 호흡곤란(42.9%), 설사(24.2%), 콧물(22.2%), 흉통(21.6%), 오심(19.7%), 인후통(17.2), 구토(10.0%) 등이었다. 1주 정도 경과 후에 기침과 호흡곤란이 나타난다. 급격히 악화되는 양상으로 호흡기능의 저하와 저산소증이 나타난다. 대량의 물성 설사가 70% 정도에서 보고되어진다. 90%의 환자는 2주 정도 경과 후에 증세가 호전되어진다. 병원균의 전파는 주로 2주째에 나타난다.

SARS가 있는 노인에서는 발열이 나타나지 않을 수도 있을 뿐만 아니라, 다른 박테리아성 폐렴 또는 폐혈증과 동반되어 나타나는 경우도 있어서 진료와 치료가 더욱 문제가 되고, 예후가 좋지 않다. 소아에서 발생하는 SARS는 증상도 경미하고 예후도 좋은 것으로 알려져 있다. 임산부에서 발생한 SARS는 유산을 유도할 수 있으며, 임신 후기 사망률을 증가시키는 것으로 알려져 있다. SARS에 의한 사망률은 9.6% 정도이다(그림 3-2).

3) SARS coronavirus 감염에 의한 진단

Severe acute respiratory syndrome은 임상적 증상에 의한 진단과 실험적 검사에 의한 진단이 있다.

(1) 임상적 증상에 의한 진단은 다음 4가지가 만족될 경우이다.

① 38℃(100.4°F) 이상의 열

② 하나 이상의 호흡기 증상(기침, 호흡곤란, 호흡, 숨참) 등의 증상

③ 폐렴이나 급성호흡곤란증후군 등이 동반된

표 3-8 SARS Probable case가 보고 된 국가들(2002.11~2003.7)

Areas	Male	Female	Total	Median age(range)	Number of deaths	Case fatality ratio(%)
Australia	2	4	6	15 (1–45)		
Canada	100	151	251	45 (1–98)	43	17
China	2607	2674	5327	?	349	7
Hong Kong	778	977	1755	40 (0–100)	299	17
Macao	1		1	28		
Taiwan	128	218	346	42 (0–93)	37	11
France	6	1	7	49 (26–56)	1	14
Germany	5	4	9	44 (4–73)		
India	3	0	3	25 (25–30)		
Indonesia	2	0	2	56 (47–65)		
Italy	3	1	4	30.5 (25–54)		
Kuwait		1	1	50		
Malaysia	4	1	5	30 (26–84)	2	40
Mongolia	1	8	9	32 (17–63)		
New Zealand		1	1	67		
Philippines	6	8	14	41 (29–73)	2	14
Ireland	1		1	56		
Korea	3		3	40 (20–80)		
Romania	1		1	52		
Russian	1		1	25		
Singapore	77	161	238	35 (1–90)	33	14
South Africa	1		1	62	1	100
Spain	1		1	33		
Sweden	2	3	5	43 (33–55)		
Switzerland	1		1	35		
Thailand	4	5	9	42 (2–79)	2	22
United	2	2	4	59 (28–74)		
US	15	14	29	33 (0–83)		
Viet Nam	24	39	63	43 (20–76)	5	8
Total	3779	4273	8098		774	9.6

그림 3-1 SARS 발생국가들(2003.5누적 Cases)

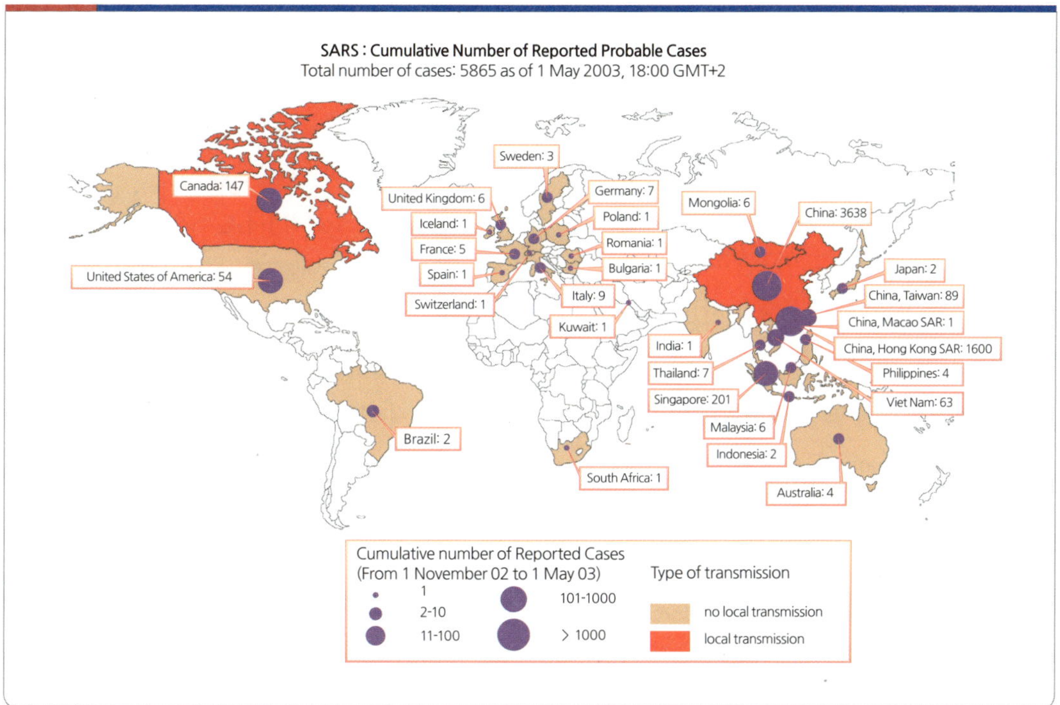

그림 3-2 SARS 감염환자에서 연령에 따른 분포와 사망률

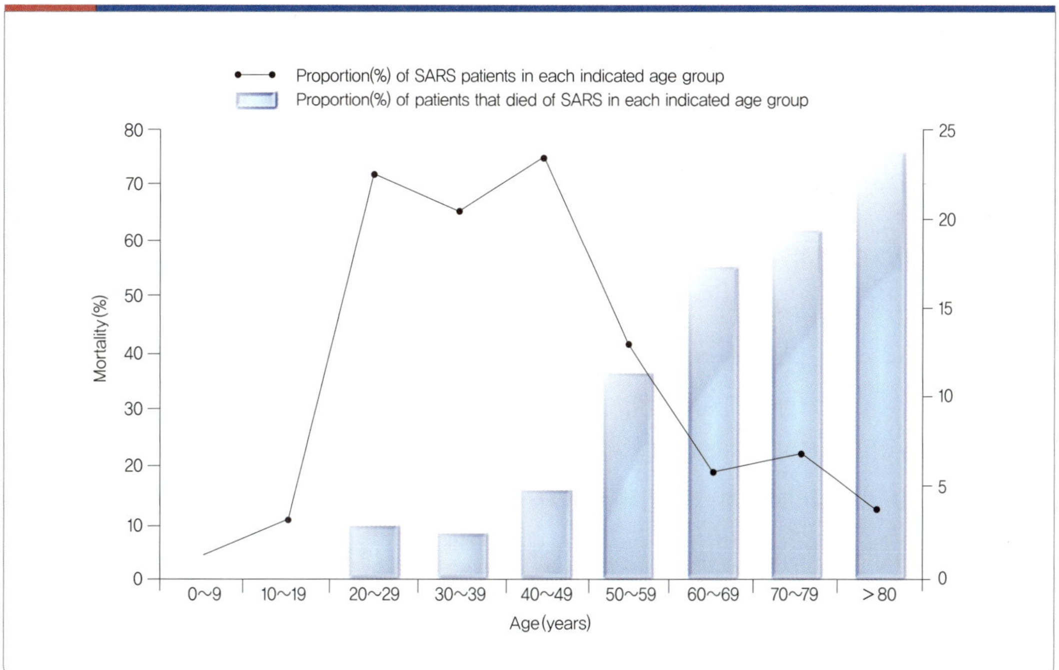

폐침습의 방사선 소견 또는 원인모를 폐렴이 나 급성호흡곤란증후군 등이 동반된 병리학적 소견의 부검결과

④ 다른 진단되는 병이 없는 경우

(2) 실험적 검사에 의한 진단은 두 가지 이상의 실험적 조사를 시행하여야 한다.

① Real Time-PCA를 통한 핵산검사(nucleic acid test)

② ELISA를 통한 혈청전환(seroconvsersion)

③ Virus isolation

4) SARS의 증례 보고 체계

SARS의 case 보고 체계는 여러 번 바뀌어서, 논문이나 이전 자료에서 해석할 때 구분해서 확인하여야 한다.

(1) 사례정의(Case definitions for surveillance of SARS(2003.5)

① 의심 환자(Suspect case)

- 38℃ 이상의 열, 기침 또는 호흡곤란, 증상 발생 10일 이내에 다음과 같은 경우에 노출
  -suspect case 또는 probable case와 접촉
  -SARS가 최근 유행하는 지역으로의 여행
  -SARS가 최근 유행하는 지역에서의 거주
- 설명할 수 없는 급성호흡장애로 인해 사망한 경우
  -suspect case 또는 probable case와 접촉
  -SARS가 최근 유행하는 지역으로의 여행
  -SARS가 최근 유행하는 지역에서의 거주

② 가능 환자(Probable case)

- suspect case이면서 흉부가슴사진에서 폐렴 또는 호흡장애증후군이 나타나는 방사선적은 증거가 있는 경우
- suspect case이면서 SARS coronavirus가 한 가지 이상의 실험적 검사로 진단되는 경우
- suspect cased이면서 원인 없이 호흡장애증후군의 부검소견이 발견되는 경우

(2) 세계보건기구(WHO guidelines for the global surveillance of SARS(2004.10)

실험적 검사를 통한 진단과 임상적 증상을 통한 진단을 통해 다음과 같이 분류할 수 있다.

① Preliminary positive case of SARS

임상적 진단과 함께 national reference laboratory에서 SARS coronavirus 감염이 실험적 진단으로 증명된 경우

② 확진(Confirmed case of SARS)

- preliminary positive case이면서 WHO International SARS Reference Laboratory에서도 증명된 경우
- WHO International SARS Reference Laboratory에서 SARS를 진단한 지역에서 preliminary positive case

③ 가능(Probable case of SARS)

Preliminary positive case 또는 Confirmed case와 역학적으로 관련되고 임상적으로 진단된 경우

④ 진단되지 않은 경우(Unverifiable case of SARS)

임상적 증상으로 진단되었으나, 실험적 검사에 의한 진단으로는 음성이 나왔거나, 추적관찰이 되지 않은 경우

5) SARS 치료

SARS의 치료는 박테리아가 아니라 바이러스가 원인이므로 고유의 치료는 존재하지 않는다. 증상완화 치료와 호흡기 치료를 통한 보전적 치료가 우선이다. 동반되는 폐렴을 막기 위해 항생제와 항바이러스 제제도 같이 사용할 수 있다. Lopinavir/ritonavir 등의 항바이러스 제제가 사망률과 기도 삽관율을 낮춘다고 보고되었다. 또한 SARS 환자의 치료에 Interferon alfacon-1과 corticosteroids의 사용이 임상지료를 호전시킨다고 보고되었다.

환자는 발견 즉시 격리되어서 치료받아야 하고, 철저한 검역 작업이 이루어져야 한다. 또한 병원 내 감염이 많이 발생하므로, 감염병에 대한 원칙적인 접근과 격리병실에서 정해진 지침에 의한 진료가 이루어져야 한다.

현재까지 SARS에 대한 예방 Vaccine은 개발되어 있지 않다. 따라서 폐렴증세의 유행 등에 대한 사전감시망 구축과 발열환자의 대량 발생 시에 역학적 조사가 필요하다.

6) SARS와 재난

SARS를 대량재난의 측면에서 보면 다음과 같은 사항을 먼저 고려해야 할 것이다.

① SARS는 대량재난인가? 재난의 정의에 입각한 측면에서 고려해 보았을 때, 회복에 필요한 인적 사회적 자원을 넘어서는 사건이라는 측면에서 보면 재난이라고 볼 수 있을 것이다. 이전에 경험하지 못했던 새로운 감염 질환에 대해, 이에 대처하는 의료적 자원이 마련되어 있지 않았다는 측면에서 보면 대량재난일 것이다.

② 재난의 종류로 구분하면 어느 재난으로 구분해야 하는 것인가라는 측면에서 볼 때 인위재난과 자연재난 어느 것으로도 완벽하게 설명이 되지 않는 재난이 있다. 그러므로 이러한 재난에 대한 대비책에서도 양쪽 특성을 모두 고려하여 재난대책을 수립해야 할 것이다.

③ 한국에서 SARS는 발생하는가? 2003. 3월 중국에서 여행하고 입국한 49세 남성이 고열과 동 반되는 폐렴증상을 보여 긴급히 격리 입원되었고 SARS Probable case로 처음 보고가 되었으나, 최종적으로 확진되지는 않았다. 2003년 한국에서는 75건의 SARS 환자가 신고되었으나, SARS Probable case는 3건, SARS suspect case는 17건이었다. SARA Probable case 3건 모두 실험적 검사를 통한 진단에서는 음성반응이었다. 주위 동아시아 국가들에서 많은 환자가 발생한 것에 비해 한국에서 발생하지 않은 이유에 대하여는 정확한 원인이 밝혀지지는 않았다. 하지만 이러한 사실에 추가적으로 고려해

야 할 것은 SARS의 특징상 감염되었으나 진단이 이루어지지 않는 경우가 발생하였을 수도 있고, 폐렴, 패혈증으로 인해 사망한 고령 환자에서 진단이 이루어지지 않은 경우도 있을 수 있다는 점이다.

④ 이러한 SARS 등에서의 감염질환 등을 통하여 한국에서의 감염성 질환의 재난에 대한 대비책을 점검해보아야 할 것이다. 현재 한국에서는 지역 응급센터급 이상을 중심으로 한 응급실 감시체계를 운영하여 갑자기 대량으로 발생하는 열성질환, 설사질환, 호흡기질환 등을 조사하여 대량 감염성 질환을 감시하고 있다. 그러나 이러한 질환에 대하여 환자가 발생하여도 격리 수용하여 치료할 의료 시설은 거의 전무한 상태이다. 기존의 응급센터들을 중심으로 대비책이 수립되고는 있지만 실질적으로 이러한 환자가 실제 발생 시에 수용되어져서 집중치료가 될지는 미지수다.

⑤ 전파속도가 매우 빨랐다. 2002년 11월 중국에서 비전형적인 폐렴으로 인한 사망이 보고되기 시작하였고, 2003년 2월 WHO가 비상을 선포한 지 1달여 만에 이미 미국과 유럽까지 전파되었다. 과거에 유럽에서 발생한 페스트와 비교해 보면 페스트는 1347년 발생하여 전 유럽으로 퍼져나가는 데 5년 정도의 시간이 걸렸다. 그러나 SARS는 더 넓은 세계지역으로 전파되는 데 6개월의 시간도 소요되지 않았다. 이는 교통수단의 발달, 물류 이동의 증가 등에 의하여 한 지역의 전염병이 이제는 그 지역에 국한되지 않고 전 세계로 전파될 수 있는 가능성을 보여준 예이다. 인류의 역사를 돌이켜 보면 주기적으로 이전과 다른 형의 Influenza 유행으로 갑작스럽게 유병률과 사망률이 증가되는 것을 경험하였다. 그러나 이러한 일은 대부분 한 지역에 국한되어 일어났으나 이렇게 전 세계로 급속히 전파된 경우는 처음이었다.

⑥ 의료인(healthcare worker)에서의 감염과 병원내 감염(nosocomial infection)의 비율이 높다. 환자가 발생해서 처음 치료받은 병원에서 추가적인 환자의 발생이 매우 많았고 이중 20%가 의료인으로 보고되기도 하였다. 예로 싱가포르에서의 SARS의 전파는 병원 내 감염이 무려 92.8%에 이르는 것으로 보고되었다(표 3-9). 또한 홍콩에서의 보건종사자의 감염은 전체 홍콩에서 발생한 전체 SARS 환자의 62%였고, 캐나다 토론토에서는 51%이었다.

환자를 직접 치료하는 과정에서 시행하는 시술 중, 환자의 점막에서 비말을 만들 수 있는 시술들(기도 삽입, 기관지 내시경, 흡입제제 투여)을 통해서도 감염이 확인되었다. SARS 같은 전염병은 환자의 치료가 가장 처음에 일어나는 곳에서 오히려

표 3-9 Singapore에서의 SARS 전파 빈도

Number of patiens %		
Immported Case	8	3.9
Community	7	3.4
Wholesale fruit and vegetable mar	3	1.4
Taxicab driver	2	1.0
Cryptic or Unidentified	2	1.0
Probably noscomial	191	92.7
health worker	84	40.8
Other inpatiient	25	12.0
visitor to hospital	19	9.2
Family member	49	23.9
Friend or soccial contact	14	6.8
Total	206	100.0

감염이 발생할 위험성이 매우 높으므로 환자의 치료에 가장 먼저 접촉하는 응급실 등에서 오히려 감염이 많이 발생할 수 있다. 의료인의 감염을 막기 위하여 개인 손 씻기, 개인 보호장구(마스크, 고글, 장갑) 등의 착용을 실행해야 할 것이다. 의료인들 중에 마스크, 장갑, 가운, 손 씻기를 모두 실행한 그룹이 그렇지 않은 그룹보다, 감염률이 현저히 낮았다고 보고하였다. 이러한 일차적인 의료인의 감염을 막아야 2차, 3차 감염자들도 줄어들 것이다.

4. 메르스바이러스(MERS)

1) 감염재난이란?

생물학적 재난이란 세균, 바이러스 및 생물학적 독성에 의한 재난상황을 말한다.

생물학적 재난이 발생하고 반응계획(response plan)이 활성화된 후 가장 우선적으로 시행되어야 하는 것은 병원 환경을 보호하는 것이다. 호흡기 전파를 통해 사람-사람 간 감염이 일어날 수 있는 병원체의 경우 환자를 격리시킬 수 있는 시설이 필요하다. 또한, 생물학적 제제에 대한 노출은 주로 생물학적 분무제(biological aerosols)의 흡입에 의해 발생한다. 점막이나 상처가 있는 피부로도 감염의 위험성이 있다.

미국의 환경 보호국(Environmental Protection Agency, EPA)은 보호 정도에 따라 개인보호장비(Personal Protective Equipment, PPE)를 4단계로 나누었다. 호흡기를 통한 전파의 위험성이 있는 환자를 처치하는 의료인의 경우 Level C의 개인보호장비가 필요하고, 생물학적 액체 또는 분말의 경우에는 Level D의 개인보호장비가 추천되고 있다. 미국 산업안전보건청(Occupational Safety and Health Administration)의 규정에 따르면 알 수 없는 위험

표 3-10 재난(Disater)의 유형

재난(Disater)					
자연재해(Natural Disater)				준자연재해(인위촉진)	인위적 재해(인위유발)
지구물리학적			생물학적	스모그 온난화 사막화 염수화 눈사태 산사태 산성화 홍수 토양침식 등	공해 광하학연무 폭동 교통사고 폭발 태업 전쟁 등
지질학적	지형학적	기상학적	세균질병 유독동물 유독식물 등		
지진 화산폭발 쓰나미 등	산사태 모래둑 이동 염수토양 등	안개 눈 해일 번개 회오리바람 폭풍 태풍 이상기온 가뭄 등			

자료: David K. C. Tones, "Environmental Hazards", 1993, p. 35

그림 3-3 개인보호장비 수준

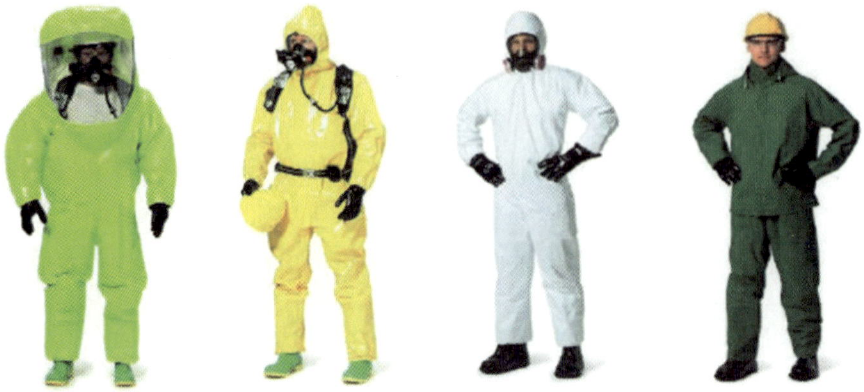

물에 노출된 환자를 처치하는 경우에 Level B의 개인보호장비가 요구된다.

생물학적 제제에 노출된 환자 대부분에게 제염(decontamination)이 항상 필요한 것은 아니다. 그러나 생물학적 병원균을 사전에 알려주고 살포하거나 신속하게 작용하는 독소(예, Staphylococcus B Enterotoxin, T2 Mycotoxin) 의 경우에는 제염이 환자관리에 있어서 중요한 역할을 하게 된다. 현장에서 제염이 되지 않고 응급센터에 도착하는 경우 병원균의 재분무화(reaerosolization)와 독소에 의한 이차감염의 가능성이 있으므로 옷을 벗기고 샤워를 이용한 습식제염(wet decontamination)이 필요하다.

우리나라에서는 성수대교 붕괴, 삼풍백화점 붕괴 등의 사건을 겪으며 자연 및 인위 물리적 재난에 대해 관심을 가지기 시작하였으나 생물학적 재난에 대해서는 큰 관심을 두지 않았다.

박태진 등은 2008년에 전국 90개소의 응급의료센터를 대상으로 시행한 생물학적 재난 대응 관련 설문조사에서 현재 생물학적 재난에 대한 대비는 재난계획, 물품과 장비, 시설, 훈련을 포함한 평가항목 전체가 매우 부족한 것으로 보고하였다. 하지만, 그 이후에도 생물학적 재난에 대한 준비가 충분히 이루어지지 못한 상태였다.

2) MERS는 한국에서 어떻게 재난이 되었나?

(1) MERS 란?

메르스바이러스(middle east respiratory syndrome coronavirus, MERS-CoV)는 Coronaviridae에 속한 양성극성의 RNA 바이러스로 2012년 사우디아라비아에서 처음 보고되어 낙타가 숙주로 의심되고 있으며 낙타에서 사람으로 감염된 후 사람 간 감염이 일어날 수 있는 것으로 알려져 있지만 정확한 경로는 충분히 연구되어있지 않았고 바이러스의 전

그림 3-4 MERS Virus의 구조 및 임상증상

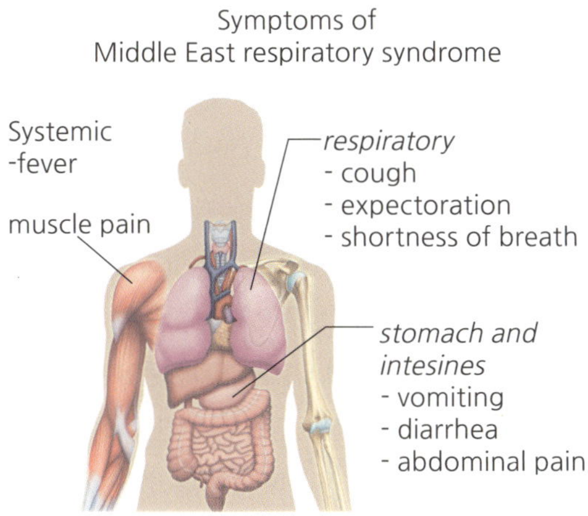

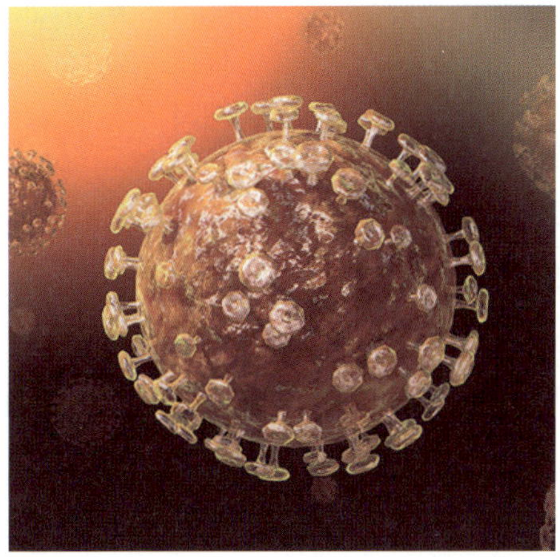

파양상에 대한 정보가 매우 부족하였다. 메르스는 40%에 달하는 높은 치명률을 보임에도 불구하고 아직 효과가 검증된 치료제와 백신은 개발되어 있지 않다.

(2) 국내 MERS 유입 이후의 대응

한국에서는 첫번째 환자가 입원하였던 병원에서 유행이 발생하고 이곳에서 감염된 환자들이 다른 병원으로 이동하면서 병원에서 병원으로 확산되어 전례 없는 큰 유행을 만들어 냈다.

2015년 5월 한국에 유입된 중동호흡기증후군(이하 메르스)은 첫 환자의 증상 발생일인 5월 11일 이후 마지막 환자의 증상발생일인 7월 4일까지 총 186명의 확진자와 36명의 사망자를 낳았다[6].

MERS는 사업차 중동을 다녀온 68세 남자(1번)가 감염된 채로 5월 4일 귀국하여 5월 11일에 MERS의 전형적인 증상인 기침과 고열로 집 근처인 충남 아산시의 의원(A병원)에서 진료를 받으면서 의료진을 감염시키는 등 유행이 시작되었다. 환자는 치료 후에도 증상이 계속되어 비교적 집에서 가까운 평택성모병원(B병원)에 3일간 입원했다가 퇴원하였다. 그 후 서울의 의원(C병원) 외래를 거쳐 삼성서울병원(D병원)에 입원하여 5월 20일 MERS로 확진을 받았다. 이 환자(1번)를 진료한 4개 병원의 의료진, 간병인, 같은 병실 입원 환자, 문병 온 가족, 친지, 같은 병동 입원자 등 38명이 전파, 감염되었다. 한편 1번 환자와 같은 B병원 8층 병동에 입원한 35세 남자 환자(14번)는 퇴원해서 평택의 다른 병원을 거쳐 삼성서울병원 응급실로 오면서 삼성서울병원 응급실 환자 71명과 의료진 등 총 74명의 환자가 감염되었다. 역시 같은 병원(B)의 같은 병동에 입원해 있던 40세 남자 환자(16번)는 퇴원 후 대전지역으로 가서 E병원과, F병원으로 다니며 입원하여 22명이 감염됨으로써 전국에 확산되었다. 1번 환자와 2차로 감염된 14번, 16번 환자가 대학병원을 중심으로 전염시키는 데 역할을 하며 전국적 유행을 유발한 수

퍼전파자(super-spreader)가 되었다.

(3) 한국의 MERS 대응의 문제점

사우디아라비아 이외의 나라에서는 우리나라를 제외하고는 대부분 5-10명 수준의 환자가 발생하여 신속히 효과적으로 관리되고 있는 실정이다. 세계보건기구(World Health Organization)는 6월 16일 합동평가단 보고에 이어 6월 17일 제9차 MERS 긴급위원회를 개최한 결과로 한국 확진 환자에게서 채취한 MERS 바이러스는 중동에서 채취한 바이러스와 비교할 때 중대한 변이를 보이지 않았고, 현재 지역감염의 증거는 없다는 이유를 들어, 한국의 현재 상황은 "국제적인 공중보건위기"의 정의에 부합하지 않는다는 결론을 내렸다. 비교적 선진국에 속하는 우리나라에서 이렇게 많은 MERS 환자가 발생한 원인은 질병 자체의 특성보다는 정부의 공중보건관리시스템의 부실과 위기관리시스템의 부재로 볼 수 있다. 그러한 문제의 배경과 원인으로는 정부의 공중보건관리조직과 인력의 문제, 종합 지휘체계의 부재, 의료체계의 문제, 국민의 의료이용의 문제, 그러한 의료체계와 국민의 의료이용을 유도한 건강보험 제도의 문제로 보고 있다.

유행이 확산된 원인은 여러 가지 요인을 고려해 볼 수 있다.

첫째, 1번 환자가 바레인에서 사업차 사우디아라비아 등을 여행하면서 MERS에 감염된 것으로 짐작하는데 입국 검역조사 시에 사우디아라비아 등을 여행한 사실을 알리지 않고 공항검역소에서도 관심을 보이지 않아 관계 당국은 MERS가 유입된 것을 모르고 있었다는 점이다. 그 결과 환자의 증상이 나타나고 전염력이 있는 5월 11일부터 MERS 환자로 확진한 5월 20일까지 10일간 여러 병원을 다니도록 방치하여 전국적으로 확산되었다는 점이다.

둘째는 당국이 확진 후 신속하고 정확하게 초기 감염 병원인 B병원과 D병원의 환자, 간병인 등에 대하여 역학조사와 검사, 격리 등 조치를 취해야 함에도 환자에 대한 조치와 역학조사 시기를 놓쳐서 환자들이 여러 병원으로 분산되었다는 점이다.

셋째는 초기에 B병원과 D병원에 대한 정보를 알리고 건강보험심사평가원과 건강보험공단의 환자정보시스템을 공유하여 다른 병원에서 환자 또는 접촉자 등을 미리 알고 이러한 환자가 내원 시 필요한 조치를 취해야 하는데도 이러한 정보공유가 안 되어 많은 병원들이 MERS 환자인 것을 모른 채 입원시켜 전국으로 유행하게 하였다는 점이다.

넷째는, 기침, 고열 등 유사한 증상이 있는 사람이 진찰받고 진단받을 수 있는 별도의 외래진료시설을 공지하지 않아서 증상 있는 사람이 병원을 제한 없이 이용하도록 했다는 점이다.

다섯째는 국민들에게 MERS 증세와 전염성에 대해 너무 낙관적으로 판단한 정보를 계속 제공함으로써 이후 전개되는 사태에 대해 신뢰감을 주지 못했다는 점이다.

마지막으로 이번 유행은 대부분의 환자가 병원감염으로 인하여 감염이 되었는데 이는 우리나라 의료기관의 특성상 병실과 응급실이 매우 혼잡하고, 의료전달체계가 부실하여 감염 환자들이 여러 병원을 거쳐가면서 병원에서 병원으로 질병을 전파시킨 것이 유행 확산에 결정적 역할을 하였다.

전체적으로 정부의 검역시스템(quarantine system), 역학조사 및 조치(surveillance and monitoring), 위기관리 소통(risk communication), 지휘체

계(control system) 등이 모두 문제가 되어 대규모 전염이 발생했다.

(4) 감염재난대응의 개선점

메르스와 같은 대규모 감염재난을 피하기 위해서는 정부의 공중보건관리조직과 인력의 개편, 확충이 필요하고 종합 지휘체계를 확립해야 한다. 또한 응급실의 과밀화를 막기 위해 국민들의 응급실 이용행태를 개선하는 운동이 필요하고 이를 유도한 건강보험제도를 개선해야 한다.

병원에서 감염재난에 대비하여 시설 및 인력을 확보할 수 있도록 정부의 지원이 필요하다. 또한 국민들의 신뢰를 잃게 했던 잘못된 소통방식을 개선해야 한다.

5. 방사선 사고

방사능물질에 의한 사고는 방사선 검사실, 방사능 기계 공장, 동위원소 생산 공장, 원자로 등의 장소에서 발생한다. 방사선 사고는 다른 위험물질인 생물학적 물질이나 화학적 물질보다는 쉽게 원인물질을 찾고, 추적할 수 있는 장점이 있다. 방사선 사고도 다른 응급질환과 동일하게 환자의 생체징후의 확인 후, 오염물질을 제거하는 데 있다. 오염물질의 제독은 전문심장소생술, 외상소생술 및 소아전문소생술의 치료방침에 공통으로 적용할 수 있다.

노출(external radiation), 오염(contamination)과 침착(incorperation) 형태의 사고가 일어나면, 이러한 것들이 복합되어 발생하기도 한다. 방사능에 의한 손상은 방사선의 종류, 방사선의 화학적 또는 물리적 형태, 노출된 시간 및 방사선과의 거리 등에 의해 결정된다. 그러나, 오염에 관한 사항은 상당부분 잘못 알려진 것이 현실이다. 일반적인 사고에서는 현장에서 환자를 구출하거나 현장에서 같이 일을 하던 사람들의 과다 노출은 매우 드문 경우이며, 더욱이 병원 의료진이 방사선 방호복을 입은 경우의 피폭량은 전무하다고 판단할 수 있기 때문이다.

방사선 사고로 인한 응급상황의 특징으로는 다음과 같은 것이 있다. 매우 드물게 발생하며, 특별한 전문가가 필요하고, 환자의 처치 및 이송에 있어 특별한 장비와 환자 감시 장치 및 보호 장비가 요구된다. 또한 대응 시 특별한 요소가 필요하고 공중 보

표 3-11 재난 발생시 WHO 발표 지침

신뢰(trust)	• 소통의 핵심 원칙이다. 신뢰가 없으면 대중은 믿지 않고 행동하지 않는다.
조기 공개 (early announcing)	• 실질적 잠재 위험을 빨리 알려라. 불완전한 정보도 알려라. 공개가 늦어질수록 정부의 질병관리 능력에 대한 신뢰는 낮아진다.
투명성(transparency)	• 질병관리에 대한 새로운 정보, 정부가 평가하는 위험수준, 의사결정과정을 투명하게 공개하라.
대중 이해(the public)	• 대중이 위험을 어떻게 인식하는지 들어라. 그렇지 않으면 질병으로 인한 사회적 파장이 더욱 커진다.
기획(planning)	• 전염병 발생 시 대중과의 소통이 쉽지 않다. 따라서 앞선 원칙을 포함한 선제적인 계획이 필요하다. 계획을 반드시 실행해야 한다.

그림 3-5 확률효과와 결정효과

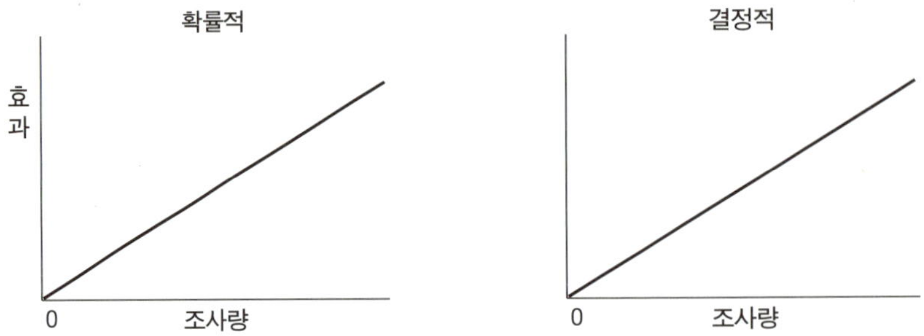

건에 오랜 기간 동안 영향을 미치는 특징이 있다.

전신 피폭의 LD_{50}(median lethal dose)에 필요한 방사선 에너지양은 뜨거운 커피 한잔의 열 에너지양과 같다. 방사능 물질은, α, β 및 γ선의 형태로 전리 방사선(ionizing radiation)을 내는 동위원소를 함유하고 있다. 입자는 투과성이 가장 약해서 피부, 옷, 종이를 투과하지 못하기 때문에 외부적인 유해성은 없다. 그러나 입자를 방사하는 물질이 흡입(inhalation)등에 의하여 체내로 들어가면 매우 위험하다. β입자(전자)는 피부는 물론 수 mm 두께의 알루미늄을 투과하기 때문에 몸 안에 흡수되거나 노출되면 위험을 초래한다. 물이나 인체의 연조직에서는 cm 단위까지 투과할 수 있는 능력이 있다. γ입자가 세 가지 형태의 입자 중에 가장 투과성이 높아 쉽게 신체를 투과하며 흡수되거나 노출되면 위험하다. 일반 철판이나 콘크리트벽 등은 비교적 쉽게 투과하는 성질이 있다. x-선은 γ선과 마찬가지로 고에너지 광자로 조직을 쉽게 투과한다. 입자형태에 따라 손상의 정도가 다르기 때문에 어떠한 형태의 입자를 함유한 동위원소에 노출되었는지 아는 것이 중요하다. 중성자(neutron)는 조직 깊이 침투하여 흔적을 남긴다. β 및 γ선, X선은 low= LET (low linear-energy transfer)로 구분되고, α선과 중성자는 high=LET (high linear-energy transfer)로 구분되는데, high=LET가 low=LET보다 현저하게 생리적 효과를 가지고 있다. 일반적으로 사용되는 가이거-뮬러 계수관(Geiger-Mueller counter)은 β와 γ만 감지할 수 있으므로, α 입자를 감지하기 위해서는 특수한 감지기를 사용하여야 한다.

방사선은 두 가지의 특징을 가진다. 첫째는 확률효과(stochastic effects, all-or-nothing effect)로 중증의 정도는 조사량에 따라 다양하지 않다. 그러나 발생 확률은 조사량에 따라 다양하다. 확률효과의 예로는 개인의 나이가 증가하거나 유전자 돌연변이가 발생함으로 인해 악성종양의 발생 위험성이 증가하는 것이다. 둘째는 결정효과(deterministic effect)로, 임상적으로 역치를 가지는데, 역치 이상으로 피폭되어야 효과가 일부에서 유발되며, 그 효과의 중증 정도는 조사량과 같이 증가한다. 현재까지 문헌상 보고된 바로는 10그레이(1 Gy는 1 J/Kg이며 100rad) 이상의 역치에서 환자가 발생하였다. 방사선 노출로 인해 즉각적인 사망이나 화상을 유발하지는 않는다. 그 예로는 조혈장애, 기관이나 조직의 섬유화, 백내장 등이 있다. 그림 3-5는 두 가지 조사량에 따른 효과를 보여주고 있다.

방사능 물질에 오염된다는 것은 가스, 액체 또는 고체형태의 방사능 물질이 의복이나 신체의 일부에 묻는 것을 말한다. 노출오염(external contamination)은 방사능 물질이 의복이나 피부에 묻었을 때 발생되며, 흡수오염(internal contamination)은 상처를 통해 흡수되거나 흡입 등에 의해서 일어난다. 침착이라는 것은 방사능 물질이 신체에 흡수되어 세포나 조직 내로 침투한 것을 말한다. 일반적으로 침착은 방사능물질의 화학적인 성상과 원자에 의해 일어난다. 예를 들면 라듐(radium)과 스트론튬(strontium)은 뼈에 침착되며 방사성요오드(iodine)는 갑상선의 조직에 침착된다.

병원전 처치에 있어서 구조자는 방사선 오염에 대하여 우선 고려하여야 한다. 방사선 사고 현장에서 비오염 구역으로 환자를 이송할 경우에는 반드시 신체 및 휴대 물품의 오염 정도를 조사한다. 신체 표면의 오염은 구조자의 내부 피폭과 외부 피폭과 직접 연관되어 있을 뿐 아니라, 오염의 방지를 위해서 매우 세심하게 검사가 이루어져야 한다. 환자를 구조하는 동안 오염방지를 위한 주의 및 행동이 필요하다. 개인 보호장비 착용 및 장비 사용에 대한 충분한 연습을 통해 익숙하게 사용하여야 한다. 오염지역에서 음식물 섭취, 음료수 섭취, 흡연, 눈을 비비는 행동 또는 화장 등의 행동은 오염을 유발할 수 있기 때문에 절대 금지사항으로 인식해야 한다. 또한 현장에서 환자의 구조기간 동안 조금이라도 의심스러운 상황이 발생하면 오염된 것으로 간주하고 다음 조치를 취한다.

그림 3-6 방사선 피폭지역의 구역

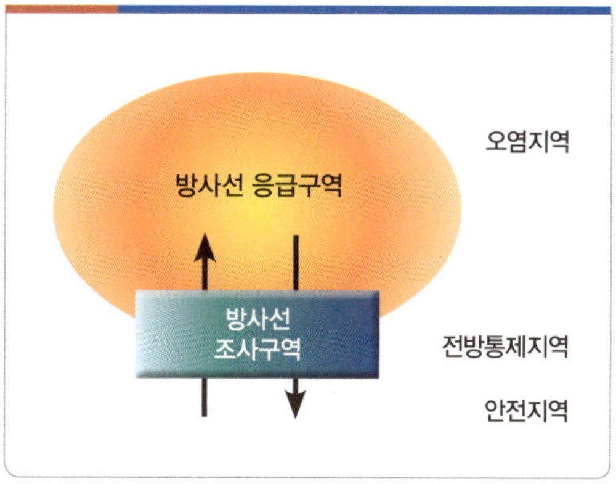

현장에서의 제독은 환자의 옷, 신발 등 매우 제한적으로 실시하여야 하며, 이후에 환자를 2~3겹의 환자시트로 감싸야 한다. 필요하면 머리 덮개를 사용한다. 일반적으로 구급대에는 방사능 측량 기구가 없다. 그러나 구급대 상급관리자는 방사능 측량 기구를 잘 다룰 줄 알아야 한다. 구급대원은 방사선 검사대 밖에서 대기하고 있어야 한다. 다른 위험물질처럼 오염지역(hot zone), 전방통제지역(warm zone), 안전지역(cold zone)으로 구분하여 대처하도록 한다(그림 3-6).

치료에 있어서 신체 일부나 전체가 방사능에 노출된 경우에, 피폭량이 많다고 하더라도 의학적으로 응급상황은 아니다. 방사능에 노출된 경우 방사능의 효과가 나타나려면 수일에서 수 주의 시간이 걸린다. 방사능에 노출된 초기에 여러 가지 문제가 발생할 수 있으나 무시할 정도이다. 그러나 방사능에 오염된 경우는 피해자나 구조자가 흡수오염(internal contamination)을 당하지 않으려면 세심한 주의를 하여야 한다. 흡수오염은 세포나 조직에 방사능의 침착을 초래하여 방사능에 노출된 지 수년 후에 신체에 이상이 나타날 수 있다.

방사능 사고를 당한 피해자의 생명을 위협하는 위급한 의학적 문제의 처치가 방사능의 측정, 오염관리 및 사고 장소의 정화작업보다 선행되어야 한다. 그러나 일단 환자에 대한 치료가 시작되면, 피해자의 피부나 의복에 오염된 방사능을 정화하여 흡수오염으로 진행되는 것을 방지하고 방사능 물질을 탐지하여 확산을 막아야 한다. 일단 방사능이 탐지되면 제독을 하여야 하는데 사람의 경우 비누를 사용하고, 따뜻한 물로 목욕을 하며, 특히 피부의 주름진 부분, 머리, 손톱부분을 세척한다. 세척 후에 재차 방사능을 탐지하여 제독이 안 된 부분은 다시 세척하고, 완전히 세척된 후에 옷을 갈아입힌다. 식품이나 음료수를 끓여도 제독이 되지 않으므로, 식품은 흐르는 물에 씻고 물은 15~30 ㎝의 토층을 통과시키면 제독 된다. 오염이 심하면 증류법, 이온교환 수지법 등을 이용하거나 정제물 소독약, 치아 염소산으로 소독한다.

1) 국소 방사선 손상(Irradiation accident)

실제 방사선 사고 시, 전신피폭보다는 국소적으로 피폭된 사례가 많으며, 대부분의 사고에서는 주로 손이 손상을 받는다. 대부분의 국소 손상은 생명에 손상을 유발하지는 않지만, 전신 방사선 손상과 동반될 경우 이환율과 사망률을 증가시키는 것으로 보고되고 있다. 투과력이 높은 방사선 손상의 경우에는 심장과 폐에 영향을 미쳐 사망에도 이를 수 있다. 국소 방사선 손상에 대한 치료는 상당히 어려우며 많은 시간이 필요하다. 국소 방사선 손상의 증상으로 수 시간에서 수 주간에 걸쳐 발생하며, 환자에게서 나타나는 증상으로는 민감도 상승, 홍반, 수포, 부종, 궤양, 괴사 등의 순으로 발현된다. 외부 방사선에 노출되는 것을 조사(irradiation)사고라고도 하며 신체의 일부가 노출되면 질환이 발생된다. 외부 방사선에 노출된 환자의 신체에는 방사능을 가지고 있지 않으므로, 의료진에게 위험을 주지는 않는다. 전신이 방사선에 노출(irradiation)된 환자라도 방사능(radioactive)은 없다. 조사된 양에 따라 증상이 발현되는 시간은 다르다. 1 Gy의 방사능이 전신에 노출된 환자는 노출된지 6~12시간이 지나면 오심 및 구토가 나타나지만 2~3 Gy의 방사능이면 수 시간 만에 증상을 나타낼 수 있다. 4 Gy의 양이면 사망률이 50%에 이르며 30~40일이면 주증상인 골수기능의 저하가 나타난다. 10 Gy의 양이면 며칠 안에 위장관의 점막이 손상되어 심각한 위장관 출혈이 나타나는 "위장관 증후군"이 발현되어 죽음에 이른다. 따라서 방사능에 노출된 환자의 중증도 분류를 할 때는 위장관 증상이 있는지의 여부가 중요한 기준이 된다. 앞에서 언급한대로 복부 부위의 국소 방사선 손상은 장내 손상의 가능성이 높아지기 때문에 위험하다. 30 Gy 이상의 고선량에 피폭된 경우에는 몇 달이 경과한 후에도 복막염 등의 장내 천공을 유발하는 것으로 알려져 있다. 이러한 이유로 환자는 사망할 수도 있다. 흉부 손상의 경우에는 방사선 피폭의 정도에 따라 늑골, 심장, 그리고 심한 경우에는 척추 부위의 손상을 유발할 수도 있으며, 발생한 사고에서는 심각한 영향을 미친다. 0.75 Gy 이하의 양이 전신에 조사된 환자는 증상이 24시간 동안 나타나지 않으며 단순히 추적관찰만 해

표 3-12 방사능 피해자에 있어서 예후인자로써 임파구의 수

임파구/mm^3	의 미
> 2,000	정상이며 의미있는 손상이 아니다.
1,000~2,000	의미있는 손상이나 치명적이진 않다.
<1,000	심각한 손상으로 예후가 나쁠 수 있다.
<500	치명적일 수 있다.
<100	치명적으로 적극적인 치료가 필요하다

도 된다. 골수는 조사(irradiation)에 매우 민감하므로 방사능에 노출되는 즉시 혈액검사를 하고 48시간 후까지 서너 번 정도 추적검사를 하여야 한다. 임파구의 수가 임상적으로 중요한 척도가 되며 예후를 평가하는 기준이 된다(표 3-12).

2) 오염 및 침착사고

넓은 지역에 걸쳐 방사능 물질이 사람들에게 영향을 주는 체르노빌 사고와 같은 원자력 발전소의 파괴나 핵무기의 폭발 때에 나타날 수 있다. 체르노빌과 같은 사고의 가장 큰 문제는 환경오염이다. 방사능이 식량의 사슬에 오염되어 침착을 일으킬 수 있다. 브라질과 멕시코에서 폐기처분된 ^{60}Co 암치료기가 파괴되어 범국가적인 문제가 발생되었다. 직경 1 mm의 작은 입자(pellets)들이 넓은 지역으로 퍼져나가 사람, 집, 거리등을 오염시켰다. 정화하는 데 전 국가적인 노력이 필요하였다. 이러한 방사능 오염에 익숙한 전문 의사는 많지 않다. 따라서 이러한 전문가들이 즉각적으로 투입될 수 있는 유기적인 관계를 준비하여야 한다.

방사선 사고의 경우에도 다른 사고와 마찬가지로 병원에서의 준비가 필요하다. 현장과의 통신을 기본으로 방사선 사고로 인한 총 환자 수, 손상형태, 노출 정도, 그리고 오염여부 등의 전반적인 상황에 대한 충분한 정보를 확보해야 한다. 이러한 정보를 바탕으로 방사선사고 비상팀 호출, 치료 구역 설정 및 인원과 장비 배치, 제독 복장 등의 제반 준비를 통해 환자의 최선의 진료에 대비한다. 응급센터 내의 대응팀의 일례의 구성은 다음과 같다. 대응팀 구성자, 응급의학과 의사, 중증도를 담당하는 사람, 간호사, 보건물리요원. 또한 병원에서는 치료 구역을 준비하면서 방사선 검사 등에 대비하여 장비와 인력 준비도 동시에 15~20분 이내에 시행한다. 모든 장비를 준비하며 장갑도 이중으로 착용하고, 더욱 중요한 것은 모든 옷의 소매나 커프는 테잎으로 밀봉 처리를 하는 것이다. 환자가 병원에 도착한 경우에는 구급차 탑승요원들은 방사선 안전기사의 조사가 완료될 때까지 차내에 머물러 있는 것을 원칙으로 교육하고 실습을 통해 실제 상황에 잘 적응하도록 한다. 환자의 상태가 급한 치료가 필요하지 않다고 판단된 경우에는 환자의 오염 정도를 검사하고, 환자의 오염된 의복은 구급차량의 안이나 근처에서 벗기는 것을 원칙으로 한다. 방사선 사고 환자의 병원 내 치료의 원칙으로는 무균적 수술이 필요한 환자의 치료의 수준과 동일한 정도의 격리 및 처치를 통해 이차 오염을 방지하는 것이 중요하다. 환자의 생명과 연관된 의학적 치료 장비는 바로 사용할 수 있게 준비하며, 모든 문의 손잡이나 전등 스위치 등의 커버도 손으로 오염될 가능성을 차단하기 위해 씌운다. 드문 경우이지만 발생할 가능성이 있는 재난이므로 원자력 발전소 근처나 사고 위험이 있는 곳의 핵심병원들은 방사선 계측 킷트, 개인

피폭선량계 등의 장비도 구비하고 있어야 한다. 다른 중요한 사항으로는 이러한 방사선사고의 대응병원에서는 끊임없는 철저한 준비와 잦은 훈련을 통해 이러한 사고에 대한 대비를 하는 것이 있다.

3) 인체의 표면 오염 측정

방사선 사고 현장에서 비 오염구역으로 이동 시에는 반드시 신체 및 휴대 물품의 표면 오염검사를 시행한다. 신체 표면의 오염은 종사자의 내부 피폭과 피부 피폭에 직접 연관이 있으며, 오염의 확산 방지를 위해서는 철저하게 검사를 시행한다. 측정 방법은 일반 표면오염 측정 절차와 마찬가지로 일반적인 경우에서처럼 비 오염구역에 있는 다른 요원이 대상자의 오염검사를 시행한다. 이때 사용하는 장비는 GM관이나 NaI 오염 검사기를 사용한다.

측정 절차는 오염감시기를 가지고 있는 요원이 오염이 용이한 신발, 팔꿈치, 무릎, 몸통 앞면, 엉덩이, 머리 등을 중심으로 측정한다. 고농도의 방사선 물질을 취급하는 작업장에서는 작지만 사능 밀도가 높은 "오염입자(hot particle)"에 대한 오염의 우려가 있으므로 신중하게 시행한다.

4) 방사선 오염환자의 치료

(1) 국소 방사선 손상의 치료

실제 방사선사고 시에는, 전신 피폭보다는 국소적 피폭이 많으며, 특히 손의 손상이 가장 빈번하게 발생한다. 국소 손상 자체로는 사망에 이르지는 않지만, 전신 손상과 동반된 경우에는 이환율을 증가시키며, 투과력이 높은 방사선 손상의 경우에는 내부 장기의 손상도 유발한다. 국소 손상의 치료는 힘든 것으로 알려져 있으며, 피폭량 및 부위, 환자 상태에 따라 다양한 방법을 사용한다.

국소 방사선의 손상 정도는 아래의 요소에 의해 영향을 받는다.

- 방사선의 종류 및 에너지, 침투력
- 피폭된 신체의 부위 및 크기
- 피폭된 조직의 선량의 분포
- 피폭 기간
- 선원의 종류(개봉, 밀봉, 조사시설 등)

손의 손상의 경우에는 조기 홍반, 이차 홍반, 수포, 미란 및 궤양, 괴사 등이 발생할 수 있으며, 심한 경우에는 시간의 경과에 따라 scar 형성이나 상처의 궤양이나 괴사로 인해 절단에 이를 수도 있다.

다른 부위의 방사선 사고로는 선원을 잡아서 주머니에 넣거나, 선원이 있는 의자 등에 앉을 때 발생하는 사고가 많다. 이러한 사고로 인해 대퇴부 및 둔부의 손상이 자주 발생한다. 이 부위는 혈행이 좋지 않아 치료가 매우 더디고, 절단에 이르게 되는 경우가 자주 발생한다. 뼈의 골다공증이 진행되며, 3~4년 후에는 조그마한 외상에도 골절이 자주 발생하고, 이 부위에 근접한 장기 기능 부전도 호발한다.

특히 복강 내 장기의 15~30 Gy 이상의 고용량 피폭의 경우에는 장 천공이나 복막염으로 인해 사망에 이를 수도 있다.

가슴 부위의 고용량 피폭의 경우에는 심장을 포함해서 갈비뼈나 척추 부위의 손상도 유발한다.

보존적 치료로 이용되는 것으로는 항염증제, 진통제, 피부재생자극제, 혈액 순환 개선제 등이 유용하고, 손상이 광범위한 경우에는 항응고제도 사용할 수 있다. 후기에 발생하는 폐 섬유화나 방사선 궤양의 경우에는 혈액순환개선제, 항생제 및 섬유화 지연 약물을 사용한다. 국소 손상에서 발생하는 괴사등의 경우에 외과적 처치는 신속하게 시행하는 것을 원칙으로 한다.

오염제거 방법으로는 무엇보다 환자의 의학적 안정을 제일 중요하게 생각한다. 환자상태가 안정적일 경우에는 제염동안 외부로의 오염 확산 방지와 더불어 환자와 의료진의 내부 오염방지에도 주의한다. 환자의 오염 부위의 제독 시에는 개방된 상처, 신체 개구부, 정상 피부순으로 시행한다. 오염된 환자의 제독 시에는 자주 방사능 수치를 계측하며, 장갑은 두 벌을 착용 후 겉 장갑이 오염된 경우에는 즉시 교환한다. 물과 비누만으로도 70~90% 정도의 제독이 가능하다. 신체 부위의 제독은 생리식염수나 미온수로 시작하며, 미온수로 제독이 이루어지지 않은 상황에는 Clorax 또는 3% 과산화수소 등을 사용한다. 국소 부위의 제독 시에는, 오염되지 않은 부위는 방수 패드를 사용하며, 오염이 확산되지 않도록 주의한다.

(2) 내부 오염의 치료

경구 섭취나, 피부의 상처를 통한 흡수 등에 의해 내부 오염이 발생한다. 내부 오염된 방사성 핵종에 대한 치료는 흡수 경로를 차단하는 것이 가장 효과적이기 때문에 적어도 3시간 이내에는 치료를 시작한다. 방사성요오드(I-131)에 의한 갑상선 방호, 방사선 희유가스(Xe, Kr)에 의한 가스 교환 유도, 삼중수소 또는 트리티움 물을 이용한 배출 촉진, 알칼리 금속제 섭취를 통한 배출 촉진 등의 방법을 이용한다. 방사선 스트론튬의 제거를 위한 유산 스트론튬의 경구 투여, 초우란 원소의 제거를 위한 착화제의 사용 등이 내부 오염을 치료하는 방법이다.

6. 외상과 폭발손상(TEE, Traumatic and Explosive Events) 및 재난 패러다임

1) 폭발손상

(1) 개요

폭발에 의한 외상은 전 세계 어느 곳에서나 발생할 수 있다. 미국이나 분쟁 지역의 경우 현재 테러리스트에 의한 시도로 빈번하게 발생하며 그 외에 산업화가 진행된 다른 지역에서는 공장 지역이나 산업장에서 폭발이 일어나 발생할 수 있다. 본문에서는 폭발 손상(blast injury)과 연관된 지식을 다시 살펴보면서 조기 평가, 치료와 배치(disposition)를 결정하는데 중점을 두면서 설명하고자 한다.

(2) 사상자의 특징(Victims characteristics)

미국의 경우 의료인이 폭발 손상을 치료하는 과정을 계획하는 데 있어서 1991년 이후부터 연간 1200여건 이상의 의도적인 폭탄 테러를 우선적으로 고려하게 되나 한국과 같이 테러가 적은 국가의 경우 가정이나 산업장에서의 우연한 폭발로 발생하는 경우를 고려해야 한다.

미국의 오클라호마 시의 폭탄 테러의 경우를 살펴보면 다수의 환자군이 가장 가까운 응급실에 3시간 이내에 걸어오거나 운전을 통해서 도착하게 되는 반면 구출시간이 오래 걸리는 다발성 외상이나 복잡한 동반 손상을 보이는 환자군의 경우 3시간 이후부터 도착하게 된다.

주위 사람들이나 응급의료체계를 통해서 구출되어 응급실에 도착하는 어떤 환자들은 회생 가망성이 없거나 심정지 상태로 도착하게 된다. 따라서 중증도 분류는 사건 발생 초기 환자들이 도착한 이후 시간부터 특히 더 필요하다.

1983년 베이루트에서의 미국 병영 폭탄 사고를 살펴보면 손상에서 초기 처치까지 4시간이 소요된 65명의 생존자 중에서 1명이 사망하였으나 그 이후 5~9시간 사이에 도착한 환자군에서는 86%가 사망하였다.

(3) 손상기전(Mechanisms of injury)

폭발에 의한 외상은 전통적으로 1차, 2차 그리고 3차 손상으로 구분된다.

1차 폭발 손상(primary blast injury, PBI) 은 폭발파(blast wave)에 의해 생기는 기압의 변화와 연관된 직접적인 손상으로 발생한다. 2차 폭발 손상(blast injury)은 폭발을 통해 발생한 에너지로 가속이 붙은 물체에 의해 둔상이나 관통상으로 생긴다. 3차 폭발 손상(blast injury)은 희생자의 몸이 폭발과 연관된 강풍이나 가스에 의해서 날아가면서 발생한다. 이외에 먼지, 연기, 일산화탄소 그리고 다양한 화학품의 흡입, 뜨거운 가스나 이차적인 화재에 의한 화상 또는 압궤 손상(crushing injury) 등의 복잡 다양한 손상으로 구분된다.

일상적으로 폭발에 따른 대부분의 손상은 일상적인 둔상, 관통상과 온열 손상으로 이루어져 있으며 연부 조직의 손상, 정형외과적인 손상과 두부 손상이 대부분이다. 그러나 PBI은 흔하지는 않으나 잠재적, 지연적으로 나타나서 추후에 생명에 위중한 문제로 변화해 본문에서는 따로 고려하겠다.

(4) 폭발의 기전(Nature of explosions)

폭발은 고체나 액체가 가스로 화학 변화를 거치면서 높은 에너지가 방출되면서 발생한다.

Propellants (gunpowder)의 경우 폭발성이 강한 TNT보다 에너지를 천천히 방출한다. Propellants의 경우 연소를 통해서 타나 반면 폭발성이 강한 TNT의 경우 고체나 액체로 채워진 물리적인 공간 안에서 즉시 기체로 변화하여 극도로 높은 압력을 가진다. 이러한 고압의 기체는 생성지점에서 확장되어 주위의 공기나 물로 이루어진 매체를 압박할 수 있는 폭발파(blast wave)를 모든 방향으로 생성한다.

폭발하는 가스의 경우 초기 발생지점에서부터 확장하므로, 압력은 갑자기 폭발 이하로 떨어지며 일시적인 상대적인 진공 상태를 만든다. 따라서 폭발파는 필연적으로 음파(acoustic wave)로 변한다.

(5) 일차폭발손상(Primary blast injury)

PBI는 가스를 포함하는 모든 기관(중이, 폐, 장관 등)에 발생한다. 여러 가지 이론이 PBI에 대해서 설명하고 있으나 실험적으로는 증명이 안 되는 상태이다. 현재 대표적으로 PBI의 대해서 비가역적인 일(irreversible work)로 조직 손상과 연관된 부분을

설명할 수 있다. 이에 대한 설명은

'…..알루미늄 음료 캔에 소량의 압력을 가하고 다시 그 압력을 없애면 원래 모양으로 돌아온다. 손상을 입는 시점은 물체의 신장력(tensile strength)과 외부의 힘이 동일하면 시작된다. 점차로 외부의 힘이 증가하여 신장력보다 강하면 추가적인 외부의 압력은 회복되지 않는다. 이를 irreversible work라 한다….'

정확한 생체조직의 신장력은 알 수 없으나 이러한 개념은 손상을 예측하는 수학적인 모델로 사용할 수 있겠다.

폐의 PBI의 경우 폐 타박상(pulmonary con- tusion)의 형태로 나타난다. 이러한 손상은 폭발파가 도착한 쪽에서 나타나 더 심할 수 있으나 희생자가 한정된 공간에 위치한 경우에는 양측 폐야에 전반적으로 나타난다. 늑막이나 늑막하 출혈점(petechiae)의 경우 동물 연구에서는 가벼운 변화로 보인다. 늑간 공간(intercostals space)과 평행하게 나타나는 띠 모양의 출혈반(ecchymosis)의 경우 좀 더 강한 폭발파에서 나타나며 이는 갈비표지(rib marking)라고도 불린다. 이보다 더 강한 에너지를 가지는 폭발파에서는 늑막 아래쪽뿐만 아니라 횡격막과 중격에서 다발성 출혈이 보인다. 폐 병변의 정도는 흉곽의 전위 속도와 비례한다.

임상적으로 서맥과 저혈압이 출혈없이 나타나는데 이는 최근의 동물 실험에서 폭발 부하(blast laods)가 직접적으로 흉곽에 접촉을 하면 미주 신경에 의해서 보상적인 혈관 수축이 없는 심인성 쇼크가 나타난다. 이러한 현상은 수초간 혹은 손상 후 1~2시간 내에 자연적으로 회복된다.

더 큰 폭발 충격(blast impulse)의 경우 혈기 흉, 외상성 공기증(traumatic emphysema)이나 폐포정맥루(alveolovenous fistula)가 공기 조직 간 표면에서 압력에 따른 손상으로 발생한다. 이러한 손상이 기곽흉막루(bronchopleural fistula)나 동맥 공기 색전증(arterial air embolism, AAE 또는 AGE)으로 발전한다. 이는 특히 출혈이 있는 낮은 혈관압에 양압환기(positive pressure ventilation, PPV)로 소생을 하는 동안에 높은 기도압이 있을 때 더 호발 한다. AAE가 뇌나 심장에 가는 경우에 PBI를 입고 PPV 시작하는 순간에 사망하는 환자들에서 가장 흔한 원인일 수도 있다.

비록 폭발 사고에서는 보고되어 있지 않으나 폐의 PBI는 정맥 공기 색전증(venous air embolism)을 야기할 수 있다. 다발성 외상을 입은 환자에서 장골 골절(long bone fracture)이 있는 경우 정맥 지방 색전증이 발생하면 갑작스럽게 의식의 변화를 보이거나 저산소증(hypox- emia)으로 나타날 수 있다.

늑골 골절은 대부분 2차나 3차 BI에서 발생하나 PBI도 단독으로 골절을 만들 수 있으며 위중한 폐 손상을 야기한다. 강력한 PBI의 경우 심장 타박상(cardiac contusion)이나 식도 파열을 야기할 수 있다.

공기를 포함하는 복부의 장기 역시 폐 손상과 동일한 기전으로 나타날 수 있으며 출혈(출혈점에서 혈종까지)이 주로 나타난다. 대장이 출혈 및 천공이 가장 흔하게 나타나는 부위이며 천공의 경우 사고 발생 시점부터 며칠 후까지 언제든 발생할 수 있다. 이는 허혈이나 장관벽의 손상 후 약화를 통해서 나타날 수 있다. 대개 기복증(pneumoperitoneum)이 보고되고 있고 창자간 막(mesenteric), 복막뒤공간(retroperitoneal) 그리고 음낭(scrotal) 출혈이 발생하기도 한다.

폭발파의 경우 대개 상대적으로 균일한 액체 성

분으로 이루어진 고형 복부 기관에 심각한 손상을 주지 않는 것으로 생각되나 충격이 큰 경우에 기관이 고정된 부위에서 체벽의 전위를 야기하는 가속 손상을 통해서 간, 비장 또는 콩팥의 피막밑(subcapsular) 출혈점, 타박상, 열상이나 골절을 야기할 수 있다. 그러나, 장관외 복강 내 기관의 손상은 PBI보다는 상용적인 둔상이나 관통상과 주로 연관되어 있다. 심각한 다른 복강 내 또는 복강 외 복부 골반강 손상은 앞서 설명된 것보다 적게 보고되고 있다.

커다란 음파로 발생한 최고압은 0.04 psi이나 고막의 손상은 1~8 psi에서 발생하는 것으로 되어 있다. Pars tensa가 가장 흔하게 다치며 그 낮은 빈도로 incudomalleal 또는 incudostapedial에서의 탈구가 발생한다. 이는 동반 골절에 상관없이 나타난다.

소골 사슬(ossicular chain)의 손상으로 내이는 영구적인 손상이 잘 일어나지 않는다. 내이의 손상이 일어났다면 이는 대개의 경우 장기간의 손상이 아닌 수용 기관(receptor organ)의 기절(stunning)로 발생하는 것이다. 일시적인 청각 손실이나 이명(tinnitus)은 흔하게 발생하며 폭발장소에서 멀수록 적게 나타나나 심각한 구조적인 코티(Organ of Corti)의 손상이나 영구적인 청각 소실이 발생할 수 있다.

안구 천공(globe perforation)등의 안구 손상은 모든 종류의 폭발로 발생한 이차적인 물체에 의해서 발생 가능하다. 그러나 눈은 거의 동일한 비중을 가져 PBI에 의한 손상의 가능성은 문헌에 한 례만 보고되고 있다. Retinal AAE는 시각 장애를 야기할 가능성이 있다.

상악동(maxillary sinus)의 내파(implosion)는 얼굴 중간의 "crushed egg shell" 골절로 설명되며 PBI에 의해서는 잘 발생하지 않는다. PBI나 둔상에 의해서 이러한 골절이 발생한 경우 폭발 근처에서 발생한 것으로 판단된다.

심각한 두부 손상은 모든 폭발 환자에서 사망의 주 원인이다. 뇌지주막하출혈(SAH)이나 경막하출혈(SDH)은 가장 흔한 사망의 원인이나 모든 경우에 나타나는 것은 아니다. 압력파(stress wave)는 두개골을 관통하는 것으로 되어 있으나 초기 생존자에서 두부 손상의 형태는 일반적인 손상에 의한 것으로 판단된다.

위중한 두부 손상이 없는 경우에 PBI는 뇌의 균일한 액체 비중 때문에 뇌진탕(cerebral concussion)을 일으키지 않는 것으로 판단한다. 뇌 AAE는 의식 소실을 야기할 수 있으나 일반적으로 동물 실험에서는 즉시 나타나지 않았다. 역행(retrograde) 기억 상실과 무관하게 일시적인 의식 소실은 대개 심폐기관의 사고(car- diopulmonary events)에 의해서 사실 발생하는 것으로 판단한다. 또는 부교감신경과 연관되어 발생한 일시적인 서맥과 저혈압으로 의식 소실을 설명할 수 있겠다.

(6) 기타손상(Other injuries)

폭발은 다양한 정도의 손상을 나타낸다. 표 3-13의 경우 보호 설비 없이 열린 공간에서의 폭발 사고 이후에 희생자의 상대적인 거리에 따라 손상 정도를 예측해서 설명했다.

2차 폭발 손상은 폭발을 통해 발생한 에너지로 인해 가속이 붙은 물체에 의해 둔상이나 관통상이 생기며 이미 설명한 바와 같이 사고 현장에서 멀리 떨어진 사람이 폭발풍(blast wind)에 의해 가속이 붙은 물체가 날아와서 손상을 입게 된다. 이렇게 날

표 3-13 대기중에 폭발력이 강한 경우, 상대적인 거리에 따라 예상되는 손상

	가벼운							가장 먼
전신손상	X							
화상/흡입손상	X	X						
독성 흡입	X	X	X					
외상성 절단		X	X	X	X			
폐/장관 PBI		X	X	X	X	X		
3차 BI	X	X	X	X	X	X		
귀 PBI	X	X	X	X	X	X	X	
2차 BI	X	X	X	X	X	X	X	X

아온 물체에 의해서 발생한 경부나 체부의 관통상이 사망의 흔한 원인이 된다. 일례를 들면 1998년 나이로비에서 미대사관 폭발 사고의 경우 2 km 밖의 사람들이 날아온 유리 파편에 손상을 입었다는 보고가 있다.

3차 폭발 손상은 폭발풍의 다른 효과로 희생자의 몸을 움직이게 하여 손상이 발생하는 것으로 설명이 되며 일반적으로 희생자가 땅에서 덤블링하게 되어 찰과상, 타박상, 또는 다양한 둔상을 입을 수 있다. 때때로 희생자가 실제로 뒤로 던져져서 고정된 시설에 부딪칠 수도 있다.

압력파는 뼈를 산산히 부수는 것과 동시에 고속의 폭발풍은 폭발에 가까운 희생자의 두부나 사지에 외상성 절단을 야기할 수 있다. 온열 손상은 폭발 장소에 가까운 희생자에게서 발생한다.

마지막으로, 압력파나 압력 차이로 건물이나 구조물이 무너진 경우가 우선적으로 높은 사망률을 보인다. 폭탄에 의해서 한 개 이상의 건물이 무너진 베이루트나 오클라호마의 경우 베이루트에서 68%, 오클라호마에서는 97%의 사망률을 보였다.

(7) 병원 밖에서의 고려사항

사고 장소에서 희생자를 구조하기 전에 EMS 관계자는 그 장소가 진입하기에 안전한 장소인가를 사고 책임자와 상의해야 한다.

분화구(crater)의 존재, 가까운 희생자의 손상 정도 및 건물의 붕괴는 폭발의 강도를 가늠하는 척도가 될 수 있다. 분화구는 사물을 붕괴시킬 수 있는 정도의 충격파로 발생하며 300 psi 이상의 압력에서 분화구가 만들어지며 근처에서 생존자가 없다고 판단할 정도이다. 어떤 건물은 10 psi 의 낮은 압력에서 붕괴될 수 있다. 따라서 희생자 근처의 물체의 손상을 파악함으로써 거시적으로 압력의 정도를 판단할 수 있다. 보호되지 않는 고막에 손상을 줄 정도의 압력은 자동차의 안전유리를 파괴하고, 전신주를 꺾을 수 있으며 벽돌 벽에 금이 갈 수 있을 정도이다.

유리나 다른 2차적인 비행체는 관통상이나 둔

상을 일으킬 수 있다. 일반적으로 방탄복의 경우 2차적인 BI로부터 보호받을 수 있으나 음향과 연관된 충격에 대해서는 훌륭한 전도체로서 몸에 압력파에 의한 손상을 받게 할 수 있다.

딱딱한 보호대의 경우 유산탄이나 비행 물체에 의한 손상에 직접적으로 보호가 가능하나 반면 추락하는 물체에 대해서 취약한 면을 보이고 있고 보호대 뒤에 선 사람의 경우 외상의 흔적 없이 심각한 PBI가 나타나는 경우가 있다.

청각에 대한 보호는 역사적으로 사용되어 왔으며 고막에 도달하는 28 psi의 압력을 2 psi로 감소시킬 수 있다. 유사한 비율로 환산하면 체부가 상당한 폭발 부하를 받아도 고막 천공이 없을 수 있다.

폭발파나 충격파는 동일하게 고형 물체를 만나면 반사되고 이는 희생자가 밀폐된 공간에 있는 경우에 반사된 폭발파에 의해서 PBI에 의한 손상이 더 나타나고 이는 공간이 좁을수록 더 심하게 나타난다.

비록 폭발 몇 분 안에 대부분 사망하나 폐 PBI는 다른 중한 손상과 더불어 후차적으로 사망의 위험도를 높인다. 이는 베이루트에서 초기 PBI 가 0.6%에서 발생했으며 그 환자군에서 11%가 사망한 것으로 설명할 수 있다.

(8) 평가 및 처치

일반적으로 외상 환자의 처치는 응급의학과나 외상외과의에게 익숙한 내용으로 본문에서는 응급실에서 PBI 환자의 처치에 대해서 주로 언급하겠다.

사고 초기에, 초기 생존자들은 대량의 객혈이나 안면부나 후두부 외상 또는 이차적인 이물질이 있지 않는 이상은 기도의 악화를 예상하지 않는다. 비록 인두부 출혈점이 잠재적인 폐 PBI를 가리킬 수 있으나 점막의 부종은 초기 손상 몇 시간 동안에 기도의 폐쇄를 예측하지는 않는 것으로 기술되어 있다.

대량 객혈의 경우에 손상된 기관지를 폐쇄하고 반대편 폐로 호흡을 하도록 한다. 이는 기관 삽관을 통해서 확인할 수 있는데 기관 삽관을 최대 깊이까지 밀어 넣으면 이는 대부분 오른쪽 기관지로 들어가게 되고 만약 공기낭에(cuff) 공기를 넣고 난 이후에 몇 차례의 호흡을 할 때 기관 주위로 피가 찬 경우에는 왼쪽에서 출혈이 있는 것으로 판단이 되며 오른쪽 기관지를 보호할 수가 있다. 반면 피가 tube를 통해서 올라오게 되면 오른쪽이 원인이 된다.

Tube가 기관지를 지나가게 된 후, 왼쪽 폐를 삽관할 수 있는데 이는 환자의 머리를 오른쪽으로 돌리고 tube를 180° 최대 깊이까지 넣기 전에 돌리면 가능하다. 만약 척추손상이 의심되어 머리를 못 돌리는 경우에 tube를 90° 반시계 방향으로 돌리거나 또는 머리를 돌리지 않는 상태로 180° 회전해서 시도할 수 있다. 이외에 한쪽으로 꺾인 tube나 이중관 tube를 사용하는 방법도 있다.

희생자가 비대칭적으로 한쪽 폐음이 감소되어 있거나 쇼크의 증상이 있는 경우에 긴장성 기흉의 가능성을 고려해 즉시 바늘 흉강천자술을 시도할 필요가 있다. 이러한 생명을 위협하는 상태는 PBI, 2차 BI, 3차 BI 외에 다양한 BI의 어느 조합으로도 발생 가능하다. 다른 2가지 원인으로는 개방성 기흉과 대량 혈흉이 원인이 될 수 있다. 단순 기흉이나 폐 타박상은 동시에 있을 수 있으며 이러한 질병은 이차적이거나 3차적인 폐 PBI와 연관되어 발생 가능하다. 어떤 저자들은 폐 PBI에 대해서 예방적인 개흉술을 권유하기도 한다. 짧고 직경이 굵은 tube를 항상 기관 흉막루와 연관된 다량의 공기 누수에 대비해서 삽입해야 한다.

폐 PBI는 폐 타박상과 유사한 양식을 보여 산소 확산에 이상을 보인다. 폐 PBI가 의심되는 모든 환자는 초기에 가능하면 높은 FiO_2를 투여해야 한다. 만약 호흡 부전이 없이 단지 저산소혈증만 나타나는 경우라면 고유량 산소를 비재호흡 마스크나 CPAP을 통해서 투여하면 된다. CPAP은 두개기저골 골절의 의심되는 경우에는 사용하지 않아야 한다.

자발적인 호흡은 AAE의 가능성을 낮추기 위해 사용되나 대개 많은 경우에 다양한 이유로 PPV를 사용하게 된다. 순응도가 낮은 폭발과 연관된 폐는 폐타박상 또는 ARDS에서 사용하는 방법을 사용할 수 있다. 적절한 산소 교환을 용이하게 하기 위해 Pressure controlled ventilation과 permissive hypercapnia을 사용하는데 transalveolar pressure는 35 cmH_2를 넘지 않도록 권장한다. 초기의 10 mmHg의 PEEP은 사용 가능하다. 불응성의 저산소혈증은 inverse I/E ratio, independent lung ventilation, high frequency jet ventilation 또는 nitric oxide inhalation을 사용한다. ECMO 또한 사용 가능하다.

긴장성 기흉이나 심한 저산소증 이외의 쇼크의 원인으로 항상 출혈을 생각해야 하며, 이는 폭발이후에 관통상, 둔상 또는 압궤기전에 의한 손상으로 발생한다. 만약 외부의 혈액 손실과 내부적인 흉부 손상, 복강내 또는 복강외 복부골 반계 또는 주요한 장골 골절이 제외된다면 심근 경색이나 심인성 쇼크와 연관된 관상(coronary) AAE를 생각할 수 있겠다.

AAE는 초기에 안면 마스크(facial mask)나 CPAP나 PPV 등 방법에 상관없이 100% 산소를 투여하며 쇼크의 원인이 심인성인 경우에도 전부하는 유지되도록 한다. 초기에 CVP나 Pulmonary artery occulusion pressure의 측정은 진단이나 치료의 목적으로 유용하겠다. 허혈이나 경색과 연관된 ECG의 변화에서 nitrate나 vasodilator는 적응증이 되지 않으며 thrombolytics는 사용하지 말아야한다.

쇼크에 대한 수액 투여는 급성 폐 타박상의 경우와 유사하게 투여하며 조직의 허혈을 회복하거나 예방하는 데 있어서 어떤 수액을 선택하느냐는 중요하지 않다. 혈액이나 colloid는 폐 PBI에 대해서 치료로서 권장되었으나 이를 증명하는 자료는 충분하지 않은 상태이다. 위장관 tube의 삽입은 해야 한다.

Fowler 또는 trendelenberg 자세는 뇌 또는 심장의 AAE 가능성을 증가시킨다. 좌측 측와위는 정맥 공기 색전증(venous air embolism)에서 우측 심장에 공기를 감소시키는 것으로 알려져 왔으나 폐손상 이후의 좌측 심장에서는 효과를 보이지 않는다. 엎드린(prone) 자세는 좌측 심방을 가장 높은 위치에 있게 하며 이론적으로 공기 기포가 좌심실로 가서 전체 순환계를 돌지 않도록 한다. 이러한 자세가 ARDS 환자에서 기체 교환을 증가시켜 추가적인 연구가 필요하나 이러한 엎드린 또는 반 좌측 측와위자세를 폐 PBI환자에서 권장한다. 만약 외상에 의해서 상기 자세가 어려운 환자에서는 손상 받은 폐를 중력이 실리는 위치에 놓게 하며 모세 혈관압을 증가시켜 혈관 계통에 공기가 들어갈 가능성을 줄여야 하겠다.

Pericardiotomy, 심장성 또는 혈관 지혈을 위한 또는 aortic cross clamping과 연관된 응급개흉술은 소생 가능성이 없는 관통된 흉부 손상 환자에서 시도할 수 있겠다. 그리고 pulm hilar cross clamping

은 한쪽에 공기가 들어간 사실이 확인된 환자에서 유용하겠다.

폐 PBI의 임상적인 증거는 급성 폐 타박상과 동일하게 보인다. 한 호흡에 문장을 완전하게 이야기하기 힘들어 하며 분당 30회 이상의 빈호흡, 천명음의 유무와 상관없는 마른 기침, 다양한 정도의 객혈 그리고 호흡음 감소를 보이는 경우에는 폐 타박상, 기흉 또는 혈흉을 의미하며 흡기 시 rale 또는 타진 시 둔탁음은 폐실질 내 출혈 또는 혈흉에서 나타난다. 그리고 불량한 흉곽 팽창은 감소된 폐 순응도에서 보인다. 빠르고 얕은 호흡은 폭발에 의한 손상의 결과이다. 심근 타박상이나 관상 AAE을 의미하는 특이 증상은 없다.

복부에 대한 평가는 모든 외상 환자군과 동일하게 실시하면 된다.

신경학적 결손은 미묘한 기능 이상부터 무반응까지 다양하게 나타난다. 의식의 소실이나 경련의 원인으로는 폐 손상에 따른 저산소혈증, 긴장성 기흉, 혈흉, 심근 경색을 포함하는 AAE에 따른 쇼크, 일상적인 둔상이나 관통에 따른 두부 손상, 또는 뇌 AAE 등이 있다. 국소적인 결손을 보이는 뇌 병변은 두개 내 출혈이나 AAE로 인한 stroke에 기인한다. 망막 혈관에서 공기가 보이거나, 피부의 중력이 실리지 않는 부위에서 얼룩 덜룩함, 또는 경계를 지닌 혀의 표백은 전신의 AAE를 의미한다.

귀는 PBI에 의한 고막 천공이나 소골 사슬의 손상, 그리고 기저부 두개 골절에서 보이는 피나 CSF가 유무를 이경으로 확인해야 한다. 응급실에서 단지 고막의 천공의 경우만 보이면 정확한 이유를 파악하기 어려우나 파열과 피가 함께 있는 경우에는 두부 손상 때문에 발생한 것이라 예측할 수 있다. 단지 고막 천공만 보이는 경우는 이전에 알려진 바와 다르게 늦게 발생할 수 있는 폐 PBI와 연관되지 않다. 반면 고막 천공이 없다고 해서 폐 PBI의 가능성이 없는 것은 아니다.

단순 흉부 방사선 사진은 체부 증상이 있는 모든 환자에서 꼭 필요하다. 이는 ET tube, thoracostomy 또는 위장관 tube의 위치 확인에도 유용하다. 적당하게 위치한 흉관에도 불구하고 폐가 다시 펴지지 않는다면 기관흉막루를 의심해야 한다. Cardiac silhouette은 오른쪽 심장의 부하가 증가한 결과로 커질 수 있다.

한정된 공간에서 폭발이 일어난 경우, 폐 PBI 를 침윤(infiltrate)의 정도로 경도, 중등도 그리고 고도로 구분하였다(표 3-14).

다른 부가적인 실험실의 결과는 조기에 PBI를 인지하고 치료하는 데 현재까지는 도움이 되지 않았다.

절대적으로 응급 수술이 필요한 환자는 즉각적으로 생명을 위협하는 손상을 다룰 수 있는 외과의에게 의뢰되어야 한다. 명백한 개복술의 적응증이 되지 않으나 혈액학적으로 이상 소견을 보이는 환자는 즉시 FAST를 시행해야 하며, FAST는 환자가 대량으로 발생한 경우에 유용하다. 진단적 복강 tap이나 lavage는 FAST가 없거나 복강 내 액체가 없는 것으로 판단되는 환자에서 사용한다.

과거 연구에서 PBI를 가진 환자들은 수술적인 치료를 손상 후 24시간 이내에 시행하는 경우에 불량한 예후를 보이며 이는 인지하지 못한 기흉이나 기관흉막루의 악화나 PPV나 흡입 마취를 통한 AAE에 의해서 악화되는 것으로 생각한다. 국소 부위 또는 척추 마취를 선호하였다. 게다가 상용적인 복부 손상이나 외복강 손상을 가진 환자에서 불필요한

표 3-14 폐 PBI 분류

	경도	중등도	고도
방사선 소견(침윤)	한측	비대칭적 양측	양측
PFR (mmHg)	>200	60~200	<60
기관흉막루(Bronchopleural fistula)	No	Yes	
PPV 필요성	무	필요할 수도, 일상적인 방식	항상 필요. 비일상적인 방법
PEEP	필요한 경우< 5	대개 5~10	일상적으로 >10

PFR: PaO_2/FiO_2 ratio

개복술을 한 경우에 합병증이 더 많았으므로 진단적 검사는 시간이 허용되는 한 최대한 특이도를 가지도록 한다.

복부나 골반부의 CT는 수술적 결정에 상당한 기여를 하나 기복강이 없는 상태에서 장관의 손상을 항상 밝혀내는 것은 아니다. PBI 가능성이 있는 안정적인 환자군에서 CT의 사용을 권장하는 연구는 없다.

흉부 CT의 경우 소량의 기흉, 폐열상 및 간질이나 폐포액을 정량 분석하는 데 유용하다. 반면 CT는 심장 내 공기를 발견하는 데 도움이 되지 않으며 심장 내에 공기 기포는 경흉부 또는 경식도 심초음파로 발견하고 있다.

두부 CT는 의식의 변화를 보이거나 경련, 국소적인 신경학적 이상 소견을 보이는 경우 실시해야 하며 두 개강 내 출혈이 없는 국소적인 변화는 뇌 AAE를 의심해야 한다.

(9) 추후조치

AAE의 치료는 고압 산소 요법이다. 즉시 수술실이나 고압산소실로 가지 않는 환자들은 중환자실로 가야 한다. 폐 PBI에 대한 정교한 호흡 보조나 객혈의 치료로 기관지내시경이 필요할 수 있다.

만약 병원 외 이송이나 병원 간 전원이 필요하다면, 갑작스럽거나 악화되어 가는 PBI에 대해서 고려해야 한다. 적절한 인력 및 장비는 항상 준비되어야 하며 이는 기도 확보 장비, PCV 또는 흉관 삽관 등이다. 항공의학에서 이송은 특히나 기흉이나 AAE가 발견되지 못하는 경우에 해롭다.

병원에서 퇴원 후 귀가한 흉부나 복부의 PBI 환자에서 지연적으로 나타나는 합병증에 대한 문제점이 대두되고 있다. 이러한 문제점에 대한 결론은 아직 나지 않는 상태로 어떤 연구에서는 48시간의 관찰을 권장하고 있으나 반면 대부분의 폐 PBI는 손상 후 1시간 이내에 발생하며 24시간 동안 다른 이상은 없는 것으로 기술하는 연구도 있다. 일정 기간 관찰을 하는 것을 적절한 것으로 생각되나 기간은 아직 확정되지 않았다.

정상 흉부 방사선 소견과 정상 동맥혈 결과를 가지며 흉부 증상이 없는 환자는 응급실에서 퇴원이 가능하다. 놓쳐버린 폐좌상은 천천히 진행되며 환자가 다시 응급실로 내원 가능토록 한다. 만약 기흉이나 AAE가 PBI와 연관되어 가장 위중한 오진으로 판단을 한다면 6시간의 관찰 기간이 흉부 관통상 환자에서 지켜보는 것과 동일하게 적당하다.

2일의 입원은 의식이 소실되었거나 폭발파에 의해 손상을 받은 것으로 느껴지는 환자에서 필요하다. 통증이나 압통 또는 잠재적인 복부 손상 있는 환자들은 최소한 48~72시간 동안 진단학적 검사와 무관하게 관찰해야 한다. 퇴원 시 환자는 응급실을 다시 내원하거나 구급차를 부를 특이 증상에 대해서 지시를 받고 퇴원해야 한다.

단순하게 고막 파열이 있는 환자는 물과 같은 이물에 귀를 보호하도록 지시를 받고 퇴원해야 한다. 항생제는 감염을 보이는 경우가 아니면 필요치 않다. 대부분의 천공은 고막 면적의 80% 미만의 손상에서 저절로 회복되나 이러한 환자는 cholesteatoma 형성 때문에 주기적으로 관찰해야 한다. 현훈은 더욱 내이손상보다 뇌진탕 이후에 발생할 가능성이 높다.

결론적으로 표 3-15에 이러한 폭발 손상에 따른 내용을 요약하였다.

발은 즉각적으로 대중의 이목을 집중시키며, 폭발의 특성상 생화학적 공격에 비하여 매우 소란스러우며 즉각적인 반응이 나타난다.

일반적인 외상 치료는 전향적인 리서치를 통한 과학적인 근거에 따르지만, TEE 재난에 대한 대부분의 문헌은 후향적인 검토이다. 미국의 경우 2001년의 911테러 이후 의료계와 시민사회의 지도자들이 조직의 능력을 능가하는 규모의 재난이 어느 시간, 어느 장소에서나 발생할 수 있다는 사실을 인식하면서 재난훈련과 연구에 대한 방대한 노력이 시작되었다. 911테러 이전에는 미국에서 6번의 재난이 있었으며 사망자는 1,000명 이상이었으며, 4번이 자연재난이었다. 미국에서 폭발로 인한 사망자수는 연간 50명 미만이었다. 하지만 지난 10년간 범죄형 폭발은 두 배로 증가되었으며 테러리스트에 의한 공격도 증가할 것이 명백하다. 표 3-16는 최근의 현대에 발생한 TEE의 예이다.

2) 재난패러다임

(1) 개요

폭발사고와 건축물 붕괴와 같은 인위재난은 예고 없이 발생하는 것이 특징이다. 재난 대비책이 미비하기 때문에 발생 시에 신속한 판단과 대처가 필요하다. 인구밀도가 증가하고 대형 고층빌딩과 대중 이송 수단이 증가하면서 한 장소에서의 사고가 대량사고로 발생할 가능성이 높아졌다. 도시지역에서의 테러도 현실이 되고 있다. 생화학적 테러에 대한 광범위한 우려에도 불구하고 테러리스트가 가장 흔하게 사용하는 무기는 고전적인 폭발물이다. 폭

아래의 내용은 TEE에서 발생할 수 있는 다양한 위협과 재난 패러다임을 이러한 사건들에 적용하는 방법들이다. 대형사고 후 발생하는 공포와 패닉상태에서 적절한 다음단계의 대처법을 익힐 수 있을 것이다.

(2) 폭발 손상의 분류와 특징

① 폭발사고

폭발은 고체나 액체 폭발물이 급속하게 기체로 화학적 변환을 보이며 에너지를 방출하며 발생한다. 섬광분(flash powder), 화약(gun powder)같은 저성

표 3-15 폭발 손상에 따른 임상 증상 및 치료

기도	의식의 변화	기도를 확보하기 위해서 삽관을 시도함. 단, 자발 호흡은 tube를 통해서 하기 어려움. 기도압을 낮게 유지하고 AAE의 가능성을 줄이기 위해서 권장함.
	안면부 또는 후두 손상 대량의 객혈	일반적인 외상과 동일하게 처치 맹목(blind) 삽관이나 Univent tube 또는 double-lumen endotracheal tube를 사용하여 덜 손상받은 폐로 호흡하게 함.
호흡	개방성 기흉	흉벽 결손 부위를 막은 후 일반적인 외상과 동일하게 흉관을 삽입
	폐 타박상	CPAP의 사용과 무관하게 100% 산소를 투여. PPV의 적응증은 table 2 참조하며 단 AAE의 위험성이 증가되므로 필요한 경우만 사용 권장. Peak inspiratory pressure <35 cmH_2O가 넘지 않도록하며 추가적인 barotrauma를 피하기 위해서 compliance mismatch에 대해서 일측 폐 호흡(unilateral lung ventilation)을 고려.
	불응성 저산소증	PEEP>10 cmH_2O 사용과 무관하게 PPV 적용. Inverse I/E ration ventilation, independent lung ventilation, high-frequency jet ventilation 또는 nitric oxide inhalation, ECMO 사용을 고려.
	지속성 기흉	심각한 폭발 손상에서 기관흉막루(bronchopleural fistula)가 더 흔하며 추가적인 흉관 삽입이 넣거나 반대편 폐를 통한 호흡을 권장.
순환	긴장성 기흉	즉시 needle decompression을 시행하며 흉관 삽관을 함.
	대량 혈흉	일반적인 외상과 동일하게 흉관을 삽입하고 자가수혈을 고려.
	저혈량성 쇼크	AAE의 위험성을 줄이기 위해 preload는 정상화 시키며 20 ml/kg이상의 수액은 손상 받은 폐, 심장, 뇌에 악영향을 야기함으로 피할 것. 5 ml/kg의 수액을 반복적으로 투여하면서 생리학적 지표를 수시로 확인하는 것을 더 권장. 급성 출혈에는 수혈을 함. 다른 colloid는 지속적인 출혈이 없는 경우에 사용가능. 두개 내 출혈에 대해서는 일반적인 외상과 동일하게 적용.
	심근허혈, 심근 경색, 심인성 쇼크	외상성 심근타박상 또는 내과적 심근경색보다 coronary AAE의 가능성이 더 높아 semi-left lateral decubitus 자세나 고압 산소 요법을 고려.
	척추 쇼크	척추의 둔상이나 관통상이 원인이며 AA E역시 가능한 원인임. semi-left lateral decubitus 자세나 고압 산소 요법을 고려.
장애	의식의 변화, 경련, 국소적 신경 이상	둔상이나 관통상에 의한 두부 손상 또는 쇼크가 주된 원인이나 AAE 또는 미주신경에 의한 초기 몇 시간 동안 가능한 원인임. AAE는 semi-left lateral decubitus 자세나 고압 산소 요법을 고려하고 미주신경의 경우 저절로 회복됨.
	pupillary abnormalities, 시야 결손	눈이나 두부에 둔상 또는 관통상으로 발생하며 retinal AAE 의해서도 가능함. semi-left lateral decubitus 자세나 고압 산소 요법을 고려.

능 폭발물(low explosives)은 폭발(detonation) 작용이라기보다는 연소과정에 가까운 폭연(deflagration) 작용에 의해 에너지를 서서히 방출한다. 저급 폭발물에서는 대개 초당 2,000미터 이하의 폭발파(blast wave)가 발생한다. 이와는 대조적으로 고성능 폭발물의 경우 보다 빠른 속도로 같은 공간에서 에너지 전환이 발생하기 때문에 훨씬 높은 압력이 발생하게 된다. 고압가스는 빠르게 팽창하여 주변

표 3-16 외상성 및 폭발사고의 예

년도	위치	기전	사상자수
1947	텍사스 시, 텍사스	산업재난/폭발사고	576명 사망, 3,000명 이상 손상
1981	캔자스 시, 미주리	하이아트호텔 고가통로 붕괴/둔상	114명 사망, 200명 손상
1989	셰필드, 영국	군중 소요/둔상	95명 사망, 200명 이상 손상
1991	Killeen, 텍사스	인질 사격/관통상	23명 사망, 20명 손상
1993	모가디슈, 소말리아	시가전/관통상	18명 사망, 107명 손상
1995	오클라호마 시, 오클라호마	폭발사고/건물붕괴	168명 사망, 852명 손상
1998	나이로비, 케냐	폭발사고/건물붕괴	213명 사망, 4,650명 손상
1998	Eschede, 독일	고속열차 충돌/둔상	60명 사망, 200명 손상
1999	리틀턴, 콜로라도	인질 사격/관통상	10명 사망, 12명 손상
2001	세계무역센터, 뉴욕	폭발사고/건물붕괴	2,600명 이상 사망, 1,000명 이상 손상
2002	플러센치아, 캘리포니아	열차 충돌/둔상	2명 사망, 265명 손상
2002	잘랄라바드, 파키스탄	폭발사고	26명 사망, 90명 손상
2002	링골드, 죠지아	차량 연쇄충돌/둔상	12명 사망, 42명 손상

매질(공기, 물)을 압박하고 초당 1,500~9,000미터의 속도로 비선형의 폭발파가 전파되며 압력을 형성한다. 고성능 폭발물에는 TNT, Gelignite, Semtex 등이 있다.

고성능 폭발물은 폭발 직후 압력이 상승하며 특징적인 파괴력(brisance)과 분산력을 보인다. 저성능 폭발물은 파괴력을 가질 정도의 에너지를 형성하지 못한다. 폭발손상의 중증도를 결정하는 일차적인 인자는 정압단계충격량(Positive Phase impulse, PPI)과 최고압력(Peak Overpressure)이며 크게 3가지 인자에 의해 영향을 받는다.

- 폭발전하의 크기: 전하가 클수록 최고압력이 증가하고 지속시간이 길어진다.
- 폭발 거리: 최고압력은 거리 세제곱에 반비례한다. 근처에 사람이나 벽 같은 반사면이나 흡수면이 있는 경우 최고압력이 변할 수 있다.
- 주변 매질(물, 공기): 물은 공기보다 밀도가 높기 때문에 충격파가 수중에서 더 멀리 전파되며, PPI가 오래 지속된다.

② 흔히 사용되는 장치

최근 테러리스트와 폭도들은 독특한 장비를 개발하고 폭발력을 증가시키기 위한 다양한 전달매체를 이용한다. 폭발강화무기(enhanced blast weapon, EBW)와 Improvised explosive devices (IED)가 흔히 사용되는 장치이다. EBW는 초기에는 군용무기였으나, 최근에 보스니아와 아프가니스탄에서 사용되었으며, 이라크에서 사용되고 있다. EBW는 폭발 고압력을 이용하며 2차, 3차 효과를 통해 사상자를 발생시킨다. 진공상태를 유발하여 질식시키기도 하며, 심한 발열과 독성물질을 발생시키기도 한다. 하지만 최근에 가장 흔하게 사용되는 무기는 IED이다. IED는 거의 모든 형태의 물질과 개시자(initiator)로 만들 수 있다. 폭발력만 가지거나 다른 독성 물질과 결합시켜 사용하여 사망과 손상을 유발하도록 디자인된 사제(homemade) 장비이다. IED는 다양한 크기, 작동법, 용기, 전달법으로 제조할 수 있고, 상업적 또는 군용 폭발물, 사제 폭발물로 이용할 수 있다. 게다가 원격조정이 가능하기 때문에 테러리스트가 선호하며 이라크에서 미군 사상자의 60% 이상이 IED 때문이며 향후에도 4세대 무기가 될 것으로 예견된다.

위의 장비들의 폭발반응을 증대시켜 사망률과 이환율을 높이기 위해 다양한 기술들이 사용된다.

- 건축물 붕괴 유도
- 폐쇄공간에서 전개장치(deploying device)
- 이차장비의 도입
- 금속조각이나 독소의 추가
- 방어 장비가 없는 차량이나 건물을 공격

③ 고체면의 폭발 반사

고체면에 반사될 경우 폭발파장의 압력은 여러 배로 증가되며 복잡한 패턴의 초과압력이 형성된다. 따라서 벽과 폭발물 사이에 있었거나 코너에 위치한 피해자의 경우 훨씬 심각한 손상이 발생한다. 이스라엘의 최근 연구는 개방된 공간에서의 사망률은 8%, 폐쇄공간에서는 49%로 보고하였다. 폐쇄공간에서 일차 폭발손상은 개방공간에서의 배가 된다. 방탄복은 관통상을 방어할 수는 있지만 흉부에 주변 벽처럼 작용하여 폭발반응을 증대시킬 수도 있다.

④ 폭발손상

폭파는 인체를 통과하며 다양한 기전으로 손상을 유발한다. 분자수준에서는 압력파가 통과하면서 고밀도매질이 저밀도매질도 부딪치며 스폴링(spalling, 표면균열이나 개재물 등이 있는 곳에 하중이 가해져서 표면이 서서히 박리되는 현상)이 생긴다. 예를 들어 수중 폭발 시 공기 중으로 물이 흩어지듯이 폐의 액체입자가 폐포 내로 흩어진다. 귀와 굴(sinus)처럼 가스주머니를 포함한 장기를 통과하는 폭발파는 공기 주머니를 내파(implosion)시키고 충격파가 통과한 후에는 반동성 재팽창이 발생한다. 공기는 충격파가 통과할 때 쉽게 압박되지만 액체를 포함한 조직은 그렇지 않기 때문에 공기-액체 계면에서는 압력 차가 발생하고 조직의 파열과 균열이 발생한다. 최종적으로 피해자는 폭발에너지에 의한 관성으로 고정된 물체에 부딪히며 손상을 입게 된다.

폭발에 의한 손상은 일차, 이차, 삼차, 사차, 오차 손상으로 분류할 수 있다. 각 손상의 종류와 손상부위를 명확하게 이해해야 재난 패러다임을 폭발사고에 효율적으로 적용할 수 있다.

⑤ 일차폭발손상(Primary blast injury, PBI)

위장관, 청각계와 같은 공기로 찬 장기에 손상을 유발하는 압력손상이다. 비청각계 PBI는 생존자가 비교적 폭발지점에 가까이 위치한 경우나 폭발의 강도가 커서 충격파가 공기 중으로 빠르게 소실된 경우 발생할 수 있다. 일차폭발 손상은 고성능 폭탄에 의해 신체에 과도한 압력이 가해질 경우 발

표 3-17 일차폭발손상의 유형

- Blast lung(호흡기 압력손상)
- 고막 천공과 중이 손상
- 복부 출혈과 천공
- 안구 파열
- 뇌진탕(두부의 물리적 손상의 징후없이 발생하는 외상성 뇌손상)

생하며 공기가 있는 장기가 가장 흔하게 이환된다(표 3-17).

PBI는 폭발로 인한 가장 흔한 손상형태는 아니지만, PBI의 증상은 경미하거나 뒤늦게 발현하기도 하므로 대량사고 상황에서는 간과되기 쉬워 정확한 발생율은 알려져 있지 않다. PBI 환자는 전혀 외상과 손상의 외적 징후가 없을 수 있으며, 방탄복을 입은 경우에도 폭발파에 의한 압력손상이 가능하다는 것을 명심해야한다. 불필요한 이환율과 사망률을 예방하기 위해 모든 폭발 사고 피해자에서 PBI를 고려해야한다. 폐쇄 공간에서의 PBI가 더 심각하다.

표 3-18은 가스 함유 장기와 다른 민감한 장기의 폭발 관련 손상을 개략적으로 보여준다.

⑥ 이차폭발손상

폭발에 의한 유산탄과 다른 조각들의 가속에 의한 관통상이다. 폭탄의 일차적인 조각과 주변 환경에서 발생한 이차적인 조각들에 의해 발생할 수 있다. 조각들이 신체의 어느 부분이든 손상시킬 수 있으며 아래와 같은 형태의 손상이 발생할 수 있다(표 3-19).

이차폭발손상은 건물붕괴를 제외하고는 폭발사고 사상자의 대부분은 이차폭발손상 때문에 발생한다. 테러리스트는 의도적으로 나사못이나 작은 금속물질을 폭발물 주변에 쌓아두어 이차폭발손상을 증가시킨다. 유산탄 손상은 폭발 손상의 20~40%를 차지하며 폐쇄공간에서 발생율이 증가한다. 산탄의 속도가 초당 50피트를 넘을 경우 피부열상이 발생하고, 400피트를 넘으면 관통상과 심각한 조직 손상이 발생한다. 오클라호마 연방정부 건물 폭탄 테러 시 건물 전면의 유리구조물이 도시의

표 3-18 폭발관련 손상의 개요

청각계	고막천공, 소골 파괴, 와우 손상
안구, 안와, 안면	안구 천공, 이물, 공기 색전, 골절
호흡계	Blast lung, 혈흉, 기흉, 폐좌상, 폐출혈, 동정맥루(공기 색전의 근원), 기도상피 손상, 흡인폐렴, 패혈증
소화기계	장천공, 출혈, 간과 비장의 파열, 패혈증, 창자간막허혈
순환기계	심좌상, 심근경색, 쇼크, 혈관미주신경 저혈압, 말초혈관손상, 공기색전 관련 손상
중추신경계 손상	뇌진탕, 개방성과 폐쇄성 뇌손상, 뇌졸중, 척수손상, 공기색전관련 손상
신 손상	신좌상, 타박상, 횡문근융해로 인한 급성 신부전, 저혈압, 저혈량증
사지 손상	외상성 절단, 골절, 압좌손상, 구획증후군, 화상, 절단, 열상, 급성동맥폐쇄, 공기색전관련 손상

표 3-19 이차폭발손상의 유형

- 탄도 관통
- 둔상
- 안구 관통(잠재 손상 가능)

여러 블록으로 흩어져 다수의 이차폭발 손상이 발생하였다.

⑦ 삼차폭발손상

피해자가 폭발의 여파로 날아가거나(신체전위, body displacement) 건축물에 깔려 발생한다. 신체전위가 발생할 경우 단단한 면이나 바닥에 부딪히며 둔상이 발생하게 되며 신체의 어느 부위든지 손상될 수 있다. 두개골 골절, 두부 손상, 장골 골절이 흔히 발생한다.

삼차손상은 건축물 붕괴에 의해서도 발생하며 압좌손상과 포착(entrapment)의 경우 높은 사망률을 보인다. 포착 시간이 24시간을 경과할 경우 생존하여 병원에 도착하더라도 사망률이 배가된다(표 3-20).

표 3-20 삼차폭발손상의 유형

신체전위	건물 붕괴
골절과 외상성 절단 흉부와 복부의 둔상 관통 개방성/폐쇄성 뇌손상	압좌손상 구획증후군

⑧ 사차폭발손상

사차손상은 기저질환의 악화, 화상관련 손상, 중독증후군(toxidrome)으로 인한 손상이다. 모든 환경의 오염은 사차 손상으로 분류된다. 테러리스트는 방화형 폭탄의 연소시간을 증가시키기 위해 네이팜탄 같은 젤라틴 물질을 사용한다(표 3-21).

표 3-21 사차폭발손상의 유형

- Blast lung(호흡기 압력손상)
- 화상(화염, 부분 또는 전층 화상)
- 흡입화상
- 천식, 만성폐쇄성폐질환, 분진, 연기, 독성 증기에 의한기타 호흡기 문제
- 협심증
- 고혈당증, 고혈압

⑨ 오차폭발손상

핵물질과 생화학 물질 등 조직오염과 전신질환을 유발하기 위한 첨가물에 의한 손상을 모두 포함한다. 방사능을 배출하는 "dirty bomb"이 대표적인 예이다.

3) 외상 및 폭발사고에 대한 재난 패러다임과 MASS 중증도분류 적용

(1) 재난 패러다임: 발견(Detection)

TEE의 발견은 대개 명확하지만 몇 가지 명심해야 할 사항들이 있다.

첫 단계는 대처능력을 벗어나는 재난 상황이라는 것을 인식하는 것이다. 적절하게 발견하고 사상자의 수를 추정하여 가능한 빨리 연락을 취하면 반응자와 수용기관에서 대비하는 데 도움이 된다.

다음 단계로 반응자는 현재는 명확하지 않지만 발생 가능한 생화학무기나 다른 폭탄 같은 이차 장

비를 찾아내고 대비해야 한다. 이러한 장치들은 일차반응자와 구조자를 손상시키기 위해 고안되었으며 최근 TEE에서 사용이 증가추세에 있다.

마지막으로 병원 전 외상처치와 병원단계의 중환자처치로 조기 진행해야 생존율을 증가시킬 수 있다.

(2) 재난 패러다임: 재난지휘(ICS)

재난 시의 구조적인 문제는 의료자원의 부족이 아니라 효율적인 배분이 이루어지지 않아 발생한다. 마드리드 폭탄테러와 2003년 사우디아라비아 리야드의 차량폭탄테러처럼 다양한 장치가 동시에 폭발할 경우 사고대응체계가 파괴되고 혼란이 가중된다. 잘 준비된 재난 관리체계는 이러한 상황을 완화시킬 수 있다. ICS는 현재 미국 내 응급상황에서 가장 광범위하게 사용되고 있는 명령과 관리모델이다. 이 시스템은 대처부서가 공통 용어와 조절 파라미터의 사용, 조직적인 유연성, 인력확보, 자원 관리, 단일화된 명령과 대응 계획을 가능하게 해준다. ICS는 이상적으로 재난이 발생한 경우 리더쉽과 명확한 명령구조를 통해 각 단체의 상호 독립적이고 중복적인 활동, 가치있는 자원의 낭비를 막아준다. ICD는 TEE 상황을 다른 재난상황과 같이 관리하며 이차적인 장비의 가능성을 특히 고려해야 한다. 언제든지 이차폭발이 발생하여 구조자가 다치거나 사망할 수 있다. 건축물의 붕괴가 구조 노력을 지연시킬 수 있고 의료기관으로의 이송을 방해한다.

일련의 명령이 현장과 수용병원에서 수립되어야하고, 병원 응급 ICS (HEICS, hospital emergency incident command system)를 통해 표준화된 형태로 수립될 수 있다. HEICS는 병원 전 단계와 동일한 절차를 따르며 자원을 조직적이고 효율적으로 분배한다.

(3) 재난 패러다임: 안전 및 보안

일차반응자는 재난에 대한 의료 행위와 자신의 안녕의 문제 사이의 균형을 유지해야 한다. 따라서 반응자의 일차적인 업무는 즉각적인 환자의 처치가 아니라 현장평가이다. 현장의 안전성 평가를 먼저 시행하고 ICS로 연락해야 한다. 현장의 안전평가가 선행되지 않는다면 치명적일 수 있고 추가적인 사상자 발생의 위험이 높다. 현장 안전팀은 목격자가 피해자를 감독되지 않은 상태에서 구출하거나 이송하는 것을 통제해야 한다.

폭발사고 후에 추가적인 폭발이 발생하는 것이 특별한 관심사이다. 산업재난 후에 이차폭발이 발생할 수도 있고 이차결합 장비에 의한 폭발로 인하여 발생할 수도 있다. 일차반응자는 방사선, 생화학적 오염의 가능성도 고려해야 한다. 따라서 반드시 방사선 오염에 대해 선별검사를 해야 하고 방사선 안전부서와 긴밀하게 협력해야 한다. 방사선활성 물질에 의한 오염은 명백 하지 않을 수 있으므로 테러 관련 폭발사고가 발생한 경우에 반응자는 항상 의심하고 조사를 시작해야 한다.

TEE는 종종 건축물의 불안정을 유발하고 깔려있거나 다친 환자들의 처치를 어렵게 한다. 911테러의 경우에서도 대부분의 사망자는 건물이 붕괴되면서 매몰된 구조인력들이었다.

드물게 병원이 일차공격목표가 되기도 하므로 대체 장소로 옮기는 계획을 미리 준비해 두어야 한다. 피해자와 가족들의 혼란된 흐름을 막기 위해 병원으로의 접근은 통제해야 한다. 모든 권한을 부여받은 직원들은 적절한 배지를 착용해야 한다. 테러리스트의 공격, 도시폭동 등 모든 상황에서 병원 보안요원은 모든 방문자와 환자들을 상대로 무기와 폭발물의 소지여부를 검사해야 한다. 전투에서 의사들은 체강 내에서 폭발 전의 무기를 발견하고 해제해야 하는 경우도 있으며 경찰폭탄부서나 군무기전문가의 도움을 받기도 한다.

(4) 재난 패러다임: 위험 평가

위해인자 평가는 현장을 끊임없이 재평가하는 것이다. 폭발현장에서 응급의료를 제공하기 위해 다양한 위해와 위험을 평가해야 한다.

- 동력선의 손상여부
- 현장의 조직파편과 외상 여부
- 화재와 화상 환자의 여부
- 현장에서 혈액과 체액의 여부
- 위해물질의 여부
- 연기나 독성 물질 흡입물의 여부
- 건축물 붕괴나 붕괴 가능성이 있는 건물의 유무
- 현장에 이차장치의 가능성에 대한 보고 유무
- 생화학/방사선 물질 노출의 가능성

(5) 재난 패러다임: 지원

대량의 TEE는 지역사회의 의료자원을 빠르게 능가하며 추가적인 응급의료체계, 의료인력, 구조인력과 자원을 필요로 한다. 지역사회의 정책 입안자는 사상자의 적절한 분포와 의료인력을 적재적소에 배치하기 위하여 이송과 원조협약을 미리 확립해야 한다. 사상자의 수가 구조자의 수를 능가할 경우 목격자나 경미한 손상의 생존자가 의료 보조를 위해 동원되기도 한다.

특수한 상황에서는 오염제거, 유해물질(HAZMAT) 부서, 폭발물 처리반, 방사선 안전부서, 시체안치소 직원들이 임무를 수행한다. 건축물이 붕괴되거나 희생자가 파편에 매몰될 경우 특수 훈련을 받은 도시 안전 수색구조팀(urban search and rescue teams, USAR), 콘크리트나 철근 노동자, 건축 엔지니어의 도움이 필요하다. 크레인, 땅 고르는 기계, 불도저 같은 산업장비도 필요하다. USAR는 물리적, 전기적, 탐색견 수색과 구조물 안정성, 유해물질 평가, 중장비 운전을 도울 수 있다. 언론매체는 가족원조센터나 이차치료시설의 위치와 같은 유용한 정보를 대중에게 전파하는 데 도움을 줄 수 있다. 지역의 자원이 고갈될 경우 주, 연방 또는 군용 자원까지 요청할 수 있다.

(6) 재난 패러다임: 중증도 분류 및 처치

재난피해자의 중증도 분류와 처치는 일상적인 응급진료와 다르며 TEE 상황에서의 중증도 분류 프로토콜은 일반적인 외상 환자 MCI 프로 토콜과도 다르다. 몇 가지 독특한 임상적 특징이 있고 사상자의 수가 월등히 많다. 응급의료 체계 제공자는 소수의 개개인에게 최대한의 처치를 제공하도록 훈련받았으나 재난 시에는 제한된 자원으로 "가능한 다수의 사람에게 최선의 처치"를 제공해야 한다. 재난 시 일차반응자의 목표는 가용 자원과 인력으로 가능한 많은 생존자를 구하고 고통을 경감시키는 것이다.

(7) 중증도 분류

Triage는 즉각적인 치료의 필요성과 치료로 인한 회복 가능성에 근거하여 사상자를 분류하는 과정으로 정의될 수 있다. 역동적인 과정으로 다수 사상자의 치료와 이송의 우선순위를 정해야 한다. 정확한 Triage는 의료기관과 기구의 급성기 부담을 덜어줄 수 있다. 대개 입원할 만큼 심각한 환자는 10~15% 정도지만 상황에 따라 달라지므로 의료기관과 종사자는 가능한 대량 환자에 대해 대비해야 한다. 효율적인 Triage는 가용한 병원에 공평하고 합리적으로 환자를 배분하여 처치 부담을 감소시킬 수 있다. 재난 발생 직후 혼란기(chatotic phase)가 시작되고 리더의 부재가 특징적이다. 혼란기 동안에는 다친 피해자들이 스스로 대중교통 등을 이용하여 어떠한 처치도 받지 못한 채 현장에서 탈출한다. 오클라호마 시 폭탄테러 시에도 반수 이상의 환자들이 개인 차량을 이용하여 병원으로 직접 이동하였고 이중에는 치명적인 손상을 입은 희생자들도 있었다. 희생자들이 스스로 현장을 벗어날 때는 가장 가까운 병원으로 가는 습성이 있으므로 체계화된 피난체계를 통해 환자 배분 시 이러한 사실을 고려해야 한다.

혼란기는 IC팀이 도착하면서 끝난다. 일차반응자가 도착하기 전에 희생자나 목격자들이 폭발장소로부터 벗어나는 것으로 시작하여 중증도 분류를 시작하기도 한다. 일차반응자가 도착하면 재편성 단계가 시작되고 일차 중증도 분류가 시작된다. 혼란스러운 상태에서 MASS 중증도 분류 체계와 같이 간단하고 명확한 분류체계만이 성공적으로 적용될 수 있다. 글라스고우혼 수척도의 운동부분은 중증 손상 평가와 강한 상관관계를 보이며 현장 중증도 분류에서 94.6%의 민감도를 보여 MASS 중증도 분류 체계에 접목되었다. TEE 사상자들은 다발성 손상이 입은 경우가 많아 중증도 분류가 어려운 경우가 많기 때문에 전문가들은 신속한 환자평가에 익숙한 제공자들이 중증도 분류를 시행할 것을 권고한다.

① MASS 중증도 분류 – 보행가능 여부(Move)

보행이 가능한 환자는 환자 수집소로 모이도록 지시한다.

보행이 불가능한 환자는 팔이나 다리를 움직이도록 지시한다. 모두 움직일 수 없는 환자가 최우선권을 가진다. 단순한 분류법이지만 즉각적인 처치를 필요로 하는 환자를 찾아내는 데 매우 유용하다. 폭발 사고 후에는 고막이 손상되는 경우가 흔하기 때문에 피해자들이 청각장애가 있을 가능성도 고려해야 한다. 한 연구에 의하면 입원환자의 22%에서 고막천공이 발견되었다.

② MASS 중증도 분류–평가(ASSESS)

환자를 평가하여 움직일 수 없는 사람이 최우선권을 가지고, 움직일 수 있으나 걸을 수 없는 사람이 다음 단계의 우선권을 가진다. 폭발손상 환자에서는 일차와 이차폭발 손상의 증거를 평가해야 하고, ABC에 문제가 있거나 일차손상이나 중증 이차손상의 증거가 보이면 긴급(immediate)으로 분류해야 한다.

③ MASS 중증도 분류–분류(Sort)

중증도 분류 카테고리로 분류해야 한다. 군대 카테고리가 사용되며 전투상황에서 유용하게 사용되어왔고 다수 사상자가 발생한 상태에서 자원을 절약할 수 있도록 해준다. 모든 움직이지 않는 환자는 "immediate"나 "expectant"로 분류되고, 보행이 불가능한 환자는 "immediate"나 "delayed", 보행이 가능한 사람은 "delayed"나 "minimal"로 배정된다. 다시 한번 명심할 것은 분류과정은 역동적인 과정이며 카테고리는 계속 변할 수 있다(표 3-22).

표 3-22 MASS 중증도 분류

긴급(Immediate/Red)
즉각적인 처치가 없으면 치명적인 손상 시간과 자원을 과도하게 소모하지 않으며 생존 가능성이 높아야 한다. • 기계적인 기도폐쇄 • 흡인성 흉부손상(sucking chest wounds) • 긴장성기흉 • 기도폐쇄의 위험이 높은 악안면손상 • 불안정한 흉부와 복부의 상처 • 불완전한 절단 • 많은 출혈(exsanguinating hemorrhage) • 체표면적 15~40% 이상의 2/3도 화상
응급(Delayed/Yellow)
예후에 심각한 영향을 미치지 않으면서 수술적 처치까지의 지연을 견딜 수 있는 상태 • 내장손상의 가능성이 있지만 심각한 출혈이나 GI PBI가 없는 안정성 복부손상 • 죽은조직 제거술(debridement)이 필요한 연부조직손상 • 기도폐쇄의 위험이 없는 악안면손상 • 외상성압좌손상 • 지혈이 되는 외상성 절단 • 고정된 경추손상 • 호흡곤란이 없는 연기흡입 • 곁순환이 적절한 혈관손상 • 수술, 죽은조직 제거술, 외고정이 필요한 주요 정형외과 손상 • 대부분의 안과와 중추신경계 손상

④ MASS 중증도 분류–이송(Send)

우선순위와 가용 자원을 토대로 이송해야 한다. Immediate, Delayed 순으로 병원으로 이송하며 Minimal은 현장처치소에서 치료하거나 이차 치료기관으로 이송한다. Expectant는 현장에서 치료하고, 재분류 후에 자원이 충분하다면 치료 구역이나 병원으로 이송한다.

⑤ 긴급처치(Immediate treatment)

TEE에서 응급의료진은 다양한 형태의 손상과 접하게 되지만 대부분의 손상은 익숙한 관통상, 둔상, 열 손상이고, 의료팀에게 전문외상소생술이나 전문화상소생술을 교육하여 환자들에게 체계적으로 접근할 수 있도록 해야 한다. 중증 외상 환자의 경우 신속한 판단과 동시에 처치가 이루어져야 하며 첫 단계로 ABCDE system을 이용해 신속하게 일차 조사를 시행한다.

- **A–기도(Airway)**

기도가 손상될 경우 빠르게 사망할 수 있어 기도에 대한 평가와 처치가 첫 번째로 이루어져야 한다. 환자가 말을 할 수 있으면 기도개방성은 유지되며 호흡음이 시끄러우면 부분적인 폐쇄가 있는 것이다. 초기 처치로 하악견인, 두부 후굴-하악거상법이나 경구/경비기도 삽입, 이물 제거 등을 시행해야 한다. 환자가 기도를 방어할 수 없거나 호흡곤란이 심한 경우에는 전문기도처치가 필요하다. 기도확보와 경추보호가 동시에 시행되어야 하지만 건물 붕괴의 위험이 있을 경우 경추보호 보다는 신속한 대피가 중요하다. 건물 붕괴의 위험이 있을 경우 반응자는 건물 안으로 들어가서는 안 된다.

- **B–호흡(Breathing)**

기도 개방이 적절한 환기를 보장하지는 않는다. 호흡음과 흉벽 운동을 평가하고 산소를 투여한다. 손상환자는 기도 유지와 무관하게 심각한 폐 손상을 입었을 수 있다. 산탄에 의해 긴장 기흉, 둔상에 의한 폐좌상과 동요흉, 압력손상과 공기색전증후군 등이 그 예이다. 호흡음이 비대칭적일 경우 종격동 편위를 시사하는 기관편위 유무를 확인하여 긴장성기흉과 대량혈흉의 가능성을 생각해야 하고, 즉시 바늘감압술이나 흉관삽입을 시행해야 한다. 인공호흡기가 부족할 경우에는 목격자나 가족에게 감독 하에 삽관된 환자를 환기시키는 법을 교육해야 한다. 공기색 전증후군의 위험이 있으므로 기도압은 최소화한다. 또한 Blast lung이 의심되는 경우에는 항공이송이나 전신마취 전에는 예방적 흉관 삽관이 권고된다.

- C-순환(Circulation)

기도와 호흡이 확보되면 다음 단계는 효율적인 순환을 유지하는 것이다. 폭발 피해자에서 저혈압은 일차손상에 의한 출혈, 위장관출혈, 고형 장기 손상, 공기색전증, 미주신경반사에 의해 발생할 수 있다. 첫 단계는 외부출혈병소를 지혈하는 것이다. 출혈점을 직접 압박하거나 압박드레싱을 하고 만약 지혈이 되지 않는다면 압박대나 지혈제 등을 고려해야 한다. 치명적인 출혈이 조절되면 활력징후와 관류상태를 평가하여 혈역학적 상태를 확인한다. 관류상태는 의식수준, 피부색과 체온, 말초맥박, 모세혈관 재관류 시간 등을 평가하여 확인한다. 긴장성기흉이나 저산소 혈증이 없는 상태에서의 쇼크는 출혈성 쇼크로 추측한다. 저혈량성 쇼크는 차고 축축한 피부, 창맥, 약한 맥박을 보이며 현장에서는 외부출혈의 조절부터 시작해야 한다. 외부출혈이 조절된 상태에서 계속 쇼크 상태라면 정질액이나 교질액을 신속하게 투여하고 혈역학적 상태가 빠르게 호전되지 않는다면 농축적혈구의 신속한 수혈을 고려해야 한다. 조절되지 않는 출혈에서 산소운 반 혈액 대체제와 인자 VIIa의 사용도 연구 중이다. 최근 미군에서는 외상성 출혈성 쇼크 환자의 처치 권고안을 제시하였는데 조절되지 않는 내부 출혈이 있는 경우 환자가 의식을 잃을 경우 소생술을 시행해야 하고 의식이 호전될 때까지(수축기 혈압 80~90 mmHg 또는 평균동맥압 65 mmHg 정도) 소생술을 시행해야 한다. 그러나 임상이나 실험 연구에서는 대량의 수액을 투여하거나 신속 수혈 시 오히려 출혈과 사망률이 증가하는 것으로 보고된다. 이러한 권고안은 출혈을 최소화하고 자원을 보존하기 위한 재난 상황에서만 따르는 것이 합리적일 것이다.

- D-장애(Disability)

초기 신경학적 상태 평가는 추가적인 처치와 예

표 3-23 글라스고우혼수척도

개안반응	언어 반응	운동	점수
무반응	무반응	무반응	1
통각에 의한 개안	이해 불가능한 소리	통각에 대한 신전반응	2
음성 명령에 의한 개안	부적당한 언어	통각에 대한 굴곡반응	3
자의적 개안	혼동	통각에 대한 회피성 굴곡	4
	지남력 반응	통각의 지적	5
		명령에 따른 반응	6

후 결정을 위해 필수적이며 수술이 필요한 심각한 두부 손상을 빠르게 평가할 수 있다. 동공 크기와 반응, 사지의 운동기능, 글라스고우혼수 척도를 이용한 의식수준은 상태를 신속하게 결정할 수 있다 (표 3-23).

- E-노출(Exposure, Elimination, Environmental control)

중증 손상을 놓치지 않기 위해 환자의 의복을 모두 제거하고 검사한다. 경찰이나 EOD 등의 도움을 받아 무기 소지, 화학오염, 법의학적 증거 등을 찾아본다. 마지막으로 소생술 동안 저체온증이 발생할 수 있기 때문에 따듯한 수액 정주, 담요, 외부 환경의 차단 등을 가능한 빨리 시행한다.

일차조사 동안 모든 치명적인 손상을 찾아내고 치료한 후에 이차조사를 시작한다. 이차조사는 머리끝에서 발끝까지 자세한 신체검사와 적절한 검사실 검사와 방사선검사의 시행, 위관, 요도관 삽입, 다른 적절한 치료를 시행하는 것이다. 대량 환자가 발생한 경우에는 평상시 수준의 외상 처치가 이루어지기 힘들며 자원이 필요한 만큼 확보될 때까지는 처치 수준을 일시적으로 낮춰야 한다.

(8) 재난 패러다임: 소개(Evacuation)

TEE의 종류와 손상 기전과 상관없이 적절한 의료기관으로 이송되어 치료를 받는 것이 사상자에게 가장 득이 된다. 병원 전 중증도 분류는 상급 의사가 시행하여 특정 손상을 처치할 수 있는 병원으로 환자를 보내야 한다. 특정 병원에서 환자가 집중되지 않도록 하고 이성적이고 평등하게 분포시켜야 한다. 현장 중증도분류 담당관은 지역병원과 이송능력에 대해 충분한 정보를 가지고 있어야 한다. 화상, 소아 손상, 다발성 손상, 고압산소치료가 필요한 특정 손상은 적절한 특수병원으로 보내야 한다.

이송계획은 경증 손상환자를 이송할 이차병원의 목록도 포함해야 한다. 상대적 경증 환자들은 원활하게 운영되던 응급실도 마비시킬 수 있고, 현장에서 아직 이송되지 못한 중증 손상환자를 위한 자원을 정체시킨다. 지역사회에 재난을 위한 충분한 의료자원이 있는 경우에도 자원의 사용이 공평하게 배분되지 않는 경우도 흔하다. 다수의 사상자가 가장 가까운 의료기관으로 이동하기 때문에 다른 지역의 병원들은 피해자를 전혀 받지 못하는 경우가 있다.

폭발손상 환자의 항공이송을 위해서는 특별한 고려가 필요하다. 헬기이송은 압력손상을 악화시킬 수 있고, 고도가 높아지면 저산소증이 악화될 수 있다. 기흉이 커질 위험이 높아 예방적 흉관 삽입이 필요하다. 항공이송을 피할 수 없다면 가능한 낮은 고도로 비행하고 비행기 이송 시 기내를 5,000~8,000 피트로 가압해야 한다. 항공이송 자원은 제한적이며 악천후나 911 당시처럼 공항이 폐쇄된 경우 사용할 수 없다.

(9) 재난 패러다임: 회복(Recovery)

현장에서 대부분의 사상자가 이송되면 회복기가 시작된다. 남아있는 희생자들은 수색과 구조팀이 구출할 수 있고 실종된 사상자를 찾기 위해 현장을 재조사해야 한다. 병원전 서비스는 철수하고 인프라를 재건한다. 병원에서는 우선순위에 따라 최종 처치를 시행하고 적절한 추적관찰을 시행한다.

회복노력에서 참여했던 반응자들에 대한 정신적인 상담이 필수적이다. TEE에 있지 않았던 사람들도 급성스트레스 반응을 경험한다. 마지막으로 시스템의 전반적인 성공과 부족분을 결정하기 위해 사고 후 관리에 대한 심도 깊은 분석을 반드시 시행한다.

4) 외상 및 폭발사고의 손상 유형과 처치

(1) 특정 손상의 처치

일반적인 둔상과 관통상 외에 폭발손상, 화상, 압좌손상 등 다양한 임상분양의 손상이 발생한다. 체조직이 손상된 기전에 따라 특정손상을 진단하고 치료하기 위한 접근법이 필요하다. 치명적 손상을 입은 대부분의 환자가 즉시 사망하지만, 주로 2차, 3차 손상 환자 중 10~15%의 사상자는 적절한 처치로 생존할 수 있다.

(2) 폐폭발 손상과 동맥공기색전

① 폐의 폭발손상

호흡계의 손상이며 "blast lung"이라고도 불린다. 큰 압력차가 발생하면 섬세한 폐포벽이 찢어지고 폐포-모세혈관 경계면이 파괴되어 다 초점성(multifocal) 출혈, 혈흉, 기흉, 외상성 기정, 폐포-정맥루가 발생한다. 기도와 늑강 사이가 교통되면 기흉이 형성되고 급속도로 호흡부전이 발생할 수 있다. 폐의 일차폭발손상의 증상과 징후는 호흡곤란, 빈호흡, 흉곽팽창 장애, 객혈, 호흡음감소, 천명음이 발생할 수 있다. 폐포-정맥루가 생기면 공기색전증이 발생할 수 있다. 공기색전증이 발생하면 급성신경학적 장애를 동반한 뇌졸중의 증상과 징후가 가장 흔하게 나타나며 공기방울이 관상동맥을 막으면 급성 관상동맥증후군의 증상과 징후가 나타난다. 입자에 의한 자극, 기저 심폐질환의 악화도 비슷한 증상을 나타내지만 폭발 후의 호흡곤란은 폭발 손상을 제일 먼저 고려해야 하고 폭발손상에 준해서 치료해야 한다. 흉부방사선 사진에서 폐문을 중심으로 한 침윤소견, 특징적인 "Butterfly" 형태가 보일 수 있다.

폐 일차폭발손상의 치료는 압력손상의 효과를 교정하고 가스교환을 보조하는 것이 주된 치료이다. 수 분에서 수 시간 이내에 급성호흡부전이 발생할 수 있다. 폭발 직후 심한 호흡곤란이나 대량객혈을 보일 경우 생존 가능성이 감소하며 전문기도 유지술을 통한 기도를 확보해야 한다. 경증에서 중등도의 호흡곤란이 있는 경우 단순 경구와 경비기도 삽입으로 충분하다. 안면 마스크나 비재호흡성 마스크로 산소화를 보조해야 한다. 모든 비대칭적인 호흡음을 가진 사상자는 기흉의 가능성이 있으므로 바늘흉관 삽관술이나 흉관삽입술을 시행하여 감압한다. 폐 폭발손상의 가능성이 있는 환자에서 기관삽관을 시행한 경우에는 과호흡을 피하고 가능한 낮은 기도압을 유지한다. 양압 환기는 긴장성 기흉을 유발하거나 악화시킬 수 있고, 가스색전 증후군을 유발할 수 있다. 양압 환기 전에 예방적 양측성 흉관삽입을 권하는 사람도 있다. 기계적 환기가 필요한 경우 기도압을 35 mmHg 이하로 유지하면서 산소화를 촉진하기 위하여 압력조절환기와 허용 고탄산혈증을 이용한다. 치료 불응성 저산소혈증이 지속될 경우 급성호흡곤란 증후군에서 사용되는 환기법들-압력조절역비환기(pressure-controlled inverse ratio ventilation) 분리폐환기(independent lung ventilation), 고빈 도제트환기(high frequency jet ventilation)와 마지막으로 체외산소

보조기(ECMO)를 사용한다. 양압 환기를 시작한 후에 환자 상태가 악화되면 동맥공기 색전 때문인 경우가 흔하다.

② 동맥공기색전(Arterial gas embolism, AGE or AAE)

폐 일차폭발손상의 무서운 합병증은 AGE로 폭발 후 1시간 내 사망의 가장 흔한 원인으로 여겨진다. 공기색전은 폐혈관과 기관지 가지 사이의 파괴로 형성된 직접적인 통로에서 발생한다. 정맥압이 낮거나(저혈량증) 기도압이 높아져(양압환기, 긴장기흉) 압력차이가 발생하면 공기가 폐정맥계로 들어간다. 중요한 사실은 폐 일차압력손상의 임상적 증거가 있는 경우에만 발생한다는 사실이다. AGE는 기관삽관과 양압환기 직후에 급속하게 악화되는 양상을 보이며 소생술에도 잘 반응하지 않는다. 모든 혈관이 공기방울에 의해 폐쇄될 수 있고 관상동맥과 뇌순환의 폐쇄가 가장 치명적이다. 공기방울 2 ml 만 뇌순환에 주입해도 치명적이다. 각막혈관 폐쇄에 의한 실명, 대뇌혈관폐쇄에 의한 국소신경학적 징후와 의식변화, 관상동맥폐쇄에 의한 허혈성 흉통 등 색전폐쇄의 위치에 따라 증상과 징후가 나타난다. 피부에 공기색전이 생기면 피부가 붉은 색을 띤 푸른 얼룩덜룩한 변색-대리석피부(cutis mamorata)가 생긴다. 혀가 창백해지기도 한다. 사고 직후 일차폭발 손상만 있는 환자에서 급사의 원인일 가능성이 높다.

의심되는 경우 치료는 산소를 투여하는 것으로 시작된다. 산소를 투여하면 가스교환도 호전 되고 동맥공기방울의 흡수도 촉진시킨다. 일차 목표는 추가적인 동맥공기색전의 위험을 낮추기 위하여 기도압을 혈관압력보다 낮게 유지하는 것이다. 기계환기 중인 환자에서는 산소화와 환기를 유지하는 최소 기도압을 유지해야 한다. BVM을 과도하게 시행해서도 안 된다. 손상된 폐를 알아낼 수 있다면 폐포압이 혈관압보다 낮아지도록 좌심방에 아래쪽 자세를 취한다. 편측 손상이 있다면 건측 폐로 삽관을 시행하여 선택적 환기만을 시행한다. 우측 주기관지 삽관은 정상 삽관상태에서 튜브를 말단부로 밀어 넣기만 하면 99% 성공한다. 좌측 주기관지 삽관은 환자의 머리를 우측으로 90° 돌린 상태에서 튜브를 180° 회전시켜 밀어넣으면 92% 성공한다. 경추 손상이 의심되면 삽관된 튜브를 90° 반시계 방향으로 돌려 전진시킨다. 폐 격리와 소생술이 성공적이지 않으면 즉시 개흉술을 시행하여 폐문을 클램핑한다. 최종적 치료는 고압산소치료이다. 비 응급수술은 연기해야 하고 즉시 수술이 필요한 경우 국소마취나 부위마취가 선호된다.

(3) 압좌손상과 구획증후군

① 압좌손상

폭발 후 건축물이 붕괴되어 피해자가 조각들 아래에 끼일 경우 흔하다. 많은 골격근이 20분 이상 지속적으로 압력을 받을 경우 관류 장애가 발생하여 조직허혈과 횡문근용해가 발생한다. 세포막이 손상되면 나트륨, 칼슘이 상승하고 수분이 세포 내로 이동하며 칼륨, 인산, 젖산, 미오 글로빈, 트롬보플라스틴과 크레아티닌활성효소(CK)가 세포 외로 나와 전신순환계에서 독성을 보인다. 얄궂게도 압좌력이 외력이 제거될 때까지는 이러한 독소들이 전신순환으로 들어가는 것을 방해한다.

② 압좌증후군

압좌증후군은 재관류손상과 외상성 횡문근용 해의 전신적인 임상증상이다. 매몰된 피해자가 구조되면 손상조직으로의 혈류가 재개되면서 독소가 배출되고 다양한 대사장애가 나타나는 것이 특징이다. 압좌증후군은 ① 근육 덩어리의 연루(involvement) ② 국소 관류장애 ③ 지속적인 압박으로 이루어진다. 심한 고칼륨혈증은 대량의 근육이 파괴될 경우 발생하며 부정맥과 심정지가 발생할 수 있다. 저칼슘혈증은 용해된 근육에서 다량의 인산이 분비되며 유발될 수 있는 다른 조기합병증이다. 대량의 나트륨과 수분이 손상된 근육조직으로 이동하여 third spacing이 발생한다. 이러한 상대적인 저혈량상태는 고칼륨 혈증, 저칼슘혈증에 의한 수축억제작용과 결합하여 심각한 쇼크를 유발할 수 있다.

급성신부전과 파종혈관내응고는 압궤손상의 후기 합병증으로 높은 사망률, 이환율과 상관관계에 있다. 압궤손상 후 소생술이 지연될 경우 신부전이 발생할 위험이 높다. 급성 신부전은 복합적인 인자-체액결핍, 대사성산증, 신혈관수축, 신독소 분비, 말초세뇨관에 침착된 미오글로 빈-에 의해 발생한다. 손상조직에서 분비된 트 롬보플라스틴은 응고장애와 파종혈관내응고를 유발한다. 미오글로빈혈증이 심하면 혈장을 분홍색으로 물들이고 소변은 갈색으로 나온다. 심전도는 고칼륨혈증 소견을 보일 수 있다.

압좌손상증후군의 치료는 압좌손상을 조기에 적극적으로 치료하는 것이 가장 효과적이다. 즉시 혈량을 증가시키고 주요 대사장애를 진단하고 치료하며 횡문근용해로 인한 급성신부전을 예방하고 신부전이 발생한 경우 적절하게 치료한다. 수액처치는 논란이 있으나 수액을 정주할 수 있는 사지가 노출되는 대로 생리식염수 정주를 시작하고 가능하면 완전히 구출하기 전에 시작해야 한다. 수액처치를 시작하기 전에는 완전히 구출하지 말 것을 권하는 사람도 있다. 수액 처치를 결정하기 위해 혈압, 중심정맥압, 뇨량을 감시해야 한다. 생리식염수가 최선의 정질액이며 링거액은 칼륨이 함유되어 있어 사용하면 안 된다. 주입속도는 시간 당 1~1.5 L이고 미오글로 빈뇨증이 멈출 때까지 시간당 뇨량을 200~300 cc로 유지해야 한다. 적극적인 수액투여는 미오글 로빈과 요산처럼 신장에 침착되는 다양한 물질을 희석한다. 다량의 수액이 필요하지만 재난 시에는 환자에 대한 긴밀한 감시가 불가능하므로 더 적은양을 신중하게 투여해야 한다. 미오글로빈의 침착과 고칼륨혈증의 위험을 낮추기 위해 중탄산염의 투여를 주장하는 사람도 있다. 하지만 저칼슘혈증을 악화시킬 수 있고 칼슘인 산염이 다양한 조직에 축적될 수도 있으며 전향적인 연구의 결과가 없다. 만니톨의 투여도 논란이 있다.

고칼륨혈증의 치료는 심독성의 징후(높고 뾰 족한 T파, QRS 확장>0.12초)가 보이면 시작해야 한다. 인슐린과 포도당(50% dextrose 50 cc + RI 10 unit), 베타2 길항제 흡입은 세포외 칼륨을 일시적으로 세포 내로 이동시킨다. 칼륨교환 수지(kayexelate 30~60 g 경구/직장 투여)는 칼륨의 장내 제거를 촉진하지만 작용시간이 느리다. 칼슘정주는 근괴사로 인한 고인산혈증이 있을 경우 비효율적이며 칼슘인산염이 형성되어 전이성 석회화를 형성한다. 따라서 중증 고칼륨 혈증이나 증상이 있는 저칼슘혈증(강직, 경련) 시에만 투여해야 한다. 고칼륨혈증이나 산증, 급 성신부전이 지속될 경우 응급투석이 필요하다. 투석기계와 전력이 부족한 경우 복막투석과 지속적동정맥혈액투석(CAVH) 모두 효과적이다.

③ 구획증후군

구획증후군도 압좌손상의 합병증이다. 근육 구획을 싸는 섬유성집(sheath) 내부 조직에 부종이 발생하면 구획압이 증가하면서 내부의 신경과 근육에 추가적인 손상이 발생한다. 초기에는 증상이 명확하지 않고 정상처럼 보인다. 구획증후군의 초기 증상은 사지의 수동적인 운동에 의해 유발되는 심한 통증이다. 상처 가장자리의 발적과 인접 피부에 수포가 나타날 수 있고 진행 되면 혈압이 떨어지거나 쇼크 증상이 나타난다. 심한 압통, 멍, 부종이 생기고 척수손상 증상처럼 감각저하와 이완마비가 나타나지만 괄약근 긴장은 정상이다. 말초맥박은 있을 수도 있고 없을 수도 있다. 현장 근막절개술은 논란의 여지가 있으며 출혈과 감염의 위험이 잠재적 이득에 맞서고 있다.

(4) 외상질식(Traumatic asphyxia)

외상질식은 지진과 같은 자연재난 후에 더 흔하지만 건물붕괴나 군중이 갑자기 몰릴 경우(crowd surge) 발생하는 둔상의 흔한 형태이다. 외상질식은 무거운 물체가 흉곽을 압박하여 흉곽으로 가는 혈류를 차단하고 호흡을 방해하여 발생한다. 흉곽과 상대정맥에 과도한 압력이 가해지면 판막이 없으므로 우심장에서 두경부의 큰 혈관으로 혈류가 역행한다. 소아는 흉곽이 더 유연하여 상대적으로 외상질식이 더 많이 발생한다. 초기 충격에서 생존한 환자들의 예후는 비교적 양호하며 자연관해 된다. 증상과 징후는 호흡곤란, 흉부 출혈반(ecchymoses), 안면부종과 청색증, 결막하/각막 출혈, 두경부와 흉부의 점상출혈이 나타난다. 대뇌허혈로 의식변화, 경련, 코마가 발생하기도 한다. 이환과 사망은 장시간의 호흡장애와 무산소뇌손상 때문에 발생한다.

압력을 빨리 제거하는 것이 생존을 결정하는 가장 중요한 인자이다. 사망은 대개 호흡부전으로 인해 발생하며 이환은 신경학적 손상 때문에 발생한다. 따라서 호흡과 신경계 보조가 주된 치료이다. 기도확보와 환기보조가 최선이며, 폐좌상, 흉곽손상, 기흉, 급성호흡곤란증후군의 발생과 같은 동반손상을 예측하고 적절하게 치료해야 한다. 흉부단순방사선이나 전산화단층촬영으로 손상의 윤곽을 확인할 수 있다. 뇌출혈은 정맥동의 충격을 흡수하므로 드물지만 신경학적 증상이 있는 환자는 반드시 머리 CT 촬영을 시행한다. 신경학적 증상은 대부분 24~48시간 이내에 특징적으로 호전되고 장기 후유증은 드물다.

(5) 탄도에 의한 둔상(Blunt ballistic injury)

폭동 후에 흔하며 고무탄환, 방탄복에 박힌 일반탄환에 의해 발생한다. 고무탄환은 군중해산과 "치명적이지 않은 경찰력"을 위해 전 세계적 경찰에서 사용된다. 치명적이지 않은 것으로 분류되지만 두 가지 모두 심각한 손상을 유발할 수 있다. 방탄복은 권총과 같은 낮은 속도의 미사일의 관통을 막아주지만 미사일이 관통되지 않아도 충격에너지가 내부로 전달되어 심각한 손상을 유발할 수 있다. 대부분 미사일이 관통은 막아주지만 피부가 정상으로 보이더라도 그 내부의 심장, 간, 비장, 폐, 척수가 손상될 수 있다. 발적, 출혈반, 압통이 보이고, 피하기종, 염 발음, 골격 연속성 소실 등이 나타난다.

비관통성 탄도손상 환자는 자세히 관찰해야 하며 특히 복부손상이 있는 경우 주의한다. 단순 방사선검사는 남아있는 이물이나 골절을 진단할 수 있고, 연속 복부검사와 전산화단층촬영은 지연성으로 발현할 수 있는 내부 장기의 손상을 찾아낸다.

(6) 관통상

폭동, 전쟁, 학교와 직장에서의 총격사고, 폭발 후에 다수의 관통상 환자가 발생한다. 미사일이 조직을 통과하며 운동에너지를 발산하며 손상이 발생한다. 조직의 생물학적 특성과 발사체(projectile)의 물리적 특성에 따라 손상이 결정된다. 발사체의 크기, 모양, 속도, 변형되거나 회전되는 성향이 중요하다. 상처의 정도는 운동에너지의 양과 상관있다. 에너지가 방출되면 조직 견인과 공동화가 발생하고 손상은 조직밀도와 탄력성에 따라 결정된다.

발사체는 상업적으로 대략 음속 1,100 피트/초를 기준으로 저속과 고속으로 구분된다. 전쟁에서 사용되는 고속무기는 일반인이 사용하는 저속무기보다 심각한 조직파괴를 유발하는 경향이 있다. 그러나 저속무기가 뼈에 부딪히거나 변형되고 회전할 경우 심한 관통상을 유발할 수 있다. 고속탄환은 조직을 깨끗하게 관통한다. 어떤 탄환은 파괴력을 증가시키기 위해 특별히 고안되기도 한다. 결국은 발사체와 조직의 상호 작용에 의하여 위해 에너지의 양이 결정되고 임상적 손상이 결정된다.

날카로운 물체가 조직을 누르는 힘이 작용하면 찔린 상처와 꿰뚫는 상처가 생긴다. 임상적 손상은 크기, 모양, 관통깊이, 무기가 신체에 부딪히는 속도, 신체 부위에 따라 달라진다.

현장에서 연부조직 관통상은 지혈과 오염을 막기 위한 드레싱 외의 처치가 거의 필요없다. 불필요한 지혈대의 사용을 피해야 하지만 심각한 출혈이 있을 경우에는 사용해야 한다. 박힌 물체는 제거하지 말고 손이나 부피가 큰 드레싱으로 고정한다. 병원에서 치료는 상처의 종류와 위치, 조직 파괴량, 혈역학적 상태에 따라 결정한다. 미사일 통과경로는 사입부와 사출부, 체내에 사출물의 위치로 추정한다. 신체검진과 방사선검사 후 얻은 객관적 자료는 손상된 구조를 추측하고 치료를 결정하는 데 필요한 정보를 제공한다. 혈역학적으로 불안정한 모든 흉복부 관통상은 응급수술이 필요하다.

탄도관통상은 일반적으로 특히 이차폭발손상 때문에 매우 오염되어 있다. 적절한 죽은 조직 제거술이 반드시 필요하며 깊은 상처는 바로 봉합하지 않고 5일 후에 지연봉합 한다. 고속산탄에 의한 표재성 부위는 매우 양호해 보이지만 모든 흉복부의 관통상은 적절하게 탐색해야 한다. 파상풍 예방과 광범위 항생제를 투여해야 한다.

(7) 소화기계 폭발손상

공기를 함유한 복부 구조물은 폐와 같은 과압력 기전으로 손상되지만 치명적인 폐 손상 증상으로 인해 간과되기 쉽다. 침수상태나 폐쇄공간에서는 폐 손상보다 위장관 손상이 더 흔하다. 대장이 소장보다 공기가 더 많기 때문에 대장이 손상되는 경우가 더 많으며 부종부터 출혈, 천공까지 가능하다. 허혈과 전단(shear) 때문에 장벽이 약해지며 대장이 파열되면 초기에는 대개 대장 파열 초기에는 증상이 잠재되어 있고 뒤늦게 나타난다. 폭발에 의한 전단력 때문에 장간막이 찢어지기도 하지만 폭발 후의 비장관, 비 고형장기 손상은 대부분 일반적인 둔상과 관통상 기전으로 발생한다. 증상과 징후는 비 특이적이며, 복통, 오심, 구토, 설사, 후증, 장음감소, 반발압통, 강직, 직장출혈이 나타난다.

(8) 청각폭발손상(Auditory blast injury)

청각폭발손상은 위장관이나 폐보다 낮은 압력에서도 손상된다. 5 psi 만 증가되어도 고막이 천공된다. 내이가 손상되면 폭발직후의 순간에 무기력하게 만드는 청력소실이 발생할 수 있다. 현훈, 이명, 이통도 흔하다. 한때 고막천공이 위장관과 폐 손상의 효율적인 지표로 생각되었으나 최근 이스라엘의 보고에 따르면 폐 손상이 있는 18명의 환자에서 고막천공은 한 명도 없었다. 하지만 고막파열이 있는 경우 흉부방사선을 시행하고 손상을 배제하기 전에 관찰해야 한다. 초기 치료로 이도를 문지르거나 세척은 금기사항이다. 이도가 부스러기로 가득 찬 경우 항생제를 여러 방울 떨어뜨린다. 고막면 1/3 이하의 천공은 대부분 저절로 치유된다. 큰 천공이 있거나 이소골이 파괴된 경우에는 추가적인 처치를 이비인후과 전문의에게 의뢰한다.

(9) 안손상(Ocular injuries)

이차와 삼차폭발 손상에 가장 이환되기 쉬운 부위이며 28% 이상이 중증 손상을 가진다. 안구 통증과 작열감, 이물감, 시력변화, 안구준위 부종과 좌상 증상이 나타나고, 안검열상, 전방출혈, 각막염, 안과골절, 안구파열 손상이 발생한다. 안손상의 10%에서 천공이 발생하나 초기에는 증상이 거의 없다가 수일에서 수개월 후에 발현하기도 한다. 관대한 안과적 선별검사가 추천된다.

(10) 섬광화상(Flash burn)

폭발 후 발생하는 3,000도까지 달하는 단시간의 고열로 인해 발생한다. 이차화재-대개 폭발 가까이에 있었던 사람에서 발생-가 발생하지 않았다면 대부분 표재성이며 얼굴, 손처럼 노출된 부위에 국한된다. 옷에 불이 붙은 경우 심재성의 광범위한 화상이 생길 수도 있다. 화상은 TEE에서 많게는 31%까지 보고된다. 다른 화상처럼 치료하면 된다. 오염과 체온소실을 막기 위해 깨끗하고 건조한 드레싱을 시행한다. 보정된 Brooke formula(2 mL×체중(kg)×체표면 화상 %)에 따라 시간당 소변양을 30~50 cc 이상으로 유지한다. 항생제 투여와 파상풍 예방접종을 시행한다.

5) 요약

TEE는 의료진이 대비해야 할 재난의 일종이다. 최근의 사건이 보여주듯이 폭탄은 테러리스트의 주된 무기이고 사용 가능성이 있는 무기이다. 폭탄은 비싸지 않고 쉽게 제조할 수 있으며 사용하기도 편하다. 따라서 의료계는 이러한 재난에 대면하기 위한 준비를 할 필요가 있다. 실제적이고 입증된 표준화된 방법으로 재난에 대응하는 것이 좋은 결과를 얻기 위한 최선의 방법이다.

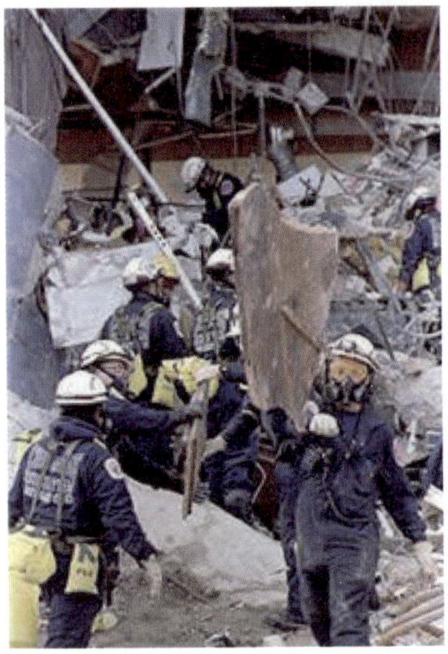

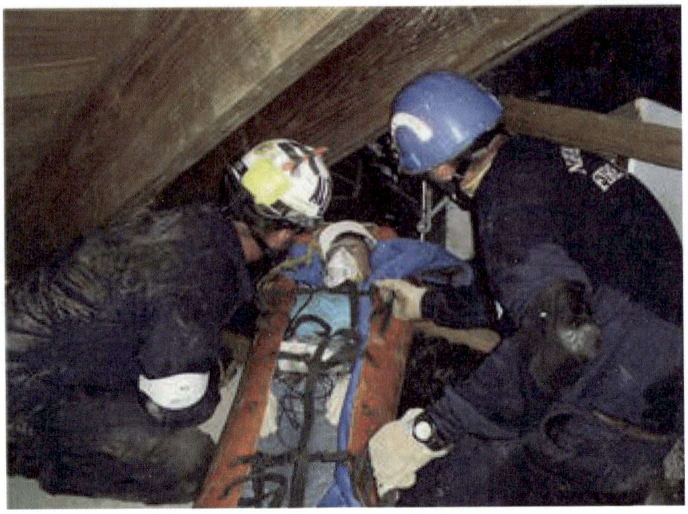

Ⅱ 밀폐공간의학

1. 도입

밀폐공간의학은 이동의 제한과 불리한 환경조건을 갖고 있는 상황에서 붕괴된 구조물에 갇힌 사상자들의 구조와 치료에 관한 새로운 지식 체계로 정의할 수 있는데, 갇혀있는 사람의 의료적 요구에 관한 특별한 지식 체계로 정의하기도 한다.

밀폐공간의 예들로 광산, 동굴, 터널, 붕괴된 빌딩, 고가도로, 농장 저장고, 맨홀, 하수구, 공동구, 좁은 통로 등이 있다.

밀폐공간의학의 목표는 제한된 공간, 인력, 장비에도 불구하고 열악한 환경에서 수준높은 의료를 제공하는 것이다. 종래의 외상 환경 즉, 병원이송 우선의 일반적 접근법과는 다르게 잔해 아래에서는 환자와 구조대원사이의 긴 시간의 상호작용이 진행되기때문에 구급대원만이 출동하여 환자를 응급센터와 중환자 치료구역으로 이송하는 것보다는 오히려 병원전 처치, 응급의학적 처치 단계, 중환자 처치 단계가 현장에서 직접 환자에게 적용되는 것이 종종 필요하다.

큰 사건사고에서는 지역적 의료체계의 한계 때문에 충분한 의학적 지원이 부족하므로 구조한 이후 환자들을 치료할 수 있는 전문 의료인력의 지원이 필요할 수 있다.

이러한 전문 의료인력은 환자의 신속한 평가와 안정화를 통하여 이환율과 사망률을 감소시킬 수 있고 구조작업 과정도 촉진시킬 수 있다. 예를 들어 적절한 진통제의 투여는 구조대원의 눈에 보이는 구조의 명확한 긴급순위를 조정할 수 있고 환자의 협조를 증가시킬 수 있다. 잔해아래 환자에 대한 주의깊은 검진은 척추 고정대없이 구조작업이 가능하게 하여 갇혀있는 공간으로부터의 구조작업 과정들을 단순화시킬 수 있다.

밀폐공간에서 손상이 발생될 때 여러 독특한

병태생리학적 실체들이 보고되고 있다. 추가적으로 구출작업 전에 매몰된 사람을 평가하고 치료하기 위해서는 특별한 테크닉이 필요하다.

1) 역사

밀폐공간의학에 관한 역학의 대부분은 주요 지진들에 관한 기술연구들로부터 나왔다. 압궤손상과 압궤 신드롬의 임상적 내용들은 맨처음 일차세계대전때 독일인에 의해 보고되었다.

미국의 경우 도시탐색과 구조팀(Urban Search and Rescue, USAR)의 활동범위는 굉장히 다양하고, 밀폐공간 구조작업으로부터 얻어 축적된 지식들은 임무의 성공적 수행에 큰 도움이 되었다. 1980년대 말과 1990년대 초의 여러 사건들을 미국 소방당국에서 조사하고 보고하였다. 이러한 사건들은 USAR과 밀폐공간 구조작업에 조직적이고 협력된 접근법이 필요함을 보여줬다. 1988년 공공법률 93-288 (Robert T. Stafford, 재난 구제와 응급 지원법)은 재난에 대응하고, 생존자를 구제하기 위한 지원을 제공하고, 공공보건, 안전, 재산을 보호하기 위한 권한을 연방정부에 부여하였다. 허리케인 Hugo와 Loma Prieta 지진에서 USAR 능력의 결점들이 부각되었고 그 결과 연방응급관리국(FEMA)는 국가적 USAR 시스템을 연방대응계획(FRP)의 응급지원기능(ESF) 9번으로 개편하도록 권한을 부여받았다.

2. 운영적 고려사항

사장자의 구출 및 구조와 초기 안정화 이후, USAR은 사상자들은 인계하기 위해 붕괴지역 바깥쪽 사상자 집합지점에서 ESF-8 (Health & Medical Services) 요소들과 접촉한다. 현재 미국전역에 장비를 갖추고 훈련된 28개의 USAR 팀이 존재하고 있다. USAR팀은 56명의 팀원으로 구성되는데, 각 4개의 기능적 요소들인 탐사팀, 구조팀, 의료팀, 기술팀으로 구성된다. 각 팀원은 적어도 최소 2사람으로 구성된다. 이러한 구성은 팀이 하루 24시간 동안 12시간 교대로 작업하고 충분한 휴식을 보장하도록 한다.

팀 리더는 협력관계의 중심점이 되어 4개 기능적 요소들의 각각의 활동들을 통합할 수 있어야 한다. 탐사팀의 주요 기능은 탐색견 또는 광섬유 카메라, 열센서, 레이다, 음향 청취 장치 등과 같은 특별한 프로토콜과 장비를 활용하여 사상자의 위치를 파악한다. 구조팀은 붕괴된 구조물의 평가, 안정화와 사상자의 구조작업을 담당한다. 기술팀은 유해물질의 평가, 구조물 안정성 조언, 통신, 지역시스템과 연락, 물류관리를 담당한다.

의료팀은 작업과정 동안 잠재적으로 장시간 동안 수준높은 응급의료를 제공한다. DMAT 활동같은 종래의 재난현장 치료와 다르게 USAR 의료팀은 소수의 환자에게 더욱 수준높은 의료를 제공하도록 디자인되어 있다. 의료팀은 의료적으로 자급자족할 수 있어야 하는데 엄밀히 말해서 지역 의료시스템의 지원을 의존해서는 안 된다. USAR 팀원들의 건강문제는 USAR 의료팀에게 최우선 사항이다. 의료팀 의사는 임무배치 전 의료적 문제들, 매일 사소한 의학적 불편사항들, 임무 수행 중에 발생한 급성 질환 또는 손상들을 책임진다. 팀원의 건강이 보장된다면 갇혀있는 사상자들, 탐색견, 주변 지역사회로 주의집중할 수 있다. 이러한 기능을 수행하는 데 자원와 인력들이 부족할 수 있기 때문에 팀을 재난현장에서 독립된 의료자원으로써 활용해서는 안 된다. USAR 의료팀은 미리 정해진 구조작업 구역 주변의 바깥 지점에서 사상자들을 지역 구급대원 또는 DMAT 팀에게 인계한다.

임무 배치 전 고려사항으로 팀이 빠르게 배치될 수 있는 역량을 갖췄는지와 음식과 물, 주거설비, 위생설비가 완전히 준비되었는지가 포함된다. 팀은 재공급이 필요하기 전 최소 72시간 동안 자급자족할 수 있어야 하며 인력교대가 필요하기 전 최소 10일 동안 작업할 수 있는 역량을 갖춰야 한다. 팀은 자체 구조장비를 가져와야 하고 그 외에 지원물자와 조명, 난방기, 발전기 같은 장비가 갖춰져야 한다. 의료장비는 BLS, ACLS 물품, 확장된 약품들, 개인보호장구, 환자 모니터링 장비들, 탐색견 팀원 치료 물자들을 포함하고 있다.

3. 과학적 배경

1990년대 중반무렵 지진의 보건적 영향에 관한 연구에서, 빌딩 붕괴는 사상자 발생의 주요 원인이었다. 붕괴된 구조물로 인해 발생되는 대부분의 손상과 사망은 견딜 수 있는 신체의 역치를 초과한 에너지가 신체에 전달되기 때문이다. 빈번하게 인용되는 사망의 원인들은 다발성 손상, 먼지 질식과 두부 외상이었다. 구조물 붕괴 시 더 상층에 있었던 사람들이 사망률이 높았고, 잔해아래 갇힌 사람들의 사망률은 상당히 높았다. 역학조사 연구들을 통해 건물 붕괴 후 갇혀있는 것과 손상에 대한 위험요인들을 밝혀내었다. 건물 공학 디자인에 대한 정보제공뿐만 아니라 붕괴 특성에 대한 신속한 분석과 생존자들의 인터뷰가 전문구조팀의 안전한 작업과 사상자 구조를 위해서 큰 도움이 되었다.

1) 시간과 구조

외상에서의 "황금 1시간(golden hour)"처럼 응급구조팀은 "황금 1일(golden day)"이라는 개념을 갖는다. 구조물 붕괴와 매몰 후 24시간이 지나면 생존하고있는 사상자를 구출할 확률이 급격히 떨어진다. 아르메니아 지진에서 생존한 상태로 구조된 사상자의 89%가 첫 24시간 동안 구출되었다. 유사하게 중국 탕산지진에서도 첫 24시간 안에 구출된 사상자의 81%가 생존하고 있었고 돌무더기 아래에 있는 사상자의 7.4%만이 5일째에 생존상태로 발견되었다. 1975년 과테말라 지진의 데이터 분석에서 사망은 대부분 거의 즉각 발생했다. 오클라호마 도시의 연방빌딩의 폭탄테러에서 평균 구출시간은 20분이었고 3시간 후에는 단 3명만이 생존상태로 발견되었다. 붕괴된 빌딩의 대부분의 사상자들은 손상 수분에서 수 시간 안에 사망하는 것으로 밝혀졌다. 그 결과 USAR팀들은 종종 사체수습만을 하게 된다. 그러나, 6일 이상 매몰된 이후 생존한 사상자들에 관한 많은 일화들이 보고되고 있으므로 24시간 이후에도 구조 노력을 지체되거나 포기해서는 안 된다.

2) 변경된 병원전 원칙

구조대원이 살아있는 환자에 다다랐을 때, 평상시의 병원전 술기들은 보통 적용할 수 없다. 갇혀있거나 고정되어 못 움직이는 환자들에게 병원이송 우선 원칙은 명백히 적합하지 않다. 매몰된 사상자에 대한 접근법에 대한 변화로써 가장 중요한 의학적 중재는 압궤손상에 기인한 신부전과 심장 합병증의 예방에 있다는 원칙으로 결론지어졌다.

유해물질 탐지와 보호장비의 기술적 발전은 구조대원들이 밀폐공간에서 작업시의 위험성을 경감시켰고 광섬유 카메라, 열상 이미지, 초민감 청취장치와 같은 탐지 장비들은 갇혀있는 사람의 위치파악 능력을 향상시켰다. 또한, 고정, 절단, 리프팅의 과학적인 구조능력은 추가손상 없이 인명을 구출하는 기회를 증대시켰다.

4. 밀폐 공간 의학

밀폐공간은 연속적 점유를 위한 공간이 아니라 이동이 제한되고 불리한 환경조건을 갖고 있다. 돌무더기 아래 갇힌 사람들은 밀폐된 공간에 있게 되는데 이와 관련된 위험성에 관한 지식들은 사상자와 구조대원 모두의 안전을 위해 필수적이다.

밀폐공간은 극한의 온도가 되기 쉽고, 갇혀있는 사상자와 그러한 환경에서 작업하는 구조대원에게 또 하나의 문젯거리가 될 수 있다.

1) 대기 문제

대기상태는 산소결핍, 가연성, 독성 환경으로 인해 위험할 수 있다. 19.5% 이하의 산소 환경에서는 추가 산소 공급이 필요하다. 산소는 자가호흡장비 또는 산소 마스크 장비를 통해 공급할 수 있다. 산소마스크 장비(airline respirator)는 멀리서 호스를 통해 마스크로 전달된다. 대기중 가연성의 역치값이 낮아지기 때문에 산소를 단순히 밀폐공간에 밀어 넣을 수는 없다. 산소가 풍부한 대기상태가 아닐지라도 가연성 가스와 먼지가 존재할 수 있고 이로 인해 연소가능성이 증가할 수 있다. 구조자와 환자에게 충분한 공기를 공급하는 것 외에도 적절한 환기가 필요하다. 대기/환경적 위험성을 고려하지 않고 불꽃 또는 전기 장치를 사용하는 것은 아주 위험하다.

밀폐공간에 들어가기 전에 대기가 적절한지 테스트해야한다. 이산화탄소는 근처의 화재와 이동형 발전기들로부터 발생할 수 있다. 사상자들과 구조대원들이 내뱉은 이산화탄소의 축적과 부숴진 가스라인으로부터 메탄가스의 축적이 생길 수 있다. 붕괴된 구조물에 저장된 유해물질의 존재도 고려해야 한다. 불리한 환경조건들이라면 산소공급과 환기는 필수적이다. 또 다른 안전수단으로 가스라인과 전기를 차단하고 유해물질 제거가 있다.

2) 이차붕괴

대기 문제 외에도 이차 붕괴의 위험성은 반드시 고려해야 한다. 적절한 구조적 안정화를 통해 구조대원에게 붕괴 위험성을 경감시킬 수 있다. 비록 붕괴위험이 완전히 제거될 수는 없지만 적절한 조치들을 통해 이차 참사의 위험성을 줄일 수 있다. 안전한 환경조건을 만들기 전에 밀폐공간에 들어감으로써 사상자가 되어버린 구조대원들에 대한 많은 보고들이 존재한다. 구조 분석과 안정화 방법들에 훈련된 USAR팀에 있는 과학자, 기술자, 소방관을 활용하는 것이 팀의 기능과 안전에 있어 필수적이다.

5. 조사와 구조작업

붕괴된 구조물로부터 사상자의 구조작업은 혼란스러워 보일 수 있지만 급히 서두르진 않는다. 구조대원의 안전이 무엇보다 가장 중요하다. 구조대원이 사상자가 되는 것은 더 큰 문제를 야기시키고 구조대원의 능력상승 효과를 급속도로 떨어뜨린다. 구조물 붕괴 후 즉시 주변 일반인들이 손으로 잔해를 제거함으로써 많은 사상자들이 구출되지만 생존자들은 단단히 고정된 채 움직이지 못하기 때문에 특별히 훈련받은 구조대원에 의해 구조받는 것이 필요하다.

1) 개인보호장구

적절한 개인보호장구는 반드시 필요하다. 호흡보호장비는 대기 위험물질의 종류에 따라 선택되어진다. 최소한 먼지마스크는 필요하고 극한 환경에서는 자가호흡 장비 또는 공급 산소호흡기가 필요할 수 있다. 액체 오염 가능성이 존재한다면 가죽 작업용 장갑을 착용했더라도 보호장비, 전신보호복, 라텍스 장갑을 착용해야한다. 헬멧은 낙하 잔해물로부터 보호를 위해 반드시 필요하다. 보호안경 또는 고글은 눈 손상가능성이 있으면 착용해야 한다. 청력보호기구는 커다란 구조장비를 작동시킬 때 필요할 수 있다. 적절한 신발은 평평치 않은 잔해 위를 걸어다닐 때, 무거운 잔해로부터 손상을 방지하기 위해 착용이 필요하다. 안전 생명선은 적절한 사람을 고정시킬 수 있는 장비를 가져왔을 때 사용해야 한다. 안전책임자는 작업 관리감독을 시행해야 한다. 중요한 초기 고려사항은 구조 작업을 할 것인지 아니면 복구 작업을 할 것인지의 결정이다.

뉴욕 소방서는 5단계 붕괴상황의 구조 계획을 만들었다.

- 그 지역을 탐사한다.
- 표층의 사상자는 구조한다.
- 빈 공간들은 확인한다.
- 선택적으로 잔해를 제거한다.
- 일반적 잔해를 제거한다.

2) 잔해속의 빈 공간들

USAR활동의 가장 핵심사항은 붕괴된 구조물의 잔해 안에 형성된 빈 공간들의 탐지에 있다. 이런 공간안에는 사상자들이 생존가능한 충분한 공간들을 갖고 있다. 잠재적 빈 공간의 특성은 건물의 특이 지역 내 발생하는 붕괴의 특성에 달려있다. 붕괴와 빈 공간 형태는 일반적으로 V-타입, 기울어진 타입, 또는 팬케이크 타입으로 구분될 수 있다. 대부분의 구조물 붕괴는 붕괴와 빈 공간 형태의 조합을 갖는다. 생존자들은 이렇게 형성된 빈 공간들에 존재하게 된다. 보통 형성되는 이러한 세 가지 형태의 붕괴와 빈 공간들의 모양들은 그림 3-7과 같다. 훈련받은 구조대원이 잔해더미들이 입구로 적합하다고 판단하면 구조물을 지지하고 이차붕괴를 예방하도록 고정 작업을 수행한다.

인명탐색견 팀의 도움과 특화된 음향, 비디오, 적외선 장치의 도움을 받아 사상자 위치를 조사한다. 사상자의 위치가 파악되었을 때 원거리에서 평가하고 중증도 분류를 시행할 수 있다. 구조작업 과정은 양동이와 전동공구를 활용한 수작업을 통하여 잔해 제거부터 시작할 수 있다. 굴착과 터널 작업은 사상자에게 의료인이 접근하여 평가하고 치료가 시작될 수 있고 궁극적으로는 잔해에서 빠져나올 수 있을 때까지 시행한다. 알려진 모든 사상자 문

그림 3-7 빈 공간과 연관된 세가지 주요 붕괴 형태

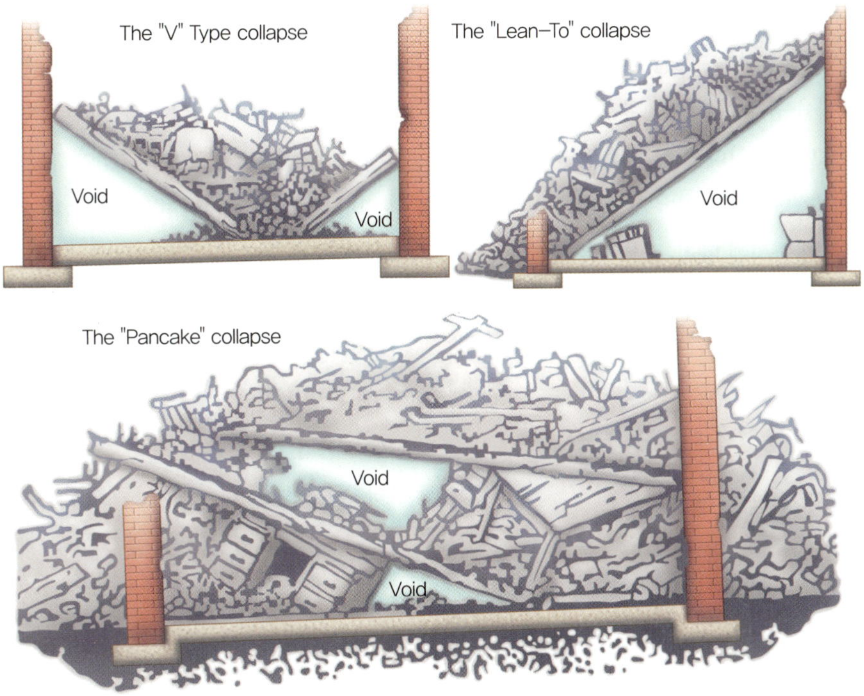

제가 해결되거나 남겨진 사람들은 더 이상 구조할 수 없다는 결정이 내려진 이후에 일반적인 잔해 제거작업이 시작된다. 중장비가 필요하지만 예기치 않게 생존자가 발견될 수 있기 때문에 주의를 기울여야 한다.

6. 의료적 고려사항

독특한 환경에 대한 이해와 밀폐공간의학에 대한 지식은 구출된 환자의 생존율을 증가시키고 이환율을 줄이게 만들 것이다. 평가와 치료는 생존가능성을 최대화할 수 있도록 될 수 있는 대로 빨리 시작하는 것이 필요하다.

1) 밀폐공간 평가와 치료

평가는 원거리에서 목소리만의 청취를 통해 또는 광섬유 카메라와 같은 도구를 사용하여 환자를 시각적으로 봄으로써 이뤄질 수 있으므로 초기에는 환자와의 어떤 육제적 접촉도 없을 수 있다. 사상자에게까지 도달했을 때 돌무더기가 완전히 제거될 때까지는 신체의 일부분만 접근가능할 수도 있다. 돌무더기 속에서 호흡 손상, 저혈량, 압궤손상, 골격계 손상, 화상과 체온조절 문제가 있는지에 관한 초기 평가가 중요한 관점대상이다.

대부분의 평가는 팀의 의료인 중 한 명이 사상자에게 접근가능한 모든 수단을 활용한 제한된 이학적 검사 방법을 통하여 시행할 수 있다. 기도, 호흡, 순환이 확보될 수 있다면 척추 고정 또는 명확한 골절부위 고정에 중점을 둘 수 있다. 그러나 우선순위는 접근가능성에 따라 조정되는 것이 필요하다. 진통제는 구조작업과정에 도움을 줄 수 있도록 자유롭게 사용되어야 한다.

2) 장시간 현장 치료의 예측

비록 살아있는 대부분의 사상자들은 24시간 내에 구조되지만 구조대원들은 연장된 구조작업과 환자처치에 대해서도 준비해야만 한다. 응급의학과 의사는 사상자가 저체온에 빠지거나 탈수가 일어날 수 있다는 것을 예측 가능해야 한다. 추가적으로 사상자들은 장마비와 구토가 발생할 수 있고, 출혈이 지속될 수 있고, 3차공간으로 체액 축적이 발생할 수 있다. 구토의 위험을 최소화하기 위해 사상자들은 가능하다면 입으로 아무것도 먹어선 안 되고 정맥을 통한 수액공급을 시행해야 한다. 사상자들은 압궤손상 또는 부동상태로 인해 횡문근융해증이 발생할 수 있으므로 압궤손상을 입은 환자에서 이 점이 가장 핵심적인 중재처치의 중점사항이 된다.

3) 환경문제

환경문제는 사상자뿐만 아니라 구조자에게도 문제가 될 수 있다. 사상자들은 잠재적 극한 환경의 온도에 크게 영향을 받기 쉽다. 그 외에도 외상과 저혈당 같은 저체온증의 의학적 원인들에 직면하기 쉽다. 부적절한 외출용 옷을 입거나 콘크리트 차가운 바닥면에 누워있거나 수도 파열로 인해 흥건한 물에 있게 되는 것과 같은 환경적 노출이 문제가 될 수 있다. 체온은 모니터링되어야 하며 가능하다면 수액은 따뜻하게 하여 투여해야 한다. 산소탱크는 따뜻하게 유지하고 장시간의 구조과정 동안 가능하다면 산소는 가온기를 통해 투여한다.

열관련 질환은 특히 구조 작업자에게 상당한 위험요소가 될 수 있다. 손상정도는 가벼운 열탈진부터 일사병까지 다양하다. 구조 작업자는 특히나 보호복, 왕성한 활동, 밀폐공간 특성, 제한된 음료 섭취로 인해 위험하다. 자유로운 수분공급과 휴식을 취하며 이런 상황들을 지속적으로 모니터링해야 한다.

4) 밀폐공간의학의 약리학

의료팀의 약물은 응급구조사에 의한 전통적으로는 사용하지 않는 약제를 포함한다. 확장된 약물은 진통제, 진정제, 이완제, 항생제, 보통의 일반의약품을 포함한다. 갇혀있는 사상자들은 기저질환을 갖고 있을 수 있다는 사실을 간과해서는 안 된다. 그래서 인슐린 또는 심장약과 같은 유지용 약물을 투여하는 것이 필요할 수 있다.

(1) 진통제

진통제의 사용은 구조과정에서 더욱 악화될 수 있는 심한 통증을 받기 쉬운 사상자를 다룰 때 필수적이다. 적절한 진통제 투여없이 잔해를 제거하고 환자를 이동시키는 것은 구조노력을 저해할 수 있다. 몰핀과 같은 마약성 진통제는 현장에서의 절단수술과 같은 극한 상황을 위해서나 통상적 술기를 위해서 필요하다. 산화질소는 빠른 작용과 제거로 인해 호흡억제 위험이 없지만 흉부 또는 복부 손상이 의심될 때는 금기이다. 밀폐공간에서 산화질소의 사용 시 구조자가 마취되지 않기 위해서는 적절한 환기는 반드시 필요하다. 아세트아미노펜, 이부브로펜과 같은 간단한 치료약은 팀원의 가벼운 질환을 위해 휴대해야 한다.

(2) 호흡기약

갇힌 공간의 환자에 있어서 호흡기 문제는 더욱 적극적으로 치료해야 한다. 기관지 확장제 외에도 진해거담제와 스테로이드가 필요하다. 기도 처치는 더욱 어려워 succinylcholine, rocuronium, vecuronium과 같은 속효성, 중간형 이완제와 midazolam, thiopental과 같은 진정제, ketamine과 같은 해리성 마취제가 사용된다. 대뇌압증가, 안구내압 증가뿐만 아니라 고칼륨혈증 악화와 같은 잠재적 위험성 때문에 succinylcholine을 사용할 때는 특히 주의해야 한다.

(3) 수액

붕괴사고의 사상자 또는 돌무더기에 깔려 압궤손상을 입은 사람은 병원전 단계에서 많은 양의 수액을 투여해야 한다. 일반적으로 생리식염수(0.9% NaCl)는 일차선택의 수액이다. 링거젖산용액이 자주 외상환자와 화상 환자에서 사용되지만 압궤 사상자에서는 이 수액의 모든 구성성분이 완전히 대사되거나 분포되지는 못한다. 갇혀서 구조가 필요한 사상자는 6리터 이상의 생리식염수가 필요하고 추가적으로 계산된 유지용량의 수액이 필요하다. 또한, 탄산나트륨으로 알칼리화하는 것은 장시간의 구조시간 동안 갇혔던 부위의 압박이 풀리기 직전에 필요하다.

5) 감염질환 문제들

재난은 어떤 감염질환의 빈도를 증가시킬 수 있는 잠재력을 갖는다. 일반적으로 감염의 증가들은 해당지역 인구에 유행하는 질환과 결부되어 있는 공중보건과 의료시설의 상실과 관련되어있다. 갇혀있는 사상자는 명백히 육체적 손상과 환경적 노출에 대한 빈도가 증가되고 수인성과 공기매개성 병원체에 대한 잠재적 노출 가능성을 갖고 있다. 소변과 장운동과 같은 신체 대사작용이 지속적으로 발생하므로 깨끗한 환경이 요구되는 술기들을 시행하기가 더욱 어렵게 만들 수 있다. 일정 시간 동안 고정되어 못 움직이는(특히 노인) 모든 사상자들은 압력궤사와 궤양이 발생하기 쉽고 이는 패혈증으로 이어질 수 있다. 감염성 오염의 또 다른 형태는 붕괴된 구조물안의 파괴된 하수도 또는 먼지로부터도 발생할 수 있다. 기저질환을 갖는 사상자들은 다양한 감염질환에 걸리기 쉽다.

(1) 항생제 사용

개방성 상처를 가진 갇혀있는 사상자들은 상처감염의 빈도가 증가되기 쉽다. 전쟁터에서 발생되는 유사한 상처의 경험들을 통해서 이럴 때 초기 항생제 투여가 중요하다는 것이 입증되었다. 부상이후 6시간 내 항생제의 투여는 심한 상처 감염의 빈도를 줄여준다. 심지어 나중에 항생제를 투여하는 경우에도 패혈증의 빈도를 감소시켰다. 건물붕괴 후 젖은 환경에 갇힌 사상자들은 레지오넬라와 같은 비전형적 유기체의 노출에 대한 위험성이 증가한다.

갇혀있는 사상자를 위해 어떤 항생제를 사용할지는 문제가 된다. 광범위 그람양성과 그람음성의 작용범위, 근육주사로 사용가능, 긴 반감기와 같은 특성들의 조합이 선호된다. 이러한 조건들을 완벽히 충족하는 약제는 없지만 어떤 것들은 권고될 수 있다. ceftriaxone은 정맥과 근육주사 둘 다 사용될 수 있고 24시간에 한 번만 투여하면 된다. 그람양성 작용은 staphylococci에 대한 약한 작용때문에 ceftriaxone이 덜 선호된다. Imipenem-cilastin은 그람양성과 그람음성 양쪽의 작용범위의 장점을 지녔고 8시간 간격으로 투여한다. chloramphenicol은 Imipenem-cilastin처럼 광범위 작용범위를 갖지만 6시간마다 주사해야 한다. 전 세계에 걸쳐 광범위하게 사용되긴 하지만 미국에서는 잠재적으로 치명적인 용량의존적 골수억제 발생 가능성 문제로 선호하지 않게 되었다. 만약 혐기성 작용범위가 필요시는 clindamycin이 적합하고 근육주사로 줄 수 있는데 매 6시간마다 주사를 해야 한다. 명백히 다른 항생제 선택은 특별한 상황과 사상자의 특성에 따라 고려되어야 한다.

(2) 유행병

외국에, 특히 저개발지역에 배치된 응급구조팀은 그 지역의 풍토병을 치료하고 모니터할 수 있도록 준비를 해야 한다. 예방백신 또는 화학적 예방은 평상적 의료지원의 한 부분으로써 세계의 어떤 지역으로 파견되기 전에 팀원들에게 제공되어야 한다. 팀원들에게 어떤 특별한 지역 병원체에 대한 세부정보제공은 팀원과 사상자들에게도 이러한 질병의 예방과 탐지에 있어서도 유용하다.

6) 폭발손상

빌딩붕괴는 여러 원인들의 결과로써 발생할 수 있다. 지진활동이 가장 많은 붕괴의 원인이긴 하지만 테러리스트 활동 증가와 함께 폭탄 폭발의 빈도가 증가되고 있다. 이 때문에 건물붕괴의 사상자들에서 다른 외상성 손상과 연관되어 폭발손상을 발견될 가능성이 증가하고 있다. 폭발은 또한 화재와 독성 흡입 손상과도 연관된다.

7) 기도관리

갇힌 사상자 기도의 효과적 관리는 어려울 수 있다. 환자에게 접근의 어려움, 최적이 아닌 기도위치, 더러운 환경, 약한 조도, 긴 구출시간 등이 장애요소가 된다.

밀폐공간 환경에서 활동 시 다양한 기도확보 기술의 숙달은 필수적이다. 사상자의 머리로는 접근이 불가능할 수도 있다. 접근 가능할지라도 표준 구강 내 기관삽관 방법으로 접근하기 어려울 수 있다. 표준 구강 내 기관삽관의 대안으로 비강 내 기관삽관, 손가락 활용 기관삽관, 역행성 와이어 기관삽관, 윤상갑상연골절개, 경기관 제트 벤틀레이션, Tomahawk 접근법과 같은 방법이 필요할 수 있다.

Tomahawk 접근법은 사상자의 몸통위에 다리를 벌리고 올라앉아 시행하는데 Tomahawk 같이 오른손으로 후두경을 잡고서 왼손으로 튜브를 밀어넣는다. 환자가 기관삽관이 되면 다른 구조대원이 앰브를 짜줄 공간이 부족하고 긴 구출과정 동안 잠정적인 필요성 때문에 이동형 벤틀레이터 장치가 선호된다. 산소포화도와 호기말 이산화탄소 측정은 의료팀이 환자를 명확히 보면서 관찰할 수 없을 때 아주 중요하다.

8) 호흡기 문제

붕괴된 건물에 갇힌 환자들은 기도폐쇄, 미립자오염, 환기제한, 흡입손상, 폭발성 폐손상 등 수많은 호흡계 문제들로부터 고통받을 것이다. 기도는 구토물 또는 부러진 치아로 막힐 수 있다. 또, 빌딩 붕괴는 입자 호흡기질환의 임상 문제를 야기시킬 수 있는 상당한 양의 먼지를 발생시킨다. 흉곽팽창을 제한하는 돌무더기 때문에 가슴이 눌려 환기가 제한될 수 있다. 가슴에 상당한 압궤손상은 명백히 치명적일 수 있고 붕괴사상자에서 사망의 드문 원인은 아니다.

흡입손상은 가스가 폭발하거나 전기적 화재가 발생할 때 열화상 때문에 발생할 수 있다. 독성흡입손상은 일산화탄소, 메탄, 또는 포스겐같은 독성물질 때문에 사상자의 산소운반능력에 영향을 끼친다. 그 결과 갇혀있는 사상자에게 열악한 환경이지만 기관삽관을 통한 응급 호흡보조가 필요할 수 있다. 흉곽감압, 흉관삽입, 외과적 기도관리와 같은 추가적 술기들이 필요할 수 있다. 비록 밀폐공간에서 수행하기 어렵지만 심전도 모니터링, 산소포화도, EtCO2, 호기말 양압의 측정과 suction시행은 긴 구조작업동안 사상자를 모니터링하는 데 도움이 될 것이다.

(1) 먼지

건물 붕괴 시 발생된 먼지구름 때문에 호흡계는 심각하게 손상을 받는다. 기도에 있어서 먼지의 영향은 대기밀도와 먼지의 물리적, 화학적 특성 뿐만 아니라 입자 사이즈에 관련되어 있다. 들이마시게 되는 범위의 입자들은 10 μm보다 작다. 이것들은 정상적 호흡작용 동안 하부기도를 통과할 수 있음을 의미한다. 빌딩 붕괴 시 호흡 범위 내에서 높은 밀도의 부유입자가 발생한다. 빌딩재료들은 석재, 콘크리트 블록, 벽돌, 석고보드, 석고, 페인트, 타일, 천장 패널, 절연체 등을 포함한다. 이러한 재료들의 구성성분은 칼슘, 실리카, 석면, 나무, 다른 광물섬유 등을 포함하고 있다. 빌딩붕괴 후 그러한 물질들은 분무주입형 먼지의 주요 구성원이 된다. 이러한 입자들은 주로 염증과 섬유화 효과로 인해 그리고 폐의 세포방어기전의 손상에 의해서 급성과 만성 폐독성을 유발할 수 있는 능력을 지닌다. 먼지질식에 의한 사망은 여러 케이스에서 보듯이 사망의 단독원인이 될 수 있다. 아르메니아와 일본 고베 지진에서 지진 사상자들의 부검을 통해 비강, 목, 호흡계에 많은 양의 먼지가 존재하고 있음이 밝혀졌는데 이는 기도폐쇄와 질식이 사망의 원인이었다. 폭죽공장 폭발 뒤 Pseudomonas pseudomallei로 오염된 먼지의 흡입으로 최소 한 명의 사상자에서 급성호흡곤란 증후군(ARDS)으로 진행된 케이스가 보고되었다. 갇힌 사상자의 ARDS의 다른 원인들로 패혈증, 체온조절 이상, 체액용적 고갈, 강력한 외상으로 인한 다발성 장기 부전 등이 있다.

먼지는 구조대원에게 상당한 영향을 끼친다. 미국 세계무역센터 붕괴 후 구조와 복구활동에 참여한 상당수의 사람들이 수개월 동안 지속된 상기도와 하기도 호흡증상 모두가 새로 생겼거나 악화되었다. 이 사건에서 먼지는 1,000 μg/m3에서 100,000 μg/m3이상의 알칼리성 시멘트, 유리섬유, 석면, 다륜성 방향족탄화수소(PAHs), polychlorinated biphenols (PCBs), polychlorinated furans, 다이옥신을 포함하고 있다는 것이 밝혀졌다.

9) 체액용적 문제와 혈관접근

갇혀있는 사상자는 탈수, 출혈, 3차공간 체액축적을 포함한 많은 요인들의 결과로써 체액용적 문제에 영향을 받는다. 일본 고베에 갇혀있던 많은 사상자들이 구조되기 전 탈수 때문에 사망했다. 외상에 의한 출혈은 압박하는 돌무더기가 제거되는 구출때까지는 지연될 것이다. 압궤신드롬 또한 체액 이동에 기여한다. 사상자들이 돌무더기로부터 구조되었을 때 지연성 합병증을 예방하기 위해서 초기 수액투여는 중요하다.

혈관확보는 가능한 빨리 시행되어야 한다. 두 개의 큰(14 gauze 선호) 말초혈관을 확보해야 한다. 중심정맥관과 정맥 절개와 같은 침습적인 술기들은 오염가능성과 공기 및 더러운 색전 같은 합병증 발생율을 높인다. 그러나, 만약 말초접근이 불가능하다면 이러한 술기들이 필요하다. 도뇨관 삽입은 소변 배출양을 모니터하기 위해 필요하다. IO (inerosseous) 혈관확보는 특히 어린이에서 고려하는 것이 필요하다. 특이한 각도로 갇혀있을 때는 중력에 의한 수액투여가 어렵거나 불가능하게 될 수 있다. 그러한 어려움은 수액세트에서 공기를 주의깊게 모두 제거하고 가압기를 사용함으로써 극복가능 하다.

10) 압궤 손상과 압궤신드롬

구조작업 중 구출단계에서 사상자에게 가장 위험한 시간은 고정된 사지에 가해진 압박하는 힘이 갑자기 제거될 때이다. 사상자는 괜찮아 보일 수 있지만 구출 후 곧바로 악화되거나 사망하게 된다. 압궤손상은 구출될 때 웃고 있지만 몇 분 후 사망할 수 있기 때문에 "웃는 사망"(또는 더 냉소적으로 "축복받은 사망신드롬")으로 일컬어진다. 중국의 탕산 지진당시 사상자의 20%가 압궤손상이었고, 아르메니아 지진에서는 압궤손상이 3번째로 많은 손상이었고 의료센터에 도착한 환자에서 가장 많은 사망원인이었다. 압궤손상과 압궤신드롬이 초기에 인지되고 적절히 치료된다면 이환율과 사망률을 크게 감소시킬 수 있다.

압궤신드롬은 갇혀있을 때 사지에 적용된 압력으로부터 발생하는데 이것은 골격근 손상을 일으킨다. 조직의 기계적 파열 뒤 빠르게 근육사멸이 일어난다. 허혈에 의한 근육조직의 죽음은 보통 수 시간 동안 지연된다. 압궤손상은 정의상 사지(대부분 하지)에 적용된 압축력에 의한 근육 손상과 사멸이다. 그러한 손상은 압박 1시간 안으로 일찍 발생한다. 압궤신드롬은 압궤손상의 전신적 징후로써 만약 신속히 치료되지 않는다면 전해질과 산-염기 이동으로 갑작스런 사망을 일으키거나 급성신부전으로 수 시간 안에 사망에 이르게 할 수 있다.

압궤손상의 중증도는 손상받은 근육의 양에 비례한다. 압궤손상은 본질적으로 외상성 횡문근융해증의 한 형태이다. 근육이 손상될 때 근육세포의 내용물들이 혈장으로 유출되어 미오글로빈, 칼륨, 인의 유입과 함께 젖산과 다른 세포 구성성분들이 순환계로 방출된다. 압박되고 갇힌 사지에서 이러한 물질들은 순환되지 못할 때는 사지의 혈장 안에 국소적으로 남아있게 된다. 사지 압박상태에서는 압박정도에 따라 다소 제한된 동맥흐름은 유지되지만 림프계와 정맥로는 초기에 막히게 된다. 이는 점진적인 부종, 3차공간 체액 축적, 저혈량을 유발할 수 있다. 빠르고 점진적인 부종과 3차 공간 축적은 구출 이후 짧은 시간에 손상된 사지에서 관찰할 수 있다. 사지의 적절한 동맥흐름의 부족은 더욱 세포손상과 산증을 동반한 허혈을 유발한다.

마이크로 세포 단계에서 전체적인 혈량 고갈은 신장관류 감소를 유발한다. 유리 미오글로빈은 신장혈관에서 산화질소에 결합하고 결과적으로 신장혈관수축을 유발한다. 농축된 소변은 세뇨관에서 미오글로빈의 축적을 촉진시키고 미오글로빈의 "겔" 형성과 세뇨관 폐쇄를 유발시킨다. 압궤손상에 의한 생성된 산성뇨는 근위세뇨관에서 Tamm-Horsfall 단백질과 미오글로빈의 반응을 촉진시켜 연속적인 단백질 원주체의 생성을 유발하여 세뇨관 폐쇄를 더욱 유발시킨다. 근위세뇨관에서 재흡수된 미오글로빈은 사이토카인과 활성산소 생성을 촉진시켜 염증반응의 활성화와 세뇨관 손상을 일으킨다. 압궤신드롬에 의한 세포손상은 여러 생리학적 변화를 일으켜 사상자가 사지의 압박에서 풀려날 때 압궤신드롬으로 인해 갑작스런 사망에 이르는 위험에 처하게 만든다.

압궤신드롬의 기만적 양상은 사지가 감금상태에서 자유로워질 때까지는 발생하지 않는다. 감금상태에서 구출 후 압박된 사지에 축적된 세포 대사 구성 물질은 갑자기 전체 순환계로 방출된다. pH의 빠른 하락과 칼륨, 칼슘, 인 수치의 변화는 자주 심장부정맥(보통 무수축 또는 심실세동)에 의한 급사를 유발시킨다. 심한 저칼슘혈증과 고인산혈증은 심장불안정에 영향을 미친다. 세포 내 칼슘 수치는 증가하는 반면 혈중 수치는 떨어진다. 칼슘의 미토콘드리아에서의 증가는 세포 호흡과 ATP생산을 손상시킨다. 이러한 칼슘의 세포 내 증가는 포스포리파아제 A2의 활성화를 증가시켜 류코트리엔, 프로스타글라딘, 리소포스포리파아제의 활성화를 통해 세포손상을 유발시킨다. 칼슘이 심실이소증을 해결하기 위해 필요치 않다면 칼슘 투여는 권장되지 않는다. 칼슘 투여는 일시적으로만 저칼슘혈증을 교정하고 칼슘은 전이석회화로써 손상근육에 침착되어 횡문근융해증을 악화시킬 것이다.

압궤신드롬을 예방하기 위한 치료 단계는 가능한 사상자에 근접하자마자 시작한다. 혈관확보는 필수적이고 즉각적인 방출 후 시기에 대비하여 많은 양의 수액(6~10 L)을 고려해야 한다. 6.5 이상의 소변 pH는 미오글로빈 용해도를 증가시키고 배출을 촉진시키기 때문에 신장을 보호한다는 것이 증명되었다. 소변배출 또한 보호 작용을 갖는다. 압궤신드롬에 의한 급사와 신장손상을 예방하기 위한 치료 프로토콜을 아래의 표와 같다.

압궤손상은 국소 조직 파괴를 유발한다. 기계적 파열은 즉각적 세포사를 유발하고 허혈은 정상 체온에서 6시간 내에 근육 사멸을 유발한다. 삼투압적으로 수분을 이동시키는 나트륨과 칼슘같은 세포 내 용질의 축적 결과로써 세포는 부종이 발생하기 시작한다. 손상 근육세포로부터 칼륨, 퓨린, 인산염, 젖산, 미오글로빈, 트롬보플라스틴, 크레아틴키나아제, 크레아티닌 같은 물질의 유출이 발생한다. 근육 군들은 수밀성 섬유초로 피복되어 있기 때문에 추가적 압력과 세포 손상은 구획내부 수분이 증가함으로써 발생한다. 이는 부종 사이클을 유발시켜 구획압력을 증가시킨다. 구획증후군이 발생

표 3-24 압궤증후군에서 급성신부전을 예방하기 위한 프로토콜

1. Crystalloids로 저혈량을 교정한다.
2. Crystalloids를 시간당 500 mL와 탄산나트륨 22.4mEq를 투여한다.
3. 이뇨양이 300 mL/hr 이하이면 1 g/kg 만니톨을 투여한다.
4. 혈액 pH > 7.45 이상이면 Acetozolamide 250 mg를 투여한다.
5. 시간당 활력징후, 소변 pH와 양을 모니터한다.
6. 6시간마다 혈액과 혈액가스에서 osmolarity와 전해질을 모니터한다.

(from Michaelson M. Crush injury and crush syndrome. World J Surg 1992;16:899–903)

하고 추가적인 허혈과 근육손상이 유발된다. 압궤사지의 초기 양상은 오인하게 만드는데 사상자는 통증이 없을 수 있고 부종발생이 지연될 수 있고 맥박이 존재하기도 한다. 만약 맥박이 없다면 혈관파열과 같은 추가적 손상을 찾아봐야 한다.

사지 부종은 종종 지연되지만 만약 발생하게 되면 저혈량성 쇼크가 발생한 정도로 심각하다. 압궤사지의 감각 형태는 척수손상과 유사하여 운동 및 감각기능의 완전한 소실을 발생시킨다. 항문괄약근 긴장도의 보존과 안장형 무감각증이 없는 것이 완전한 척수손상과 다른 점이다.

구획증후군에서 압력을 없애기 위한 근막절개술의 적응증과 잇점에 대한 논란이 존재한다. Better와 Stein은 내부구획 압력이 40 mmHg(또는 이완기 혈압 빼기 30 mmHg)를 초과할 때와 8시간 이상 동안 그 수치값이 지속될 때 근막절개술을 권장한다. Michaelson과 Reis는 특정 압력을 명시하지 않았지만 압궤손상에서의 근막절개술은 감염을 피하기 위한 개방성 손상에서만 적용되거나 원위 사지로 혈액공급이 이뤄지지 못할 정도로 높을 때만으로 한정하였다.

양쪽 저자들은 만약 근막절개술을 해야 한다면 죽은 근육의 철저한 변연절제술을 시행해야 한다는 것에 모두 동의하고 있다. 한 가지 주의사항은 압궤손상에 있어서는 살아있는 조직을 알아내는 전통적 방법들은 적용할 수 없다는 것이다. 예로써 압궤손상에 의한 죽은 근육은 심하게 출혈이 있을 수 있다. 이 현상은 다른 메카니즘에 의한 근육 손상에선 보통 관찰되지 않는다. 생존능력은 전기적 또는 기계적 자극에 대한 수축반응으로 결정된다. 시행해야 한다면 근막절개술은 현장에서 수행해선 절대 안 된다.

11) 현장 절단술

병원전 절단술에 대한 필요성은 아주 드물다. 현장 절단술에 대한 적응증은 다른 수단에 의해선 환자를 구출할 수 없거나 이차 붕괴, 유해물질, 화재가 임박한 경우와 같이 신속한 구출이 가장 중요할 때이다. 이상적으로는 절단술이 남은 유일한 옵션이라는 결정은 구조팀과 함께 두 명의 의사가 동의할 때에 이뤄져야 한다.

비록 잠재적으로 생명을 살릴 순 있지만 절단술은 어려운 술기이고 상당한 장기간의 이환율을 유발시킬 수 있다. 술기는 불충분한 진통제 또는 마취제로 시행될 수 있다. 출혈은 조절하기 어렵고, 감염과 연속된 패혈증의 위험성은 분명히 존재한다. 밀폐되고 열악한 위치로 인하여 현장 절단술은 외과적 기술을 독특한 의료 접근법에 병합시키기 때문에 보통의 외과적 또는 응급의학과적 레지던트 프로그램 범위를 벗어난 훈련이 요구된다.

(12) 정신감정적 고려

재난에 대한 반응은 그 자체만으로도 상당히 스트레스적인 사건이다. 생존하고 있거나 악화되거나, 사망한 사상자가 갇혀있는 붕괴된 구조물 안에서의 반응은 엄청난 짐이 되고, 행동하는 데 상당한 정신적 부담으로 남을 가능성을 갖는다. 갇힌 사상자에 접촉할 때는 극단적 공감이 요구된다. 구조대원이 수 시간 동안 사상자에게 있어서 세상과의 유일한 접촉점이 되기 때문에 종종 장기적 관계로 발전한다.

응급구조팀 팀원에게는 많은 의료대응의 장애와 위험요인들이 존재한다. 직면하는 문제들은 지역 기반시설의 상실, 의료시스템의 혼란, 치료 지연, 비선택적 사상자 처리, 흔치않는 의료적 문제들, 시간과의 싸움을 포함한다. 구조대원 자신들도 이차붕괴, 유해 물질 노출, 열악한 생존환경, 긴 작업시간, 격렬한 육체노동, 정신감정적 스트레스와 같은 상당한 위험 속에서 업무를 수행한다. 의료팀의 책무중 일부는 팀원들이 적절히 수분 섭취와 식사를 하고 충분한 휴식을 취하도록 보장하는 것이다. 전체 임무와 타인의 안전이 영향을 미치지 않도록 스트레스의 징후를 알아차리고 효과적으로 대처하는 것이 필요하다. 의료팀의 전체 계획의 일부는 적절한 중요 사건의 스트레스 보고와 완화를 포함해야한다.

Ⅲ 감염성 질환과 압좌손상

1. 감염성 질환

1) 일반개념(General concepts)

재난 발생 후에는 많은 상황에서 생존자에게 각종 감염증이 발생하며, 특히 풍토병이 있는 지역에서는 급작스럽게 풍토병이 발생한다. 재난에 의한 인적, 물적인 피해는 재난 당시에 발생하지만, 감염증은 재난 발생 후 일정시간이 경과 후에 발생하는 특징이 있다. 감염증은 재난 발생 후 4일에서 4주까지의 기간에 자주 발생하며, 대부분은 호흡기 감염과 수인성 감염이다.

재난의학이 발전함에 따라 대학, 정책결정자, 시민단체 그리고 정부도 더욱 감염질환에 대해 관심을 가지게 되었고, 감염성질병은 재난의 연장선상에서 고려되어 많은 연구가 이루어졌다. 결국 특정재난에만 발생하는 특정 감염병을 규명해 내었고 이전에 잘못 알려졌던 사실을 새롭게 밝혀냈다.

일반적으로, 큰 유행병은 자연재난 후에 즉각적으로 나타나지는 않는다. 특히 개발도상국에서는 더욱 그렇다. 응급단계(emergency phase)에서 구호캠프에서의 질병조사를 해보면 유행병의 폭발적 증가(outbreak)보다 질병전파의 증가가 더욱 위험하다는 것을 알 수 있다. 감염병의 폭발적 증가(outbreak)는 급성기보다 급성후기 그리고 회복기에 더욱 많이 발생한다. 유행병의 위험은 가뭄, 기근 그리고 대규모의 이주가 발생하였을 때 증가한다. 이런 현상들은 만성화되며 재난 후나 회복기에도 지속되는 경향을 보이며 개발도상국에서 사망률을 평소보다 20~30배 정도 높이는 역할을 한다. Complex emergency 라는 용어는 사회의 붕괴, 전쟁, 대규모 망명을 일으키는 것들로 인해 생성되었다. 이러한 인재(人災)들(발칸반도의 인종청소, 냉전 후, 아프리카의 폭동 등)은 현대에 이르러 감염병으로 인한 사망률을 폭발적으로 증가시키는 요인이 되었다. 그러나, 이러한 위험요인은 최근 들어 이동식수, 급식, 위생서비스(쓰레기처리, 개인위생, 매개동물(vector) 조절, 정기적 예방접종의 시행, 적절한 환기, 피난처 및 임시주택, 환자의 격리조치 등)로 인해 감소되고 있다.

그러나 다른 관점에서 생각해보면 재난 그 자체로 인해 새로운 질병들이 발생할 수도 있다. 외부에서 유기체나 숙주가 유입되지 않더라도 항상 재난현장에는 감염병의 폭발적 증가가 발생한다. 감염병으로 높은 사망률이 야기되는가 하면, 풍토병의 증거가 발견되기도 한다. 예를 들면 홍수는 감염병을 증가시키나 그 전에 유행병에 대한 상태(유행병에 대한 지역의 상태, 홍수전의 공중보건 하부구조 등)가 위험의 증가를 결정한다. 홍수같은 재난이 발생하면 풍토병의 전파를 증가시키고 결국 유행병이 야기된다.

이러한 상황은 대규모의 인구이동, 안전한 식수 공급체계의 붕괴, 위생설비의 파괴, 의료서비스의 공급 단절 등으로 유발된다. 그러므로 잠재적인 유행병의 발현을 막기 위한 효과적인 계획을 세우기 위해서는 재난지역의 풍토병에 대해 의료 및 보건 담당자들이 잘 알고 있어야 한다. 이런 균들은 이전에는 지역의 보건체계에 의해 나타나지 않고 있다가 재난 발생 시에 나타나게 된다. 말리리아나 리슈마니아증, 트리파노소미 아시스(trypanosomiasis.

기생충의 일종)같이 미국에서는 흔하지 않은 질병들은 사하라지역의 아프리카에서는 풍토병이다. 여행과 무역이 증가하면서 면역이 되지 않은 질병에 대해 새로운 균들(그 지역에서는)에 대해 소개하고 이를 잘 알고 있어야 한다. 오늘날 이러한 몇몇의 증거들이 우리의 우려를 현실로 보여주고 있다.

대중매체에 소개되거나 많은 사람들이 알고 있는 것과는 달리 시체들은 감염병 유행의 위험 요소가 아니다. 이는 재난 그 자체의 피해자일 뿐이다. 물론 시체를 보는 것이 좋지는 않지만 감염병을 줄이기 위해 빨리 땅에 묻을 필요는 없다. 그것보다 먼저 신원을 파악하고 적절한 시기에 묻는 것이 좋다. 이는 감염병의 증가 위험도 없으므로 가족과 친구들의 추가적인 정신적 스트레스를 줄일 수 있다.

재난의학이 발전하면서 잘못 알려졌던 사실들이 규명되고 재난 후의 감염병 유행의 위험인자가 새롭게 발견되어 이를 예방할 방법들에 대해 논의가 진행 중에 있다. 일반적으로 홍역, 설사병, 호흡기 감염, 모든 예방 가능한 질병들이 자연재난과 complex emergency에서 사망하는 경우의 대다수를 차지한다. 예를 들면 1992년 필리핀의 피나투보 화산 폭발 후 12주간 350명이 사망했는데 31%는 홍역으로 29%는 설사병으로 22%는 호흡기 감염으로 사망했다. 장티푸스, 콜레라, 뇌수막염같은 질병들은 재난 후 환경에서 발생하는데 주로 세계난민캠프를 구축하는 중에 발생한다. 이런 상황에도 이 질병으로 인한 전반적인 사망률은 낮다. 실제로 재난으로부터 생존자들이 비위생적인 공간에 많이 수용되면서 재난 후 감염병이 발생하기 시작하고 특히 큰 규모의 난민캠프와 음식 부족에 많은 영향을 받는다.

2) 재난 후 감염병 증가의 위험 요소 (Risk factors for infectious disease outbreaks from disasters)

일반적으로 자연재난 혹은 인재(人災)는 공중 보건의 하부구조(위생시스템, 이동형 식수공급, 음식과 영양분저장, 일차의료시스템(정기 예방 접종 프로그램), 매개체 조절 프로그램, 질병조사시스템)를 붕괴시켜 감염병의 증가를 유발한다. 성공적인 개입(intervention)을 위해서는 하부구조의 어떤 부분의 문제로 인해 유발되었는지 빠른 인지가 필요하다. 재난 관리자, 공중보건 전문가, 보건 제공자(health care provider)는 급성 재난기(acute disaster phase)에 감염관리 방법에 대해 잘 알고 있어야 하며 손상을 복구하고 폭로된 사람을 치료해야 한다. 손상된 부분을 어떻게 복구하며 어떻게 대응할 것인지를 확립하는 것이 감염병의 폭발적 증가로부터 손실을 최소화할 수 있다. 재난 전 공중보건 하부구조의 약한 부분을 파악하고 긴급시기(immediate phase)에 그 부분을 확인하는 것은 재난후기 (post-impact phase)에 감염병이 발생했을 때 직접적으로 적절한 행동을 취할 수 있다. 1992년 8월 허리케인 앤드류(Andrew)로 인해 25,000개의 가옥이 파괴되고 200,000명의 이재민이 발생하였을 때, 보건재건국 플로리다 지부(Florida Department of Health and Rehabilitative Services)와 미 육군은 43개의 임시 진료소와 8개의 응급센터에서 한 달간 급성 감시를 시작했다. 6개의 인지상황을 감시하였는데 5개(발진, 설사, 기침, 교상, 다른 감염증)는 감염병의 폭발적 증가를 암시하는 것들이었다. 설사는 평소에 비해 이환율의 차이가 없다고 결론내렸으며, 기침은 평소보다 높은 이환율을 보였으나 충분치는 않으나 감염병의 증가위험이 있다고 보았다. 발생 가능한 질병에 대한 집중감시는 전기가 공급되지 않는 상황에서도 계속되었으나 일반적인 질병 감시기능은 마비되었으며 이동 급수도 불가능했다.

공중보건의 하부구조의 붕괴는 감염병의 전파를 통해 감염병의 증가를 일으키고 풍토병에 대한 감수성을 증가시키며, 흔하지는 않지만 새로운 균주의 출현으로 인해 재난에서 살아남은 자들에게 위협이 된다. 공기, 물, 매개체를 통한 전파는 재난시에 더욱 강해진다. 영양부족, 대규 모의 인구이동, 만성질환을 앓고 있는 사람들에 대한 처치 부족, 상처 / 정신적 스트레스 / 추위와 더위에 노출 등이 질병에 대한 감수성을 증가시킨다.

(1) 전파(Transmission)의 증가

① 인구밀집(Overcrowding)

재난으로 인해 가옥을 잃은 사람들은 임시피난처, 캠프 등에 수용능력 이상으로 모이며 이로 인해 공기전파성 질환 특히 홍역, 상기도감염, 뇌수막염, 결핵 등이 전파된다. 난민캠프에서의 사망원인은 홍역과 상기도감염이 수위를 다퉈왔다. 1990년대 이전에는 홍역이 자연재난후에 창궐했으나 집단 예방접종과 비타민 A의 공급으로 인해 발생률이 많이 감소했다. 최근에 outbreak는 피나투보 화산의 폭발이었다. 이로 인해 100,000명의 이재민이 발생했고 수용소에 모였다. 3개월 동안 18,000명의 홍역환자가 발생했다. 홍역은 진료소를 찾는 사람들의 1/4 정도를 차지했고 사망자 중의 22%를 차지했다. 홍역 예방접종률이 매우 낮았으며 이는 높은 발병률로 나타났다. 홍역은 지속적으로 이재민들에게 문제가 되었다. 소말리아(1992), 네팔(Bhutanese 난민센터, 1992), 짐바브웨(1992), 수단(1985,1993)에서도 문제가 되었고 가장 최근에는 동티모르(1999)에서도 홍역이 문제가 되었다.

Neisseria 수막염은 감염병 중 가장 공포스러운 병인데 이는 급속도로 전파되며 거의 최악의 코스를 밟기 때문이다. 안 좋은 위생 상태와 밀집된 인구 구성이 더욱 병의 전파를 부추긴다. 박테리아성 뇌수막염은 흔하지 않지만 이재민 캠프에서는 종종 보고되곤 한다. 태국(1980), 사하라 아프리카 중 수단(1985, 1988)에서는 group A 뇌수막구균이 풍토병이다.

상기도감염은 5세 이하의 소아에서 사망률과 연관이 있다. 1998년 도미니카 공화국에서 발생한 허리케인 조지(Georges)로 인한 상기도 감염증 발생률은 60%를 보였다. 상기도감염은 피난 시설에 있었던 사람들이 그렇지 않은 사람에 비해 많이 발생했다.

결핵이 자연재난의 직접적인 산물은 아니나 피난 온 이재민들의 모이는 곳에서는 발생률이 증가한다. 직접적인 치료와 약물공급이 이 병의 이환기간을 줄인다. 1992년 보스니아에서 결핵이 4배나 많이 발생했다. 영양부족의 정도와 낮은 면역력이 재난 후에 결핵 발생을 유발한다. 후천성면역결핍증(AIDS)의 유병률이 높은 지역에서는 합성감염으로 결핵발생이 증가한다.

② 질병 매개체를 증가시키는 요인(Factors contributing to increases in disease vectors)

광대한 지역에서 발생한 재난은 매개체로 인한 감염을 증가시킨다. 자연재난 후에 매개체로 인한 질병은 발생이 드문 편이나, 홍수 때에 상처를 입었거나 집이 없는 경우의 이론적인 위험은 존재한다.

1963년 10월 허리케인 플로라(Flora)의 결과로 하야티(Haiti)에서 대규모 발생이 있었다. 폭풍우가 몰아치고 난 후 2~3개월 동안 75,000명의 말라리아 환자가 발생했다. 200,000명의 이재민이 발생했고 폭로요인이 증가했던 것이다. 폭풍우와 홍수, 부러진 나무, 잔해들은 강을 막았고 물이 고여 모기의 집단 서식지로 변했다. 더군다나 이 지역은 말라리아 원충의 서식지였다. 굵은 소나기가 이런 요소를 제거해 주곤 했으나 모기는 항상 주변에 있었다.

기후가 변하고 특히 지구 온난화로 인해 극단적 날씨변화가 종종 발생한다. 이런 자연재난은 웅덩이를 많이 양성한다. 폭우는 매개 발생 질환을 증가시키는데 호주에서 Murray Valley 뇌염과 Ross River 바이러스, 미국에서 eastern equine 뇌염, 남부 아프리카에서 West Nile Fever, 아르헨티나와 파키스탄에서의 말라리아의 발생 등이 이에 속한다. 곤충 매개 질환이 단순히 기후 변화에만 의존하지는 않는다. 미국의 네 군데 지역(콜로라도 경계, 유타, 아리조나, 뉴 멕시코)은 엘니뇨현상에 의해 1993년 5월 폭우가 쏟아졌다. 이로 인해 deer쥐가 많아졌는데 이는 hanta바이러스의 보유체이다. 감기같은 증세로 시작해 급성 호흡부전(hanta바이러스 폐증후군)을 유발하고 결국은 급격한 사망에 이르게 하며, 이는 그 때 감기를 앓고 있는 다른 사람들에게 극단적인 공포를 일으켰다. Brillman 등은 감염병과 이의 증가는 응급의료체계로 극복할 수 없으며 재난에서 그 자체로 고려되어야 한다고 했다. 환경의 파괴는 매개체의 번식을 유도하고 풍토질환의 전파를 일으킨다. 1997년 9월 부터 1998년 1월까지 계속된 케냐 북부지방의 폭우와 엘니뇨로 인한 홍수로 수많은 웅덩이가 생겼으며 대부분의 주민이 유목민이어서 말라리아의 발생이 극심해졌다. 매개유발 질환은 환경에 의해서만 전파되지 않는다. 1994년 1월 캘리포니아의 지진 때 먼지구름이 발생해 인근 Ventura 지역까지 퍼졌다. 곰팡이 질환인 coccidioidomycosis가 먼지구름을 타고 전파되어 이 지역의 호흡기 질환이 4배나 더 발생했다. 203명의 환자 중 3명이 사망했다.

지구 온난화는 말라리아, 뎅기열, 황열, 수많은 바이러스성 뇌염 등을 재난현장에서 유발시킨 주범이다. 기온의 상승은 잠복기를 단축시키고 매개체 번식과 무는 횟수를 증가시키며 결국 질병의 전파속도가 빨라진다. 예를 들면 세인트 루이스의 뇌염의 outbreak는 1984년 캘리포니아의 고온과 연관이 있다.

매개체 조절 프로그램의 붕괴는 매개유발 질환을 증가시킨다. 그러나 이는 재난이 없을 때는 효과가 미약해 보인다. 곤충 조절 프로그램이 파괴되면 농촌 지역의 산, 들, 지붕, 쓰레기통 등이 모두 서식지로 변한다. 미리 잘 조절이 된다면 재난 시에 이런 질병들은 미미하게 나타난다. 1992년의 허리케인 앤드류(Andrew)와 1993년 중서부 홍수에는 말라리아, 세인트루이스 뇌염, 뎅기열이 관찰되지 않았다.

③ 식수 공급 부족과 쓰레기 처리 시스템의 파괴 (Disruption in water supplies and waste management systems)

*Vibrio cholerae, Chigella dysenteria*와 드물지만 A형, E형 간염, 렙토스피라증, *Salmonella typhi* 등이 수인성 전염병이며 재난 혹은 *complex emergencies* 후에 나타난다. 이재민들에게 설사병은 여전히 치명적인 병이다. 콜레라가 방글라데시, 이라크, 말라우이, 네팔, 터키, 스와질랜드, 짐바브웨의 이재민캠프에서 발현했었다. 설사병 중에서 묽은 설사(watery diarrhea)가 가장 흔하다. 1988년 방글라데시 홍수 때 묽은 설사가 47%, 점액성 설사가 42%였고 혈변이 11% 였다. 일반적으로 5세 이하의 소아에서 높은 사망률을 보인다.

수인성 전염병에 있어 이전의 개인위생 정도와 위생시스템이 가장 중요한 영향을 끼친다. 1992년 남플로라다의 허리케인 앤드류(Andrew) 때는 설사병이 중요하게 여겨지지 않았다. 이는 충분한 식수를 공급받았고 하수처리 시스템이 존재하였기 때문이다. 비교해 보면 홍수 후 살아남은 4억 8천만 명의 아프리카인 중에 48%만이 식수를 공급받았다. 당연하게도 수인성 전염병의 창궐은 대규모의 이재민이 이주한 곳, 마시고 요리하고 씻기에 부족한 물이 공급되는 곳, 상수원이 오염된 곳, 위생시스템이 없거나 파괴된 곳에서 많이 일어난다.

가장 크게 수인성 전염병이 창궐했던 곳은 1994년 르완다였다. 오십만 명에서 백만 명 가까운 이재민이 갑작스런 홍수로 이웃나라인 자이레(현재 콩고 민주공화국)로 이주하였고 북쪽의 Kivu호수 주변에 화산암지대에 이재민 캠프가 만들어졌다. 갑작스런 많은 수의 이재민의 유입은 충분한 식수 공급이 안 되는 원인이었고 대부분 깨끗하지 않은 물을 식수로 사용하였다. 하루 1인 당 1L의 깨끗한 물이 공급되었고(보통 15~20L의 물이 공급되어야 한다) 첫 1달간 6~10%의 이재민이 사망했다. 하루에 만 명당 20~25명이 사망했으며 대략 45%는 묽은 설사(watery diarrhea), 40%는 혈변을 시작했다. 역학조사상 V. cholera와 S. dysenteriae가 검출되었다.

이런 끔찍한 사태는 수인성 전염병이 상수원의 오염과 정수시스템의 미비, 상수원의 노출, 곳곳의 시설이 안 갖추어진 화장실, 부족한 물 공급으로 기인했다. 이 중 수인성 전염병의 발병에 가장 크게 작용한 요소는 대규모의 이재민 이동이다. 또 다른 예로 1991년 3월 터키에서 이라크로 쿠르드족 50만 명이 이주한 사건이다. 날씨는 추웠고 물, 옷가지, 음식이 부족한 채로 암벽으로 이루어진 산을 넘어가야 했다. 사망자의 70% 이상이 설사병이었으며 이 중 5세 이하의 소아가 대부분이었다. 사실 사망자의 2/3 이상이 5세 이하의 소아였으며 12개월 미만의 영아도 절반을 차지했다. 평소에 건강했음에도 엄청난 수의 이재민과 불결한 위생상태, 물 부족 등이 이러한 사망률을 불러왔다.

지진이 발생하면 공공 수도와 하수처리시스템의 손상이 발생하고 하수도를 통하여 교차 오염(cross contamination)을 일으킬 수 있다. 이러한 손상은 수압을 낮춰서 하수도에서 상수도로 균이 유입되는 결과를 낳는다. 1997년 초 타지 키스탄의 두산베(Dushanbe)에서 장티푸스에 걸린 2,800명 이상의 환자는 이런 기전에 의해 발생했다.

1988년 수단 카르툼(Khartoum)에서 발생한 홍수는 오염된 물을 통해 수인성 전염병이 전파된 예이다. 1994년 4월, 이때의 홍수는 상수도의 역류현상으로 오염이 발생해 핀란드의 인구 절반 가까이가 Norwalk와 Rota 바이러스에 감염되었다. 1993년 아이오와주의 1993년 홍수는 물 공급공장을 파괴하여 acanthamoeba 각막염의 outbreak를 불러왔다. 상수도를 공급받는 것보다 안전한 식수를 공급받는 것이 더 좋다. 홍수 때 오염된 물을 통해 렙토스피라증이 전파되는 것은 잘 알려진 사실이다.

허리케인, 홍수, 지진 그리고 complex emergency 이후에 수인성 전염병이 전파되는 것은 잘 알려진 사실이지만 화산폭발 후에도 발생한다. 1980년 8월 Giardia lamblia가 몬타나주의 Red Lodge 지방에 나타났다. 대략 780명이 감염되었고 33%의 발생률을 보였다. 성 헬란산의 화산 폭발로 인해 주변에 눈이 녹아 이 마을의 상수원을 오염시켰다. 화산재에 오염된 빗물이 상수원으로 흘러 들어갔고 이런 질병이 발생한 것이다.

목축업이 증가하고 더 넓은 땅이 필요할 때 분변에 의한 오염의 가능성도 증가한다. 1999년 허리케인 플로이드(Floyd) 때 북 캐롤라이나에서 2백만 마리의 가금류와 돼지가 폐사했다. 이 주에서는 가축업이 주업이었고 곳곳에 동물의 분변으로 인한 웅덩이가 만들어졌다. 폭우와 홍수가 분변이 땅속에 스며들게 했고 강까지 흘러가게 했다. 비슷하게 1971년 태풍 때 태평양의 섬인 트루크(Truk)에서 balantidiasis의 창궐도 같은 원리였다.

④ 다른 공중보건 프로그램과 하부구조의 붕괴(Disruption in other public health programs and infrastructure)

정기 예방접종 프로그램의 소실은 홍역, 소아 마비, 디프테리아, 결핵, 백일해 등의 outbreak를 유발할 수 있다. 특히 이재민이 집단 이주해 있는 곳이면 더하다. 노인과 면역력이 저하된 사람들은 수막구균에 의한 질병에 걸리기 쉽다. 몇몇 아프리카 나라들에서 내전 중 70% 가까이 건강 네트워크를 유실했고 결국 질병 조절능력을 상실했다. 20년 가까이 지속된 내전을 통해 앙골라에서는 전 세계에서 가장 적은 수의 소아마비 환자가 남게 되었다. 1999년 90%의 소아마비 환자는 백신을 접종받지 못했거나 불충분하게 받은 경우였다.

이런 감염병의 발생은 예방접종프로그램이 소실되었을 때 나타난다. 후천성면역결핍증을 예방하기 위한 공중보건 프로그램과 성병을 예방하기 위한 프로그램은 재난 때 손상을 많이 받는다. 이재민 캠프에서 종종 매춘은 돈을 벌기 위한 수단으로 나타나고 오래 영향을 끼친다. 성폭력도 종종 나타나며 특히 강간이 많이 발생한다. 보스니아, 르완다, 코소보사태 때 이런 현상을 보였다. 후진국에서의 혈액제제에 대한 HIV 검사나 간염검사가 불충분하기 때문에 이런 사태나 자연재난 후에 수혈로 인한 감염의 위험도 증가한다. 이런 위험은 이재민의 이주 때문이기도 하다. 또한 개인 위생에 대한 교육 미비가 trachoma, 결막염, 이, 백선, pinworm, 그리고 옴을 전파시키기도 한다.

⑤ 재난으로 인한 손상(Direct disaster-induced injuries)

재난으로 인한 손상에 감염이 동반될 수 있다. 연부조직 손상은 이차감염을 유발한다. 혐기성 균으로부터, Staphylococcus, Pseudomonas, clostriudia 등이 보고되고 있다.

(2) 풍토병 균주에 대한 감수성 증가(Increases in susceptibility to endemic organisms)

① 영양부족(Malnutrition)

영양부족은 설사병, 홍역, 말라리아, 그리고 급성 호흡기증으로 인한 사망률과 밀접한 관계가 있다. 한편 홍역과 설사병은 영양부족을 유발할 수 있다. 감염병과 영양부족의 악순환은 감염병의 치사율을 높이는 데 큰 역할을 한다. 1994년 자이레의 고마(Goma)지역에서의 르완다 이재민캠프에 대한 조사에서 소아 이질환자의 36%가 영양실조였으며 이질에 걸리지 않은 영양실조는 12%로 비교위험도는 2.89였다.

기근과 식량생산의 감소는 자연재난 혹은 내전 등으로부터 기인한다(대홍수, 가뭄, 점진적 기후변화). 사실 소말리아 내전 당시 식량공급은 전쟁의 무기로 사용되었다. 아프리카에서 가뭄은 4억6천만 명 정도에게 지속적으로 타격을 주었다. 이러한 식량부족은 영양실조, 대규모 인구 이동, 이재민캠프를 떠날 수 없는 환경 등을 조성했다. 1992년 소말리아 내전 당시는 1991년 기근의 끝에 다다라 있었다. 홍역, 설사병, 이질로 인해 사망한 사람이 80%를 차지했고 영양부족으로 인한 공중보건의 체계를 붕괴시켰다. 영양실조 유병률은 47~75%였고 영양부족과 오염된 식량으로 인해 설사병이 유발되어 특히 소아에서 사망률이 높았다. 1984년 콜레라로 인한 1,700여 명의 환자는 상한 밀죽으로 인한 것이었다. 이재민캠프에서 사망률이 보통 20~30배가 높다. 영양부족은 병의 전파를 증가시키고 결국 사망률을 높인다. 예를 들면 쿠르드족 난민 캠프에서 12~23개월 영아들은 13.5%가 영양실조에 걸렸고 설사병을 보였다.

② 대규모 집단이동의 효과(Effects of mass migration)

대규모 집단이동은 전쟁, 가뭄, 기근 그리고 이러한 요소들의 복합작용에 의해 일어난다. 예전의 연구를 보면 이러한 집단이동은 과밀화를 초래하고 불충분한 위생시설, 영양부족, 면역력 저하를 통한 질병유발을 유도한다. 재난의 급성기 때 제한된 자원을 많은 사람이 나누어야 하기 때문에 높은 이환율과 사망률을 보인다. 홍역, 설사병, 급성호흡기감염 등은 감염병의 흔한 원인이고 1990년대까지 이재민 사망률에 많은 연관이 있었다. 소말리아와 르완다에서는 대규모 이동을 통한 감염병으로 사망률을 높인 적절한 예를 보여주었다. 역시나 5세 이하의 소아에서 높은 사망률을 보였다.

풍토병이 있는 지역으로 이재민을 이주시키면 이재민들에게 병에 대한 감수성을 증가시키는 역할을 한다. 리슈마니아증이 수단 내전 중에 발병했는데 이는 카르툼(Khartoum)으로 이주한 결과이다.

③ 만성병에 대한 약품공급의 중단(Disruption in supply of medication for chronic diseases)

재난 시 당뇨, 심장질환, 신장질환, 호흡기질환, 면역저하질환자 등에 대해 필요한 약제공급이 중단되어 이들의 악화를 유발한다. 1994년 캘리포니아 Northridge의 지진으로 인해 몇몇 병/의원의 이동진료체계가 중단되었다. 이로 인해 15% 가까운 주민들이 만성병에 대한 약품공급을 받지 못하였다.

④ 다른 원인들(Other predisposing factors)

재난이 발생하면 면역기능을 저하하는 효과가 발휘되어 감염병의 위험이 증가한다. 동반손상(화상, 동상, 압좌손상, 화학/방사능 손상)이 면역체계에 영향을 끼친다. 정신적 스트레스 또한 회복기에 감염병에 대한 감수성을 증가시킨다.

(3) 재난 시 새로 나타나는 균주에 대한 소개 (Introduction of new organisms into the disaster environment)

전 세계적으로 여행이 증가하고 재난 발생 시 전 세계에서 구호팀이 오기 때문에 이론상으로는 세계에 존재하는 모든 균이 위험균이 될 수 있다.

3) 감염병의 현장 치료(Field management of infectious diseases)

감염병에 대한 감수성 증가 위험을 판단하기 위해서는 Aghababian 등은 환경과 지리적인 위험(풍토병 균주, 인구집단의 특성, 재난의 종류, 재난의 크기, 사용가능한 자원량)의 연결고리를 끊어야 한다고 하였다. 재난이 발생한 해의 기후 등이 환경적으로 고려되어야 하며 지리적 고립 여부도 따져보아야 한다. 어떤 균주가 광범위하게 존재하는지 재난이 일어난 계절은 어떤지 확인해야 한다. 추운 계절에는 사람들이 모여서 온도를 유지하므로 공기전염성 질환이 많이 발생한다. 인구집단의 특성도 고려되어야 하는데 이재민 집단이 너무 어리거나 나이가 많으면 감염성 질환이 현저하게 증가한다. 재난 자체의 특성도 감염병 발생의 위험유무를 어느 정도 알 수 있게 해준다. 왜냐하면 지진에는 외부손상이 많으며, 연부조직 손상에 이은 감염이 뒤따른다. 홍수에는 위생시스템과 식수공급이 끊기므로 수인성, 매개 전파성 질환이 많이 발생한다. 기근과 내전으로 인한 재난은 공기전파성, 수인성 질환이 많이 발생한다. 마지막으로 수용 가능하고 사용가능한 자원의 양은 감염질환의 위험을 결정하게 해준다. 의료기관은 무사한가? 공급체계와 이동체계는 원활한가? WHO에서 권장한대로 공중보건시스템이 존재하는가? 물, 위생설비, 개인용품 등의 재고는 있는가? 재고가 공급될 수 있는가? 위생, 식수공급, 위생설비를 유지할 수 있는 전문가들이 존재하는가? 이러한 문제에 대한 답변들이 무엇이 필요한지에 대한 도움을 줄 것이다.

(1) 예방

감염병을 예방하기 위한 첫 번째 단계는 공중보건의 하부구조를 유지하는 것이다. 적절한 보호장비, 물, 위생, 식량 그리고 질병에 대한 감시 등이 필요하다. 몇몇 국제적인 비정부기구(NGO) 구호단체는 유용한 구호요령을 발표하기도 했다.

① 질병에 대한 감시

1980년 11월 발생한 리히터규모 6.8의 지진 직후에 270,000명의 이재민이 남부 이탈리아 꼼빠니아(Campania)와 바실리카타(Basilicata) 지역에 발생했다. 보건당국은 빨리 지역 역학조사 시스템을 설립했다. 물 공급시설과 하수시설이 거의 다 파괴되었음에도 소화기장애, 호흡기장애 등의 질병의 발생이 크게 증가하지 않았다. 매우 주목할 만한 사실이다. 감시의 정의를 보면 "지속적이고 체계적으로 수집하며 분석하고 보건자료를 해석한다"라고 되어있다. 이러한 시스템은 적절하고 간편하고 쉽게 이해되고 적당하며 지속될 수 있어야 한다.

감시는 빠른 조사와 질병의 존재에 대한 확인이 필요할 때 유용하다. 이러한 자료는 자원의 사용에 대한 방향과 특정 질병, 약품공급, 장비의 필요를 확인해 준다. 숙주와 매개체에 대한 감시는 재난 후에 공중보건사업 여부를 결정하는 데 도움을 준다. 1993년 중서부지방 홍수 때 상황은 St. Louis 뇌염의 매개체인 모기가 증가하기 좋은 상태였다. 새와 모기들을 모니터링하던 조사자들은 환경에 해를 줄 수 있는 살충제 보급 프로그램을 중단했다.

감시는 한 기관에서 담당해야 하며 이 기관에 일정한 권리를 부여해야 하며 구조에 참여하는 모든 기관(주, 연방, 비정부기구, 국제적 조직)으로부터 자료를 받아야 한다. 접속시점의 자료와 기록은 정기적으로 수집되어 보호되고 검증되어 구조에 참여한 모든 기관이 참여하는 회의에서 제공되어야 한다. 모든 기관은 표준화된 양식을 사용하고 단순 증상에 기인한 질병양식으로 보고해야 한다(자세한 내용은 후에 언급하겠다). 풍토병과 매개체에 대한 지식은 이재민캠 프에서 조사에 기초 자료로 제공되어야 한다. 여기에는 지역의 역학적 통계(조사망률, 5세 이하의 사망률, 원인특정 치사율, 재난현장의 인구 구성, 보호장비, 이재민캠프 등) 등이 포함된다. 조사자는 사망자가 축소 보고되고 인구집단이 과장되는 것에 대해 주의해야 한다. 감시체계에 의해 유행병이 밝혀지면 적절한 의사소통을 위한 방법들이 설립되어야 한다. 감시는 재난 후 상황까지 지속되어야 한다.

② 백신(Vaccines)

재난지역 주민 모두에게 감염증 발생을 억제하기 위한 예방접종은 효과가 거의 없는 것으로 보고되고 있다. 예방접종 프로그램은 지역 예방 접종프로그램과 잘 조화되어야 한다. 보통 지역의 프로그램은 WHO 프로그램을 사용한다. 일반적으로 백신은 저렴한 가격에 많은 효과를 나타낸다. 급성기에는 홍역예방접종만이 필요하다. 어린 소아에게 특히 필요하다. 9개월 이상된 소아에게는 지속적으로 비타민A가 공급되어야 하는데 이는 사망률을 50%에서 30%로 낮출 수 있기 때문이다. 홍역예방접종은 cold chain equipment, 훈련된 프로토콜, 매뉴얼대로 제공되어야 한다. 만약 감시를 통해 뇌수막구균성 뇌수막염이 실험실에서 보고가 되면 모든 접촉자에게 예방접종이 실시되어야 한다. 장티푸스나 콜레라 같은 질병에는 적절한 면역성을 위해 종합 예방접종이 필요하다. 홍수나 지진 때는 파상풍도 고려되어야 하며 정기 파상풍 예방접종을 통해 이러한 것을 예방할 수 있다. 그러나 모두를 예방 접종할 필요는 없으며 손상 후에 예방 접종을 할 필요도 없다.

③ 보호장비(Shelters)

1998년 중국 헤이룽장성 홍수 때 백만 명의 이재민이 발생했다. UN Disaster Assessment and Coordication Team은 이재민이 한 지역에는 400명 정도가 적당하다고 제공했다.

1980년 남부 이탈리아 지진 때 이재민캠프를 분산시켜 감염병의 위험을 감소시켰다. 소아 사망률은 이재민캠프의 크기와 양의 상관관계가 있다고 알려져 있다. 그러므로 이재민캠프의 크기를 제한하는 것이 person to person 질병을 줄이는 데 도움이 된다.

④ 물과 위생(Water and sanitation)

설사병을 일으키는 데 있어 물의 질보다는 물의 양이 더 중요하다. 1994년 전쟁 때 사라예보에서 1인당 급수를 5 L로 제한한 후에 A형간염, 설사, 이질이 증가하였다고 보고되었다.

물 부족은 개인위생상태를 떨어뜨린다. UN High Commissioner for Refugees에서는 하루에 1인당 20 L의 물이 공급되어야 한다고 제안했다. 이동형 급수가 제공되어야 상수원의 서식지화를 막을 수 있고 이전의 깨끗한 상수원을 보호할 수 있다. 상수원에 대한 보호와 격리된 용변시설은 콜레라의 발생을 줄여준다(방글라데시 이재민캠프).

격리된 화장실을 제공하는 것이 설사병을 줄이고 5세 이하 소아의 사망률을 감소시키는 데 가장 중요하다. 분변을 관리하는 방법, 용변 영역 등이 빨리 설치되어야 한다. 공용화장실이 많으나 그룹이나 가족을 위해 충분하게 제공되는 것이 좋다. 사용과 유지방법에 대한 교육이 시급하며 질병예방에 도움이 된다. 특히 어린이에게 교육을 잘 시켜야 한다.

상수원과 위생시설에 대한 지속적인 점검과 감시가 강조되어야 한다. 1998년 북부 중국 홍수 때 중앙정부와 지방자치단체에서 식수의 질을 지속적으로 모니터링한 결과 설사병의 증가는 없었다.

⑤ 다른 공중보건학 요소들(Other public health concerns)

재난 시에는 모유수유를 권장한다. 식량과 영양 프로그램, 지속적인 결핵 치료 그리고 매개체 조절 등이 가능한 빨리 다시 시작되어야 한다. 매개체 조절은 재난 지역에서의 풍토병 매개체에 관심을 가져야 한다. 영양부족을 막기 위해 적어도 1,200~1,500 칼로리의 단백질이 매일 제공되어야 한다.

(2) 진단과 치료(Diagnosis and management)

Toole는 감염이 의심되면 조치들이 연결고리처럼 일어나야 한다고 하였다. 가장먼저 즉각적인 조사와 질병의 확인이 필요하고, 뒤이어 전파이동경로 확인, 현재 발병중인 환자 확인, 치료, 그리고 조절 기능을 시행해야 한다.

① 표준화된 질병 정의(Standardized case definitions)

일반적으로 의료진들은 홍역, 상기도감염, 설사병, 뇌수막염, 말라리아 등의 증상과 증후에 대해 잘 알고 있어야 한다. 열, 기침, 구강 건조, 발진 등이 발견되면 홍역을 의심해야 하고, 쌀뜨물 같은 설사와 구토를 동반한 소아를 보면 콜레라를 의심해야 한다. 이질은 통증을 동반한 혈변과 발열로 의심하고, 기침과 발열은 상기도감염과 폐렴을 의심해야 한다. 뇌수막염의 증상은 발열 특히 발진과 뇌수막염의 증상들이다.

② 현장 검사실(Field laboratories)

모든 임상검사가 가능한 인근지역의 의료진이 세균학적 검사를 조기에 시행하여 감염증의 원인을 알아야 한다. 그러나, 모든 환자에게 검사를 통한 확진은 꼭 필요한 건 아니다. 이런 상황에서는 특이한 환자에 대한 검사나 질병의 조절에 대한 모니터링, 진단을 하는 데 있어 표준화된 정의를 하는 데 사용되어야 한다. 뇌수막염, 말라리아, 콜레라, 이질, 장티푸스 등은 표본검 사에서 적어도 검사를 통해 확진해야 한다.

군(軍) 검사실에서는 혈액도말, 그람염색, 박테리아항원검사, 배양, 항생제 내성검사 등이 가능하다. 혈액샘플은 질병관리본부로 보내져서 확진한다. 일반적인 검사들 예를 들면 일반혈액검사는 현장에서는 유용하지 않다. 전통적으로 배양이 확진하는 데 많이 사용되고, latex agglutination 방법이 그람염색보다 뇌수막염 배양에 좋다.

③ 치료의 원칙(Principles of treatment)

표준화된 치료 프로토콜이 인구학적 통계표와 함께 모든 의료진에게 제공되어야 한다. 설사병에 있어 마실 수 있는 수분을 제공하는 것이 좋다. 정맥주사를 통한 수액공급은 심한 경우와 마실 수 없는 경우로 제한한다. 1991년 4월 이질과 콜레라가 풍토병인 방글라데시 해안에서 폭풍우로 인해 발생한 많은 설사병 환자들에게 수분을 입으로 공급하였다. 환자에게 때때로 마실 수 있다는 용기를 북돋워 주어야 하고 잘 설계된 수분공급이 필요하다. 중요한 점은 소아에게 있어 탈수 증세를 빨리 인지하는 것인데 이를 통해 생명을 구할 수 있다. 항생제 사용의 경우에는 일차적인 항생제를 사용하며, 경증은 경구로 투여하고, 중증 환자의 경우에는 근육 또는 정맥로를 이용한다. 설포나마이드 계통의 약물에 내성이 있는 이질은 플루오르퀴놀론으로 치료하고 콜레라는 성인은 독시사이클린으로 소아는 박트림으로 치료한다. 설사병이 발병하였을 때에는 상수원에 불소화를 시키는 것이 중요하다.

홍역이 발생하였을 경우에는 영양상태를 점검하고, 비타민 A를 공급하며 예방접종을 실시한다. 환자는 laryngotracheobronchitis, 폐렴, 탈수증이 일어나지 않는지 확인한다.

말라리아의 약제에 대한 내성 때문에 치료는 약제 감수성에 근거해서 시작한다. 모기에 물리지 않도록 하고 긴팔 옷을 입으며 긴 바지에 모기 쫓는 약을 바르고 예방약을 복용한다. 말라리아는 뇌성 말라리아, 신부전, 용혈 등을 일으킨다.

뇌수막염은 재난 상황에서 아직까지 가장 공포스러운 질병으로 남아있다. 환자는 주의 깊게 치료해야 하며 격리해야 한다. 이재민캠프에서는 다른 사람과 접촉하지 않게 하고 군중 집단면 역프로그램은 필요 없다. 이러한 상황에서 군중 집단면역이 가장 좋은 방법이나 이는 outbreak가 임박한 시점이거나 type A 혹은 type C인 경우만 시행한다. 예방접종을 하면 면역기간이 짧기 때문에 보균자를 통해 전파를 완전히 막을 수 없다. 가족 중에 접촉한 사람은 면역정도를 확인하고 예방접종을 필요로 하면 시행할 수 있다. 회복된 환자나 접촉한 가족에게는 rifampicin을 투여하고 이동을 금지하여 전파를 막는다.

폐렴, 성병, 피부감염, 결핵 등은 재난 시 문제를 일으킬 수 있다.

4) 응급센터의 역할(Role of emergency deapartments)

재난 시에 무사한 응급센터와 의원들은 감시 기능을 수행해야 한다. 이들이 가능한 감염병 outbreak의 가장 선두에 서 있으며 유일한 의료 기관이기 때문이다. 응급센터는 즉시 방문환자, 호소하는 증상, 입원환자의 기록을 보관하여야 한다. 나이, 성별, 주소, 의심되는 병명, 내원 횟수, 사용가능 병상까지 자료로 보관한다. 이 기록은 주 단위로 편집하여 분석하고 EPI-INFO로 보내져야 한다.

의사, 응급구조사, 간호사들은 재난 관련 질병들의 정의와 증상들을 잘 알고 있어야 하며 outbreak에 대비해 즉시 이동할 수 있도록 기구와 프로토콜, 보호 장비를 갖추어야 한다. 이송 시스템은 이전에 미리 준비한 대로 사용한다.

2. 압좌손상 및 압좌증후군(Crush Syndrome)

1) 압좌손상

폭발 후 건축물이 붕괴되어 피해자가 조각들 아래에 끼일 경우 흔하다. 많은 골격근이 20분 이상 지속적으로 압력을 받을 경우 관류 장애가 발생하여 조직허혈과 횡문근 융해가 발생한다. 세포막이 손상되면 나트륨, 칼슘이 상승하고 수분이 세포 내로 이동하며 칼륨, 인산, 젖산, 미오글로빈, 트롬보플라스틴과 크레아티닌활성효소 (CK)가 세포 외로 나와 전신순환계에서 독성을 보인다. 역설적으로 인체를 압좌하는 외력은 이러한 독소들이 전신순환으로 들어가는 것을 방해한다.

2) 압좌증후군

신체의 일부가 장시간 파편이나 붕괴된 구조물 등에 매몰되어 입는 국소적 손상을 압좌 손상(crush injury)이라고 하며 광범위한 근육의 손상을 초래함으로써 전신증상을 보이는 증상군을 압좌증후군 또는 급성 외상성 허혈(acute traumatic ischemia)이라 하며 압박 부위의 국소적 조직손상, 기관 부전, 산혈증, 고칼륨혈증, 저 칼슘혈증 등을 특징으로 하는 증후군이다. 국소적 손상부위는 주로 하지부(74%)가 가장 많으며, 상지부(10%), 몸통부(9%)의 순이다. 주로 자연재난(지진, 허리케인, 토네이도, 산사태 등)과 인위재난(전쟁, 광산 매몰, 폭탄 테러 등)으로 인해 발생하므로 재난과 관련된 외상의 대표적인 형태이다. 주로 심장, 신장 및 대사에 문제가 발생하여 구조 당시의 외견상으로는 양호하던 환자가 짧은 시간에 돌발적으로 사망한다. 생존자도 치료가 지연되면 급성신부전에 빠지는 경우가 많다. 2008년 5월 쓰촨성 대지진 당시 3일 동안 건물더미에 매몰되어있던 26세 남자가 발견되어 구조 6시간 동안 중국 전역에 미디어로 생중계되었다. 구조작업 6시간 동안 의식이 명료하여 인터뷰도 하였으며 가족들에게 전화까지 하였으나, 건물더미를 치우자마자 그는 심정지로 사망하였다.

(1) 임상증상

① 국소적 영향

근육에 대한 직접적인 압박과 동맥이 눌려 근육의 혈류량이 감소하여 근육의 손상이 생긴다. 상지나 하지의 근육은 탄력이 적은 근막으로 둘러싸여 있다. 평상시에는 근육과 동맥 사이에 적절한 압력 차가 있어 정상적인 혈류가 유지된다. 그러나 근육이 압박을 받게 되면 근육 내의 압력이 급상승하여 혈류량이 감소하고 저산소증에 의한 손상으로 인하여 세포가 죽게 된다. 또한, 시간이 지남에 따라 신경 손상도 동반되어 통증조차도 호소하지 않는다. 이러한 손상을 구획 증후군(compartmental syndrome)이라 하며 수술의 목적을 위하여 40 mmHg 이상, 8시간 이상 지속되면 진단할 수 있다. 압좌 손상 시에는 근육 내의 압력이 240 mmHg까지 상승할 수 있다. 이로 인해 근육 내 세포가 손상을 받게 되고 세포의 부종이 발생되며 60분이 지나면 모세혈관 외로 누출이 일어난다. 재관류로 인하여 세포 내와 세포 밖의 압력이 동시에 높아져 손상이 더욱 진행되게 된다.

② 전신적인 영향

파편 더미에 의한 압전 효과(tamponade effect)로 인하여 압박을 받고 있는 부위는 구조될 때까지 순환이 되지 않는다. 구조 당시에는 환자는 외견상 안전하게 보인다. 구조가 되면서 동맥의 재관류와 압박을 받던 부위로부터 정맥 유입이 일어나고 여러 병리학적인 현상이 진행되어 압좌증후군의 전신증상이 일어난다. 즉각적인 처치가 이루어지지 않으

그림 3-8 압좌 증후군의 발생 기전

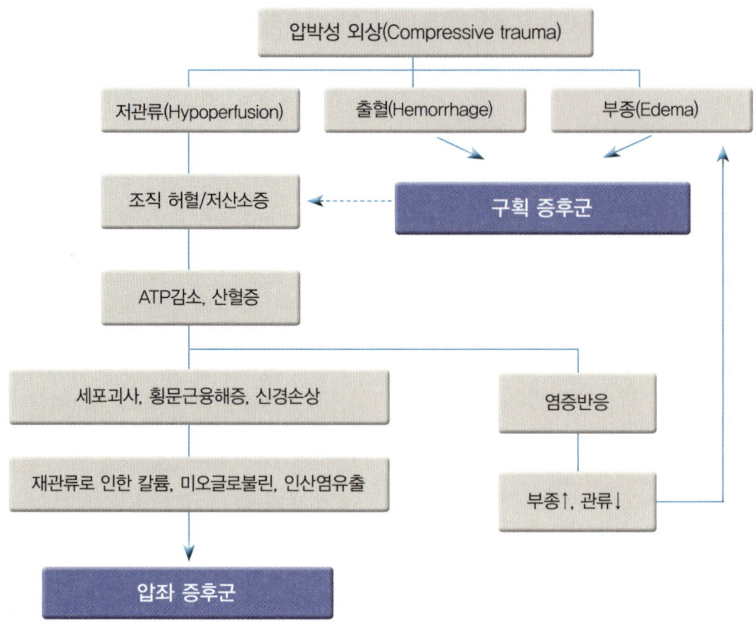

면 급격히 증상이 악화되며 사망에 이르게 된다. 가장 먼저 나타나는 위험한 증상은 압박부위의 재관류로 인한 고칼륨혈증과 산혈증으로 인한 부정맥과 심정지이다. 고칼륨혈증과 그로 인한 심혈관계의 이상증상은 즉각적인 심폐소생술이 필요하다. 그 다음으로 혈액량 감소로 인한 저혈량성 쇼크이다. 손상 받은 부위에 많은 체액이 저류되어 혈액농축이 발생하고 쇼크에 빠지게 된다. 또한 환자는 다른 손상으로 인하여 출혈을 하게 되고 구조되기 전에 수액처치를 받기 어렵기 때문에 더욱 혈액량이 감소하게 된다. 젖산과 같이 손상된 세포로부터 발생되는 여러 물질들에 의하여 혈관의 자동조절 능력이 소실된다. 이러한 상황에서 정맥로의 확보가 늦어지고 의료팀이 부족한 혈액량을 잘못 산출함으로 인하여 수액처치가 부적절하게 된다. 구조 작업을 시행하기 전에 의료진과 조율이 필요하며, 구조 작업 전부터 정맥로 확보와 수액처치가 먼저 이루어져야 한다(그림 3-8).

③ 신장의 영향

생존자들은 혈류량의 감소와 미오글로불린뇨증(myoglobulinuria)으로 인하여 급성신부전에 빠질 가능성이 매우 높다. 초기의 적절한 처치로 핍뇨성(oliguric)신부전을 예방할 수 있다.

(2) 진단

압좌 손상은 조기치료가 중요하다. 따라서 구출되기 전에 진단되는 것이 이상적이다. 불행하게도 구출되기 전이나 구출된 직후에는 별다른 임상증상과 징후가 없다. 눌려 있을 때는 혈압 등 생명징후가 안정되어 있고 근육의 손상에 비하여 피부의 변화가 심하지 않다. 근육 부종도 눌려있던 압력이 해소되고 재관류가 이루어지기 전까지는 심하지 않다. 만약 장기간 사지의 일부가 무엇인가에 눌려 있었으면 눌려 있는 부위의 감각이 없어지고 환자가 아프지 않다고 한다. 손상 자체가 근육의 기능손실을 초래하여 감각의 손실을 가져오고 척추손상과 감별이 어려워진다. 근위부가 눌려있어도 원위부는 정상적으로 맥박이 촉지될 수 있고 피부의 색도 정상일 수 있다. 구출된 후 외견상 별다른 증상이 없음에도 환자가 심한 고통을 호소한다. 구조된 후 환자의 소변에서 미오글로불린이 검출되기도 한다. 때때로 미오글로불린 때문에 소변의 색이 짙은 적갈색으로 보이기도 한다. 또한 혈뇨와 감별이 필요하다. 초기에 보일 수 있는 생화학적인 변화로는 고칼륨혈증, 크레아틴의 상승, 과인산염혈증 및 크레아티닌 카이나아제의 상승이 나타날 수 있다. 심각한 정도의 출혈이 아닌데도 적혈구 용적이 증가할 수 있으며 저칼슘혈증도 자주 나타난다.

(3) 치료

먼저 희생자를 구조하기 전에 부정맥, 심정지에 대한 대비를 완벽하게 하여 구조하여야 한다. 구조 이전에 심폐소생팀을 완벽하게 구성하고 난 후 구조작업을 시행하여야 하며, 구조 이전에 수액 처치를 시작하여야 한다.

또한 압좌 손상을 입은 환자는 아세틸콜린 수용체의 수와 민감도가 증가되어 있어 석시닐 콜린 사용 시 심정지가 발생할 수 있으므로 주의해야 한다. 생존자의 경우 최대 2년까지 석시닐콜린의 사용을 자제해야 하며, 생존자에게도 설명해 주어야 한다.

압좌 손상에 대한 적극적인 치료는 1984년 레바논에서 테러에 의한 폭발사고로 건물에 깔린 환자들에서 이루어지기 시작하였다. 치료 과정은 많은 양의 수액처치를 매몰 당시부터 또는 구조되는 즉시 시작하여 중환자실까지 계속하는 것이다. 첫 번째 수액은 등장성 수액을 시간당 1 L(또는 10~15 mL/Kg)를 투여한다. 두 번째와 세 번째 수액은 저장성 수액에 중탄산염 50 mEq 혼합하여 투여하여 소변의 pH를 6.5 이상 유지시켜 신장에 미오글로빈 축적을 방지한다. 소변량이 시간당 20 mL 이상이면 20% 만니톨 50 mL를 1~2 g/Kg/d(최대 120 g)를 5 g/hr의 속도로 투여한다. 이는 소변량 유지와 동시에 구획압(com- partmental pressure)을 감소시키는 효과가 있다. 입원 후에는 소변량을 시간당 300 mL 이상 유지되도록 하는 것이 이상적이다. 이러한 소변량을 유지하기 위해서는 성인을 기준으로 하루 요구되는 수액량이 12 L에 이른다. 그 중 4~6 L의 수액에는 중탄산염을 혼합하여 투여한다. 보통 나오는 소변량보다 투여되는 수액이 더 많은데, 이는 투여된 수액이 손상된 근육에 축적됨으로 인한 현상이며, 손상된 근육에 축적되는 양이 많게는 4 L까지 될 수 있다. 이러한 수액 처치는 미오글로빈뇨증이 사라질 때(보통 입원 3일째)까지 계속한다. 그러나 만약 환자가 병원에 입원하지 못하고 모니터링이 불가능한 상황이라면 만니톨과 중탄산염을 혼합한 수액을 하루 6 L이상 투여한다.

고칼륨혈증의 치료는 심독성의 징후(높고 뾰족한 T파, QRS 확장>0.12초)가 보이면 시작해야 한다. 인슐린과 포도당(50% dextrose 50 cc+RI 10 unit), 베타2 길항제 흡입은 세포 외 칼륨을 일시적으로 세포 내로 이동시킨다. 칼륨교환수지(kayexelate 30~60 g 경구/직장 투여)는 칼륨의 장내 제거를 촉진하지만 작용시간이 느리다. 칼슘정주는 근 괴사로 인한 고인산혈증이 있을 경우 비효율적이며 칼슘인산염이 형성되어 전이성 석회화를 형성한다. 따라서 중증 고칼륨혈증이나 증상이 있는 저칼슘혈증(강직, 경 련) 시에만 투여해야 한다. 고칼륨혈증이나 산증, 급성신부전이 지속될 경우 응급투석이 필요하다. 투석기계와 전력이 부족한 경우 복막투석과 지속적동정맥혈액투석(CAVH) 모두 효과적이다.

1988년 아르메니아의 지진 시 조기에 이러한 고용량의 수액요법과 소변의 알칼리화 처치가 이루어지지 않아 적어도 600명의 환자가 투석요법을 받아야 했다. 압좌 증후군으로 인한 급성신부전 환자들은 투석을 받았던 경우라도 비교적 예후는 나쁘지 않다.

감염 또한 심각한 문제이다. 특히 손상된 근육의 감염이 심각하다. 과거에는 구획 증후군이 의심되면 근막절개술을 시행했으며 이로 인하여 괴사가 일어난 근육조직이 노출되어 감염이 많은 문제를 일으켰다. 현재는 압력측정기로 손쉽게 압력의 측정이 가능해져 필요 없는 근막절개를 하지 않게 되었다. 적시에 적절한 치료를 받으면 압좌 손상을 받은 부위의 예후는 비교적 좋으며 기능의 회복도 기대할 수 있다. 상처의 치료를 세심히 하고 감염이 의심되는 경우 항생제를 적극적으로 투여해야 하며 손상부위를 심장 높이로 하여 혈류량이 줄지 않도록 한다. MAST 는 금기사항이며, 중립위치로 부목만 해주는 것이 좋다. 매몰된 환자가 다수일 경우에는 투석을 받아야 할 환자가 대량으로 발생하기 때문에 이에 대한 대비가 사전계획에 포함되어야 한다.

3) 구획증후군

구획증후군도 압좌손상의 합병증이다. 근육 구획을 싸는 섬유성집(sheath) 내부 조직에 부종이 발생하면 구획압이 증가하면서 내부의 신경과 근육에 추가적인 손상이 발생한다. 초기에는 증상이 명확하지 않고 정상처럼 보인다. 구획증후군의 초기 증상은 사지의 수동적인 운동에 의해 유발되는 심한 통증이다. 상처 가장자리의 발적과 인접 피부에 수포가 나타날 수 있고 진행되면 혈압이 떨어지거나 쇼크 증상이 나타난다. 심한 압통, 멍, 부종이 생기고 척수손상 증상처럼 감각저하와 이완마비가 나타나지만 괄약근 긴장은 정상이다. 말초맥박은 있을 수도 있고 없을 수도 있다. 현장 근막절개술은 논란의 여지가 있으며 출혈과 감염의 위험이 잠재적 이득에 맞서고 있다.

Ⅳ 외상과 내과적 질환

1. 외상

1) 중증도 분류

○ 중증도 분류란 재난 시 발생한 환자를 대상으로 행할 수 있는 응급처치와 환자 이송의 우선순위를 결정하기 위해 미리 약속한 중증도 분류에 의해 환자를 구분하는 것으로 정의

○ 재난 상황에서는 의료진이 받아들이기 힘들다 할지라도, 많은 사람에게 가장 좋은 치료를 행하는 관점으로의 의식 전환이 필요하며, 심폐소생술은 시행하지 않는 것이 원칙

(1) 일반적 중증도 분류

- 1 순위 또는 응급(빨강)환자

: 부상이 심각하지만 최소한의 시간이나 자원으로 치료될 수 있으며 치료 후에 생존할 것으로 예상되는 환자

단순한 수술 절차로 치료할 수 있는 대량 하혈을 한 환자나 흉곽 개흉술과 가슴 튜브만으로 치료 가능한 기흉 환자 등

- 2 순위 또는 지연(노랑)환자

: 부상이 심하지만 발병할 위험성 없이 치료가 지연 되어도 괜찮은 환자

단순 대퇴골이나 상완골 골절 환자 등

- 3 순위 또는 급하지 않은(초록)환자

: 부상이 크지 않아 치료를 기다릴 수 있는 환자(보행이 가능)

이 환자들의 부상은 더 심각한 환자의 부상을 치료한 후에 치료 시행

찰과상, 타박상, 염좌, 단순 열상 등

- 지연 환자(검정)

: 부상이 너무 심각하여 많은 양의 자원을 사용한 경우에도 생존할 가능성이 희박하거나 없는 환자

중증의 뇌손상을 입은 환자나 몸의 95% 이상에 3도 화상을 입은 환자 등

(2) 전문외상처치술(ATLS)의 환자 분류

- Step 1

: 다음 사항에 해당하는 환자의 경우에는 즉시 외상센터로 이송

GCS < 14, 수축기 혈압 < 90 mmHg, 호흡수 < 10회/분 또는 > 30회/분,

PTS(소아외상점수) < 9 에 해당하는 경우

- Step 2

연가양 흉부(flail chest), 사지마비, 골반골 골절, 화상과 동반된 외상, 중증

화상. 팔목 또는 발목 윗부분의 사지 절단, 몸통을 관통하는 관통상,

2개 이상의 장골 골절이 동반된 환자에 해당하는 경우

○ 출혈성 쇼크의 분류(표 3-25)

2) 예방적 항생제 사용(Antibiotic prophylaxis)

○ 항생제 예방은 항생제 치료와는 다름. 예방은 감염을 방지하거나 감염의 가능성을 감소시키기

표 3-25 환자의 초기 징후에 따른 예상 실혈량 (*70 kg 성인 남성 기준)

	Class Ⅰ	Class Ⅱ	Class Ⅲ	Class Ⅳ
실혈량* (ml)	~750	750~1500	1500~2000	〉2000
실혈량 비율 (%)	~15%	15%~30%	30%~40%	〉40%
맥박 (회/분)	〈100	100~120	120~140	〉140
혈압 (회/분)	정상	정상	감소	감소
맥압 (mmHg)	정상 또는 증가	감소	감소	감소
호흡수 (회/분)	14~20	20~30	30~40	〉35
소변량 (ml/hr)	〉30	20~30	5~15	거의 없음
의식	명료, 약간 불안	불안	불안, 혼돈 (confused)	혼돈, 기면 (lethargic)
수액, 수혈	정질액	정질액	정질액, 혈액	정질액, 혈액

위함. 육안 오염이 된 상황에서 감염을 예방하려고 사용하지 않음

- 다음의 경우에 예방을 고려
  가. 수술적 처치가 요구되지 않는 외상 상처
  나. 수술적 처치가 6시간 이상 지연이 예상되는 경우
- 감염이 있거나 가능성이 높은 경우에는 치료 용량을 사용
  가. 수술 전 항생제 사용, 피부 절개 2시간 전, 수술 동안 조직내부의 항생제 농도를 적절하게 유지
  나. 시술이 장시간(> 6시간) 또는 상당한 양의 출혈이 있는 상황에서는 일회용량 이상을 투여
  다. 국소항생제 및 항생제를 섞은 상처소독은 권장되지 않음
  라. 다음의 경우에는 예방적 항생제 사용

A. 감염의 위험이 증가하는 경우 생체역학적 상황:
가) 이물질이 있는 경우
나) 판막성 심질환이 있는 경우
다) 인공삽입체가 있는 경우

B. 치유 능력이 저하되거나 감염 위험성이 증가
가. 예상되는 의학적 상황:
가) 당뇨
나) 말초혈관질환
다) 괴저 또는 파상풍 가능성
라) 면역저하상태

C. 고위험 감염 또는 상황:
가) 관통상
나) 복부외상
다) 복합골절
라) 괴사조직이 동반된 상처

마) 5cm 이상 또는 별모양 열상
바) 오염된 상처
사) 손 또는 발처럼 상처 감염의 위험이 높은 해부학적 위치의 상처
아) 담도 및 장 수술

- 깨끗한 수술 상황에서의 정맥 내 예방적 항생제 사용은 수술 후 감염률을 감소시킴
- 판막성 심질환이 있는 환자에서 심내막염의 예방:

가. 구강 및 상기도 시술: 수술 1시간 전 amoxycillin 3g 경구 투여, 1회량 투여 6시간 후 1.5g
나. 위장관 및 비뇨생식기계 수술: 수술 1시간 전 ampicillin 3g + gentamicin 1.5 mg/kg IM 또는 수술 30분 전 IV로 최대 80 mg 사용

3) 항생제 지침(Antibiotic treatment)

○ 상처가 광범위하고 6시간 이상 경과된 경우
○ 광범위 항생제: penicillin + metronidazole
○ 상처 치유 및 감염에 대한 주기적 관찰
○ 가능한 경우 상처 배양 및 감수성 검사를 시행
○ 5-7일간 치료용량 유지

4) 파상풍 예방(Tetanus prophylaxis)

○ 파상풍 독소를 이용한 능동면역화 과정이며, 디프테리아 독소와 함께 투여(TD toxoid). 임산부의 경우에도 태아 파상풍 예방을 위해 투여. 소아 예방접종은 DPT 사용

- 3회의 예방접종을 받지 않은 경우는 면역이 없다고 판단한 후 예방접종을 시행
- 상처가 크지 않아도 파상풍 가능성이 높은 예방접종을 받지 않은 사람: 능동면역(예방접종) 및 수동면역(면역글로불린) 동시 시행
- 예방 접종을 하지 않은 경우에는 완전 면역을 위해 6주와 6개월 후의 예방접종이 필요함
- 파상풍 가능성이 높은 상처:

가. 흙 또는 분변에 오염된 상처
나. 찔린 상처
다. 화상
라. 동창
마. 빠른 물체에 의한 손상

a. 상처가 오염이 된 경우에는 예방적 항생제 사용
b. 파상풍 가능성이 높은 상처가 있는 예방접종을 하지 않은 환자의 경우에는 능동 및 수동면역을 동시에 시행

○ 파상풍 예방 요법(표 3-26)

- 두 번의 능동면역을 시행한 사람에게는 수동면역(면역글로불린)을 시행하지 않음

5) 상처 치료(Wound management)

(1) 상처의 분류

- 청결(clean)
- 청결오염(clean contaminated): 정상이지만 집락화 조직의 상처
- 오염: 이물질 또는 감염물질을 함유한 상처
- 감염: 고름이 있는 상처
- 청결 상처는 일차봉합(primary intention)에 의해 치유되도록 즉시 봉합

표 3-26 파상풍 예방 요법

	깨끗한 상처	중등도 위험군	고 위험군
예방접종시행, 5년 이내 추가접종 시행	불필요	불필요	불필요
예방접종시행, 5–10년 사이의 추가접종 시행	불필요	능동면역	능동면역
예방접종시행, 추가 접종 후 10년 이상 경과	능동면역	능동면역	능동면역
부적절한 예방접종 또는 모르는 경우	능동면역	능동 및 수동면역	능동 및 수동면역

- 오염되고 감염된 상처는 봉합하지 않고 이차의도에 의해 치유되도록 열어둠
- 지연일차봉합: 청결오염 상처와 청결상처가 6시간 이상 경과한 경우에는 외과적 처치 후 개방상태로 48시간 이후에 봉합

(2) 상처 치유 및 감염의 위험성과 관련된 요소

- 환자요소
  가. 나이
  나. 기저 질환: 빈혈, 당뇨 또는 면역억제상태
  다. 치유와 관련된 상처의 영향(혈류 차단 등)
- 상처
  가. 장기 또는 조직 손상
  나. 손상 범위
  다. 손상 정도(짓이김 손상보다는 열상이 합병증이 없음)
  라. 오염 또는 감염
  마. 손상과 치료사이의 시간(빠를수록 좋음)
- 국소 요소
  가. 지혈 및 죽은조직제거술
  나. 봉합 시점

(3) 일차봉합

- 청결상처가 장력 없이 접근되어야 함
- 오염된 상처의 부적절한 봉합은 감염을 촉진시키고 치유를 지연시킴
- 필수 봉합술기
  가. 단순 불연속(interrupted simple)
  나. 단순 연속(continuous simple)
  다. 수직 매트리스(vertical mattress)
  라. 수평 매트리스(horizontal mattress)
  마. 진피내(intradermal)
- 봉합기는 비싸지만 빠른 방법으로 피부 봉합의 대체법
- 모든 술기의 목적은 장력 또는 빈틈없이 상처가장자리를 접근시키는 것
- 봉합의 '교합(bite)'의 크기와 교합간의 간격은 길이와 맞추어야 하며 접근되는 조직의 두께와 비례
- 봉합은 이물질이기 때문에 봉합물질은 양과 크기가 최소가 될수록 사용
- 피부 봉합은 5일간 유지: 봉합을 5일 이상 유지하는 경우에는 혈행의 장애가 발생하여 상처 치류가 지연될 수 있음
- 외모가 중요하고, 봉합자국이 문제가 된다면 3일 이내에 봉합을 제거함(특히 얼굴 부위)
- 깊은 곳의 상처는 흡수봉합사를 사용
- 라텍스 배출관(latex drain)은 심부삼출성 상처

에 혈종형성을 예방

(4) 지연일차봉합

- 청결오염상처 세척: 젖은 거즈로 소독
- 2일째 봉합
- 봉합사는 세척 당시 또는 봉합 시 사용할 수 있음

(5) 이차치유(secondary healing)

- 이차의도에 의해 치유를 촉진, 상처 치료 및 죽은 조직제거술 시행

가. 외과적 상처 치료(wound toilet)

a. 항균액으로 피부 소독

b. 생리식염수로 상처 세척

c. 모든 죽은 조직과 이물질은 죽은 조직제거술 시행. 죽은 조직은 절단 시 출혈되지 않음

나. 죽은 조직제거술

a. 출혈 최소화를 위해 부드럽게 조직을 다룸

b. 압박, 묶음술(ligation) 또는 지짐술(cautery)로 나머지 출혈 조절

c. 조직을 집는 경우 괴사 근육의 경우에는 흐물흐물하며 쉽게 부서지고, 색깔은 검은색으로 보임

d. 죽은조직 제거술을 시행하는 경우에는 상처 경계로부터 피부는 최소 절개

6) 손 열상

○ 열상은 철저한 조사, 괴사조직 제거술 및 세척을 빨리 시행함

○ 폐쇄 상처가 청결한 경우, 봉합, 자연치유 또는 피부이식 등을 이용

○ 손상 후에는 손을 올림으로써 부종을 치료

○ 손톱밑바닥(nail bed) 손상은 특별한 치료를 요함

○ 평가

- 손의 개방 손상은 신속히 치료
- 순환, 감각 및 운동기능에 대한 부분 신체검사 시행
- 상처가 청결 또는 오염된 상태인지를 무균법으로 부드럽게 검사를 시행
- 오염 상처의 경우 이물질이나 짓이김 손상 또는 괴사조직이 존재함

○ 치료

가. 수술방 또는 응급실에서 모든 상처는 괴사된 조직을 제거하고 세척. 부분마취가 필요한 경우에는 에피네프린이 없는 1% lidocaine을 사용

나. 파상풍 변성독소 및 항생제 투여. 뼈와 관절 손상여부의 확인을 위한 x-ray

다. 멸균 거즈로 압박해서 출혈 지혈. 모든 이물질과 죽은 조직을 제거할 것, 그렇지만 피부괴사가 발생하지 않은 피부제거는 하지 말 것

라. 상처가 청결한 경우 폄(extensor) 힘줄은 수술할 것, 그러나 굽힘 힘줄 또는 신경은 봉합하지 않음

마. 피부에 장력이 없는 청결 상처의 봉합은 배출관위로 불연속 봉합법으로 시행

바. 상처가 오염된 경우에는 이차 죽은 조직제거술 후에 지연 봉합을 시행

사. 멸균거즈를 덮어 압박 소독을 시행함

아. 20도 정도로 팔목 신전과 90도 손허리손가락 관절의(metacarpophalangeal joints) 굴전, 그리고 사이마디 관절은(interphalangeal joinss) 완전히 편 상태를 유지해서 석고 부목을 시행. 손가락 끝은 손상이 없다면 노출

자. 부종의 치료를 위해서 일주일 간은 팔을 올릴 것

차. 배출관을 제거한 2-3일 내로 상처 검사 후 가능한 빨리 능동운동을 시작

(1) 손톱밑바닥(nail bed) 손상

- 손톱밑 혈종은 손톱아래에 피가 고여 심한 통증이 발생. 손톱아래에 진한 갈색 또는 검은색으로 보임
- 통증 완화를 위해 안전핀이나 11번 칼로 손톱에 하나 이상의 작은 구멍을 만듦
- 치료가 되지 않은 경우에는 심한 손톱 변형이 발생할 수 있음
- 죽은 조직제거술과 세척 후 손톱을 제거하고 작은 봉합사로 복원
- 가능한 열상을 봉합한 위에 손톱을 재위치 시켜 새로운 손톱이 자랄 때까지 상처 치유를 할 수 있음

7) 주의가 필요한 상처(Specific laceration and wounds)

○ 신경혈관이나 다른 심각한 손상이 동반된 열상: 즉각적으로 확인되지 않는 손상에 대한 철저한 검사 필요

○ 경미한 문제가 추후 심각한 결과를 초래할 수 있기 때문에 중요한 문제로 인식

○ 혈관, 신경 및 인대

- 열상 아래 부위의 인대, 신경 및 혈관에 대한 기능 평가
- 출혈 여부에 관계없이 열상이 발생한 혈관은 결찰해서 추후 출혈 가능성 예방
- 심한 손상 혈관은 결찰도구 사이에 분리가 필요할 수 있음. 큰 혈관이나 또는 끝 동맥(end artery)을 분리하기 전 일시적으로 이 혈관을 막아 말단부 순환을 확인
- 분리한 신경의 끝을 신경초(nerve sheath)사이에 한 두 개의 봉합을 이용해 느슨하게 분리시킴. 동일하게 인대의 수축을 방지한다. 이런 봉합은 충분히 길게 만들어 육안으로 확인을 용이하게 할 뿐 아니라 이후의 치료에 도움이 될 수 있도록 이용
- 신경 및 굴전 인대의 봉합은 급한 시술이 아님을 인식하고, 꼭 수부 전문가에게 의뢰

(2) 얼굴 열상

- 대부분의 얼굴 열상은 외래에서 처치
- 눈을 보호한 상태에서 비누와 물로 피부를 세척
- 생리식염수로 상처 세척
- 특히 피부 같은 조직은 보존한 상태로 이물질이나 명백한 괴사 조직은 제거
- 비흡수성 단순 단섬유 4/0 또는 5/0 봉합사를 사용. 피부 테이프로 피부 봉합을 강화하며, 피부의 흔적을 최대한 피하고, 실밥 제거는 3-5일 사이에 시행
- 큰 얼굴 상처 또는 조직 손실이 동반된 상처는 전문가에게 일차 치료를 시행 후 의뢰

- 눈에 보이는 출혈에 대한 처치와 상처 세척, 그리고 모든 이물질 제거가 중요
- 무균 생리식염수 소독으로 상처를 감싼 후에는 몇 개의 단섬유 봉합을 이용해 상처 가장자리를 맞춤

(3) 입술 열상

- 볼 점막의 작은 열상은 봉합하지 않음
- 자주, 특히 식사를 한 후에 입안을 헹구게 함
- 봉합을 요하는 경우에는 국소마취로 충분
- 좋은 성형술을 위해서는 특히 홍순(vermilion)의 적절한 해부학적 봉합이 절대적임. 이것을 위해서는 경계에 첫 땀의 봉합을 시행(그림 1). 이 부위는 부종이나 마취에 의해 경계가 애매해지기 때문에 홍순부위의 표시가 필요. 첫 봉합 후에 나머지 상처는 층을 구분해서 봉합을 시행. 봉합은 점막에서 시작해서 근육, 마지막으로 피부 순서로 시행(그림 2, 3). 안쪽은 불연속봉합으로 4/0 또는 3/0의 흡수사를 이용하며, 피부는 4/0 또는 5/0크기의 비흡수 단섬유 봉합사를 사용(그림 3-9)

(4) 혀의 상처

- 대부분의 혀의 상처는 봉합 없이 빠른 시간 내에 치유됨
- 혀의 측면에서 올라온 피판이나 뒤쪽의 상처는 봉합필요(그림 3-10)
- 피판은 4/0 또는 3/0의 흡수사로 봉합(그림 3-11)
- 국소마취로 충분
- 치유가 완전해질 때까지 자주 입안을 헹구는 것을 교육

(5) 코와 귀의 열상

- 귓바퀴와 콧구멍의 3차원적 선과 연골이 존재함으로 인해 힘든 손상이 발생
- 상처는 보통 불규칙적이고 피부의 손실로 인해 연골이 노출되는 경우가 발생
- 귀 또는 코의 주름(fold)을 해부학적 기준으로 삼아 치료하는 데 도움을 받는다
- 상처는 층끼리 가는 봉합사를 이용해 봉합하고,

그림 3-9 입술열상봉합

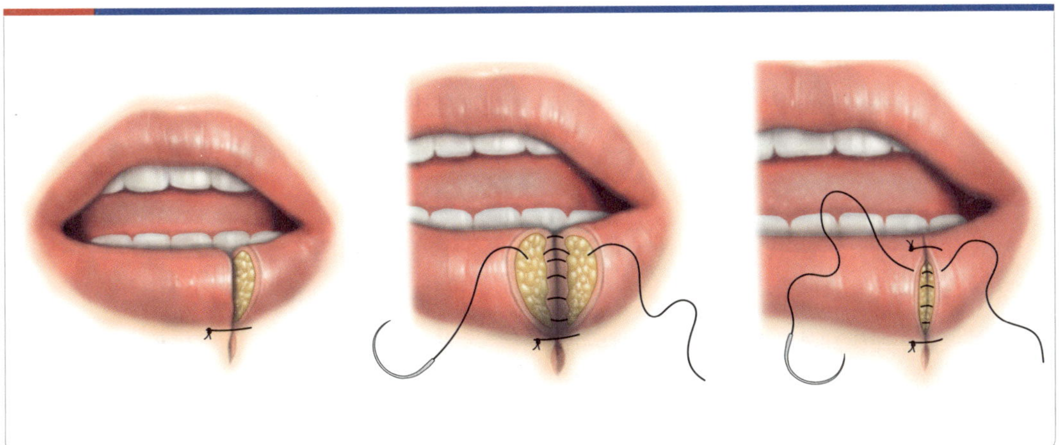

그림 3-10 혀 측면의 상처

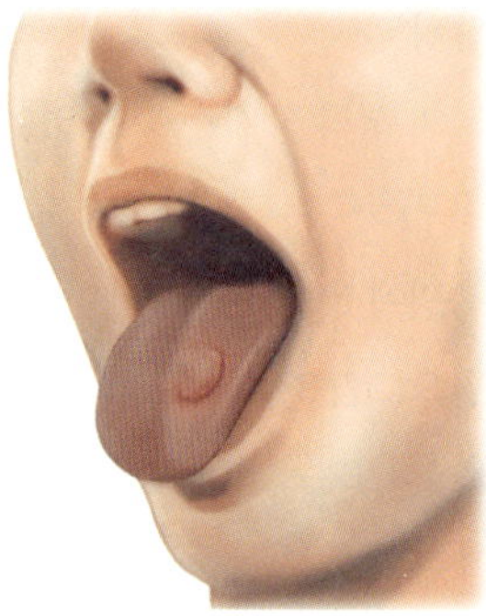

그림 3-11 봉합방법

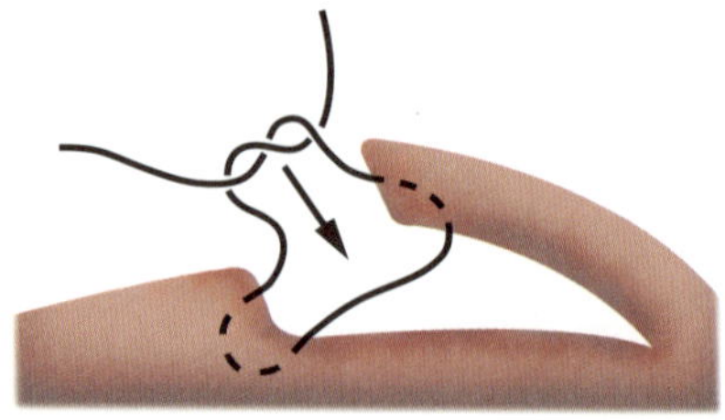

그림 3-12 귀 봉합 및 소독방법

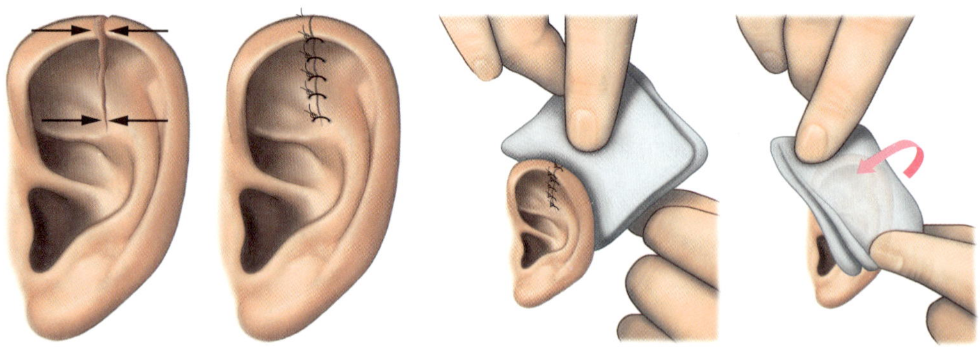

연골에는 흡수사를 사용(그림 3-13)

(6) 코피

- 비중격의 앞에 있는 정맥얼기(plexus of veins)에서 자주 발생
- 소아의 경우에는 대부분 코를 파는 것 때문에 발생; 다른 원인으로는 외상, 이물질, 버킷림프종 등
- 환자를 앉은 자세에서 치료
- 코와 목구멍에서 피떡을 제거한 후 출혈을 관찰하고 진단
- 코와 이마에 얼음찜질을 하는 경우에는 환자의 코를 엄지와 검지로 꽉 쥔 상태로 유지
- 지속적인 압력을 가하는 경우 10분 이내에 지혈
- 출혈이 지속되는 경우에는 코 메꾸기를(pack) 시행

- 코 메꾸기 후에도 출혈이 지속되는 경우에는 후방 출혈을 의미. 폴리 카테터를 이용하여 압력을 가함. 풍선은 적당한 양의 식염수로 채워 넣을 것(성인에서는 5-10 ml, 소아는 5 ml까지). 도뇨관을 부드럽게 당기면서 뒤 콧구멍에 풍선을 위치시킴(그림 9). 도뇨관은 이마 혹은 뺨에 위장관 튜브와 마찬가지로 고정. 48시간 이후에 풍선을 제거한 후 출혈이 없는 경우 도뇨관은 완전 제거(그림 3-13)

그림 3-13 도뇨관 사용법

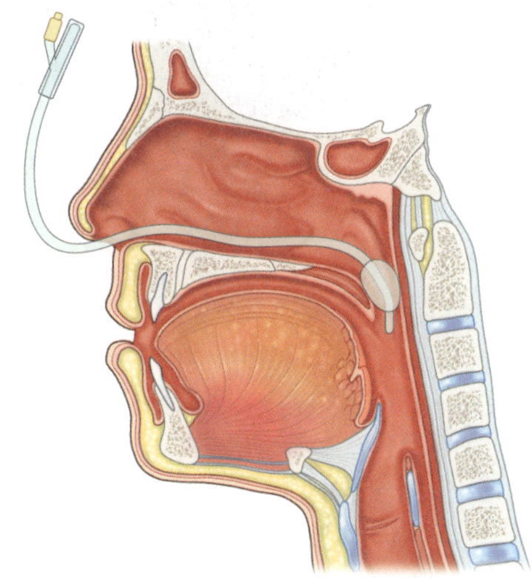

(7) 안구외상

- 안구외상은 흔히 발생하며, 실명의 많은 원인
- 조기 진료와 치료가 실명을 예방하는 데 매우 중요

가. 표재 손상

: 결막 또는 각막의 표재 손상은 수술적 처치가 필요 없음. 이물질이 없는 경우에는 안구세척을 시행한 후 1% tetracycline 안연고를 도포 후 눈꺼풀을 감은 상태로 패드를 함. 24시간 후에 다시 평가를 시행. 손상이 치유되거나 호전이 있는 경우에는 하루 3번, 3일간 항생제 안연고를 도포함

나. 눈꺼풀 열상

: 상처 세척 및 최소 죽은조직절제를 시행하여, 가능한 많은 조직을 보존. 눈썹은 절대 면도하지 않으며, 털이 있는 피부를 상처 안으로 넣지 않는 것이 중요

: 눈꺼풀의 경계 부위의 열상인 경우에는 모서리사이(intermarginal) 봉합을 속눈썹 뒤로 상처의 경계를 잘 맞추어 시행(그림 3-14)

: 봉합은 층별로 시행; 결막과 눈꺼풀판(tarsus)은 6/0 흡수 봉합사를 사용, 피부는 6/0 비흡수 봉합사로 봉합하며 근육은 6/0 흡수 봉합사를 사용(그림 3-15). 봉합 매듭은 안구에서 먼 쪽으로 함

: 아래 눈물세관을(inferior lacrimal canaliculus) 침범한 열상은 눈물세관 재건이 필요

: 관(duct)의 특별한 수술적 처치가 필요해 전원하는 경우라도 눈꺼풀은 봉합을 시행 후 전원한다. 눈(eye)

: 눈 손상 치료의 첫째 목적은 시력을 구하는 것과 추가 손상이 가능한 상태로의 진행을 막는 것

: 둔상 - 전방출혈의 원인은 둔상

: 안압 상승을 확인. 안압이 상승하거나 완전 전방출혈 또는 통증이 있는 경우에는, 매 6시간 마다 250 mg의 acetazolamide를 경구 투여

그림 3-14, 3-15 눈 봉합 시작과 봉합방법

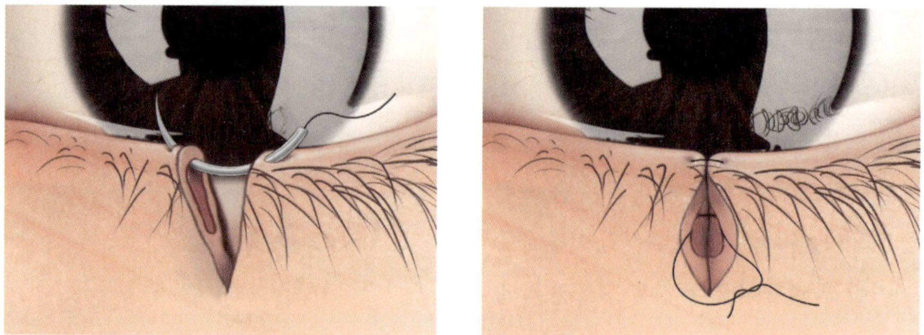

: 전방출혈이 있는 환자는 입원. 절대안정, 진정, 그리고 양안에 패치를 붙일 것

: 매일 검사 및 소독 시행

: 5일간 전방출혈의 호전이 없는 경우에는 환자 이송

라. 열상 및 관통상

: 홍채 탈출이 동반되지 않고 전방이 온전한 각막 천공은 아트로핀(1% 안약 또는 연고)과 국소 항생제 1%를 함유한 안약을 사용

: 손상 받은 눈은 무균 패드로 덮고 매일 소독 시행. 24시간 후에 전방(anterior chamber)이 양호한 경우에는 1% atropine과 항생제 연고를 매일 일주일간 사용. 전방이 납작해진 경우에는 24시간 붕대를 사용. 전방이 재생되지 않는 경우에는 환자를 이송

: 홍채감금(iris incarceration) 또는 안구의 후방 파열이 동반된 각막 천공은 전원. 안압이 낮거나, 시력이 흐려지는 경우에는 안구의 후방 파열을 의심. 1% atropine을 점적하고 손상된 눈을 무균 패드 시행 후 안과의사에게 전원

8) 힘줄 열상(Tendon lacerations)

- 즉시 일차봉합을 시행하는 힘줄: 상완의 굴전 힘줄; 팔목과 손가락의 신전 힘줄; 발과 발목의 뒤쪽 신전 힘줄; 아킬레스힘줄
- 윤활집(synovial sheath) 내에 있는 손가락 굽힘 힘줄은 상처가 청결하거나 닫힐 때까지 기다린 후 지연봉합을 시행하거나 전문가에게 의뢰
- 봉합을 위해 전신 마취 또는 국소마취를 시행. 상처를 확인 후 고리 봉합(loop suture)을 이용해 8자 봉합을 시행
- 이완자세로 봉합된 힘줄을 3주간 부목 시행

9) 사지 절단(Amputations)

- 사지 절단은 수술 전 사려 깊은 판단과 의뢰를 요하는 완결처치(definitive procedure)
- 절단은 심한 사지 손상인 경우에는 응급상황에서 시행하며, 감염이나 종양의 경우에는 계획수

그림 3-16 하지 절단선

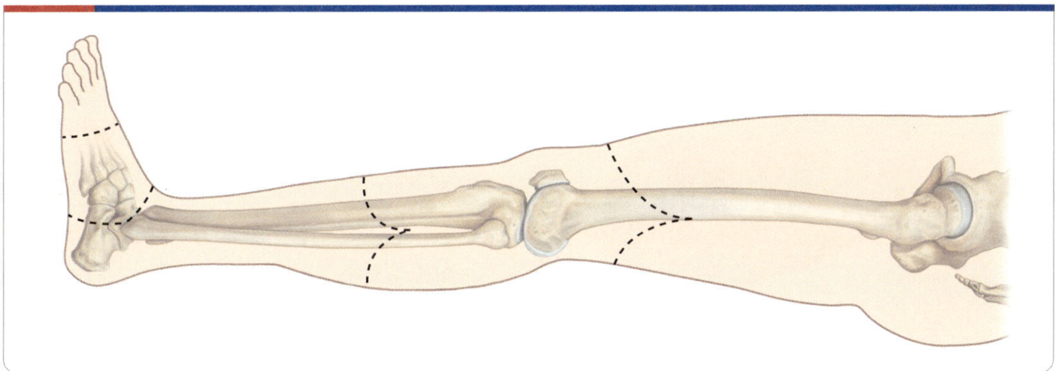

술로 실시

○ 소아의 경우에는 가능한 성장판을 보존하는 방법을 강구

○ 재활은 손실 기능을 대치하는 데 중점을 두고 시행

(1) 사지절단 수술

- 사지를 복원할 수 없는 경우
- 악성 종양의 제거
- 심각한 감염 치료
- 말기 동맥질환 치료

○ 절단 수준의 결정은 조직의 질과 보조기구의 적절성에 따름

○ 하지 절단의 표준은 그림에 준함(그림 3-16). 상지의 경우에는 가능한 많이 보존하는 시술을 시행

(2) 평가

- 피부, 근육, 혈관 공급, 신경기능과 뼈의 통합성(bone integrity)을 평가
- 상처 치유에는 정상 혈류가 필요. 근육기능 소실을 대체하는 방법은 가능하지만, 절단면의 보호 피부감각은 반드시 필요
- 심하게 짓이겨졌으나 온전한 사지의 경우에는 환자와 동료 의료진과의 면담이 필요하고, 철저한 검사를 사지절단 전에 시행해야 함
- 혈행 및 감각 소실이 발생한 경우에는 절단을 시행
- 5가지 조직(동맥, 신경, 피부, 근육 및 뼈) 중 3가지 조직이 심하게 손상 받은 경우에는 빠른 절단을 결정

○ 기술(Technique)

- 기요틴 절단(guillotine amputation)

: 응급상황에서의 기요틴 절단은 오염 상처 또는 감염의 경우 병든조직 또는 손상조직의 빠른 제거법으로 사용(그림 3-17)

가. 피판 사용이나 상처 봉합을 염두에 두지 않고 피부, 근육 및 뼈를 같은 수준 또는 근처에서 분리

나. 모든 출혈 혈관과 신경을 부드럽게 매듭으로 묶은 상태에서 조직의 수축을 통해 상처

그림 3-17 기요탄 절단

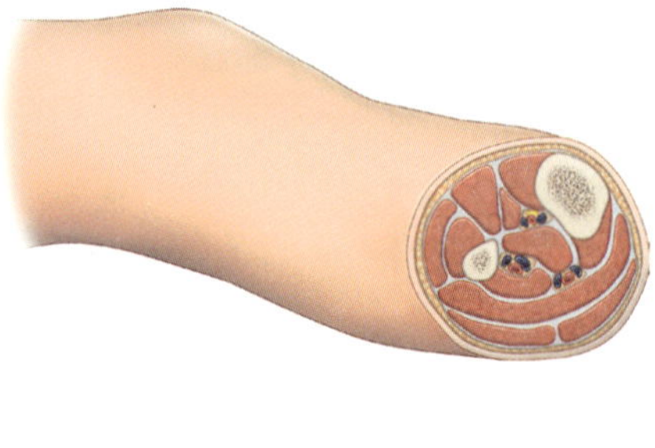

안으로 들어가게 함. 피부 피판을 느슨하게 몇 개의 봉합사로 시침질(tack)을 시행하여 추가 수축을 예방. 무균 소독을 시행하고 가능한 잘린 끝(stump)을 감싼다.

다. 매 2-5일 마다 감염이나 괴사조직이 없을 때까지 죽은조직절제와 세척을 시행. 이 시점에서 절단완결과 봉합을 시행함

- 완결 절단(definitive amputation)

: 기요틴 절단 이후 또는 사지가 청결하고 감염되지 않은 상황에서 계획수술

: 상지는 가능한 많은 조직을 남긴다.

: 하지의 이상적인 절단 수준은 무릎 관절에서 12cm 상방과(대퇴골경유) 하방으로 8-14cm 사이(경골경유)

: 가능한 무릎을 보존하는 것이 보조기 착용에 유리

: 소아에서는 무릎 수준에서 절단하는 것도 가능

- 발 절단(foot amputation)

: 살아있는 조직을 고려하여 발의 발가락 바닥 밑에서(base of the toe) 또는 발허리 뼈 수준에서(through the metatarsal) 시행

: 발목발허리(tarsometatarsal) 관절 또는 발목뼈 중간 관절 수준에서도 가능하지만 근육의 불균형을 초래할 수 있음

- 상지 절단

: 가능한 많은 조직을 남기도록 노력. 보조기가 상지에 적합하지 않을 수도 있으며 남아있는 기능이 유용할 수 있음

: 부분층 피부 이식이 대부분의 잘린 끝에(stump) 유용

: 팔목 수준에서는 손목뼈사이 관절(carpal joint)을 보존하는 것이 굴전 및 신전을 가능하게 할 수 있음

: 요척골 관절을 보존하는 경우에는 팔의 회외(supination) 및 회내(pronation)가 가능

: 양측의 상지 절단의 경우에는 Krukenburg 수술이 도움이 될 수 있음. 이 술식은 계획수술이며, 요골과 척골을 분리함으로 인해 근육의 힘을 사용할 수 있게 만들어 단순 움켜잡기와 감각기능을 보존할 수 있음

- 소아에서의 절단

: 소아의 경우에는 성인보다 절단 및 보조기 후 더 욱 잘 적응. 가능한 성장판 및 골단을 보전하여 정상 성장을 기대한다. 부분층 피부이식을 이용하여 사지 체중부하(weight-bearing)도 가능한 관절사이 절단도 가능

10) 흉부외상

○ 흉부손상의 주 증상

- 숨참, 흉통, 호흡 곤란 등
- 징후로는 쇽, 객혈, 청색증, 흉벽 타박상, 동요가슴(동요흉, 연가양 흉곽), 개방창, 경부정맥의 팽창, 기관의 편위, 피부밑 공기증(피하공기증) 등

○ 흉관 삽입 및 배액

- 적응증

: 기흉, 혈흉, 혈기흉, 급성 농흉

- 기술(technique)

가. 피부는 살균 소독을 시행하고 보통은 중간겨드랑이 5-6번째 늑간 사이로 피부, 근육과 흉막을 1% lidocaine 으로 국소마취를 시행. 바늘이 삽입된 길이를 확인하는 것이 배출관을 넣을 때 도움이 됨

나. 흉강에서 체액을 흡인하여 확진

다. 갈비뼈 위로 작게 횡 절개를 시행하여 갈비뼈 아래에 있는 혈관손상을 예방

라. 휘어진 동맥 겸자를 이용해 흉막을 관통시키고 구멍을 확장시킴 같은 겸자를 이용해 흉관을 잡은 후 흉곽내로 집어넣음

마. 불연속 피부 봉합으로 절개창을 봉합하고 한쪽 끝으로 흉관을 고정 시킴. 소독을 시행

바. 흉관을 수중배출 시스템에 연결하고 처음 액체 수준을 병에 표시

- 흉관삽입 후 치료(aftercare)

: 큰 혈관 겸자를 침대 옆에 비치 후 병을 바꿀 때 흉관을 클램프 한다.

: 흉막 내 압력이 변함에 따라 액체 수준이 움직이는 경우 배출 체계는 온전하다. 수일 간 공기방울이 지속되는 경우는 기관지 흉막루(bronchopleural fistula)를 의미하며, 환자를 전원시킴

: 연결관과 병은 최소 48시간마다 교체하며, 무균장비로 대체한다.

: 반복 멸균을 시행할 경우에는 사용한 장비 내에 남아있는 모든 물질은 세척 및 살균 시행

: 흉관을 만져서도 12시간 정도 배출이 안 되는 경우에는 흉관을 6시간 정도 클램프하고 가슴 x-ray를 촬영. 폐가 만족할 만하게 확장된 경우에는 클램프한 흉관을 제거

: 흉관을 제거할 때는 환자를 진정시킨 후 제거하고 소독을 시행. 피부는 무균 소독을 시행. 흉관을 빠르게 제거 함

11) 연조직염 및 농양(Cellulitis and abscess)

○ 치료에 반응하지 않은 표재 감염은 항생제에 내성이 발생한 경우 또는 농양 공간이(abscess cavity) 존재하는 경우

○ 농양강이 존재하는 경우에는 외과적 절개로 배액 해야 함

○ 농양강이 완전히 드러나도록 하기위해 마취하에 적절한 수술 배출을 시행

○ 연조직염과 림프관염

- 연조직염은 피부 및 피하지방층에서 발생하고 열상이나 수술적 상처 발생 이후에 생기는 표재성, 확산 감염이다.
- 가장 많은 원인균은 페니실린 감수성이 있는 streptococci(사슬알균) 임
- 연조직염은 염증의 특징적인 징후를 보임(국소

통증, 압통, 부종 및 홍반 소견)
- 정상 피부와 침범 부위의 경계가 불분명하며, 전신 질환의 특징인 열, 오한, 근육통 및 독성 징후 등이 관찰
- 림프관염은 피하조직 내에 있는 림프관을 따라 발생한 염증
- 두 질환 모두 항생제 치료를 시행
- 항생제에 반응하지 않은 경우는 농양강 형성을 의미하며, 수술 배액이 필요

○ 농양강(Abscess)
- 농양강 안에 고여 있는 고름은 피부 절개와 배액을 통해 치료
- 다음과 같은 징후가 있는 경우 진단
  : 심한 압통, 딴딴하고 반들반들하게 보이는 피부를 보이는 국소 작열감과 부종
- 변동(fluctuation)이 있는 경우에는 신뢰성 있는 징후이지만, 심부조직 또는 많은 섬유조직 내에 있는 농양강에서는 관찰되지 않을 수 있음
- 유방, 항문 주위나 손가락 끝에도 발생 가능
- 심부의 박동 통증(throbbing pain)이나 숙면을 방해하는 통증이 있는 경우에는 이 질환을 의심

○ 특이 장소
- 얼굴의 연조직염
: 얼굴상처 이후에 발생하는 연조직염은 해면굴(carvernous-sinus) 혈전 가능성이 존재. 항생제 처치 도중 안면 부종의 증가하는 징후에 대한 주의 깊은 관찰이 필요. 환자는 입원처치를 원칙으로 함. 얼굴부의 작은 상처라도 손으로 만지는 모든 행위를 금지. 해면굴 혈전을 예방하기 위해서는 정맥으로 헤파린을 정주함
- 안구감염
: 범안염(panophthalmitis)은 눈의 관통상을 무시한 경우 발생하는 합병증임. 안구를 구하려는 시도가 실패하거나 눈이 쓸모없는 경우에는 안구적출술 또는 내용물 적출을 고려. 가능한 안과의사에게 전원시킴
: 안구적출술은 안구 전체를 제거하는 것으로 안과의사의 시술 필요
: 내장적출술은 안구의 내용물만 제거하는 것으로 전문가가 꼭 필요한 것은 아님. 이 방법은 전방을 제거하고 내용물을 배액하는 것이며. 필요하다면 치료되지 않은 범안염의 경우에도 시도할 수 있음. 적출된 안구는 개방상태로 치료하며 농양강에 준해서 치료를 시행. 상처의 치유 후에는 의안을 위해 전원시킴

- 귀감염
: 중이 감염은 외이도에서 만성적 고름이 나오는 상태. 귀를 세척하고 면봉심지를 넣은 후 거즈 소독을 시행. 지속적인 항생제 및 진통제 투여가 필요. 귓구멍은 마른 상태를 유지하며, 필요한 경우에는 소독을 바꾸어 줌
: 급성 꼭지돌기염(mastoiditis)은 급성 중이염의 합병증으로 자주 발생. 감염된 귀의 통증 및 열감을 호소하고 청력의 이상을 호소함. 분비물이 발생할 수도 있음. 귓볼을 당기는 경우 꼭지돌기 주위로 특징적인 통증을 동반한 부종을 관찰할 수 있음. 완전치료를 위해서는 전문가에 의해 꼭지돌기의 공기세포(air cells)를 노출 시켜야 함. 이 시술이 불가능한 경우에는 상처 절개 및 농양의 배책을 통해 통증을 경감시키는 것

그림 3-18 손 절개 위치

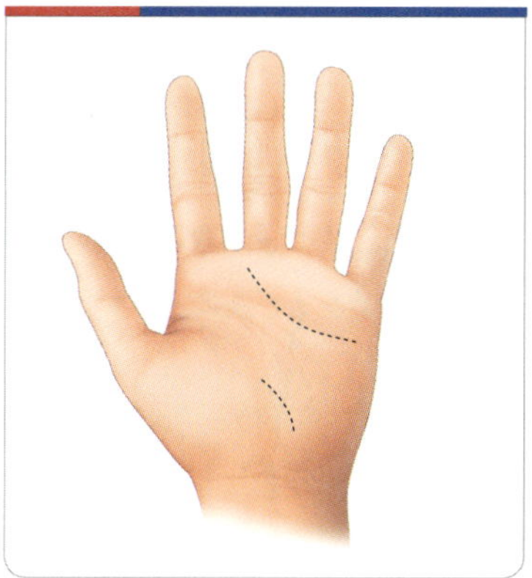

그림 3-19 절개창 그림 3-20 손톱 제거법

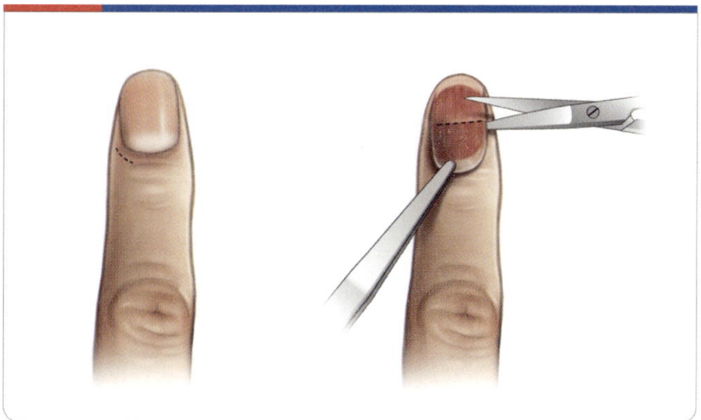

이 중요한 초기 처치임

: 시술

가. 마취하에 농양 변동이 있는 부위 또는 귓불에서 1.5 cm 뒤쪽으로 휜 절개를 시행하고 골막까지 또는 고름이 배출될 때까지 확장함

나. 미생물 검사를 위해 검체를 채취하고 자유로운 배액이 되도록 조치. 배액관을 삽입하고 거즈로 소독함

다. 지속적으로 항생제와 진통제를 투여하고, 필요한 경우에는 소독을 바꾸어 줌

라. 24-48시간 후에는 배액관을 제거 함

- 손의 감염

: 포도알균이 급성 손 간염의 흔한 원인이다

: 초기 감염은 항생제로 치료가 가능하지만 보통은 절개 및 배액이 필요. 항생제는 패혈증이 치료될 때까지 투여

: 손가락의 굴전 장애, 통증을 동반한 부종, 찌르는 통증과 손의 운동 시에 발생하는 통증의 형태가 대부분

: 농양은 바늘 흡인을 통해 확진함. 뼈의 침범을 확인하기 위해 x-ray를 촬영하고 고름은 그람 검사를(Gram stain) 시행

: 국소 또는 전신 마취하에 절개 및 배액을 시행

: 손 주름을 따라 적절한 절개를 가장 통증 및 부종이 심한 부위에 시행(그림 3-18).

고름은 흡인 또는 세척함. 동맥 집게로 상처 부위를 넓히고 배액관을 위치시킴. 균 동정을 시행. 마른 거즈로 상처를 느슨하게 소독하고 항생제를 투여하며 팔을 올려놓음

: 손등의 심한 부종은 주로 림프부종이 원인이며, 배액을 요하지는 않음

: 손톱바닥(nail bed)의 감염은 고름의 효과적인 배액을 위해 손톱 부분의 절개가 필요

: 중지의 손톱주위염(paronychia)은 염증부위의 절개가(그림 3-19) 필요하거나 손톱 제거가(그림 3-20) 필수적

: 손가락 끝의 농양은 '하키스틱(hackey stick)' 절개를 시행(그림 3-21)

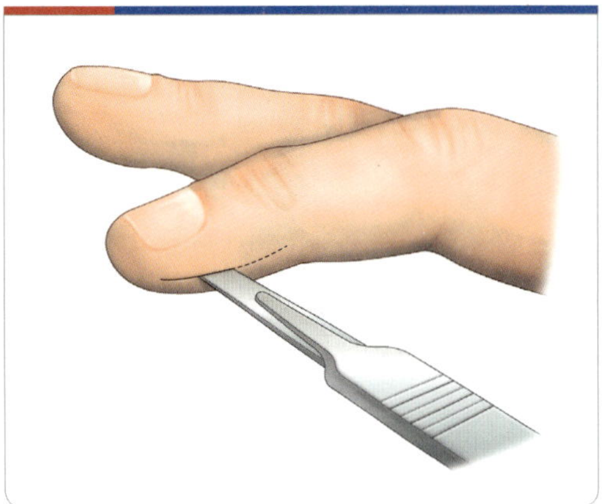

그림 3-21 '하키스틱(hackey stick)' 절개

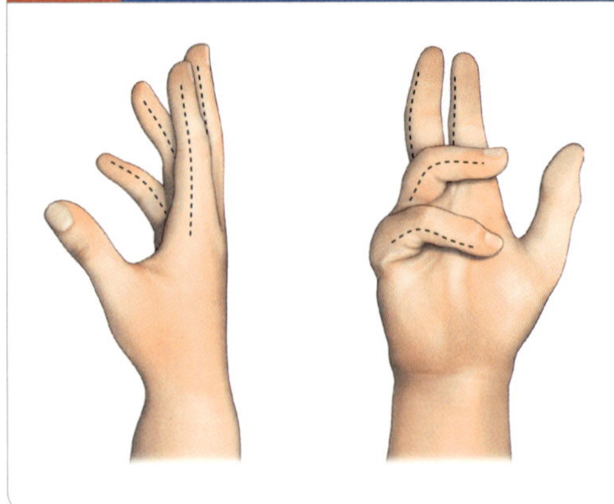

그림 3-22 절개창 위치

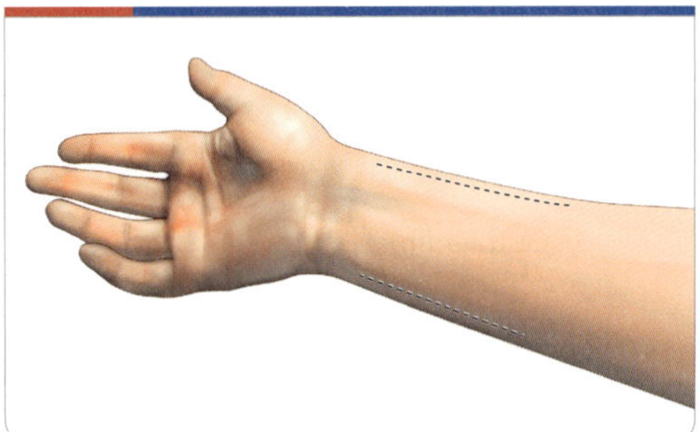

그림 3-23 절개 창 위치

: 손상 받은 손가락의 급성 패혈성 구축(contracture)은 손가락 바깥쪽 또는 안쪽 면을 따라 굴전 인대초의 신속한 외과배액 및 항생제 사용이 중요함. 손바닥과 손등의 경계부위를 이용해 절개 시행(그림 3-22)

: 엄지나 새끼손가락의 인대초의 감염은 요골 또는 척골 윤활낭(bursa)으로 전파될 수 있음. 배액을 위해서는 짧은 횡 절제를 손바닥의 주름이나 손바닥에서 시행

: 손의 근막 공간의 염증은 손가락이나 인대초의 염증이 파급되어 발생. 손상부위 중 가장 심한 부종 및 통증이 있는 부위의 피부 절개를 통한 배액을 시행. 집게로 농양부위를 확장시킴. 일반적으로, 절개창은 요골이나 척골을 따라, 손가락의 바깥쪽이나 안쪽 경계, 손바닥 주름을 따라 만듦(그림 3-23). 손을 기능적 자세에서 부목을 시행. 가능한 빠른 일상 활동을 시작. 진통제와 항생제를 사용하며, 배액관은 24-48시간 사이에 제거

12) 근골격계 손상

- ○ 골절, 탈구, 염좌에 대한 응급처치는 외상처치의 1단계(ABC's)를 우선 시행
- ○ 모든 열상과 창상은 조기에 상처 부위를 소독된 거즈로 덮고 압박을 가하여 출혈을 방지
- ○ 개방성 골절 시는 손상부위에 소독된 거즈를 덮고 압박붕대로 감은 후에 적절한 부목을 대고 고정
- ○ 환자의 생명이 위험하지 않는 한, 모든 골절, 탈구, 염좌는 환자체위를 변화하거나 장소를 이동하기 전에 부목고정(splint)을 시행

○ 부목고정은 골절편의 이동, 관절의 전위, 연조직 손상을 방지하고 통증을 줄이며, 환자의 이동을 원활히 도와줌

○ 다음 사항은 반드시 알아두어야 할 부목고정의 일반적인 원칙
- 골절이나 탈구가 의심되는 부위의 피복을 모두 제거하여 개방창, 변형, 부종, 반상출혈 등을 육안으로 관찰할 수 있도록 함
- 모든 상처는 부목을 대기 전에 소독된 거즈로 덮어 주어야 하며, 모든 개방성 골절은 이송할 병원에 통보
- 부목고정을 시행하는 경우에는 반드시 골절부위를 포함하여 근위부와 원위부의 관절을 모두 고정
- 관절의 내부 혹은 주위의 손상 시 손상된 관절을 포함하여 원위부와 근위부에 위치한 골격을 함께 고정
- 단단한 부목에 의하여 조직이 국소적인 압박을 받을 수 있으므로, 신체와 접하는 부목 접착면에는 솜이나 패드 등을 밑에 대고 고정
- 부목에 손상부위를 위치시킬 때는 손상부위의 위치변화를 최소화 시키고, 부목에 완전히 고정될 때까지 손상부위를 양손으로 잘 고정
- 견인 중 변형된 사지가 일직선으로 잘 펴지지 않으면 변형된 위치대로 부목을 고정
- 경추골절이 의심되는 경우에는 기도가 유지될 정도로만 변형을 교정한 후에 경부고정
- 골절이 확실하지 않더라도 손상이 의심될 때에는 언제나 부목을 이용하여 고정
- 치명적인 손상에 대한 응급처치를 시행하기 위하여 환자체위를 변화시켜야 하는 경우를 제외하고는, 손상부위에 부목고정을 시행한 후에 환자를 이동
- 손상 원위부의 순환기능 상태(맥박과 모세혈관 재충혈)와 신경기능 상태(감각과 운동)를 검사하고 기록
- 환자가 병원에 도착할 때까지 신경기능과 순환기능 상태를 계속 감시

○ 견인(traction)이란 손상부위의 원위부를 하부로 잡아당기는 방법을 지칭하는데, 장골의 골간골절을 부목으로 안전하게 고정하기 위하여 이용하며 골절부위를 일직선으로 맞추는 데 가장 효과적
- 과도한 견인은 손상된 사지를 더욱 악화시킬 수 있지만, 올바르게 시행하면 골절편을 안정시키고 사지의 전반적인 배열을 유도
- 견인의 목적
: 골절편을 안정시키고 무리한 움직임을 방지
: 사지가 부목에 잘 고정되도록 변형된 사지를 곧게 펴기 위한 것
: 일반적으로 손상부위를 정상적인 배열로 유지하기 위한 최소한의 견인력
: 견인하는 방향은 사지의 장축에 평행하게 하여 손상부의 원위부 방향으로 잡아당김
: 정상적인 사지를 가상하여 가상선을 따라 하부로 잡아당기며, 조심스럽게 견인을 가하면 변형된 손상부위는 거의 정상적인 위치와 유사하게 배열
: 손이나 발을 잡고서 잡아당길 때, 초반에는 골절편의 움직임으로 인해 약간의 통증이 나타날 수 있으나, 지속적인 견인으로 곧 통증이 소실
: 만약 견인에도 변형이 계속되면서 지속적으로

통증을 호소할 때는 견인을 중단하고 변형된 상태로 부목고정을 시행

○ 부목은 일반적으로는 경성 부목, 공기 부목, 견인부목의 3가지로 구분
- 부목 규칙
: 우선 부상부위를 적절하게 확인
: 의복은 부상당한 부위의 고정에 방해가 되지 않는 것을 제외하고는 모두 잘라서 제거. 벗기지 않음
: 부목을 대기 전에 원위부의 감각과 순환을 확인하고 기록
: 가능하면 골절의 원위부에 운동을 조사
: 만약 말단부가 심하게 구부러졌다거나 맥박이 없다면, 곧게 펴기 위해 부드럽게 견인을 시행. 이때 견인하는 힘은 절대 10파운드를 넘지 말아야 함
: 만약 저항이 느껴진다면, 구부러진 자세에서 말단에 부목. 아주 작은 힘을 가하는 것만으로도 혈관 벽에 열상이 생기거나 큰 신경으로의 혈류가 차단될 수 있음

○ 부목의 형태
- 경성부목
: 이 형태의 부목은 수많은 다른 종류의 재료들로 만들어질 수 있으며, 모든 카드보드, 단단한 플라스틱, 금속 또는 나무로 된 형태의 부목을 포함
: 진공에 의해 모양을 만드는 형태의 부목(진공부목)도 이 형태로 분류
: 경성 부목은 항상 패드를 잘 대고 사용해야 하며, 골절에 가까운 관절의 위아래로 확장(하여 고정)해야 함
- 연성 부목
: 이 형태의 부목은 공기부목, 배게, 그리고 삼각건과 붕대를 이용한 부목을 포함
: 공기부목은 전완부와 아래쪽 다리에 사용하기 용이
: 쇼크방지용 공기 의복은 훌륭한 공기 부목
: 공기부목은 출혈을 지연시켜 압박할 수 있는 장점을 가지는 반면 온도의 상승이나 고도의 상승에 따라 압력이 증가한다는 단점
: 공기부목은 자동적으로 적용부위를 곧게 펴지게 하므로 구부러진 골절에는 사용하지 않음
: 다른 주요한 공기부목의 단점은 부목을 적용하고 있는 동안에 말단부위의 맥박을 확인할 수 없다는 사실
: 베개는 발목이나 발을 다쳤을 경우 좋은 부목으로 사용
: 붕대로 감싸는 것은 쇄골이나 상완, 무릎 때때로 전완이 다쳤을 때 아주 훌륭
- 견인부목
: 이 장치는 대퇴골 골절 때 사용
: 좌골과 서혜부에서의 역방향으로 견인을 하는 동안 발목을 잡아당겨 고정
: 이 고정 견인은 매우 강한 대퇴근육이 경련하는 것을 예방

○ 무릎
: 무릎의 골절 또는 탈구는 무릎 관절 주위로 동맥이 지나가기 때문에, 관절이 비정상적인 위치에 있는 경우에는 동맥이 자주 손상 비정상적인 형태의 무릎에 골절이 존재하는지, 또는 반대의 경우를 확인하기는 힘듦

: 무릎아래 발에서 순환 및 감각기능 검사를 시행하여 손상 유무를 판단

: 탈구된 무릎의 신속한 교정은 아주 중요

: 만약 맥박이나 감각이 없는 경우에는 손이나 부목으로 편안히 견인

○ 경골 / 종아리뼈(비골)

: 하지의 골절인 경우에는 경골 부위의 피부가 얇기 때문에 손상 시 개방성 골절이 흔하며 내출혈 및 외부 출혈이 많이 동반

: 내부 출혈로 인해 구획증후군이 발생하면 혈액순환을 방해

: 경골 골절인 경우에는 보행이 불가능하지만 비골 골절은 종종 염좌로 잘못 진단

: 경골이나 비골 골절은 단단한 부목이나, 공기부목, 또는 베개 등을 부목으로 사용할 수 있음

○ 빗장뼈(쇄골)

: 이것은 몸에서 자주 골절되는 뼈이며, 드물게 문제를 야기

: 팔걸이와 붕대로 가장 잘 고정

○ 팔꿈치

: 골절이 있는지 탈구가 있는지 구별하기 어려운 부위

: 이 두 가지 경우 모두 팔꿈치의 굴곡부을 지나가는 혈관과 신경을 손상시킬 위험이 있기 때문에 심각한 손상

: 팔꿈치 손상은 가장 안락한 자세로 부목 고정해야하며 원위부의 평가

: 조직이 매우 약하고 구조가 매우 복잡하기 때문에 손상받은 팔꿈치는 절대 바로잡거나 견인을 시행하지 않음

○ 아래팔과 손목

: 감긴 거즈붕대를 손에 잡게 하여 팔을 가장 편안한 기능적 위치

: 아래팔은 내출혈이 발생하기 쉬워 손가락과 손의 혈액공급을 방해(구획증후군)

○ 손과 발

: 보기에는 험악하지만 치명적인 출혈은 드묾

: 매우 크고 두툼한 드레싱 안에 공이 있는 것처럼 손 전체를 고정

: 손상된 손 또는 발을 심장보다 높이 올려주는 것은 이송 중 출혈을 감소

○ 요점

- 손상기전을 이해함으로써 골절을 의심할 수 있고, 미리 가능한 합병증에 대해 대처
- ABC를 시행하며, 사지손상을 더 악화시키지 않음
- 상처부분을 노출
- 골반이나 대퇴부 골절이 있을 경우, 출혈성 쇼크를 대비
- 촉진을 하고, 특별히 부목을 대고, 최초의 순환이나 감각을 기록
- 패드는 관절 및 딱딱한 부분에 조심스럽게 시행한다. 부목을 시행할 때는 패드 시행
- 골절을 의심하고 관절의 위, 아래를 고정시키고, 검사
- 중증 외상인 경우에는 몸체를 긴 척추 고정판에 항상 고정하며, 의심스러운 부위는 부목을 시행

13) 구획증후군(Compartment syndrome)

○ 밀폐된 공간에 근육조직을 가지고 있는 사지는 늘어나지 않는 두꺼운 막으로 싸여있음
- 이 부위(주로 전완이나 하퇴부)에 외상(압좌상, 폐쇄성 또는 개방성 골절, 지속적인 압박)이 있으면 이 밀폐된 공간에 출혈이나 부종
- 부종이 생길수록 압력이 혈관과 신경으로 전해짐
- 이 압력이 혈액순환이 불가능하도록 혈관을 누름
- 신경도 눌릴 수 있는데 이런 손상은 적어도 수 시간이 지나서 발생

○ 다음과 같은 상황에서 압력 증가 발생
- 압박된(tight) 석고붕대 또는 소독
- 외부 사지 압박
- 화상 가피(burn eschar)
- 골절
- 연부조직 짓이김 손상
- 동맥 손상

○ 뒤늦게 나타나는 후기증상을 5P로 표시
- pain(통증), pallor(창백), pulselessness(맥박 없음), paresthesia(감각 이상), paralysis(마비)

○ 초기 증상은 보통 통증과 감각이상

○ 쇼크가 오면 후기 증상이 나타나기 전에 이 질환을 의심

○ 폐쇄된 근막 공간 내에 부종이 발생하여 생김: 구획 내의 압력이 증가하면서 근육으로의 혈류 장애가 발생

○ 치료는 외과적 근막 및 피부 절개를 시행
- 압박된 석고붕대와 소독 분리
- 사지를 올리지 말 것, 그러나 경과에 대한 관찰이 필요
- 증상 및 징후가 지속되는 경우에는 빠른 외과 절제술을 시행
- 단시간의 치료 지연이 발생하는 경우라도 비가역적 근육괴사가 발생할 수 있음. 이런 이유로 구획증후군이 의심되는 상황이라면 빠른 감압술을 시행할 것

○ 신체검사 징후는 다음과 같음
- 손상에 비해 아주 심한 통증
- 촉진 시 딴딴한(tense) 근육 구획
- 손상근육의 수동 운동 시 발생하는 통증
- 감각 저하
- 손상 근육군의 쇠약(weakness)
- 창백해짐과 모세혈관 재충혈시간 증가(후기 소견)
- 구획 내 압력 증가(측정가능한 상황)

14) 지방색전 증후군(Fat embolism syndrome)

○ 장골 골절 후에 발생

○ 원인을 찾기 힘들지만 골수성분이 혈행을 따라 이동하여 폐, 뇌 및 다른 장기로 이동하는 것

○ 손상을 받은 후 2,3일째 이런 징후가 명백해지는 경우가 대부분

○ 폐에 색전이 발생한 경우에는 호흡곤란을 유발하며 일부에서는 치명적인 증상으로 진행

○ 임상징후:
- 혼돈(confusion) 및 불안
- 맥박 및 호흡수 증가

- 겨드랑이, 결막, 목, 입천장에 발생한 출혈점 (petechia)
- 가슴 x-ray 상 솜털 같은(fluffy) 침윤물 소견
- 낮은 동맥산소농도

○ 호흡량이 많아지는 상황에서는 산소 투여 및 호흡보조를 시행

○ 이 증후군은 자기한정(self-limiting)질환으로 수일간 지속될 수 있음. 영구적인 효과는 드물게 발생하지만, 시력 소실, 신장기능 부전 및 의식변화 등이 발생할 수 있음

2. 내과적 질환

1) 기본단위: 치료 지침(Basic unit, treatment guidelines)

○ 기본 단위를 이용하는 일차의료진을 위한 지침

○ 이 지침 중 나이를 5그룹으로 나누어 지침을 사용하지만, 경구로 재수분공급을(ORS) 시행하는 설사환자군은 6그룹으로 나이를 구분하며, 체중 기준

○ 용량 중 "1tab x 2"는 1정은 아침에, 그리고 나머지 1정은 취침전 복용을 의미

"2tab x 3"은 2정씩 각각 아침, 점심, 그리고 저녁 복용을 의미

○ 치료 지침은 진단/증상에 근거해 아래 그룹으로 분류:

- 빈혈
- 통증
- 설사
- 열
- 호흡기계 감염
- 홍역
- "충혈눈(red eye)" 질환
- 피부질환
- 성병 및 요로 감염
- 임산부 예방
- 기생충(worms) 질환

2) 빈혈

진단/증상 \ 체중 나이	0–4kg 0–2개월	4–8kg 2개월–1세	8–15kg 1–5세	15–35kg 5–15세	35kg 이상 15세 이상
중증 빈혈 (부종, 어지러움, 숨찬 증상)	환자 이송				
경증도 빈혈 (창백, 피로감)	환자 이송	ferrous sulfate + folic acid, 1정/매일, 최소 2달	ferrous sulfate + folic acid, 2정/매일, 최소 2달	ferrous sulfate + folic acid, 3정/매일, 최소 2달	ferrous sulfate + folic acid, 3정/매일, 최소 2달

3) 통증

진단/증상 \ 체중 / 나이	0–5 kg 0–2개월	5–7.9 kg 2개월–1세	8–15 kg 1–5세	15–35 kg 5–15세	35 kg 이상 15세 이상
통증 (두통, 관절통, 치통)		paracetamol 정 100 mg, 1/2–1정x4	paracetamol 정 100 mg, 1–2정x4 또는 400 mg, 1/2정x4	paracetamol 정 500 mg, 1정x4 또는 ibuprofen 정 400 mg, 1정x4	paracetamol 정 500 mg, 2정x4 또는 ibuprofen 정 400 mg, 2정x4
위통			**환자 이송**	Al+Mg hydroxide 정, 1/2정x3, 3일	Al+Mg hydroxide 정, 1정x3, 3일

4) 설사

진단/증상 \ 체중 / 나이	0–5 kg 4개월 미만	5–7.9 kg 4–11개월	8–10.9 kg 12–23개월	11–15.9 kg 2–4세	16–29.9 kg 5–14세	30 kg 이상 15세 이상
경구공급수액양	200–400 ml	400–600 ml	600–800 ml	800 ml–1.2 L	1.2–2.2 L	2.2–4 L
탈수증상이 동반되지 않는 설사 (A **계획**)	탈수를 예방하기 위해 많은 수액을 공급하며, zinc sulfate 20 mg 수화정(dispersible tab) 및 경구 섭취를 권장 잦은 설사, 갈증 심화, 움푹 꺼진 눈, 열 또는 정상적으로 먹거나 마시지 못할 경우, 또는 3일 이내 호전될 가능성이 없는 경우, 또는 혈변이나 반복되는 구토가 있는 경우에는 보건의료인 방문을 권장					
심하지 않은 탈수가 동반된 설사 (B **계획**)	첫 4시간 동안 충분한 경구수액 공급 소아가 먹을 수 있는 경우라면 zinc sulfate 20 mg 공급					
심한 탈수가 동반된 설사 (C **계획**)	**환자 이송** 비위관삽입(NG tube) 및 가능한 수액정주					
2주 이상 지속되는 설사 또는 영양실조 또는 중환인 경우	**환자 이송** 탈수 정도에 따른 경구수액공급 및 zinc sulfate 20 mg					
혈변을 동반한 설사	탈수정도에 따른 경구수액공급 및 zinc sulfate 20 mg **환자 이송**					

모든 소아는 zinc(20 mg)를 매일, 10–14일간 투약할 것

5) 말라리아로 확진된 경우

말라리아 전염력이 낮은 지역	치료를 시작하기 전 전 연령의 모든 환자를 대상으로 기생충 관련 진단검사 시행
말라리아 전염력이 높은 지역	치료를 시작하기 전 임산부 및 5세 이상의 소아를 포함한 모든 환자를 대상으로 기생충 관련 진단검사 시행

- 시행할 검사

빠른 진단 검사(RDT)를 시행할 경우 유념할 사항

- 특별한 검체에 대한 사용 방법 및 결과해석에 대한 사전 교육은 매우 중요;
- 결과에 대한 치료 계획 확립;
- 혈액관련 안전지침에 대한 숙지;
- 의료기구 사용지침 준수;
- 빠른 진단검사(Rapid diagnostic test) 껍질이 천자되었거나 손상 받은 경우에는 폐기할 것;
- 실험기구의 밀봉은 상온에서 개봉하며, 개봉 후에는 빨리 사용;
- 제조사에 의해 결정된 시간 내에 결과를 해석;
- 준비가 지연된 경우에는 개봉 후 재사용은 불가, 습도에 의해 빠른 진단검사 기구가 손상됨

그림 3-24 빠른 진단검사(RDT) 결과에 근거한 말라리아 치료 지침(2002 WHO 지침)

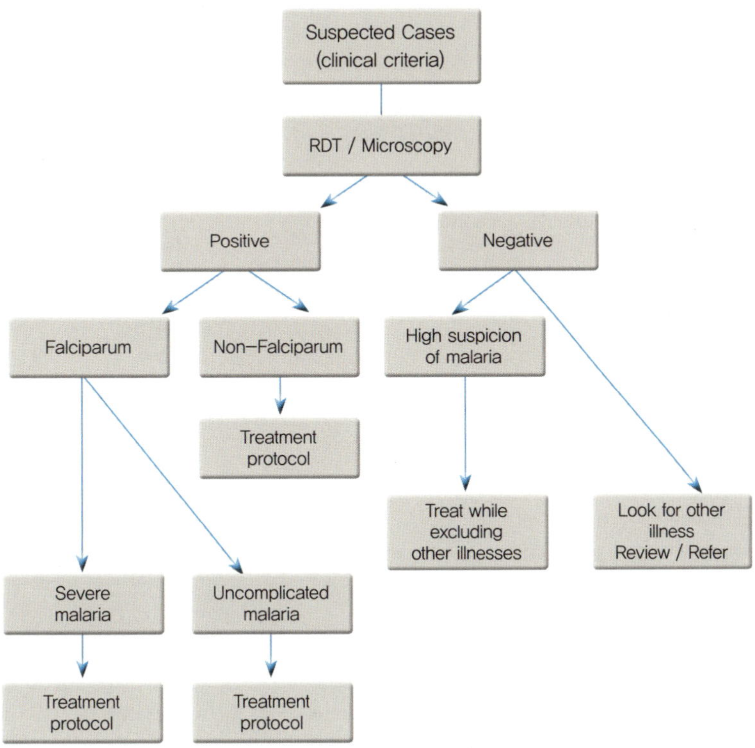

6) 열(fever)

진단/증상 (체중 / 나이)	0–10 kg 0–1세	10–15 kg 1–5세	15–25 kg 5–10세	25–35 kg 10–15세	35 kg 이상 15세 이상
영양실조 또는 중증 상태 또는 의심스러운 상태	**환자 이송**				
단순 말라리아로 확진된 환자	**환자 이송**	artemether/ lumefantrine 정 20 mg A+120 mg L 1정 즉시, 1정을 5번으로 8시간, 24시간, 36시간, 48시간, 그리고 60시간에 투여	artemether/ lumefantrine 정 20 mg A+120 mg L 2정 즉시, 2정으로 5번 8시간, 24시간, 36시간, 48시간, 그리고 60시간에 투여	artemether/ lumefantrine 정 20 mg A+120 mg L 3정 즉시, 3정을 5번 8시간, 24시간, 36시간, 48시간, 그리고 60시간에 투여	artemether/ lumefantrine 정 20 mg A+120 mg L 4정 즉시, 4정을 5번 8시간, 24시간, 36시간, 48시간, 그리고 60시간에 투여
임산부: 단순 말라리아로 확진된 경우					quinidine sulfate 정 300mg 2정 x 3, 3일간
기침과 동반	**환자 이송**	호흡기계 감염 지침 확인			
원인을 모르는 경우	**환자 이송**	paracetamol 정 100 mg 1–2정x4, 1–3일간	paracetamol 정 100 mg 2–3정x4, 1–3일간 또는 ibuprofen 정 400 mg 1/2정x4, 1–3일간	paracetamol 정 500 mg 1정x4, 1–3일간 또는 ibuprofen 정 400 mg 1정x4, 1–3일간	paracetamol 정 500 mg 2정x4, 1–3일간 또는 ibuprofen 정 400 mg 2정x4 1–3일간

7) 호흡기계 감염

진단/증상 (체중 / 나이)	0–4 kg 0–2개월	4–8 kg 2개월–1세	8–15 kg 1–5세	15–35 kg 5–15세	35 kg 이상 15세 이상
심한 폐렴	amoxicillin 1회 용량 투여 후 환자 이송				
폐렴	**환자 이송**	amoxicillin 정 250 mg 1/2–1정x2, 5일간	amoxicillin 정 250 mg 1–11/2정x2, 5일간	amoxicillin 정 250 mg 11/2–2정x2 5일간	amoxicillin 정 250 mg 4정x2, 5일간
		2일 후 재평가; 모유수유는 지속, 수액 공급, 코 청결; 호흡이 빨라지거나 힘들어지는 경우 또는 음식물 섭취가 불가능한 경우나 몸 상태가 악화가 되는 경우에는 위 치료 지침에 따른 재평가			

진단/증상 \ 체중 / 나이	0–4 kg 0–2개월	4–8 kg 2개월–1세	8–15 kg 1–5세	15–35 kg 5–15세	35 kg 이상 15세 이상
기침 또는 감기는 있지만 폐렴이 아닌 경우	**환자 이송**	paracetamol 정 100 mg 1/2정x4 1–3일간	paracetamol 정 100 mg 1정x4 1–3일간 또는 ibuprofen 정 400 mg 1/2정x3 1–3일간	paracetamol 정 500 mg 1정x4 1–3일간 또는 ibuprofen 정 400 mg 1정x3 1–3일간	paracetamol 정 500 mg 2정x4 1–3일간 또는 ibuprofen 정 400 mg 2정x3 1–3일간
		보존치료: 모유수유 지속, 수액 공급, 코 청결; 호흡이 빨라지거나 힘들어지는 경우 또는 음식물 섭취가 불가능한 경우나 몸 상태가 악화가 되는 경우에는 위 치료 지침에 따른 재평가			
지속되는 기침 (30일 이상)	**환자 이송**				
급성 이통 및 2주 이내의 귀 분비물 동반	**환자 이송**	amoxicillin 정 250 mg 1/2–1정x2 5일간	amoxicillin 정 250 mg 1–11/2정x2 5일간	amoxicillin 정 250 mg 11/2–2정x2 5일간	amoxicillin 정 250 mg 4정x2 5일간
2주 이상의 귀 분비물, 통증이나 열은 없는 경우	기생충이 없는 호수의 깨끗한 물(lukewarm clean water)로 바늘을 사용하지 않고 매일 귀 소독 소독한 물이 깨끗해 질 때까지 반복 시행 깨끗한 천 조각을 이용해 반복적으로 건조시킴				

8) 홍역

진단/증상 \ 체중 / 나이	0–4 kg 0–2개월	4–8 kg 2개월–1세	8–15 kg 1–5세	15–35 kg 5–15세	35 kg 이상 15세 이상
홍역		증상에 따른 호흡기 치료 결막염은 "충혈 눈" 질환으로 치료 증상에 따라 설사 치료 모유 수유는 지속, retinol(비타민 A) 처방			

9) 충혈 눈("red eye") 증상

빨간 눈 (결막염)	tetracycline 안연고를 하루 3번, 7일간 사용 3일 후 증상호전이 없거나 확실하지 않은 경우에는 **환자 이송**

10) 피부 질환

상처: 광범위, 깊은 상처 또는 얼굴부위	**환자 이송**
상처: 국한되고 표피 부위	비누나 깨끗한 물로 세척 혹은 희석한 chlorhexidine 액으로 소독 겐티아나바이올렛(gentian violet)용액을 하루 한번 도포
심한 화상 (얼굴 또는 광범위)	경증의 화상에 준한 치료 후 **환자 이송**
중등도 화상	즉각적인 찬물에 담그는 치료 또는 옷을 찬물로 적셔서 소독 통증이 경감될 때까지 지속 후 상처 치료
심한 박테리아 감염(열 동반)	**환자 이송**
경도의 박테리아 감염	비누나 깨끗한 물로 세척하거나 희석 chlorhexidine 액으로 소독 10일 후 증상 호전이 없는 경우에 **환자 이송**
곰팡이 감염	겐티아나바이올렛용액을 하루 한 번 도포, 5일간 사용
옴 감염	박테리아 감염: 비누나 깨끗한 물로 세척 혹은 **희석**한 chlorhexidine 액으로 소독 겐티아나바이올렛용액을 하루 한번, 5일간 도포 **감염이 치유된 후** 1. **희석**된 benzyl benzoate 액을 하루 한 번 3일간 도포 또는 2. 희석되지 않은 benzyl benzoate 25%액을 하루 한 번 3일간 도포
감염되지 않은 옴	1. 희석된 benzyl benzoate 액을 하루 한 번 3일간 도포 또는 2. 희석되지 않은 benzyl benzoate 25%액을 하루 한 번 3일간 도포

11) 성병 및 요로감염

성병이나 요로감염이 의심되는 경우	**환자 이송**
성 폭력이 의심되는 경우	

12) 임산부 관리(Preventive care in pregnancy)

진단/증상 체중 / 나이	0–4 kg 0–2개월	4–8 kg 2개월–1세	8–15 kg 1–5세	15–35 kg 5–15세	35 kg 이상 15세 이상
빈혈에 준한 빈혈 치료					ferrous sulfate + folic acid 1정, 매일, 임신 전체 기간 동안
구충 유행지역: albendazole은 임신 2기 및 3기에 안전하게 투약 가능					씹는 albendazole 정 400 mg, 한 번 복용

13) 기생충 질환(Worms)

진단/증상 (체중 / 나이)	0-4 kg / 0-2개월	4-8 kg / 2개월-1세	8-15 kg / 1-5세	15-35 kg / 5-15세	35 kg 이상 / 15세 이상
구충 요충 회충 임산부에서의 구충 감염: 임산부 참고			albendazole정 400 mg 1/2-1정 한 번 복용	albendazole정 400 mg 1정, 한 번 복용	albendazole 정 400 mg 1정, 한 번 복용

표 3-27 설사 환자의 탈수 정도

	A	B	C
시진 전신 상태 눈 갈증 정도	 양호, 명료 정상 갈증 없음, 정상적으로 물을 마심	 안절부절함 푹 꺼짐 갈증 느낌, 물을 찾음	 무의식, 기면 푹 꺼짐 물을 마시지 못하는 상태, 또는 잘 못먹음
촉진 피부를 꼭 집음(skin pinch)	정상 상태로 빠른 회복	천천히 회복	매우 늦게 회복
판단	탈수의 징후 없음	2개 이상 B 항목에 해당되는 경우에는 경도의 탈수	2개 이상 C 항목에 해당되는 경우에는 심한 탈수상태
치료	계획 A에 따라 치료	체중 확인 후 계획 B에 따른 치료	체중 확인 계획 C에 따라 긴급치료

14) 부록

A. 설사의 치료 및 평가(표 3-27)

○ 급성 설사 치료(혈변이 없는 경우)

○ 치료 계획 A에 의한 치료(가정 내 치료)

: 부모에게 어떤 행동을 할 것인가에 대한 교육 시행:

- 평상시보다 많은 수분을 공급함으로써 가정에서 탈수 예방;
- 아이에게 지속적인 식사를 통해 영양실조를 예방하며 이것이 왜 중요한지를 교육
- 아이가 어떤 징후를 보일 때 의료진을 방문할지를 교육
- 치료 계획 A는 4가지 원칙으로 구성

(1) 원칙 1

: 평상시보다 많은 수분을 통해 탈수 예방

- 가정 내 음료수를 권장. 사용할 수 있는 것으로는: 경구재수분공급수액(ORS), 소금을 첨가한

표 3-28

나이	묽은 변을 본 후 마다 섭취해야 할 ORS	가정에서 섭취해야 할 ORS
24개월 이하	50–100 ml	500 ml / day
2–10세	100–200 ml	1 L / day
10세 이상	원하는 양 만큼	2 L / day

마실 것(미음, 요구르트 등), 채소 또는 소금을 첨가한 닭죽 등

- 소금이 첨가되지 않은 마실 것은 권장되지 않음: 맹물, 곡물류를 요리한 물(소금이 없는 미음), 소금이 없는 스프나 요구르트, 숙성되지 않은 코코넛 과즙(green coconut water), 당도가 없는 차, 당도가 없는 신선한 과일 과즙 등

자극적이며, 설사를 유발하는 커피 같은 음료수는 피할 것

- 음료수는 잠재적으로 위험할 수 있으며, 설사 기간에는 섭취하지 말 것. 특히 설탕을 함유한 음료수는 삼투성 설사와 고나트륨혈증을 유발할 수 있음
- ORS는 지침에 따라 사용할 것

: 부모에게 어떻게 ORS를 만들고, 어떻게 섭취시키는지를 교육

- 2세 이하의 소아는 매 1-2분 간격으로 티스푼으로 섭취
- 2세 이상의 소아는 컵으로 자주 한 모금씩 마시게 교육
- 구토를 한 경우에는 10분간 기다림. 그 이후 더욱 천천히 섭취(예를 들면 2-3분마다 1 숟가락 씩)
- ORS 패킷을 모두 섭취 후에도 설사가 지속되는 경우에는 위에서 언급한 다른 음료수를 사용하거나, ORS 섭취를 위해 의료진에게 오도록 교육

(2) 원칙 2

zinc sulfate 정 20 mg을 소아에게 10-14일간 매일 보조적으로 투여 할 것

(3) 원칙 3

: 영양실조를 예방하기 위해서 지속적인 식사(영양공급)를 시행할 것

- 모유 수유는 지속적으로 시행
- 영아의 일반적인 식사는 설사 기간 동안에도 지속적으로 시행하며, 설사 후에는 양을 늘릴 것
- 음식은 절대 중단하지 않아야 하며, 소아의 일반적인 식사도 희석해서 공급해서는 되지 않음
- 대부분 물 설사를 동반한 소아에서는 탈수증세가 호전되는 경우 식욕이 증가
- 우유
  a. 모유수유를 하는 모든 영아들은 가능한 자주 모유수유를 시행하며, 영아가 원하는 기간 동안 시행하며, 영아들은 보통 상황보다 더 자주 모유수유를 시행
  b. 모유수유를 시행하지 않는 영아들은 우유를 매 3시간 컵으로 영양을 공급
  c. 6개월 이하의 영아가 모유수유 및 다른 음식을 같이 섭취하는 경우라도 모유수유를 더욱 강조. 아이의 회복단계에서도 다른 음식보다는 모유를 더욱 자주 섭취시킴
  d. 6개월 이상의 연령군이 이미 이유식을 시작했다면 시리얼, 채소 및 다른 음식공급도 같이 중요시 함. 6개월 이상의 연령군에서 한번도 이유식을 접할 기회가 없는 아이들의 경우에도 설사 기간 또는 회복단계에서도 빠

표 3-29 경증의 탈수증상이 있는 소아 및 성인의 치료 지침

첫 4시간 동안 공급할 대략의 ORS 양						
나이	4개월 미만	4-11개월	12-23 개월	2-4세	5-14세	15세 이상
체중	5kg 미만	5-7.9kg	8-10.9kg	11-15.9 kg	16-29.9 kg	30kg 이상
권장량	200-400 ml	400-600 ml	600-800 ml	800 ml-1.2 L	1.2-2 L	2.2-4L
현장에서 측정						

체중을 모르는 경우에는 키에 근거해서 산출
몸무게 1 kg당 75 ml로 산정해서 계산
• 환자가 많은 양을 원할 경우에는 많은 양을 공급
• 모친에게 많은 양의 모유수유를 권장
참고: 치료 초기 단계에서는 탈수 상태로 간주하고, 성인에서는 시간당 750 ml까지 공급하며 소아에서는 20 ml/kg 용량까지 공급할 수 있음

른 이유식을 시행하는 것이 도움이 됨

e. 권장 음식은 사회문화적으로 용인되고 구입이 쉬운 음식을 권장. 우유는 시리얼과 혼합해서 공급하며, 야채오일(vegetable oil)도 가능한 경우에는 1-2 티스푼 정도를 같이 공급. 가능한 경우라면 고기, 생선, 또는 달걀 등의 음식도 공급할 것

f. 칼륨 함량이 많은 바나나, 신선야채과즙, 코코넛 과즙 등은 많은 도움이 됨

: 매 3-4시간 마다 공급(하루 6번)

: 설사가 멈춘 후부터 같은 정도의 고에너지 음식을 공급하고 최소 2주 이상은 매일 식사량보다 한 번 이상의 식사를 더 제공할 것

(4) 원칙 4

: 탈수의 징후 또는 다른 문제가 발생한 경우에는 의료진의 도움을 구함

- 아이의 상태가 다음과 같은 경우에는 부모에게 아이를 의료진에게 치료할 수 있도록 교육

a. 물 설사를 아주 많이 하는 경우

b. 반복적인 구토

c. 갈증이 매우 심해지는 경우

d. 음식물 또는 수분 섭취양이 매우 적은 경우

e. 열이 동반된 경우

f. 혈변이 동반된 경우

g. 최근 3일 동안 증상의 호전이 없는 경우

(5) 치료 계획 B에 의한 치료

- 경증의 탈수가 동반된 소아에서의 경구수분섭취(ORS) (표 3-29)

(6) 경구수분섭취를 제공하는 방법

- 가족에게 준비하는 방법 및 섭취방법을 교육
- 영아나 나이어린 소아에게는 깨끗한 티스푼과 컵 사용을 교육. 병은 사용하지 말 것
- 영아에게는 소량의 수액을 줄 경우에는 계량스푼이나 시린지 사용을 교육
- 2세 이하의 소아는 매 1-2분 간격으로 티스푼으

로 공급하며, 2세 이상의 연령군에서는 컵으로 자주 한 모금씩 섭취하도록 교육
- 문제가 발생하는지를 자주 조사하도록 할 것
- 아이가 구토를 한 경우에는 5-10분 경과관찰 후 다시 ORS를 시작하며, 더 천천히 섭취 시킴
- 눈주위 움푹 꺼짐 증상이 호전된 경우에는 ORS를 중단 후 식수 또는 모유수유를 시작

치료계획 A로 전환할 것

(7) 경구수분섭취의 경과 관찰

- 수분섭취 동안 자주 경과 관찰
- ORS 섭취가 만족할 만하고, 탈수 징후가 악화되지 않는 것을 치료 지표로 활용
- 4시간 후에는 표 3-27 지침에 따라 평가를 시행한 후 어떤 치료를 시행할 것인지를 결정
- 심한 탈수 증상이 나타나는 경우에는 치료계획 C를 적용
- 경증의 탈수 증상이 지속되는 경우에는 치료계획 B를 다시 적용해서 치료. 자주 환자를 평가할 것
- 탈수의 징후가 없는 경우에는 완전히 수분공급이 된 경우로 판단

: 피부가 정상으로 회복

갈증 소실

소변량 정상화

소아의 경우에 활동 정상화 및 보채지 않음
- 부모에게 집에서 ORS치료를 어떻게 시행하는지, 식사는 어떻게 섭취하는지를 계획 A로 교육. 2일간 사용할 수 있는 충분한 QRS 묶음을 제공
- 의료인에게 아이 진료가 필요한 징후에 대한 교육 시행

(8) 경구수분섭취 치료를 완전히 시행하지 못할 상황

: ORS 치료가 완전히 끝나지 않은 상황에서 소아와 부모가 치료 장소를 이탈할 경우
- 집에서 4시간 치료 동안 얼마만큼의 수액이 필요한지를 교육
- 치료계획 B에 준해 4시간 치료 및 2일간의 나머지 기간 동안 충분한 ORS 양을 제공
- ORS를 어떻게 준비하는지 교육
- 집에서 치료계획 A에 있는 4가지 원칙에 대한 교육 시행

(9) 경구수분섭취 치료가 실패한 경우

- 탈수 증세가 지속되거나 또는 다시 나타난 경우에는 환아를 이송

(10) Zinc sulfate 공급

- 4시간의 수액치료 후 환자가 경구 섭취가 가능한 경우에는 가장 빠르게 보조 zinc sulfate 정을 계획 A에 따라 공급

(11) 음식물 섭취

- 모유수유를 제외하고는 첫 4시간 동안의 수액치료 시에는 경구섭취를 금지
- 계획 B에 준해서 치료계획 A에 언급한 내용을 매 3-4시간마다 소량의 음식을 제공
- 6개월 이상의 환아를 집으로 돌려보내기 전에 반드시 어느 정도의 음식을 제공할 것. 설사 기간 동안 이 조치의 중요성을 부모에게 교육하는데 효과적으로 이용 가능함

표 3-30 다음 알고리즘에 의해 치료

즉시 수액을 정맥(IV)으로 주입가능	Yes〉 ○ 정맥로 확보, 경구섭취가 가능한 경우 ORS제공, 100 ml/kg Ringer's lactate 수액(또는 생리식염수를 사용할 수 없는 상황) 연령 / 첫 용량 30 ml/kg / 이후 70 ml/kg 12개월 이하 / 1시간 / 5시간 12개월 이상 / 30분 / 2시간 30분 * 요골동맥이 약하거나 만져지지 않는 경우 한번 더 수액치료 시행 • 1-2시간 간격으로 재평가. 수액치료가 만족스럽지 못할 경우 빠른 점적 시행 • 경구 섭취가 가능한 경우 ORS(약 5 ml/kg/h)를 가능한 같이 제공: 영아의 경우 2-4시간 후, 성인은 1-2시간 후에 시작 • 6시간(영아) 또는 3시간(소아 이상)후에 평가 챠트를 이용해서 평가를 시행하고 치료계획을 결정(A, B, or C)
No ↓	
30분 이내 수액 가능 여부	Yes〉 • 즉시 정맥 수액 치료 시작 • 환자가 경구 섭취가 가능한 경우에는 정맥치료 동안 ORS제공
No	
수액 치료를 위한 코위관 삽입 가능여부(NG tube)	Yes〉 • ORS를 NG tube로 투여: 20 ml/kg로 6시간 동안(총 120 ml/kg) • 매 1-2시간 간격으로 재평가 – 구토 또는 복부팽만이 발생하는 경우 투여 속도를 천천히 조절 – 3시간 이후 수액치료가 충분치 못한 경우: 정맥 치료로 전환 • 6시간 후, 환자를 재평가하고 치료방침 재결정
No	
경구섭취 가능여부	Yes〉 • ORS로 치료 시작, 20 ml/kg/h로 총 6 시간 동안(총 120 ml/kg) • 매 1-2시간 간격으로 재평가 – 반복 구토가 발생한 경우에는 천천히 조절 – 3시간 후에도 호전이 없는 경우에는 정맥치료를 위해 이송
No	
긴급: 정맥주사 또는 NG 관 삽입 치료를 위한 환자 이송	

(12) 치료 계획 C에 의한 치료

- 심한 탈수환자의 치료
- 다음 알고리즘에 의해 치료(표 3-30)

B. 소아에서의 기침 또는 호흡곤란의 치료

환자 평가

○ 질문

- 환아의 나이
- 기침 여부, 있다면 얼마나 오래되었는지?
- 환아가 경구섭취가 가능한가(2개월에서 5세 사이)?
- 영아가 잘 먹었는지(2개월 미만)?
- 열이 있는지? 얼마 동안?
- 경련여부는?

○ 치료 방침 결정

2개월 이하: 표 1 지침
2개월 – 5세 소아 쌕쌕거림이 없는 소아: 표 2 지침 쌕쌕거림이 있는 소아: 환자 이송
치료 방침: 표 3 지침
• 항생제 투여 • 가정 치료 권유 • 열에 대한 치료

○ 2개월 이하: 표 1

징후	빈 호흡 없음(분당 60회 미만) 그리고 흉곽 정상 소견	빈 호흡(분당 60회 이상) 또는 심한 가슴 호흡	경구섭취 불가능 경련 수면장애 또는 일어나기 힘든 상태 천명음 쌕쌕거림 또는 열 또는 저체온
분류	폐렴 없음 – 기침 또는 감기	심한 폐렴	중환
치료	가정 치료 권유: 따뜻하게 해주고 잦은 모유수유 비강 청결	빠른 환자 이송 항생제 첫 용량	긴급한 환자 이송 항생제 첫 용량
	아래 항목 해당 시 치료 권유: 병이 악화 호흡 곤란 호흡이 빨라질 경우 수유의 어려움 발생	저체온 예방	저체온 예방

○ 2개월 - 5세: 표 2

징후	정상 흉곽 및 호흡	정상 흉곽 빠른 호흡 (분당 50회 이상: 2-12개월, 40회 이상: 1-5세)	심한 가슴 호흡	음식 섭취 불가 경련 수면장애 또는 기상장애 천명음 심한 영양실조
분류	폐렴 없음 – 기침 또는 감기	폐렴	심한 폐렴	매우 심각한 질환
치료	30일 이상 지속되는 기침 시 전원시켜 검사시행. 귀나 인후통에 대한 치료 시행. 다른 문제는 가정 내 치료	가정내 치료 항생제 열이 동반되는 경우 치료 2일 후에 재평가를 받도록 교육	병원으로 빠른 이송 첫 용량 항생제 열: 동반된 경우 치료	긴급히 이송 첫 용량 항생제 열: 동반된 경우 치료 뇌성 말라리아의 가능성: 항말라리아제 투여

↓

폐렴으로 항생제를 투여한 경우 2일 후 환자 재평가			
징후	호전 열이 떨어짐 식사량 증가 호흡수 감소	동일	악화 음식섭취 못함 심한 가슴 호흡 다른 위험한 징후
치료	5일간 항생제 치료로 치료 종결	다른 항생제 선택 또는 환자 이송	긴급 환자 이송

○ 시진과 청진(환아는 안정화되어 있는 상태)

- 분당 호흡수
- 흉곽 상태를 확인
- 협착음(stridor) 여부를 보고 들음
- 쌕쌕거림(wheeze) 여부 확인, 반복적인지?
- 잠은 잘 자는지, 또는 잘 일어나는지 여부
- 체온 측정
- 영양실조 여부 확인

○ 치료 방침(Treatment instructions): 표 3

나이 또는 체중		amoxicillin 250 mg 정 하루 2회 5일간
2개월 이하	6 kg 미만	1/4정
2–12개월	6–9 kg	1/2정
12개월 –1세	10–19 kg	1정

○ 항생제 처방

- 외래에서 첫 용량 투여
- 가정에서 5일간 항생제를 어떻게 복용하는지를 교육

(또는 매일 외래에서 procaine-penicillin 주사)

○ 가정 치료 지침 교육

(2개월 - 5세 사이)

- 식사
  - 질환 중에도 식사
  - 질환 중에는 식사량 증가
  - 식사에 방해가 되는 비강 청결
- 수분 섭취량 증가
  - 환아에게 추가 음료수 공급
  - 모유수유량 증가
  - 인후 통증 경감 및 기침 감소
- 가장 중요한 사항: 특별히 진단되지 않은 상황에서 아래 사항에 해당되는 경우에는 외래 방문 교육 —〉 폐렴 가능성
  - 호흡 곤란
  - 호흡 횟수 증가
  - 물을 잘 마시지 못함
  - 환아의 병색이 심해짐

C. 해열 치료(Treat fever)

<table>
<tr><td rowspan="4">말라리아 전염력이 약한 지역</td><td rowspan="2">39도 이상의 고열</td><td rowspan="2">모든 연령의 환자에서 기생충 검사 시행</td><td>말라리아 확진이 안된 경우:
paracetamol 처방</td></tr>
<tr><td>말라리아 확진:
artemether/lumefantrine
해열 치료</td></tr>
<tr><td rowspan="2">38–9도 열</td><td rowspan="2">모든 연령의 환자에서 기생충 검사 시행</td><td>말라리아 확진이 안된 경우:
많은 양의 수분 섭취 교육</td></tr>
<tr><td>말라리아 확진:
artemether/lumefantrine
해열 치료</td></tr>
<tr><td rowspan="3">말라리아 호발 지역</td><td rowspan="3">열이 있는 모든 환자</td><td rowspan="2">성인 및 5세 이상의 모든 소아에서 기생충 검사</td><td>말라리아 확진이 안된 경우:
paracetamol 처방</td></tr>
<tr><td>말라리아 확진:
artemether/lumenfantrine</td></tr>
<tr><td>5세 이하에서는 임상적 진단으로 치료</td><td>artemether/lumenfantrine
해열 치료</td></tr>
<tr><td colspan="4">단순 열만 있는 경우: 항생제 처방 기준이 아님(단 영아는 제외)
처음 용량의 항생제 투여 후 빠른 이송</td></tr>
</table>

V 외상 후 스트레스와 위기상황 스트레스

1. 위기상황 스트레스(CISD)

최근 들어 산업화, 도시화, 국제화가 급속히 진행되면서, 인구 밀집 현상이 일어나고, 건축 및 다른 시설물 등의 대형화로 인해 도시 재난의 양상이 달라지고 있다. 국내에서도 1993년 구포 열차사고, 목포 아시아나 항공기 추락사고, 1994년 성수대교 붕괴사고, 충주호 유람선 화재사고, 1995년 대구 가스폭발사고, 삼풍백화점 붕괴사고, 2000년 대구 지하철 사고 등 과거에 경험해 보지 못한 재난들이 늘어가고 있다.

이러한 재난들 속에서 재난의 당사자에 대한 치료와 배려에는 많은 관심을 두고 있지만, 이들을 구조하고 치료를 하는 소방관, 경찰관, 구호 요원, 응급구조사 등과 같은 응급의료종사자들이 겪는 '위기 상황 스트레스(critical incident stress, CIS)'에 대해서는 전자에 비해 관심이 적다. 그러나, 응급의료종사자들은 이러한 CIS에 빈번히 노출되며, '외상 후 스트레스장애(post trauma stress disorder, PTSD)' 발생의 고위험군으로 분류되고 있다.

따라서, 응급의료종사자들은 CIS에 대해 이해하고 있어야 하며, 이번 단원에서 소개하고자 한다.

1) 개념

(1) 위기 상황 스트레스(Critical incident stress, CIS)

일반적으로 사람들은 평생을 살아가면서 40~90%는 생명을 위협할 정도의 극심한 스트레스, 다시 말해 '심리적 외상(trauma)'을 경험하지만, 대부분의 경우 이러한 외상을 받고 가족이나 가까운 이들로부터 보살핌을 받으며, 정상적인 스트레스 반응이 수 주 혹은 수개월 이내 사라지지만, 약 20%에서는 원인이 되는 외상이 없어짐에도 불구하고, 그 당시의 충격적인 기억들이 자꾸 떠오르며, 그 외상을 회상시키는 활동이나 장소를 피하고, 신경이 날카로워지거나 잠을 잘 이루지 못하며, 일에 집중력이 떨어지는 증상들이 나타난다. 하지만, 모든 스트레스가 부정적인 것만은 아니며 오히려 생활에서 스트레스의 완전한 부재는 사망을 통해서만 가능할 뿐이다. 이러한 스트레스 속에서 우리는 '항상성(homeostasis)'을 유지하며 살아가고 있으며, 이런 개인의 심리적 항상성이 파괴되면서 대처기제가 무너지면, 스트레스의 역기능적 증상들이 나타나며, 이러한 상황은 '위기(crisis)'로 규정되고, 스트레스를 일으킨 사건은 '위기사건(crisis incident)'으로 규정된다(Mitchell & Everly, 1997). 그리고, '위기사건'은 사람이 일상적으로 경험하고 기대하는 범위의 밖에서 일어나는 매우 돌발적인 사건으로 정의할 수 있으며, 그것을 겪는 사람의 일상적 대처능력을 압도할 만큼 강력한 영향력을 가진다.

미국정신과학회에서는 1994년에 '정신장애의 진단 및 통계 편람(DSM-IV)'을 통해 '외상'의 진단을 다음과 같이 정하였다. '첫째, 개인이 자기 자신이나 타인에게 실제 죽음 또는 죽음의 위협을 주는 심각한 상해나 신체적 안녕에 위협을 주는 사건을 경험하거나 목격했어야 하며, 둘째, 극심한 불안, 무력감 혹은 공포의 반응이 포함되어 있어야 한다'고 하였다.

위기사건을 분류하면 크게 두 가지로 나눌 수 있으며, 그 특징은 표 3-31에서와 같다. 특히, 인위재난을 겪은 사람은 자연재난을 겪은 사람보다 만성적인 심리적 후유증을 가질 위험성이 더욱 크게 나타나는데, 이는 인위적인 재난은 자연 재난에 비해 예방 및 통제가 가능하다고 믿기 때문이다.

표 3-31 위기사건의 유형별 특징

특징	자연재난	인위재난
시기	종종 갑작스럽지만 경보가 있음	대게 갑작스럽게 발생
예측가능성	어느 정도 가능	낮음
통제가능성	불가	잠재적으로 통제가능
영향력	주로 피해자에 국한	피해자 및 공공 모두
지속성	대개 급성으로 최고 1년까지	만성적 혹은 장기적

(2) 급성 스트레스(Acute stress)

현대 사회에서 심혈관계 질환, 신장 질환, 두통 등 많은 질병의 원인이 스트레스와 연관이 있음이 알려져 있다. 스트레스란 앞서 서술한 것과 같이 어떠한 원인에 의해 초래되어 항상성이 변화된 상태를 말한다. 하지만, 여러 학자에 의해 다음과 같이 다양하게 정의가 되어왔다. Selye는 어떤 요구에 대한 신체의 비특이적 반응이라고 하였고, Lazarus와 Folkman은 개인의 안녕을 위협하고 개인이 가진 자원에 부담이 되거나 그 한계를 초과하는 것으로 평가되는 상황과 그 사람 사이의 특정한 관계라고 정의하였다. 그리고, Baum은 스트레스 유발 자극으로 불리는 환경적 사건이나 세력이 유기체의 생존과 안녕을 위협하는 과정이라고 정의하였다.

DSM-IV에 따르면, 위기사건이 발생한지 한 달(4주) 안에 일어나며, 이때 나타나는 주요 특징들이 최소한 이틀 이상 지속되어, 4주 이내 해소된다고 하였다. 여기서 말하는 주요 특징은, ① 해리 혹은 정서적 무감각, ② 사건의 재경험, ③ 행동사의 회피, ④ 고조된 생리학적 흥분상태, ⑤ 사회적 및 직업적 손상들이다. 이러한 급성 증상들은 PTSD와 거의 유사하지만, 향후에 외상 후 스트레스 장애로 발전될 가능성을 내포하고 있기 때문에, 이를 예견하고 예방하는 데 반드시 고려되어야 한다.

(3) 외상 후 스트레스 장애(Post trauma stress disorder, PTSD)

PTSD는 극심한 외상성 사건에 노출된 후 뒤따라서 특징적 증상들이 나타나는 것을 말하는데, 과거부터 PTSD는 '전투 신경증(combat neurosis)', '전쟁 신경증(war neurosis)', '강제 수용소 증후군(concentration camp syndrome)', '베트남 전쟁 후 증후군(post-Vietnam syndrome)', '포탄충격(shell shock)' 등의 용어로 불려왔었다. 이처럼 다양한 용어로 불려왔지만, 단순한 신경증의 하나로 이해되었다가, 정확한 용어의 정의는 1994년 미국정신의학회의 DSM-IV에 의해 정립이 되었다.

외국의 경우 제2차 세계대전을 거치면서 전쟁에 참전했던 군인들의 병리적인 증상에 관한 연구가 본격적인 시초였으며, 베트남 전쟁 이후 외상 후 스트레스 장애에 대한 관심이 급격히 증가하였다. 국내의 경우 삼풍백화점 붕괴사고(1995년), 대구지하철 화재사고(2000년) 등을 겪으며, 일반인에게도 관심이 증가되면서, 교통사고와 관련된 연구가 활발히 진행되었다.

(4) 소진

재난 피해자들에 대한 일차적 관심과 우선순위로 인해 응급의료종사자들의 정서적 반응들은 자칫 간과되기 쉬운 현실에서, 이들은 육체적 피로, 정신적 소진을 겪을 위험성이 크다. 특히, 반복된 응급의료 업무를 담당하는 종사자들의 경우 스트레스 누적으로 인해 소진을 겪을 가능성이 높을 수밖에 없다.

여기서 '소진(exhaustion)'이란 '사람과 관련한 일을 하는 개인들(예를 들어, 응급의료종사자)에게서 일어날 수 있는 것으로 정서적 고갈, 그리고 감퇴된 업무 성취 등의 특징을 보이는 일종의 업무상의 증후군'을 말한다(Sawyer, 2000). 특히, 업무로부터 누적된 스트레스를 풀거나 완충시켜주는 지지체계가 없을 경우 소진이 발생하며, 돌발적으로 발생하기보다는 장기간에 걸쳐 일상 업무상의 스트레스가 서서히 진행되고 누적된 결과로 나타난다. 그리고, 개인의 불균형상태와 무기력 혹은 능력상의 마비를 야기한다는 점에서 위기상황과 유사하다.

2) 응급의료종사자의 정신건강

히로시마 원폭 현장에서 구조작업을 했던 대원들이 작업 동안의 두려움, 분노, 미움, 후회와 같은 감정들로 인해 효율적인 작업 수행이 어려웠다는 보고에서처럼, 재난 상황이 발생하면 응급의료종사자들은 재난 현장으로 일차적으로 투입이 되고, 구조활동을 펼치면서 심각한 피해(예를 들어, 신체 절단)를 입은 환자를 접하고, 대량의 파괴현장에서 활동을 하고, 뿐만 아니라 재난현장에서 자신의 생명에 위협을 느끼는 것 등의 극심한 스트레스 상황에 직면하게 된다.

하지만, 많은 연구들이 위기사건 발생 후 직접적인 피해당사자들이 지니는 스트레스 반응이나 심리적 외상에 관한 내용들을 주로 다루어왔을 뿐, 피해자 혹은 생존자들을 돕고 구조하는 역할을 담당하는 응급의료종사자들의 스트레스에 관한 부분은 상대적으로 숨겨져 있었다. 이러한 측면은 많은 응급의료종사자들이 현장의 영향력으로부터 회복되는 것을 방해하며 이후 업무 수행을 어렵게 하는 요인이 된다.

이전 연구에서는 '공동 피해자(co-victimization)', '동정심으로 인한 스트레스(compassion stress)', '동정심으로 인한 피로(compassion fatigue)' 등의 용어로 불려왔으나, 최근에는 '이차적 외상 충격'이란 용어로 통칭 되고 있다(Figley, 1995). '이차적 외상충격'이란 용어에서 보듯이 위기사건에 직접 노출된 사람만이 그 사건의 영향력을 경험하는 것은 아니다. 호주 열차전복사고 구조대원들의 약 20%가 사고 후 1개월이 경과한 시기까지도 우울증, 불안, 불면증에 시달린다고 하였으며(Paton, 1988), 호주의 대형 산불진화작업의 소방대원 중 21%가 산불 후 29개월이 지난 시점에서도 재연되는 연상작용으로 인해 일상생활에 방해가 된다고 하였다(McFaralanes, 1986).

이처럼 재난 상황에서 나타날 수 있는 심리적, 신체적인 반응은 다음과 같이 다양하게 나타난다:

① 동일시

다른 사람을 자신과 비슷한 사람으로 인식하면서 감정이 결부되는 과정으로, 희생자의 사체를 통해 가족이나 자신에게 느끼는 것과 비슷한 감정을 경험하고 이것으로 고통을 느끼게 된다.

② 죄책감

재난 현장에서 작업중인 응급의료종사자들은 당장 피해자를 살려야 한다는 의무감에 임무를 수행하게 된다. 그리고, 피해자들의 삶의 간절한 욕구가 응급의료종사자들에게 전달되어, 이들에게 부담감으로 작용하게 된다. 더군다나, 피해자가 사망하게 된다면, 이러한 느낌은 죄책감으로 남아 응급의료종사자들에게 심적 부담으로 남는다.

③ 공포감

재난 현장의 상황이 어떻게 전개될지, 앞으로 어떤 것들과 대면할지 모르는 상황에서 벌이는 작업은 극도의 긴장감을 유발하게 되어, 공포감을 느끼게 된다.

④ 피로

응급의료종사자들은 극심한 피로와 신체적인 탈진 상태에서 작업을 진행하게 되는데, 이것 때문에 집중력이나 판단력이 저하되어 작업 효율성이 떨어진다. 이렇게 되면, 작업이 끝난 후에 무기력감과 죄책감을 더욱 호소할 여지가 있다.

⑤ 다양한 신체화 반응

재난현장에 투입되었던 많은 응급의료종사자들은 불면을 호소하며, 현장의 상황이 떠오르는 악몽으로 인해 괴로움을 경험한다. 또한, 재난상황이 끝난 후에도 재난현장의 냄새가 코 끝에 남아있고, 씻어도 지워지지 않는다는 호소를 하기도 한다.

3) 위기개입프로그램의 소개

제 1, 2차 세계대전 중 전장에서 다친 군인들이 곧바로 심리적 지지를 받은 경우 건강의 회복과 전장으로의 복귀가 조금 더 쉽다는 것을 알게 되고 (Salmon, 1919; Appel, 1946), 최근에는 이스라엘 국방부가 중동에서 전쟁 후에 집단과 개인에게 심리적 지지를 이용하기 시작했으며, 이러한 방법으로 정신장애의 발생이 60%까지 조절되었다고 결론을 내렸다.

이와 같은 심리적 지지는 1983년 Mitchell에 의해 체계적인 '위기개입 프로그램' 으로 정립되었으며, 초기에는 응급기관에서 일하는 구급대원들을 대상으로 구상되었으나, 점차 적용범위가 넓어져 위기사건을 겪은 일반인까지 포함하게 되었다. 현재는 다양한 고위험 직업군(소방관, 법 집행관, 응급의학, 재난구조, 응급처치, 공익 안전 요원, 항공업, 유전탐사, 광업 종사자) 의 위기와 외상의 충격을 완화시키고자 CISD (Critical Incident Stress Debriefing), CISM (Critical Incident Stress Management) 등의 위기 개입프로그램이 운영되고 있다.

(1) 정신적인 충격의 완화

고위험 집단에게 업무로부터 받는 스트레스를 관리하는 것은 개인뿐만 아니라 조직의 효율성을 위해서도 아주 중요한 일이다. 스트레스를 예방법은 개입시점에 따라 크게 3가지로 나누어 볼 수 있으며, '1차 예방' 은 고위험 집단 또는 개인을 선정하여 재난의 영향을 초기에 차단하기 위해 훈련하는 과정이며, '2차 예방'은 외상적 사건 직후에 단기간의 심리상담 프로그램을 실시하여, 스트레스의 초기 증상이 향후 심각한 건강상의 문제로 발전되는 것을 막는 과정으로써, '위기사건 스트레스 해소법(critical incident stress debriefing)' 또는 '심리적 해소법(psychological debriefing)'이 여기에 해당한다. 그리고, '3차 예방'은 외상 후 스트레스 장애(PTSD)가 발생한 환자를 조기에 발견하여, 가급적 빨리 치료하는 것으로, 직장 내의 근로자지원프로그램(employee assistance program)이 해당된다.

(2) 집단대상의 위기개입프로그램

우리나라에 소개된 집단을 대상으로 한 위기 개입 프로그램은 CISD (Critical Incident Stress Debriefing), CISM (Critical Incident Stress Management)이 있다. CISD는 1995년 Mitchell과 Everly에 의해 소개되었으며, 외상적 사건을 겪은 일반인을 포함한 집단이 대상이 된다. 이것의 1차적 목표는 잠재적으로 정신적, 신체적 질병을 일으킬 수 있는 각성 반응을 경감시키고, 각 구성원이 심리적, 생리적 안정을 짧은 시간 내 회복하는 것이다. CISD는 크게 3가지 과정으로 구성되어, 첫 번째, 생존자(혹은 경험자)가 감정을 분출하도록 허용되어 개입자에 의해 평가가 이루어지는 과정, 두 번째, 스트레스 반응에 관한 논의와 지지하는 과정, 마지막으로 세 번째, 자원을 활용하고 필요한 조치를 취하도록 북돋워 주는 과정이다.

이와 유사한 CISM은 위기상황 스트레스 상황에 효과적으로 대처하고 이를 예방하기 위해 개발된 일종의 심리적 지지프로그램이다. 이것은 위기상황으로 인해 발생한 스트레스의 유해성을 감소시키고 조절하기 위해 포괄적이고 체계적으로 접근하는 중재방법이며, 스트레스로부터 빠른 회복을 도모하여, 조직 구성원 및 개인의 건강과 생산성을 유지하고자 하는 것이 목표이다.

하지만, 위기 개입프로그램은 대부분 6회 이하의 단기개입이 주를 이루며, 불필요한 장기개입은 오히려 생존자(혹은 경험자)의 독립성과 자기 통제감을 저해할 수 있음을 유념해야 한다.

아래의 CISM은 공식적인 6단계의 보고에 관한 내용이다.

① 소개단계: 모임을 이끄는 사람이 자기소개 후 보고회의 목적과 목표를 설명한다.
② 사실단계: 참가한 사람들의 자기소개 및 재난현장에서의 자기의 역할에 대한 설명을 한다. 성과에 대한 비판이 아니라 사건에 대한 참가자들의 다양한 회상과 표현을 자유롭고 다양하게 발표할 수 있게 한다. 이 과정을 통해 참가자들은 재난에 대한 전체적인 흐름에 대한 통찰력을 얻을 수 있다.
③ 감정단계: 사건 당시의 자신들의 솔직한 느낌을 표현하게 한다.
④ 증상단계: 참가자들의 육체적, 정신적인 증상에 대한 질의를 통해 스트레스에 대한 대응을 분석한다.
⑤ 교육단계: 모임의 리더가 참가자 자신이 스스로 관심을 가져야 하는 증상이 무엇이며, 참가자들이 다른 사람들을 평가하는 시기에 대한 설명을 한다.
⑥ 정리(복귀, 재입장)단계: 모임의 리더는 참가자들에게 확신을 주고, 다음 모임에 대한 소개 및 치료가 필요한지 등의 내용을 포함해

서 추적 관찰할 수 있는 계획을 마련한다.

2. 외상 후 스트레스 장애

극심한 외상성 사건에 노출된 후 뒤따라서 특징적 증상이 나타나는 것을 '외상 후 스트레스 장애(Post Trauma Stress Disorder, PTSD)'라고 부른다. 미국 정신의학회의 '정신장애의 진단 및 통계편람(Diagnostic and Statistical Manual of Mental Disorders: DSM)' 제 4판 개정판(1994)에서는 일반 인구 집단에서 PTSD 발생빈도를 1~14%로 보고하며, 특정 외상에 노출되었던 위험집단에서는 3~58%로 보고하고 있다.

최근에는 산업화, 도시화 등이 급속히 진행되고, 건축, 시설물 등의 대형화로 인해 대형재난 이 과거에 비해 빈번해지며, 그로 인해 일반인 조차도 PTSD의 관심이 커지고 있다. 하지만, PTSD과 정신과 진단명으로 자리 잡게 된 것은 1980년의 DSM-III 진단체계에 와서인데, 이후, DSM-III-R(1987년), DSM-IV(1994년)로 이어지 면서 PTSD를 유발하는 외상에 대한 정의나 증상의 종류 등에 관한 내용에 조금씩 변화가 있어 왔으며, 현재까지 완전히 정립되지 않은 진단이라고 할 수 있다.

하지만, 미국 소방관의 사망원인을 분석한 결과에서 보면 정신적 외상이 22.1%를 차지할 정도로 PTSD는 실제로 신체에 해를 입거나 위협을 당하지 않더라도, 타인의 죽음이나 심각한 상해, 또는 신체적 안녕에 위협을 가져다주는 사건을 직접 경험하거나 목격한 후 극심한 공포, 무력감, 고통 등을 느끼는 경우 발병하므로, 빈번히 위기사건을 경험하는 응급의료종사자들은 고위험집단일 수밖에 없다. 재난 후 나타나는 PTSD의 위험요소로는 다음과 같은 것들이 잘 알려져 있다. ① 죽음과 손상에 심하게 노출된 경우 ② 죽음을 목격하는 경우나 생명을 위협하는 위험인 경우 ③ 갑작스러운 최초의 재난인 경우 ④ 경고가 없었던 재난 ⑤ 지속적인 스트레스에 노출된 경우로 알려져 있다. 따라서 고위험군이 위기사 건에 노출된 경우에는 응급의료종사들에게는 즉각적인 치료개입이 있어야 한다.

1) 진단

DSM-IV에 따른 진단기준은 극심한 외상성 사건 이후 주요증상 군별로 증상항목들이 충족하며, 증상의 지속기간이 1개월 이상인 경우로 정한다(표 3-32). 그리고 증상이 나타난 시기에 따라 크게 급성, 만성, 지연성 외상 후 스트레스 장애로 나눌 수 있다. ① 급성 외상 후 스트레스 장애의 경우 가장 흔하게 나타나는 형태로서, 외상성 사건을 경험한 직후에 증상이 나타나며, 3개월 이상 지속되지 않아야 한다. 그리고, 예후는 좋은 편이다. ② 만성 외상 후 스트레스 장애의 경우 증상이 3개월 이상 지속되는 경우이며, ③ 지연성 외상 후 스트레스장애는 스트레스 발생 후 적어도 6개월 이후에 증상이 나타난 경우를 말한다.

이때 극심한 외상성 사건의 예로는 ① 직접적으로 경험한 전투 ② 폭행 ③ 유괴 ④ 인질 ⑤ 테러리스트의 공격 ⑥ 전쟁포로나 수용소 수감 ⑦ 자연적 혹은 인위적 재난 ⑧ 심한 자동차 사고 ⑨ 생명을 위협하는 질병의 진단 등이 있다.

발병과 증상 심각도에 영향을 미치는 요인으로서 스트레스의 강도와 개인적 소인의 관계에 관한

표 3-32 DSM-IV의 외상5 후 스트레스 장애(PTSD)의 진단기준

1. 개입은 제시된 2가지의 기준을 포함하는 외상적 사건에 노출
   1) 자신이나 타인에게 실제 죽음 또는 죽음의 위협을 주거나 심각한 상해 혹은 신체적 안녕에 위협을 주는 사건을 경험하거나 목격했어야 한다.
   2) 극심한 불안, 무력감 혹은 공포의 반응이 포함되어 있어야 한다.

2. 외상적 사건을 다음의 방식들 중 한 가지 혹은 그 이상을 지속적으로 재경험
   1) 사건에 대한 반복적이고 침투적인 고통스러운 회상
   2) 사건에 대한 고통스러운 꿈이 반복
   3) 외상적 사건이 다시 발생하는 것처럼 행동하거나 느낌(사건을 다시 경험하는 듯한 감각, 착각, 환각, 해리적 재현의 삽화들이 잠에서 깨어날 때와 중독된 상태에서 발생하는 것을 포함)
   4) 외상적 사건의 일부분과 유사하거나 그것을 상징하는 내적 혹은 외적 단서들에 노출될 때 강한 심리적 고통
   5) 외상적 사건의 일부분과 유사하거나 그것을 상징하는 내적 혹은 외적 단서들에 노출될 때 신체적 반응

3. 외상과 관련된 자극을 지속적으로 회피 또는 외상 전에는 없었던 일반적인 반응의 마비가 다음 중 3가지 혹은 그 이상 보일 때
   1) 외상과 관련된 생각, 감정, 대화를 피하려고 노력
   2) 외상을 회상하게 만드는 활동, 장소, 사람을 피하려고 노력
   3) 외상의 중요한 측면을 회상할 수 없음
   4) 중요한 활동에 대한 관심이나 참여가 눈에 띄게 축소
   5) 타인으로부터 분리감 또는 소원함을 느낌
   6) 제한된 정서의 범위(예, 사랑하는 감정을 가질 수 없음)
   7) 미래가 단축된 듯한 느낌(예, 직업, 결혼, 자녀, 정상적인 삶에 대한 기대가 없음)

4. 외상 전에는 없었던 증가된 각성의 지속적 증상이 다음 2가지 혹은 그 이상 보일 때
   1) 잠들기 어렵거나 혹은 계속 잠을 자는 것이 어려움
   2) 자극에 과민한 상태 또는 분노의 폭발
   3) 집중하기 어려움
   4) 극도의 경계
   5) 과도한 놀람반응

5. 장애(상기 B, C, D 의 증상)의 기간은 1달 이상이다.

6. 장애가 임상적으로 심각한 고통이나 사회적, 직업적, 다른 중요한 영역의 기능의 손상의 원인일 때

많은 연구가 진행되었는데, 외상의 강도가 강한 경우에는 개인적 소인의 영향력이 그만큼 떨어지고 외상의 강도가 약한 경우에는 개인적 소인이 더 중요한 영향을 미친다(Davidson, 1993). 그리고, 만성화 될수록 외상의 강도 보다는 개인적 소인이나 취약성이 보다 큰 역할을 한다(McFalane, 1989 Yehuda, 1996).

2) 치료

다양한 증상과 복잡한 정신 생물학적인 특징들로 인해 치료가 어렵지만, 크게 3부분으로 나누어 진행한다. 첫째, 환자교육 부분이 중요하다. 대부분의 환자는 질병교육으로부터 많은 도움을 얻을 수 있으며, 환자뿐만 아니라 가족들을 대상으로 PTSD의 교육이 필요하다. 둘째, 약물 요법은 신체화로 나타난 증상을 효과적으로 완화시킬 수 있다. 이때 이용되는 약제로는 가장 광범위한 효능을 지닌 세로토닌 제제가 있으며, 그 외에 삼환계 항우울제, 단가아만 산화요소 억제제(MAOI), 항아드레날린 제제, 벤조디아제핀 등이 있다. 셋째, 약물요법으로 증상이 완화되면 환자가 정신요법에 집중하도록 해야한다. 정신요법의 치료목적은 외상사건과 그 사건에 대한 환자의 반응을 재조사함으로써 자기 패배의 경향을 깨뜨리는 것이다. 대표적인 치료법으로는 인지행동치료, 집단치료, 스트레스 예방 훈련(체계적 탈 감작법)이 있으며, 이것으로 재경험과 회피증상에 대항하도록 도울 수 있다.

3) 예후

PTSD로 고통 받는 사람들의 절반은 1년 후에도 DSM-IV 진단기준을 여전히 충족시키는 것으로 추정되며, 1/3 정도는 외상 후 10년까지도 여전히 매주 PTSD 증상을 경험한다고 한다. 하지만, 외상 후 스트레스를 경험하는 모든 사람들이 치료가 필요한 것은 아니며, 가족이나 친구 등과 같은 지지체계로부터 강력한 도움이 있을 경우 피해자들은 스스로 회복되기도 한다.

일반적으로 재난관련 외상 후 스트레스 장애는 약 5%정도의 발병률을 보이며, 대규모 재난에 심하게 노출된 사람들의 50% 이상이 외상 후 스트레스 장애를 겪고 있는 것으로 조사되었다(Weaver, 1995). 따라서, 외상 후 스트레스 장애의 위험성이 큰 대상을 선별해서, 조기에 치료를 시작하는 것이 중요하다.

VI 소아와 재난

재난은 영아에서 노인에 이르기까지 전 연령의 사람에게 영향을 미친다. 재난 반응 이전에 소아를 위한 특별한 고려 및 계획이 필요하다. 최근의 많은 재난 현장의 결과, 병원전 단계, 응급실, 그리고 병원 치료에 걸쳐 예상보다 많은 수의 소아 환자가 발생하였고, 더욱 많은 의료적 처치가 요구된다.

테러의 위험은 세계적으로 증가하고 있다. 1995년 도쿄의 지하철 사린가스 사고 시 5,000명 이상의 부상자가 발생하였는데 이 중 12명이 사망하였다. 생존자 중 16세 이하의 소아가 16명이었으며, 5명은 임산부였다. 화학 및 생물학적 무기에 의한 대량 파괴의 경우 소아에게 더욱 치명적인 결과를 유발할 수 있기 때문에 성인보다 더욱 많은 계획이 필요하다. 대부분의 전쟁무기들은 휘발성이 있으며, 물보다 더욱 많은 증기 밀도를 갖고 있다. 이러한 이유로 소아의 기도 위치에 해당하는 땅 위에 가깝게 위치하는 특성이 있다.

1. 신체적 고려

소아는 성인의 축소판이 아닌 특징적인 특성을 가지고 있다. 소아는 어떤 면에서는 생리적으로 성인보다 어떤 손상에 더 잘 견디는 반면, 성인과는 증상의 시작, 손상 유형 및 물리적 힘에 대한 감수성에서 많은 차이가 발생한다. 소아는 호흡 횟수가 빠르기 때문에 성인보다 공기 중의 독성 물질에 매우 취약하다. 또한 체표 면적/체중의 불일치로 인한 화학 물질의 피부 흡수를 통한 감염에 매우 취약하다. 같은 이유로 주위의 온도 변화에 따른 체온의 변화도 빠르게 발생한다. 소아 연령군의 외상 형태도 몇 가지 이유로 성인과는 다르게 발생한다.

1) 두부 손상

소아의 머리는 성인과 비교해서 무게 및 크기가 불균형하게 큰 특징이 있다. 성인과 비교해서 소아가 외상으로 인한 손상의 경우에는 더 심각한 경우가 많다. 두부 손상의 중증도는 소아환자의 예후를 결정하는 가장 중요한 요소이다. 3세 이하의 소아의 예후는 나이 많은 소아의 경우에서 성인에 비해 좋은 예후를 기대할 수 있는 손상에서 조차도 나이 많은 소아에 비해 매우 좋지 않은 결과를 초래한다. 또한 이차 뇌손상으로 인한 손상이 증가하기 때문에 병의 시작부터 성인에 비해 적극적인 처치가 필요한 경우가 많다.

2) 흉부 손상

흉곽의 순응도가 증가하기 때문에, 내부 장기로의 에너지 이동이 매우 크다. 결과로, 성인과 비교해 골격계의 손상 없이 흉부 및 심장 타박상이 많이 발생하며, 혈관 손상이 자주 발생한다. 연가양 흉부의 발생은 성인에 비해 감소하나 발생하는 경우에는 연가양 부분이 증가하거나 긴장성 기흉의 발생이 더욱 잘 생긴다. 늑골 골절이 있는 경우에는 성인보다 소아에서 흉곽 내 손상의 위험성은 매우 높게 증가한다.

표 3-33 소아에서 사용하는 GCS

반응	점수	영아	소아 및 성인
개안 반응	4	자발적	자발적
	3	말이나 소리	말
	2	통증 자극	통증 자극
	1	무반응	무반응
언어 반응	5	적절한 말이나 소리, 웃음,	지남력 있음
	4	울음 혼돈	부적절한 말
	3	지속적인 보챔	알아들을 수 없는 말
	2	안절부절함	무반응
	1	무반응	
운동 반응	6	자발적	명령에 반응
	5	통증자극에 반응	통증자극에 반응
	4	통증 회피	통증 회피
	3	이상 굴곡(겉질제거)	이상 굴골
	2	이상 신전(대뇌제거)	이상 신전
	1	무반응	무반응

3) 근골격계 손상

같은 정도의 충격에너지로 인한 장골 골절은 소아에서 성인보다 덜 발생하는데 이는 골절에 견디는 장골의 순응이 크기 때문이다. 소아에서는 성장판 손상이 발생할 수 있는데 이는 큰 문제를 유발할 수 있다. 이 부위의 손상이 명확하지 않은 경우에도 소아가 자라면서 문제가 발생할 수 있기 때문이다.

4) 경추 및 척수 손상

척추 및 척수의 손상은 일반적으로 성인에 비해 드문 편이다. 그러나 소아의 경추는 굴곡 및 움직임이 상당하기 때문에 x-ray상에서 이상이 없는 척수 손상이 발생할 수 있다. 이것은 방사선검사에서 정상인 경우에라도 척수 손상의 증상 및 징후가 있는 경우에는 의심해야만 한다. 이런 경우에는 초기부터 충분한 스테로이드 치료를 시작해야 한다. 척수 및 척추 손상이 의심되는 경우에는 척추운동제한을 유지해야 한다.

5) 온도에 관한 고려

소아는 성인보다 체중-체표면적의 불일치로 인한 빠른 열손실이 발생하기 때문에 저체온증 또는 고체온증 상태에 빠지기 쉽다. 열손실 또한 머리-몸의 체표 면적의 증가로 인해 빠르게 발생한다. 직접적인 에너지 손실도(예: 차가운 도로에 누워 있는 경우) 상대적으로 증가한다. 어른의 지도가 없는 환경에서는 피난처를 찾을 수도 없을 수 있다. 소아 재난 환자의 구출 및 치료에 있어서는 체온 유지에 각별한 관심을 기울여야 한다.

표 3-34 소아 외상 지수

항목	+2	+1	-1	점수
체중	> 20kg	10~20kg	< 10kg	
기도	유지	유지 가능	유지 불가능	
수축기 혈압	> 90 mmHg	50~90 mmHg	< 50 mmHg	
맥박	요골동맥	경동맥	촉지 안됨	
의식	명확	의식 소실이 있음	무반응	
골절	없음	폐쇄골절 또는 의심	다발성 폐쇄골절 또는 개방성골절	
상처	없음	작은 상처	큰 상처, 관통상 또는 화상	
총 점수				

>12: 외상가능성 희박　9~12: 경한 외상　6-8: 사망 가능성 있음　0-5: 사망 가능성 높음　< 0: 치명적

6) 화상

위에서 언급한 대로 체중-체표면적의 불일치로 인한 피부 손상의 위험도 같이 증가한다. 화상을 입은 소아의 경우에는 체온 조절의 문제가 더욱 심각하게 발생할 수 있다. 표준 화상 치료 방법에 따른 조기 치료가 매우 중요하다.

7) 탈수

소아의 경우에는 탈수 증상도 심각한 문제 중에 하나이다. 소아는 성인보다 체중 대비 탈수에 좀 더 견딜 수 있다. 그러나 비보상적 손상이 발생하는 경우에는 더욱 빨리 증상이 진행하며 치료가 힘든 경우가 발생한다. 소아에서는 직접적인 수분 소실 및 경구 섭취가 불안정한 경우로 인한 탈수가 발생한다. 탈수상태의 소아에서는 적극적인 수액 요법이 중요하다. 정질액으로 20 ml/kg의 양으로 치료를 시작한다. 출혈이 문제가 되는 경우에는 빠르게 수혈을 시작한다. 콜로이드 수액은 10 ml/kg의 양으로 시작한다.

8) 소아 GCS 및 외상 지수

손상 환자를 평가하는 다양한 방법이 있다; 그렇지만 간단하며 가장 간결한 방법이 선호된다. 또한, 가장 중요한 것은 다른 의료진에게 정확한 정보를 제공하는 것이다. 평가, 비교를 위한 규정된 기준이 필요하다. 손상 환자를 평가하는 다양한 점수 체계들이 개발되었다. 이러한 점수 체계는 소아에게 사용하기 위해서는 변형이 필요하며, 이러한 점수 체계의 제한점 및 장점들을 이해하고 있어야 한다. 글라스고우혼수 척도(이하 GCS)는 재난 환자의 의식 상태, 의식 상태의 변화 및 예후를 판단하는 데 유용하다. 소아에서는 성인에게 사용되는 GCS의 변형이 필요하다. 표 3-33에 설명하였다.

소아 외상 지수는 세계적으로 사용하는 다른 도구이다(표 3-34). 이런 정보를 이용하여 의료 종사자들은 환아의 상태, 환자 감시 및 예후를 예측할 수 있다. 이러한 정보는 외상 연구 및 재난 관련 조사를 할 때 표준으로 사용할 수 있기 때문에 매우 중요하다.

2. 영양 상태

나이가 어린 소아들은 많은 결정을 어른에 의존한다. 성인들이 아이들의 안전, 식사 및 적절한 환경에서의 쉴 곳을 책임지게 된다. 선진국에서는 재난 기간이 짧기 때문에 영양 상태에 관한 관심은 전무하다. 그렇지만 몇몇 재난 시 재난 후에 태어난 아이에게 있어 신경관 결함 같은 영양과 관계된 성장 문제들이 보고되고 있다. 5살 전후의 아이를 대상으로 한 영양 상태에 관한 평가가 필요할 수도 있다. 소아의 체중과 키와의 비율 및 상지의 지름 등이 영양 문제의 평가 및 식사 프로그램을 만드는 데 사용될 수 있다.

3. 심리적 고려

1) 소아 요소

소아 환자는 모든 종류의 재난으로부터 심리적, 육체적 또한 외상으로 고통을 받을 수 있다. 소아들은 재난 자체로 인해 고통을 받을 뿐 아니라, 대중 매체 같은 방송 등에 의한 고통도 받을 수 있다. Terr는 정신사회적 외상을 2가지 형태로 구분하였다. 1형은 화재 또는 강간 같은 형태의 일회적 외상이며, 2형은 아동 학대와 같은 지속적이며 반복적인 외상으로 구분하였다. 이런 이유로 아동이 적응하는 방법이 다를 수 있다. 1형 외상의 소아들은 사고를 기억하며, 가족이나 친구들의 도움을 받는다. 2형 외상의 소아들은 심각한 PTSD를 경험하며, 비밀 유지가 필요하기 때문에 가족이나 친구들의 도움이 전무할 수도 있다.

손상을 당한 아이들은 비정상적인 행동이나 틀에 박힌 행동을 하는지 지속적으로 관찰해야만 한다. 소아의 장래에 관한 관심뿐 아니라 이상한 언행, 수면장애, 또는 부적절한 역할 등에 관한 이상이 있는지를 잘 관찰해야 한다. 심각한 정신적 충격을 받은 소아에서는 아래와 같은 증상이 한 가지 이상 나타날 수 있다. 일상생활에 무관심한 장기간의 우울증, 수면 장애, 식욕 감퇴, 혼자 있는 상태를 병적으로 두려워함, 기대연령 보다 낮은 신체 활동, 죽은 사람에 관한 심한 모방, 죽은 사람과 같이 있고 싶다는 잦은 표현, 친구 관계의 위축, 학교 적응 능력의 급격한 감소, 또는 학교 가는 일을 싫어함.

나이가 정신적 충격을 표현하는 데 중요하다, 어린아이들은 예로서 학교 가는 것을 싫어하는 반면, 청소년들은 감정 표현을 최소화하지만 학습능력의 저하나 원만하지 못한 가족관계를 형성할 수도 있다. PTSD는 수개월 또는 심지어 1~2년 후에도 나타날 수 있다. 소아의 행동, 습관, 수면, 놀이 등에서 변화가 있는지를 부모는 잘 관찰해야 하며, 이런 증상이 의심되는 경우에 는 의료적 도움을 청해야 한다.

2) 부모 요소

소아들은 재난 현장에서 혼자 생존할 수 없는 경우

가 대부분이다. 부모가 재난 시 어떻게 대처하느냐가 중요한 요소이며, 부모의 스트레스가 매우 큰 경우에는 소아뿐만 아니라 부모의 의료적 도움을 고려해야 한다.

4. 부모 교육

부모의 역할이 재난 동안 안정 및 보호의 중추적인 역할을 하기 때문에 재난 기간에 무슨 일을 해야 하는지 교육이 되어야 한다. 이런 교육은 재난의 초기 및 진행 상황에 맞추어 지속적으로 시행해야 한다. 안전한 식수 및 식량이 아이들에게 공급되어야 한다. 가능한 경우에는 의약품 공급도 이루어져야 한다. 가능한 경우 소아 구조 시에는 의류, 기저귀, 책 및 장난감 같은 물건도 같이 운반한다. 부모는 또한 재난 후 살충제 등의 소독액의 해로움에 대해 잘 인식하고 있어야 한다.

학교 또는 교회 등의 공공기관에서의 아이들의 응급구조 시에는 지역 사회에 기반을 둔 구출이 필요하다. 부모들에게 이 사실을 알려야 하며, 가능하다면 사전에 계획된 장소에서 아이들을 이송해야 한다. 적십자사 등의 기타 구호 기관과도 밀접한 협조 상황에서 일을 진행해야 한다.

5. 재난이 소아의 응급진료에 미치는 영향

1) 병원전

응급의료 종사자들은 질환이나 손상을 당한 소아의 중증도 분류 및 치료에 잘 훈련이 되어 있어야 한다. 소아를 위한 특별 병원이 있는 경우에는 전원을 위한 지침서가 마련되어 있어야 한다. 소아들만의 특징으로 인해 현장에서 구조를 담당하는 구조자가 어려움을 겪을 수 있다. 구출 시간이 장기화되는 경우에 가장 취약한 집단이 소아들이기 때문이다. 탈수 증세 및 체온 조절은 처음부터 신경을 써야 하며 초기에 치료가 되어야 한다. 적절한 치료가 가능한 병원으로의 중증도 분류가 가장 이상적이며, 또한 환자가 한 병원에 집중되지 않도록 해야 한다.

소아 재난 반응에서의 교육 및 훈련은 병원전과 응급실을 포함해야 한다. 아래와 같은 문제 점들이 자주 발생한다:

① 소아 환자의 구조 시 연관되는 독자적인 문제
② 소아 환자의 병원전 처치를 담당하는 구조자의 훈련이 잘 안 되는 경우
③ 소아 환자를 위한 재난 계획의 부재
④ 소아 환자를 위한 전문 3차 병원의 부재
⑤ 소아 환자를 위한 전원이나 외상 센터의 부재

2) 응급실

응급실에서는 지역 사회에서 발생 가능한 대량 환자 치료를 위한 기능적 계획이 있어야 한다. 아직 우리나라에서는 이러한 계획조차도 수립되지 않은 경우가 많다. 따라서 소아 환자를 위한 특별한 중증도 분류 및 치료 계획은 매우 중요하다. 재난 기간 동안 환자와 응급의료체계상 "소아만을 위한" 또는 "성인만을 위한" 체계를 기대할 수는 없다. 각각의 응급센터는 최소한 성인과 소아 모두에서 초기의 환자 안정화를 위한 능력을 갖고 있어야 한다.

평상시의 응급의료진 및 응급구조사들은 소아 전문소생술, 소아외상처치술 및 신생아처치술 등의 분야에서 훈련이 잘 되어있어야 한다. 이런 술기의 지속적 훈련은 매우 중요하다. 또한 소아에서 사용하는 약물 등의 용량 계산을 위한 장비 등이 갖추어져야 한다. 각각의 응급센터는 일시에 다수의 소아 환자를 치료할 수 있는 능력이 있어야 하며, 중증 환자를 안정화시키고 안전하게 타 병원으로의 이송 또는 퇴원을 시킬 수 있어야 한다.

가능하다면 환자를 치료할 수 있는 의료적 능력뿐 아니라, 응급센터와 병원에서는 소아를 위한 숙소, 의류 및 오락시설까지도 준비해야 한다. 이런 준비는 병원의 정책 책임자나 사회 서비스 차원에서 이루어져야 한다.

6. 고려해야 할 질환

재난과 연관되어 감염성 질환의 창궐은 이미 잘 알려진 사실이다. 그러나 대중 건강을 검사하는 것이 가능한 경우라면, 실제적인 감염성 질환이 드물다는 사실을 알 수 있을 것이다. 일상적인 소아 질환은 많은 수의 소아로 인해 일부 증가할 수는 있지만 전염병의 전파는 아주 드물게 발생한다. 장염은 후진국에서 재난 후에 가장 많이 발생하는 질환이다. 이러한 질환의 창궐은 물과 관련되어 있다. 감염이 발생한 경우에 소아는 성인에 비해 수분 및 전해질 평형 상태를 잘 유지하지 못하기 때문이다. 소아에서 탈수를 방지하는 수액 제제 및 전해질의 준비가 필요한 이유이다.

참고문헌

1. 김우주. 급성 호흡기 증후군(Severe acute respiratory syndrome). J Koeran Acad FAm Med. 2003;24:513-523.
2. 송도영, 이원길. 중증 호흡기 중후군. 대한임상미생물학 회지. 2005;8:105-112.
3. 임경수, 황성오, 안무업, 안희철. 대량환자의 구조와 응 급처치. 2nd ed. Seoul: 군자출판사 2006. p.66-8
4. 임수, 최향순, 신현준, 안주희, 백재중, 최영화, 이종구. 한국에서 경험한 유입된 중증 급성호흡기증후군 추 정 환자 3예. 대한내과학회지. 2004;67:655-661.
5. Barrow DW, Rhoads HT. Blast concussion injury. JAMA. 1944.;125:900-902.
6. Bellamy RF, Zajtchuk R. The physics and biophysics of wound ballistics. In: Bellamy RF, Zajtchuk R, eds Conventional Warfare: Ballistics, Blast, and Burn injuries. Washington DC: Office of the Surgeon General of the US Army; 1991:1-51.
7. Bossi P, Garin D, Guihot A, et al. Bioterrorism: management of major biological agents. Cell Mol Life Sci 2006;63:2196-2212.
8. Briggs SM. Earthquakes. Surg Clin North Am 2006;86:537-44.
9. Centers for Disease Control and Prevention. Cluster of severe acute respiratory syndrome cases among protected health-care workers, Toronto, Canada, April 2003. JAMA. 289:2788-2789, 2003.
10. Chan KS, Lai ST, Chu CM, Tsui E, Tam CY, Wong MM. Treatment of severe acute respiratory syndrome with lopinavir/ritonavir: a multicentre retrospective matched cohort study. Hong Kong Med J. 2003;9:399-406.
11. Clemedson C-J. Blast injury. Physio Rev. 1956;36:336 -354.

12. D S C Hui, M C H Chan, A K Wu, P C Ng. Severe acute respiratory syndrome (SARS): Epidemiology and clinical features. Postgraduate Medical Journal. 2004;80:373-381.
13. Drosten C, Gunther S, Preiser W, van der Werf S, Brodt HR, Becker S, Rabenau H, Panning M, Kolesnikova L, Fouchier RAM. Identification of a novel coronavirus in patients with severe acute respiratory syndrome. N Engl J Med. 2003;348:1967-1976.
14. Frykberg ER, Tepas JJ, Alexander RH. The 1983 Beirut Airport terrorist bombing: injury patterns and implications for disaster management. Am Surg. 1989;55:134-141
15. Gregory JM, David AT, Fredreck MA. Bilological terrorism. Infect Dis Clin N Am 2008;22:145-187.
16. Ho AM-H, Ling E. Systemic air embolism after lung trauma. Anesthesiology. 1999;90:564-575.
17. Hogan DE, Waeckerle JF, Dire DJ, et al. Emergency department impact of the Oklahoma City terrorist bombing. Ann Emerg Med. 1999;34:160-167 http://www.bdls.com/ Aa.
18. James T. Management of patients with acute crush injuries of the extremities. Int Anesthesiol Clin 2007;45:19-29.
19. Kerr TM, Sood R, Buckman RF, et al. Prospective trial of the six hour rule in stab wounds of the chest. Surg Gynecol Obstet. 1989;169:223-225.
20. Kettler RE. Crush-related injury after disasters. N Engl J Med 2006;354:2511-2
21. Lee N, Hui DS, Wu A. A major outbreak of severe acute respiratory syndrome in Hong Kong. N Engl J Med 2003;348:1986.94.
22. Loutfy MR, Blatt LM, Siminovitch KA, Ward S, Wolff B, Lho H. Interferon alfacon-1 plus corticosteroids in severe acute respiratory syndrome. JAMA 2003;290:3222-3228.
23. Mark JA HR, Walls RM. Rosen's Emgergency Medicine. Concepts and Clinical Practice. 6th ed. 2005. p.2631-48. .
24. Maynard RL, Coppel DL, Lowry KG. Blast injury of the lung. In: Cooper GJ, Dudley HAF, Gann DS, et al, eds. Scientific Foundations of Trauma. Oxford, UK: Butterworth-Heinemann; 1997: 214-224
25. Nancy Khardori. Bioterrorism and Bioterrorism Preparedness: Historical Perspective and Overview. Infect Dis Clin N Am 2006;20:179-211.
26. Nicholas EK, Richard NN. Infectious Agents of Bioterrorism: A Review for Emergency Physicians. Emerg Med Clin N Am 2008;26:517-547.
27. Ordog GJ, Wasserberger J, Balasubramanium S, et al. Asymptomatic stab wounds of the chest. J Trauma. 1994;36:680-684.
28. Peris JS, Yuen KY, Ostehaus, ADME, Stoehr KS. The Severe Acute Respiratory Syndrome. N Engl J Med. 2003;349:2431-2441.
29. Phillips YY, Zajtchuk JT. The management of primary blast injury. In: Bellamy RF, Zajtchuk R, eds Conventional Warfare: Ballistics, Blast, and Burn injuries. Washington DC: Office of the Surgeon General of the US Army; 1991: 295-335
30. Pizov R, Oppenheim-Eden A, Matot I, et al. Blast lung injury from an sxplosion on a civilian bus. Chest. 1999;115:165-172.
31. Reynolds MS, Lauren TH. Strengthening bioterrorism prevention: Global biological materials management. Biosecurity and Bioterrorism: Biodefense Strategy, Practice, and Science 2007;5(2):107-116.
32. Ro-Ren Hsueh, Ran-Chyr Yang. Severe acute repiratory syndorme epidemic in Taiwan 2003. J Microbial Immnulol Infect. 2005;38:82-88
33. Sahjian M, Frakes, M. Crush injuries: pathophysiology and current treatment. Nurse Pract 2007;32:13-8.
34. Scapellato S, Maria, S, Castorina, G, Sciuto, G. [Crush syndrome]. Minerva Chir 2007;62:285-92.
35. Seto WH, Tsang D,Yung RW. Effectiveness of precautions against droplets and contact in prevention of

nosocomial transmission of severe acute respiratory syndrome. Lancet. 2003;361:1519-20.SARS

36. Sever MS, Vanholder, R, Lameire, N. Management of crush-related injuries after disasters. N Engl J Med 2006;354:1052-63.
37. Stephanie MB, Kathleen AR, Mark SDworkin, et al. Categorization, Prioritization, and Surveillance of Potential Bioterrorism Agents. Infect Dis Clin N Am 2006;20:213-225.
38. Stuhmiller JH, Phillips YY, Richmond DR. The physics and mechanisms of primary blast injury. In: Bellamy RF, Zajtchuk R, eds Conventional Warfare: Ballistics, Blast, and Burn injuries. Washington DC: Office of the Surgeon General of the US Army; 1991: 241-270.
39. Tintinalli JE, Kelen, GD, Stapczynski, JS. Emergency Medicine: A Comprehensive Study Guide. 6th ed. New York: McGraw-Hill's AccessMedicine; 2004. p.46-50
40. Vernon Oh, TK Lim. Singapore's experience of SARS. Clinical Medicine. 2003;3:448-451.
41. World Health Organization. Case Definitions for Surveillance of Severe Acute Respiratory Syndrome (SARS). http://www.who.int/csr/sars/ casedefinition/en/
42. World health organization. Cumulative number of reported probable cases of SARS, June 2003. http://gamapserver.who.int/mapLibrary/Files/Maps / SARS_2904.jpg
43. World Health Organization. WHO guidelines for the global surveillance of severe acute respiratory syndrome(SARS): Updated recommendations, Oct 2004.

참고문헌(감염재난-Mers 중심으로)

1. 임송태. 재난유형별 대응계획수립에 관한 연구. 재난유형별 대응계획수립에 관한 연구. 1997;0(0):0-109.
2. us EPA. Emergency Response Program: personal protective equipment. Available at: URL: https://www.epa.gov/emergency-response/personal-protective-equipment. Accessed June 2, 2016.
3. Chan JT, Yeung RS, Tang SY. Hospital preparedness for chemical and biological incidents in Hong Kong. Hong Kong medical journal = Xianggang yi xue za zhi / Hong Kong Academy of Medicine. 2002;8(6):440-6. Epub 2002/12/03.
4. OSHA. OSHA Best Practices for Hospital-Based First Receivers of Victims from Mass Casualty Incidents. 2005.
5. Macintyre AG, Christopher GW, Eitzen E, Jr., Gum R, Weir S, DeAtley C, et al. Weapons of mass destruction events with contaminated casualties: effective planning for health care facilities. Jama. 2000;283(2):242-9. Epub 2000/01/14.
6. 박태진, 김우주, 윤재철, 오범진, 임경수, 이부수, et al. 원저 : 국내 응급의료센터의 생물학적 재난에 대한 준비현황. 대한응급의학회지. 2008;19(3) :263-72.
7. de Groot RJ, Baker SC, Baric RS, Brown CS, Drosten C, Enjuanes L, et al. Middle East respiratory syndrome coronavirus (MERS-CoV): announcement of the Coronavirus Study Group. Journal of virology. 2013;87(14):7790-2. Epub 2013/05/17.
8. Zumla A, Hui DS, Perlman S. Middle East respiratory syndrome. Lancet. 2015;386(9997):995-1007. Epub 2015/06/08.
9. Hui DS, Memish ZA, Zumla A. Severe acute respiratory syndrome vs. the Middle East respiratory syndrome. Current opinion in pulmonary medicine. 2014;20(3):233-41.
10. Ki M. 2015 MERS outbreak in Korea: hospital-to-

hospital transmission. Epidemiology and health. 2015;37.

11. European Centre for Disease Prevention and Control (ECDC). Communicable disease threat report(CDTR). Week 25, 14-20 June 2015.
12. WHO. WHO outbreak communication guidelines. 2005.

Chapter 4 | 재난대책

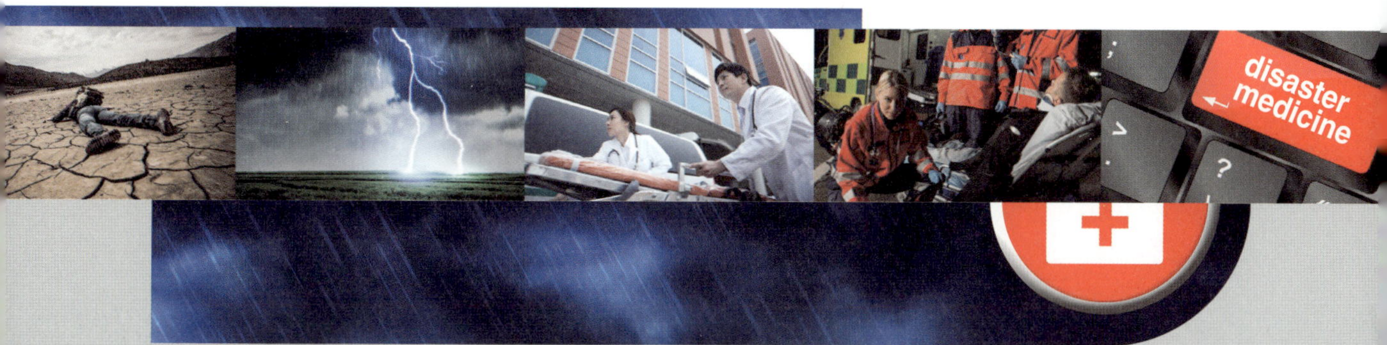

Ⅰ 한국의 재난관리대책

Ⅱ 재난 비상대책

Chapter 4 | 재난대책

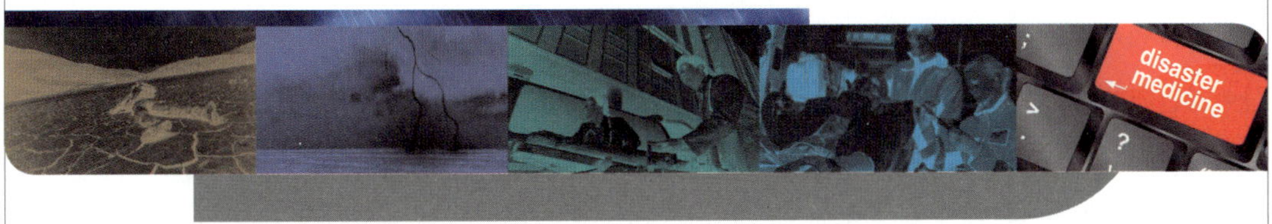

I 한국의 재난관리대책

1. 재난관리체계의 역사적 전개와 법률체계

한국의 재난관리체계는 1961년 남원과 영주 지방의 수해복구를 위해 당시 국토건설청에「수해복구사무소」를 설치한 것이 효시이며 1963년 건설부 수자원국 방재과가 설치되면서 처음으로 자연재난의 대응체계를 갖추게 되었다. 재난관리체계는「대한민국헌법」 제34조 제6항 재난 및 안전관리기본법 제22조 및 시행령 제26조에 국가 안전관리 기본계획인 법적인 근거가 마련되어 있다. 1967년에는「풍수해대책법」을 제정하여 자연재난의 법적관리체계가 마련되었다. 이때부터 풍수해 관리는 약 30여 년 동안 건설부의 주관 아래 수행되었다. 1991년에는 자연재난 대책업무를 건설부에서 내무부로 이관하여 지방행정조직과 민방위조직을 연계한 중앙재난대책본부를 새롭게 개편하였다. 1996년 12월「풍수해대책법」을「자연재난대책법」으로 개정하고 자연재난 관리대상으로 가뭄과 지진피해를 포함시켰다. 자연재난의 관리와 관계된 법령은 1961년 제정되었던「수호구호법」을 비롯하여 약 20여 종에 이르고 있으나「자연재난대책법」이 자연재난관리의 중심이 되었다.

인위재난 관리를 위한 법률체계는 1958년 3월 11일「소방법」이 제정되어 갖추어지게 된다. 소방업무는 당초 내무부 치안국 소방과 소관이었으나 1975년 7월 25일「민방위기본법」의 제정으로 내무부 민방위본부가 창설되면서 민방위 본부로 이관되었다. 한국의 재난관리체제는 1960~1990년대 초까지 태풍, 홍수 등의 자연재난과 화재를 중심으로 한 인위재난에 초점이 맞추어졌다. 그러나 급격한 산업화와 도시화가 진행되면서 그 부작용으로 1990년 이후 구포열차 사고(1993), 성수대교 붕괴사고(1994), 삼풍백화점 붕괴사고(1995) 등 대형재난이 빈발하게 되면서 재난관리에 관한 관심이 높아졌고 재난과 관련된 법체계가 정비되는 계기가 되었다.

「재난의 예방 및 수습에 관한 훈령」(1993.7.23, 국무총리령 제 280호)은 인위재난 관리체제 구축의 기반이 되었고「재난관리법」(1995.7)의 제정으로 대형재난 발생 시마다 문제가 되었던 현장지휘와 참여기관 간 협조 등에 대한 개선작업이 이루어졌다.「재난관리법」의 제정으로 인위재난에 대한 총괄조정기구로 '안전대책위원회', '사고대책본부', '구급구조구난본부'의 설치근거를 법제화시킴으로써 한국의 인위재난 관리체제가 비로소 갖추어지게 되었다. 1995년 11월에는 내무부 민방위본부내에 재난관리국이 설치되면서 민방위국, 재난관리국, 방재국, 소방국이 민방위재난통제본부로 확대 개편되었고 국무총리 행정조정실에 안전관리 심의관이 신설된다. 2004. 6. 소방방재청이 신설되면서 재난 관리체계 업무가 조정이 되었지만 세월호 사고 관련하여 기관통합이 요구되어 개별기관인 안전행정부, 해양수산부, 소방방재청, 해양경찰청이 통합되어 2014. 11.19 국민안전처가 통합·신설되었다.

한국의 재난관리법체계는 자연재난의 대처를 목적으로 하는「자연재난대책법」과 인위재난의 대응과 긴급구조구난 활동을 위한「재난관리법」, 전시 및 준전 시 민방위 사태에 대처하기 위한「민방위기본법」으로 3원화 되어 있었으나 최근 자연재난대책법과 재난관리법을 통합하여「재난 및 안전 관리법」을 제정·공포(2004.4.1)하여 새로운 법체계를 갖추게 되었다.

재난 및 안전관리 기본법에 의거하여 재난은 3가지로 분류할 수 있으며 국민의 생명·신체·재산과 국가에 피해를 주거나 줄 수 있는 각 목을 말한다.

자연재난은 태풍, 홍수, 호우(豪雨), 강풍, 풍랑, 해일(海溢), 대설, 낙뢰, 가뭄, 지진, 황사(黃紗), 조류(藻類)대발생, 조수(潮水), 화산활동, 그밖에 이에 준하는 자연현상으로 인하여 발생하는 재해를 말한다.

그림 4-1 재난관리 기본법(2016)

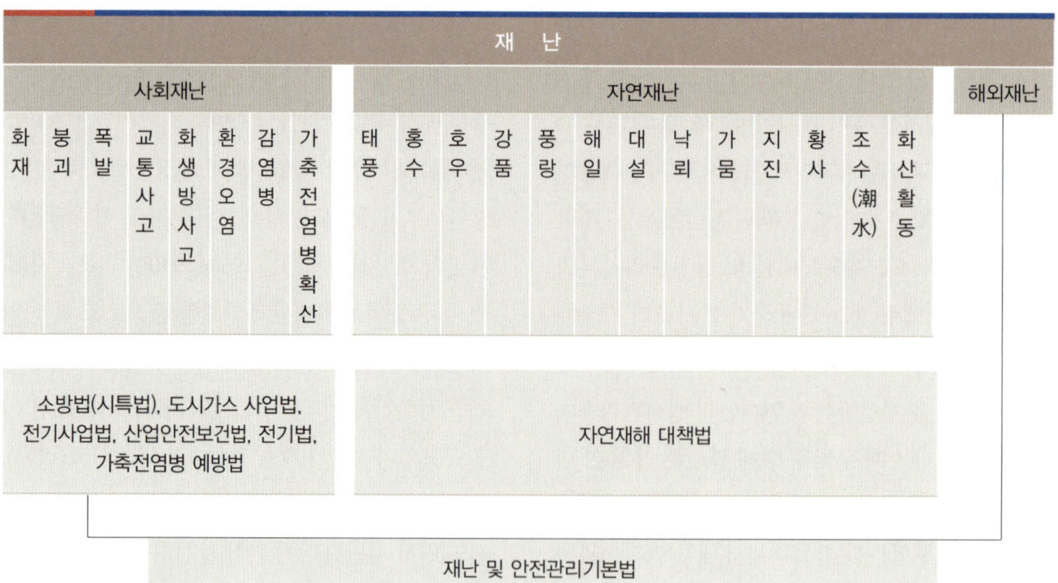

출처 : 재난관리기본법(2016), 국가안전관리기본계획(2015) 중앙관리위원회, 국민안전처

사회재난은 화재 · 붕괴 · 폭발 · 교통사고(항공사고 및 해상사고 포함) · 화생방 사고 · 환경 오염 사고등으로 인하여 발생하는 대통령령으로 정하는 규모 이상의 피해와 에너지 · 통신 · 교통 · 금융 · 의료 · 수도 등 국가기반체계의 마비, 「감염병의 예방 및 관리에 관한 법률」에 따른 감염병 또는 「가축전염병예방법」에 따른 가축전염병의 확산 등으로 인한 피해를 말한다.

해외재난이란 대한민국의 영역 밖에서 대한민국 국민의 생명·신체 및 재산에 피해를 주거나 줄 수 있는 재난으로서 정부 차원에서 대처할 필요가 있는 재난을 말한다.

Ⅱ 재난 비상대책

1. 재난 비상대책

재난발생 초기에는 지역주민이나 피해자들로부터 각 신고센터로 신고가 접수되기 시작한다.

신고사항을 정확히 파악하고 응급의료를 제공하기 위하여 대기중인 응급 출동팀이 현장에 급파되어, 현장에서 피해규모를 파악하여 정확한 재난정보를 정보센터에 보고한다. 현지에 급파된 출동팀 중 가장 경험이 많은 대원이 단순한 사고인지 재난으로 규정할 것인지를 직접 판단하는 것이 중요하며, 재난발생부터 재난대책의 발동까지 소요되는 시간을 최소화할 수 있다. 재난에 대한 정확한 보고를 접수하면, 출동 가능한 모든 부서원을 현장으로 출동시키면서, 비상연락망을 통하여 재난위원을 소집하도록 한다.

1) 재난신고와 확인작업

(1) 재난신고

재난발생 시는 인근 주민과 피해자들이 사고를 신고하게 되는데, 신고를 접수하는 부서는 단일체계로 운영되는 것이 바람직하다. 단일체계란, 소방, 경찰, 응급구조단, 의료팀 등을 동시에 통제할 수 있는 통제센터에서 직접 신고를 접수하는 방식이다. 단일체계로 운영 시는 재난신고 와 동시에 각 부서에서 신속히 대처할 수 있으나, 신고체계가 분산된 경우

표 4-1 신고접수 부서의 유형에 따른 효율성 비교

	단일 접수창구	분산 접수창구
신고의 신속도	신속하다	느리다
재난규모의 추정	비교적 정확하다	부정확하다
초기 출동지시	여러 부서가 동시 출동	무분별한 출동
재난상황 확산	빠르다	느리다
운영상의 경제성	경제적이다	비경제적이다

에는 상호 정보교환 및 연락업무가 지연되어 상당한 혼란을 야기할 수 있기 때문이다(표 4-2). 국내와 같이 행정부, 경찰, 소방, 응급의료, 병원 등으로 신고체계가 분산된 상황에서는 재난발생에 대한 비상연락 확산이 상당히 지연되고, 재난에 대처하는 많은 혼란과 임무수행의 지연을 나타낼 수 있다.

표 4-2 접수자가 신고자로부터 확인해야 할 사항

1. 재난장소에 관한 정확한 정보 1) 장소를 정확히 알 수 있는 표식이나 상징물이 있는가? (예: 기념탑, 건물명 등) 2) 적절한 지리적 표기 (예: 영동고속도로 원주에서 강릉방향으로 10 ㎞ 지점) 3) 신고자의 전화번호
2. 교통사고의 경우는 사고차량의 수와 차량 종류 1) 트럭인 경우에는 어떤 물질을 적재하고 있는가? (예: 유류, 폭발물, 유독가스 등) 2) 사고차량 중에 대형버스도 포함되어 있는가? 3) 사고차량의 상태는 어떠한가? (예: 차량전복, 차량화재 등)
3. 환자 수는 몇 명 정도이며, 중증환자가 많은가?
4. 사고현장에 위험요소가 있는가? 1) 화재, 위험물질 누출, 파편 혹은 잔해 등 2) 사고에 의한 고압전기줄 노출 3) 차량의 위치가 불안정한가? (예: 수중으로 추락, 벼랑에 걸려있는 경우 등) 4) 사고현장의 교통상황은 어떠한가? (예: 교통이 완전마비 혹은 부분마비)

(2) 재난확인

대량 환자발생 또는 재난관련 신고가 119(소방서) 또는 112(경찰서) 로 접수되면 접수자는 출동이 가능한 구조팀의 현장출동을 지시하고, 접수자는 신고자와 통화를 계속하면서 다음의 사항들에 대하여 충분한 정보를 얻어야 한다(표 4-2).

상기 사항을 신속히 정리할 수 있는 신고접수 양식을 작성하여 이용하는 것이 가장 효과적이다. 신고된 내용에 의하여 최초 신고접수자는 어느 부서에서 어느 정도의 차량과 인원을 추가적으로 출동시켜야 할지를 결정해야 한다. 우선, 재난지역에서 가장 인접해 있는 응급차량이나 소방차량, 경찰차량을 재난현장으로 출동시켜서, 재난상황, 재난규모, 피해자 수, 중증환자 수, 재난진압에 필요한 장비와 인원 등을 신속히 보고하도록 한다. 최초 출동팀은 재난의 피해자가 되지 않도록 자신의 안전을 우선으로 행동해야 한다. 사고의 경우는 표 4-3에 의거한 기록양식지에 입각하여 피해자나 현장출동팀으로부터 현장정보를 입수하는 것이 바람직하다.

2) 재난발생에 대한 비상 통신업무

최초로 현장에 투입된 출동팀의 보고로 재난발생이 확인되면, 출동 가능한 재난진압팀, 구조팀과 의료팀에게 신속히 출동을 요청하며, 재난본부소집을 위하여 관계 부서에 신속히 연락한다. 또한 통신채널을 개방하여 소방, 경찰, 의료부서 간의 상호통신이 가능하도록 하며, 재난피해가 확산되지 않도록 관계부서의 협조를 요청하게 된다. 즉, 전기시설의 붕괴 시는 해당 지역으로의 전력공급을 중단 하도록 하며 가스 누출 시는 가스공급을 중단 하는 등의 비상연락을 관계 부서에 전달한다. 재난지역에 특수상황이 발생 시는 관련 전문가의 호출을 시행한다. 즉, 방사선 누출, 화학물질 누출, 폭발물 노출, 수중사고 등의 경우에는 해당 전문가와의 연락

표 4-3 구조활동일지

일련번호			재해번호									
신고일시		신고자	성명		신고방법	ㅇ일반전화ㅇ휴대전화 ㅇ인터넷 ㅇ기타	날씨	기온	습도	강수	적설	풍속
			연락처									
출동시각		현장 도착	시각	거리	소요시간		관할지역			ㅇ 관 할 ㅇ 관할 외		
				k	(분)							
구조 완료시각												
사고장소	주소	구주소					관계자					
		새주소										
	ㅇ아파트 ㅇ숙박시설 ㅇ하천/바다	ㅇ단독주택 ㅇ빌딩/사무실 ㅇ산	ㅇ빌라 ㅇ학교/유치원 ㅇ공원	ㅇ작업/공사장 ㅇ논밭/축사 ㅇ목용탕/사우나	ㅇ도로교통 ㅇ종교시설 ㅇ기타	ㅇ상가/시장 ㅇ지하맨홀						
사고원인	ㅇ화재 ㅇ승강기 ㅇ안전조치	ㅇ교통 ㅇ산악 ㅇ동물구조	ㅇ수난 ㅇ자연재난 ㅇ잠금자치개방	ㅇ약물 ㅇ추락 ㅇ유독물질	ㅇ폭발 ㅇ고립 ㅇ자해범죄	ㅇ붕괴 ㅇ실내갇힘 ㅇ기계 ㅇ위험물 ㅇ기타						
범죄의심	ㅇ경찰통보 ㅇ경찰인계			ㅇ현장조사상황표 및 질문표제공 ㅇ길								
긴급분류	ㅇ긴급	ㅇ준긴급	ㅇ잠재긴급	ㅇ대상 외	재산피해							
사고개요												
활동개요					특기사항							
요구조자 인적사항	국적	성명	나이	성별	생년월일	직업	구조형태	주소	연락처	장애	등급	
동원인력	소방 명, 기타 명											
	지휘차											
	소방인원											
동원장비	차량: 대, 장비 :											
구조인원	ㅇ계 ; 명		ㅇ사망 : 명		ㅇ부상 : 명		ㅇ기타 : 명					
구조실적	처리내용	ㅇ인명구조	ㅇ안전조치	ㅇ기타구조	ㅇ대민봉사	ㅇ인명검색						
	미처리내용	ㅇ자체처리	ㅇ오인	ㅇ허위신고	ㅇ타기관처리	ㅇ거절	ㅇ상습악의					
구조활동 장애요인	ㅇ비긴급구조	ㅇ관계자협조미흡	ㅇ차량노후	ㅇ장비고장	ㅇ장비부족	ㅇ인력부족	ㅇ기타					
구조효과	구조활동이 없었다면?		ㅇ사망가능 ㅇ약간의상태/상황악화		ㅇ심각한상태/상황악화 ㅇ유사결과(단순이송)							

출처 : 서울시 재난관련 시스템(2016)

표 4-4 긴급전화 비상통신망이 필요한 부서 전화번호

전화번호	주요기능	전화번호	주요기능
119	화재 · 구조 · 구급	회사번호	도시가스
121	수도	1577-0199	자살
128	환경	1577-1389	노인학대
1366	여성폭력	1577-1391	아동학대
1388	청소년폭력	1588-3650	재난
1544-4500	가스		

업무를 취해야 한다. 그러므로 비상통신을 담당하는 부서는 표 4-4와 같은 부서 와의 통신연락망을 항시 구축해야 하며, 부서별 책임자의 명단을 보유해야하고 해당 책임자와의 통신두절에 대비한 연락망이 구축되어야 한다(표 4-5).

최근에는 재난사고 발생 즉시 관계기관 및 단체에 전화를 걸어 현장 출동 및 회의를 실시하기 위한 다자간 통화서비스 시스템 및 지진피해 발생초기 신속한 대응을 위해 피해 지역 및 피해 정도를 예측하기 위해 운영하는 지진재해대응 시스템이 있다. 지진재해대응 시스템은 기상청의 지진 발생 정보를 실시간으로 수집하여 행정구역별 진도분포도 및 피해 추정 결과를 신속하게 국민안전처 및 시·도, 시·군·구 담당자에게 상황전파 메시지를 통하여 전달하고 지진 규모에 따라 경광등을 발령하여 위험정보를 알려준다.

3) 재난본부와 현장지휘소 설치

소집된 재난위원들은 재난본부에서 재난의 규모와 피해자에 관한 정보를 분석하여 재난의 등급을 판단하고, 현장에 설치할 현장지휘소의 규모를 결정한다.

재난이 2급 또는 3급으로 판단되면 인근 지역의 재난본부나 국가 재난본부로 재난 상황을 연락하여 비상소집을 요청한다. 재난본부 위원들은 다음과 같은 사항에 대하여 신속히 결정해야 한다.

① 현장지휘부의 설치 유무와 규모를 결정한다.
② 현장으로부터의 정보를 분석하여 재난 2급 또는 3급의 선포여부를 결정하며, 결정 시에는 인근지역의 재난본부장이나 국가 기관으로 연락을 취한다.
③ 사전에 수립된 재난대책에 따라서 현장지휘부와 관련된 각 부서원들의 출동을 지시하고, 실무위원은 진행 상태를 확인한다.
④ 각 위원회와 부서별로 비상소집 상황과 가동할 수 있는 인적자원과 물적자원을 파악하고, 임무수행에 문제점이 예상되면 위원회에서 협의하여 해결한다.
⑤ 현장지휘부가 현장에 도착하는 시점부터 현장에서의 진행상황을 직접 확인할 수 있도록 모든

표 4-5 재난 유관기관 운영형태 및 인력

구분 번호	운영근거	운영기관	운영형태	운영인력	관련부서	신고건수(전국'09년 기준)
121 (상수도)	수도설치조례	전국182개소 –수도사업본부6개소 –시군구 161개소 –수자원공사위탁 15개소	주간 : 담당자 야간 : 당직실	주간 : 담당자 야간 : 1명 이상	지자체	38만9천
128 (환경)	환경범죄의 단속에관한 특별조치법	16개시도 및 시군구 248개소	주간:담당공무원 야간:당직실착신	주간 : 담당공무원 야간 : 당직자	환경부	1만8천
1366 (성폭력)	가정폭력방지 및 피해자보호 등에 관한 법률 제4조	16개 시도 1366센터 –민간위탁12 –지자체직영 4	365일 24시간 상담 8시간 3교대	전국 160명 –센터 9~10명	여성가족부	20만
1388 (청소년폭력)	청소년보호법	전국166개소 –시도중앙지원센터 16개(직영) –지역센터150개 (지자체직영43개) (민간위탁107개)	주간 : 상담자 야간 : 당직실착신	전국 610여명 –중앙센터 : 160명 –지역센터 : 450명	여성가족부	42만
1544–4500 (가스)	액화석유가스 안전관리사업법 고압가스안전 관리사업법 도시가스사업법	전국27개지역본부 –본부11개소 –지사16개소	주간 : 상담자 야간 : 본사(시흥) 전지역 일괄상담	주간 : 상담자 야간 : 3명이상	가스안전공사	611건
회사번호 (도시가스)	도시가스 사업법	전국33개소	주간, 야간 상황실 상담	일일 2명 이상 (2교대)	지역도시가스 지식경제부 에너지안전팀	
1577–0199 (자살)	정신보건법 제13조2항	전국 163개센터 –광역 5개 –표준형 158개	광역지역24시간 주간 : 상담원 야간 : 병원착신	주간 : 4~5명 야간 : 1명 이상	보건복지부 정신건강정책과	9천
1577–1389 (노인학대)	노인복지법	전국 20개센터	주간 : 상담자 야간 : 상담자 휴대폰착신	주간 : 6~10명 야간 : 1명 이상	보건복지부 중앙노인보호 전문기관	6천
1577–1391 (아동학대)	아동복지법 제24조	전국44개소 –지역거점 : 19개 –소규모 : 25개	주간 : 상담자 야간 : 당직착신	지역거점15명 소규모 : 5~10명	보건복지부 아동관리과	1만건
1588–3650 (재난)	재난및안전 관리기본법	전국 232개 시 · 군 · 구	주간 : 담당공무원 야간 : 당직실착신	주간 : 담당공무원 야간 : 당직자	소방방재청	

출처 : 서울종합방재센터 매뉴얼(2016)

통신망을 개방한다.

⑥ 인근주민을 피난시킬 것인지 여부를 결정하며, 피난이 필요한 것으로 결정되면 통신 체계와 언론매체를 이용하여 지역주민에게 피난방법, 피난로와 피난소를 알려준다.

⑦ 재난지역에서 발생할 수 있는 위험요소(도시가스, 전기 등)를 제거하기 위한 안전조치를 취한다.

4) 인근주민의 피난대책

재난발생으로 인하여 인근주민에게도 재난이 확산될 가능성이 있다고 판단되면, 즉시 피난을 유도해야 한다. 그러나 주민이 피난 시는 상당한 사회적 혼란과 막대한 비용이 소요되므로 신중히 결정해야 한다. 주민피난을 결정하는 책임자의 선정이 가장 중요한데, 일반적으로는 지역의 소방서장이 결정하는 것이 바람직하다고 보고되고 있다. 피난하는 단계는 크게 4단계로 구분된다.

① 경고단계: 피난이 필요한 경우에는 피난해야 하는 이유를 정확히 통보해야 하며, 피난하는 목적지를 정확히 안내해야 한다.

② 피난단계: 많은 주민을 피난시키는 것은 상당히 어려운 일이지만, 일단 주민이 피난하려고 결정하면 대부분이 체계적으로 피난한다. 피난로 확보를 위해 피난로의 교통통제가 상당히 중요하다.

③ 피난소 선정단계: 주민의 72%는 가족이나 친척 혹은 친구의 숙소로 이동하며, 28%가 임시로 마련된 공공장소(학교, 체육관 등)를 선택한다.

④ 귀환단계: 대부분은 자신이 판단하여 귀환하므로, 위험요소가 남아 있으면 방송을 통하여 귀환을 지연시켜야 한다. 주민의 피난을 유도하는 과정에서는 혼란을 최소화하여 신속하고 체계적인 방법을 도모해야 하며, 부서별로 다음과 같은 임무를 시행해야 한다.

5) 계획부서(재난본부)의 임무

현장에서 수집된 정보와 지역적인 특성을 참조하여 피난로와 피난소를 설정한다. 재난지역이 넓은 경우에는 구역별로 피난로와 피난소를 달리 설정해야 하며, 이들에 대한 의식주 제공을 계획해야 한다.

① 재난이 발생한 지역의 정확한 피해구역을 파악하고, 재난주변에 교량이나 도로망 등이 파괴되었는지를 파악하도록 현장지휘부에 지시한다.

② 재난지역 주변의 안전한 지역에 위치한 학교나 체육관 등의 넓은 공간을 피난소로 지정하고, 이동이 가능한 피난로를 선정한다. 피난로는 출동팀이나 이송팀이 이용하는 도로망과 달리하는 것이 바람직하다.

③ 피난로와 피난소에 대한 안내 및 통보를 경찰부와 언론매체에 의뢰한다.

④ 지원부서(재난본부)에 의뢰하여 피난소에 필요한 물자의 지원을 요청한다.

⑤ 필요시는 피난이 용이하도록 대중 교통수단을 동원한다.

⑥ 자체적으로 피난이 어려운 대상에 대한 사전계획이 수립되어야 한다.

- 교도소나 범죄자 보호소
- 각종 사회보호시설

- 정신질환자 수용소
- 의료기관

6) 경찰부서의 임무

경찰의 기능을 치안, 교통통제, 이송으로 구분하여 각 부서별로 임무를 정확히 부여해야 한다.

① 피난에 대비하여 주민들의 재산을 보호하기 위한 치안을 강화한다.

② 치안을 유지하면서 주민들의 피난을 안내하고 도와준다.

③ 설정된 피난로를 최대한 효율적으로 이용할 수 있도록 통제와 교통안내를 한다.

④ 교도소나 보호소에 수감 중인 죄수들을 안전한 장소로 이송시킨다.

⑤ 지역이 광범위하여 자체적인 임무수행이 어려운 경우에는 민방위대, 군부대, 예비군 등의 지원을 요청하여야 한다.

7) 언론매체

재난에 대한 정확한 정보가 없으면 가능한 보도를 제한하는 것이 사회적 혼란을 최소화할 수 있다. 추정된 자료를 보도하는 경우에는 인근주민이 재난현장을 구경하기 위하여 재난지역으로 몰려서 교통이 마비되고, 피해에 비하여 많은 자원봉사자들이 재난 현장이나 의료기관으로 집중되어 업무에 지장을 줄 수 있으며, 안전한 지역에 거주하는 주민들이 피난을 하는 경우 등이 발생할 수 있기 때문이다.

① 재난본부에서 얻은 정보를 토대로 하여 재난이 확신될 가능성이 있는 지역을 보도하여, 피난방법과 피난로를 상세하게 안내한다.

② 항공기를 이용하여 재난이 확산되는 방향, 피난로의 교통상태 등을 보도함으로써 주민들과 경찰부서에게 많은 정보를 제공하도록 한다.

③ 재난지역에서 구조된 피해자와 사망자 명단을 보도하고, 피해자의 경우에는 이송된 의료기관을 알려준다. 즉, 인근지역의 주민들이 가족이나 친구를 찾기 위하여 재난 지역으로 이동하거나 여러 병원을 돌지 않도록 하여 도로망의 교통체증을 줄일 수 있다.

④ 피난소에서 추가적으로 필요로 하는 물자와 자원봉사자를 모집할 수 있도록 방송을 시행한다.

8) 지원부서의 임무

① 재난에 대비하여 비축된 비상물자를 피난소로 이송하며, 피난주민이 많으면 적십자사 등의 구호단체로부터 협조를 얻도록 한다.

② 피난하는 도로망이 파손되어 피난주민이 차량을 이용할 수 없는 경우에는 인근지역의 대중 교통수단을 동원하여 접근 가능한 인근지역에 배치시킨다. 도보로 피난하는 주민을 이곳으로부터 피난소까지 이동시킨다.

③ 지원부서는 침구류, 급식, 급수, 의복류, 전기시설, 방한물품, 식기 등을 피난소에 지원하도록 한다.

④ 피난소에서 감염증이 발생하지 않도록 방역 및 동물 예방접종을 시행한다.

⑤ 피난민 중에는 임산부와 천식, 심질환 등의 환자

가 있으므로 이들을 치료할 수 있는 의료소를 설치한다.

2. 각 부서별 역할과 점검사항

1) 부서 간 협조체제

재난은 일개 부서가 수행할 수 있는 범위나 수준을 초월하는 대형 사고이므로, 여러 부서 간의 긴밀한 협조로 대처해야 한다. 각 부서 간의 협조를 유도하기 위해서는 다음과 같은 사항이 재난대책에 삽입되어야 한다.

① 각 부서의 임무를 정확히 부여하고, 업무 범위를 정확히 규정하여야 한다.
② 각 부서에는 공용으로 사용할 수 있는 장비를 파악하고, 각 부서원에게 명확한 역할을 분배해야 한다.
③ 동일한 업무를 수행하는 부서원이 여러 지역에서 유입되므로, 소속에 관계없이 공동적으로 임무를 수행할 수 있는 방법을 세워야 한다.
④ 각 부서 간의 상호 통신법을 확보해야 하며, 통신에 이용할 용어와 언어는 비전문적이어야 하고, 반드시 표준어를 사용한다.
⑤ 훈련을 통하여 공동 참여 시 파행될 수 있는 문제점을 파악하여 재난대책을 수정하고 보완해야 한다.

2) 각 부서별 역할과 점검사항

기본적인 재난대책이 수립되고 재난에 참여할 부서와 책임자가 확정되면, 부서별로 각각의 기능과 점검사항을 확인해야 한다.

3) 재난본부

재난발생의 신고가 접수되면 재난지역에서 가장 가까운 도시에 재난본부가 즉시 설치되어야 한다. 재난본부의 위치는 행정부서, 소방서 혹은 응급정보센터 등에 설치되는 것이 바람직하며, 현장지휘소나 인근지역 행정부서와의 통신이 항시 가능해야 한다. 재난본부는 현장지원팀이 임무를 수행하는 과정(재난현장의 진입, 구조, 응급의료, 복구 등)에서 발생할 수 있는 문제점을 해결하고, 필요한 사항을 지원하며, 외부와의 접촉 등을 수행한다.

4) 현장지휘부

재난현장에서 모든 업무를 지휘하고 통제하며, 재난본부나 지역 의료기관과의 상호협조를 수행하게 된다. 현장지휘소의 책임자는 재난 초기에 항공편을 이용하여 재난의 정도와 피해지역에 대한 정보를 신속히 입수하는 것이 바람직하다. 현장지휘소의 책임자는 응급의학전문의나 소방서장이 맡게 되며, 예하 부서로는 소방지휘소, 경찰지휘소, 응급의료지휘소, 지원지휘소가 구성되어야 한다. 각 부서별로는 다시 전문부서가 구성되어야 한다.

5) 경찰 지휘소

재난지역의 통제, 재난팀의 출동로 및 환자 이송로 및 주민 피난로 확보 등을 수행하며, 재난 지역의 치안도 확보해야 한다. 또한, 외부에서 유입되는 자원봉사자를 관리해야 하며, 피해자를 발견하는 경우에는 병원으로 직접 이송하지 말고 구조팀이 도착할 때까지 피해자를 보호하도록 지시하고 통제해야 한다. '응급의료 지휘소'를 거치지 않고 피해자들을 인근병원으로 무분별하게 이송하는 경우에는 인근병원으로 환자가 집중되어 혼란을 가중시킬 수 있기 때문이다. 책임자는 다음과 같은 사항을 점검해야 한다.

① 재난지역은 완전히 통제되고 있는가?
② 재난지역으로의 도로망(진입로, 이송로, 피난로)은 확보되었는가?
③ 현장지휘부와의 통신은 가능한가?
④ 현장지휘부는 별도로 통제되고 있는가?
⑤ 비상소집되어 재난현장으로 도착하는 재난관련 부서원은 일반인과 어떠한 방법으로 식별되며, 어떻게 해당부서로 안내되고 있는가?

6) 소방 지휘소

재난지역에서 재난을 진압하고, 재난확산을 방지하며, 위험물을 제거하는 소방업무를 지시하고 대원을 통제한다. 행정구조상으로는 특수 구조반과 구급대원이 소방소속이지만, 기능상으로는 환자의 응급처치와 관련이 많으므로, 이들을 '응급의료 지휘소'로 소속시키는 것이 바람직하다. 책임자가 재난현장에서 점검할 사항은 다음과 같다.

① 재난은 모두 진압되었는가?
② 재난이 계속 확산되는 지역은 어느 곳인가?
③ 재난지역에서 위험한 요소(화재, 손상된 전선, 가스누출 등)는 모두 제거되었는가?
④ 화학물질, 유독물질, 폭발물질, 발화물질에 의한 위험요소는 없는가?

7) 응급의료 지휘소

'응급의료 지휘소'는 환자의 구조부터 응급 처치와 이송까지의 모든 단계를 지휘하게 된다. 그러므로 책임자는 응급의료체계, 재난의료대책, 응급의학, 지역병원들에 대한 의료정보 등에 많은 학식과 경험을 갖고 있는 응급의학 전문의가 가장 바람직하다. 책임자는 다음과 같은 사항을 반드시 점검해야 한다.

① 각 부서의 편성은 완벽하고, 각 부서의 책임자는 누구인가?
② '현장지휘소나 재난지역 구조대와의 통신 체계는 구성되어 있는가?
③ 현장에서의 환자처치 과정을 수시로 확인할 수 있는가?
④ 필요시에는 새로운 부서를 구축하고 인원을 배치시킬 수 있는가?
⑤ 불필요한 부서를 해체하고 필요한 부서로 인원을 배치할 수 있는가?
⑥ 인근 병원과의 통신이 가능하며, 병원정보를 통신부나 이송부에 연락할 수 있는가?

8) 현장응급의료소장 및 반별 임무

(1) 현장응급의료소장

① 현장응급의료소 운영 전반에 관하여 지휘 · 감독

② 설치지역, 사고규모, 사고성격 등에 따라 소요되는 물품, 인력, 의료인력 등에 대한 지원이 필요할 경우 통제관에게 즉시 요청

③ 사고현장으로부터 환자의 의료기관 이송까지 이루어지는 의료행위 및 구조·구난 활동의 원활한 운영

④ 사고의 성격·종류·피해지역 범위 등에 따라 의료지원반 인력을 적정하게 배치

⑤ 구조 · 구난된 사상자의 처치를 위해 119 구급대, 구조대, 동원 지정된 의료기관 등 유관기관과의 협조유지

(2) 분류반

① 중증도 분류(표 4-6)

- 중증도(응급환자)분류표 작성하여 환자의 손목이나 발목에 부착
- 의식이 있는 환자는 중증도분류표에 표기되어 있는 사항들을 모두 기록
  - 환자정보, 주증상 및 진단명, 분류결과, 처리결과, 이송기록, 활력징후, 과거력, 치료기록

② 처치결과에 따라 귀가 또는 병원으로 이송 조치

(3) 응급처치반

① 응급처치 임무

- 응급처치 구역(긴급환자처치팀, 응급환자처치팀, 비응급환자처치팀)을 구분하고 팀별 표지판을 입구와 출구에 설치

② 환자의 중증도 분류결과에 따라 각 팀별 응급처치 실시

③ 환자들의 응급처치 후 귀가 또는 이송을 판정하여 조치

④ 현장응급의료소장에게 환자들에 대한 현황 보고

⑤ 환자가 폭증하여 응급처치반 인력, 시설, 장비 및 약물 등이 부족할 경우 운영지원 반장에게 추가 지원 건의

⑥ 다른 반들과 무선통신체계 유지

(4) 이송반

① 중증도분류표의 이송기록 부분(스티커 형식)을 처치기록지에 부착

② 이송환자에 대한 중증도 분류 실시 후 이송원칙의 순서대로 이송
(긴급환자 → 응급환자 → 비응급환자→ 지연환자)

③ 응급의료정보센터에서 제공받은 인근지역의 의료기관 정보에 따라 환자이송

④ 이송반의 차량은 현장지휘소와 협의하여 119 구급대의 구급차를 최대한 활용하고 필요시 현장응급의료소장이 긴급구조통제 단장에게 인력, 차량, 장비 등을 추가 지원 요청

⑤ 환자의 성명이나 환자번호를 이용하여 어느 환자가 어느 병원으로 이송되었는지 기록 유지

⑥ 비응급 환자는 대중교통(버스, 봉고차 등) 수단을 이용하여 원거리에 위치한 1, 2차 병원으로 가도록 유도하고 필요시 사망자는 병원 영안실로 이송

⑦ 현장응급의료소와 119 구급대 및 응급의료정보센터는 긴밀한 통신체계 유지

⑧ 이송병원별 입원환자 현황을 현장응급의료소장에게 보고

표 4-6 중증도 분류표

분류	분류색	환자의 중증도
긴급 환자	적 색	1순위 – 가장 응급한 상황 생명을 위협할 만한 쇼크 또는 저산소증이 나타나거나 임박한 경우, 만약 즉각적인 처치를 행할 경우에 환자는 안정화될 가능성과 소생 가능성이 있는 경우
응급 환자	황 색	2순위 – 응급 상황 손상이 전신적인 증상이나 효과를 유발하지만, 아직까지 쇼크 또는 저산소증 상태가 아닌 경우, 전신적 반응이 발생하더라도 적절한 조치를 행할 경우 즉각적인 위험 없이 45~60분 정도 견딜 수 있는 상태
비응급환자	녹 색	3순위 – 비응급 상황, 걸을 수 있는 환자 전신적인 위험 없이 손상이 국한된 경우, 최소한의 처치로도 수 시간 이상 아무 문제가 없는 상태
지연 환자	흑 색	4순위 – 사체 대량 재난 시에 임상적 및 생물학적 사망이 명확히 구분되지 않는 상태와 자발순환이나 호흡이 없는 모든 무반응의 상태를 죽음으로 생각한다. 몇몇 분류에서는 어떤 처치에도 불구하고 생존 가능성이 희박한 경우를 포함

⑨ 다른 반들과 무선통신체계 유지

- 환자이송 전 확인사항
  - 이송할 의료기관에 환자의 상태를 간단히 알리고 응급처치 내용이 기록된 중증도분류표가 의료기관에 도착할 수 있도록 부착 여부를 재확인
  - 중증 환자에게는 산소를 투여하며 구토 혹은 구강 내 출혈 등으로 기도폐쇄의 가능성이 있는 환자는 호흡보조기구나 기관 삽관을 시행

(5) 운영지원반

① 현장응급의료소 설치 초기에는 의료기관의 행정요원 1명, 정보센터 직원 1명, 운전 기사 1명으로 운영지원반을 운영 후 필요시 소장에게 추가 인력 지원요청

② 다른 반들의 인력과 추가적인 지원이 필요한지를 파악하여 소장에게 지원 건의

③ 필요시 현장응급의료소장의 지시에 의해 임시영안소의 사망자 관리 업무지원

④ 사망자는 이동응급의료세트의 시체낭에 넣어 임시영안소에 안치

⑤ 사전에 의료기관의 영안실을 확인하고 지방자치단체에서 요청 시 시체 이송

⑥ 다른 반들과 무선통신체계 유지

9) 지원 지휘소

모든 부서의 인원과 물자를 지원하고 통제하는 책임을 맡고 있으며, 필요시에는 충분한 인원과 물자를 추가로 지원한다. 재난에 대비하여 비축되는 물품은 기본물품, 재난물품, 특수물품으로 구분되는데, 이 중 기본물품의 소모량이 가장 많으므로 이에 대한 수급계획이 세워져야 한다(표 4-7). 책임자는 다음과 같은 사항을 기본적으로 점검해야 한다.

① 각 부서별로 필요한 장비와 인원에 대한 사항을

표 4-7 재난에 대비한 비축 물품

물품 분류	세부 종류
기본물품	외상처치 세트(거즈, 붕대, 소독약품, 반창고 등) 각종 고정장비(골절 고정장비, 척추고정장비 등) 수액투여 세트(수액, 수액 세트, 주사침 등)
재난물품	대형 텐트, 들것, 조명등, 자가발전기, 침구류 등 운송장비 혹은 차량(물품 운반용) 특수 물품 크레인, 불도저, 절단장비, 방한 혹은 방수장비 등 기타 물품 재난팀의 의식주에 필요한 물품

확인하고 목록을 작성해야 한다.

② 필요시 충분한 물자와 인원을 지원할 수 있도록 공급처와 공급책임자의 연락망을 확보해야 한다.

③ '응급의료 지휘소'와 항상 통신이 가능한지 확인해야 한다.

10) 통신반

재난이 신고 접수된 후 확인되면 비상연락부는 재난위원의 소집, 각 부서로 비상연락, 현장 지휘소와의 연락업무, 재난지역으로의 진입로 및 이송로 통보, 필요한 부서로 지원 및 협조 요청, 인근주민에 통보업무, 인근지역의 지원요청 등을 수행하게 된다. 현장에 투입된 통신반은 임무의 완벽한 수행을 위하여 다음과 같은 사항에 대하여 점검을 해야 한다.

① 모든 부서는 무선망을 보유하고 있는가?

② 각 부서의 통신 주파수와 통신책임자는 누구인가?

③ '색출 및 구조반'과 '특수구조반'과의 개별 통신은 가능한가?

④ 해당지역 혹은 인근 응급의료정보센터와의 지속적인 통신이 가능한가?

⑤ 통신장비 혹은 특수 통신장비의 지원을 담당하는 물자지원부와의 통신이 가능한가?

⑥ 현장에 파견된 부서끼리 독자적으로 이용할 수 있는 주파수를 갖추었는가?

⑦ 피해자, 가족, 보도기관들에게 정기적으로 정보를 줄 수 있는 방법이 준비되었는가?

11) 색출 및 구조반

'색출 및 구조반'의 임무는 주로 응급구조사나 소방구급대원이 수행되는데, 재난발생 24시간 후에 색출된 피해자의 사망률은 급격히 증가하므로 재난발생 24시간 이내에 모든 피해자를 구출하는 것이 중요하다. 일반적으로 위험요소가 제거되지 않은 현장에서는 임무를 수행하지 말고, 재난진압반이나 특수구조반이 위험한 현장에서 피해자를 구출하여 인계하면 임무를 수행하게 된다. 모든 재난피해자는 응급의료를 받아야 하므로 '색출 및 구조반'과 '응급의료 지휘소'와의 상호협조가 상당히 중요하다. 책임자는 다음과 같은 사항에 대하여는 차질이 없도록 확인해야 한다.

① 담당구역에 응급환자가 있는지 여부와 담당구역에 대한 새로운 재난정보를 '응급 의료 지휘소'에 신속히 연락할 수 있는가?

② 각종 상황에 따라서 '특수구조반'이나 '재난진압반'과 신속히 연락할 수 있는가?

③ '재난진압반' 또는 '특수구조반'이 위험 지역에서

환자를 안전하게 구조할 때까지 상호 긴밀한 통신과 협조를 할 수 있는가?

⑤ 지원부와 상호 긴밀한 통신을 수행할 수 있는지 여부와 필요한 구조장비나 환자를 환자수집소까지 이송한 장비들은 언제든지 지원받을 수 있는가?

⑥ 담당구역에서의 임무가 완료되면 다른 지역으로 이동하여 지원을 할 수 있도록 항시 '응급의료 지휘소'와 연락이 가능한가?

12) 특수구조반

재난현장의 위험한 환경에서 피해자를 구조 하는 업무를 주로 담당하므로 주로 소방요원들로 구성된다. 그러나 구출과정 또는 응급구조반이 대기하고 있는 안전지대로 환자를 이송하는 과정에서도 기본적인 응급처치를 시행하여야 하므로 응급처치에 대한 교육을 이수해야 하며 '응급의료 지휘소'와의 협조가 상당히 중요하다. 책임자는 다음과 같은 사항을 기본적으로 점검해야 한다.

① '색출 및 구조반'과의 통신이 일차적으로 가능하며, 환자발견 시 즉시 연락할 수 있 는가?

② 필요한 구출팀(산악구조, 해상구조 등)을 즉시 소집할 수 있는가?

③ 필요한 추가 장비나 인원에 대한 지원요청을 신속히 할 수 있는 통신체계가 확보되었는가?

④ 해당구역에서의 임무가 완료되면 다른 구역으로 이동하여 지원할 수 있도록 '지원 지휘소'와의 통신이 가능한가?

13) 중증도 분류반

재난지역에서 일차적으로 중증도 분류를 시행하면서 기본적인 응급처치를 수행하게 되는데, 다음과 같은 사항에 대한 점검이 이루어져야 한다.

① 부서원은 중증도 분류를 정확히 인지하도록 교육이 시행되고 있으며, 중증도분류표는 보유하였는가?

② 중증도 분류반의 부서원은 재난현장에서 다른 부서원과 어떻게 식별될 것인가?

③ '응급의료 지휘소'와 통신이 항상 가능하여, 현장에 설치된 '환자수집소'나 '응급치료소'의 위치 등을 즉시 확인할 수 있는가?

④ 재난지역이나 '응급수집소'에 적절한 인원을 배치할 수 있는가?

⑤ 현장 피해자의 손상정도에 대하여 응급처치반 책임자와 항시 연락할 수 있는가?

⑥ 해당구역에서의 임무가 완료 시에 '응급의료 지휘소'와 연락하여 즉시 다른 구역으로 이동할 수 있는 체계가 확립되었는가?

14) 응급처치반

재난지역에 설치된 치료소에서 환자에 대한 응급처치를 주관하는 부서이다.

책임자는 응급처치에 경험이 많은 응급의학 전문의가 바람직하며, 경우에 따라서는 경험이 많은 응급구조사가 될 수 있다. 책임자는 다음과 같은 사항에 대한 점검이 필요하다.

① 응급처치에 필요한 물품은 비축되었고, 비상시에는 즉시 동원될 수 있는가?

② 부서원에게는 재난의료에 관한 지속적인 교육이 시행되고 있으며, 재난현장에서 다른 부서원과 식별될 수 있는 조치를 취했는가?
③ '색출 및 구조반'이나 '중증도 분류반'과의 긴밀한 협조체계가 구축되어 있는가?
④ 환자의 중증도별로 치료구역을 달리 설정하였는가?
⑤ 응급처치소에 추가적으로 필요로 하는 인원을 신속히 보충받을 수 있는가?
⑥ 지원지휘소와 통신이 가능하여 필요한 의료진이나 의료장비를 추가적으로 공급받을 수 있는가?
⑦ 이송부와의 통신이 원활하며 인근 병원으로의 환자이송에 문제는 없는가?

15) 이송반

재난지역에서 응급처치가 완료된 환자를 병원으로 이송하는 업무를 받게 되는데, 환자의 중증도에 따라 이송할 병원을 선정해야 한다. 이송책임자는 인근 병원에 대하여 많은 정보를 갖고 있는 응급의료 전문의나 응급구조단의 책임자가 바람직하다. 책임자는 다음과 같은 사항에 대하여 점검해야 한다.

① 응급처치반과의 긴밀한 통신체계가 유지되는가?
② 인근병원의 의료수준과 환자수용능력에 대한 정확한 정보를 갖고 있는가?
③ 응급차량이나 항공기가 쉽게 접근할 수 있고, 환자대기도 편리한 지역을 선정하였는가?
④ 환자를 실은 응급차량과 대기중인 응급차량의 식별이 용이하며, 이송반으로 진입 중인 응급차량과 출발하는 응급차량의 도로망이 확실히 분리되어 있는가?
⑤ 각 병원으로 이송할 환자 수와 환자의 중증도에 대한 정보를 항시 연락할 수 있는가?
⑥ 지원지휘소로 필요한 인원과 응급차량을 항시 요청할 수 있는 통신체계가 구축되었는가?

16) 언론매체 연락반

재난 지휘부 내에는 언론매체와 직접 연락하는 창구를 마련해야 한다. 언론매체는 인근지역의 주민들에게 피난방법 및 피난로 방송, 피해자와 사망자에 관한 보도, 지원자 및 지원물자의 모집, 재난 확산에 대한 보도, 도로 통제에 따른 안내방송 등을 시행한다. 그러나 모든 자료는 현장지휘소에서 공식적으로 집계된 자료만을 보도하여야 하며, 피해자의 가족이나 군중, 지원자들이 일부 지역으로 집중되지 않도록 체계적인 보도체계를 유지하여야 한다. 부정확한 정보가 언론매체를 통하여 보도되면 사회적 혼란을 유발하고, 군중이 재난지역으로 유입될 수 있으며, 의료기관이나 재난본부로 불필요한 문의전화가 집중되어 업무에 상당한 지장을 받을 수 있다.

3. 통신

재난신고, 재난팀 출동, 현장지휘, 지원요청, 부서 간 협조체계의 유지 등을 수행하는 데 가장 중추적 역할을 하게 된다. 특히, 재난 시 유선통신망이 두절되는 경우가 많으므로 무선 통신방위 구축이 요구되는데 최근에는 통신장비가 발달되어 이동전화 혹은 휴대폰을 이용하는 방법이 효과적이라고 보고되고 있다.

재난현장의 통제와 환자의 균형적 분산을 위하여 다음과 같은 통신계획이 수립되어야 한다.

① 통신방법에 대한 원칙이 수립되어야 한다.
   i) 무선통신자는 본인의 위치, 부서, 성명들을 정확히 밝혀야 한다.
   ii) 긴박한 상황이나 중증환자에 대하여 우선적으로 보고해야 한다.

② 통신통제자는 각종 보고사항을 부서별로 정확히 기재하고 분석해야 한다.

③ 통신부는 현장지휘소와 인접하여야 하며, 재난본부, 지원부, 외부병원 등과의 통신연락이 가능해야 한다. 통신체계를 확인해야 할 부서는 다음과 같다.
   i) 재난본부, 재난정보센터, 경찰서, 소방서
   ii) 현장 지원부; 재난진압반, 구조반, 응급의료반, 이송반, 지원반
   iii) 의료기관; 인근병원, 타 지역 병원, 외상센터, 화상센터, 중독센터 등

④ 재난 시에는 무선 통신량이 급증하므로 기존의 응급통신망으로는 각종 정보입수나 정보전달에 많은 차질이 생길 수 있다. 그러므로 재난현장에서는 현장에 참여하는 부서원끼리 이용할 수 있는 별도의 무선주파수를 갖추어야 한다.

재난관리업무는 현대사회의 정보화와 더불어 정보통신 수단에 대한 심각한 의존현상을 보이고 있으며, 이러한 통신수단이 기능을 상실했을 때 재난관리업무는 난관에 봉착하게 된다. 따라서 재난현장에서 사용하는 통신망은 신속한 상황전파와 효과적인 대응을 할 수 있는 무선통신망으로 구성하는 것이 바람직하다.

1) 재난관리용 무선통신

무선통신기술은 지금으로부터 약 80년 전에 사기업, 정부 및 다른 기관에서 내부적인 필요에 의해서 사용되기 시작하였다. 1920년대부터 경찰, 소방 등과 같은 공공목적에서부터 기업체의 긴급통신망 등에 무선통신기술이 이용되기 시작하였다. 그리고 이러한 무선통신의 이용범위 중 하나로 공공안정이나 재난 및 긴급상황 발생 시 긴급통신망으로 널리 이용되었다.

(1) 무선호출(pager)

무선호출은 일반가입전화망을 이용하여 무선기지국에서 무선을 통하여 숫자나 문자로 구성된 데이터를 전송하여 특정 수신단말기를 호출하는 시스템을 말한다. 무선호출은 일반적으로 한 송신국이 커버하는 지역은 반경 10~15 km로 매우 넓다. 또한 1비트의 단방향 메세징 시스템으로 소형전지로 오래 구동할 수 있는 저소비전력의 포켓형 무선호출 수신기(무선호출기)의 이용이 가능하다. 국내에서 운용중인 무선호출 시스템의 신호전송방식은 영국에서 제안되어 국제규격화된 POSAG (Post office Standardization Advisory Group) 방식으로 채널당 주파수 간격은 25 kHz이며 500 bps 또는 1200 bps의 전송속도가 있는데 국내의 경우는 1200 bps의 전송속도를 가진다. 더욱이 최근들어 다양한 부가서비스가 행해지면서 기존의 1비트 메시징에서 전

화번호나 간단한 메시지를 전송할 수 있는 멀티비트 메시징을 비롯하여 간단한 E-mail 텍스트 메시지 전송, 음성사서함 서비스까지 가능하다. 따라서, 관련기관에서 재난지역에서 재난경보를 전송하는 데 매우 유용하게 활용할 수 있다.

(2) 셀룰러 무선통신(Cellular)

셀룰러 시스템은 가장 먼저 실용화된 사용이동통신 시스템으로 실외의 넓은 지역과 고속차량 중심의 일반적으로 800~900 kHz의 주파수 대역을 사용하며, 1 km 이상의 셀 크기를 갖고 단말기는 0.6~3 W의 대출력이 필요하다. 실외의 넓은 지역과 고속차량 중심의 서비스로 단말기 중심의 단말기 번호를 사용한다. 상용 이동통신의 시스템 중 가장 먼저 실용화된 서비스로 요금 하락과 전지의 소형화에 힘입어 전 세계 이용자 수가 이미 1억 3천만 명을 넘어서고 있다. 셀룰러는 광역 서비스가 가능하고 개인 휴대성이 뛰어나 재난발생 시 재난지역과 이재민간의 정보교류가 용이하게 이루어질 수 있다는 이점이 있는 반면에, 지상에 설치된 기지국을 이용한다는 점과 기지국의 최대 수용능력에 한계가 있다는 단점을 가지고 있다.

(3) PCS (Personal communication service)

PCS는 셀룰러에 비하면 실내, 도심환경과 같은 지역적이고 보행자 중심의 경제적인 이동통신 서비스를 지향하고 있다. 1.8~2.3 GHz의 넓은 주파수 대역과 1 km 이내의 마이크로셀, 단말출력을 수 mW~1 w의 소출력을 기본으로 한다.

PCS는 사용단말에 관계없이 모든 서비스 제공이 가능한 광역 개인통신 시스템으로 셀룰러보다 높은 주파수대역을 이용함으로써 기지국당 가입자 수용능력이 높으며, PS수, ISDN, 모드리스, 셀룰러, 위성통신 등 현존의 거의 모든 통신 서비스와 연계가 가능하다는 이점을 가지고 있다. 하지만, PCS도 지상 설비를 이용하여 서비스가 이루어지므로 재난발생 시에 지상설비의 손상에 대한 대책이 중요하다. PCS는 단말의 소비전력이 적고 장시간 연속해서 사용 가능하며 기지국을 경유하지 않고 단말끼리 직접 통화할 수 있는 특징이 있으며, 디지털 스틸카메라 또는 카메라내장 전용단말장치를 이용하여 촬영한 재난현장의 정지화면을 PCS단말기를 통하여 PCS 기지국으로 전송하고, 기지국과 중앙, 지역 센터 간에는 전용선을 이용하여 수신하여 상황을 파악, 신속 대응할 수 있어 재난 시 간편한 통신수단으로서 유용하게 활용될 것이 기대된다.

(4) TRS (Trunked radio system)

주파수공용통신(TRS)이란 한정된 무선주파수를 다수의 이동가입자가 공유하여 통신을 행할 수 있게 하는 일련의 시스템을 말하며 이동단말기, 고정국 단말기, 이동중계국 및 시스템관리 서비스 등으로 구성된 무선통신 시스템이다.

주파수의 효율적인 활용을 위하여 사용되는 방법으로 대기시간이 짧은 통화시간을 가지고 현장에서 중앙통제센터에 상황보고를 육성으로 할 수 있다는 장점이 있다. 재난발생 시 차량 이동국으로부터 긴급상황을 알리는 데 적합하다. 통신의 우회선 제공을 위한 공공서비스는 어렵지만 통신거리가 아날로그 방식인 경우 반경 30 km 이내이고 최근 개발된 디지털 TRS는 반경 20~50 km의 서비스 영역과 확장된 채널용량으로 도시 전 지역을 서비스할 수 있는 장점이 있다. TRS시스템은 800 MHz 주파수대와 1.5 GHz의 주파수대의 복수 채널을 다수 이용자가 공동 사용하고 있다. 이동전화에 비해 서비스 종류가 다양하고 가격이 저렴한 TRS서비스는 통신망이 구성되어 있지 않은 재난복구 현장이나 비상통신망 등에 활용할 수 있다. 통신재난 발생 시 직접적으로 통신회선의 대체수단으로 사용하기에는 재난에 대한 육성상황보고, 긴급서비스가 가능할 것으로 본다.

TRS의 서비스 특징은 1회 통화시간의 제한(1~3분)을 둠으로써 채널당 사용자수를 극대화할 수 있으며 통화폭주 시에도 대기시간이 길지 않기 때문에 재난과 긴급상황 시 장점이 있다고 할 수 있다.

(5) PS-LTE (Public safety-long term evolution, 광대역 재난안전통신망)

국제전기통신연합(ITU)은 재난상황 시 효과적인 대응과 원활한 재난통신의 운영을 위해 공통 주파수 사용을 권고하고 있다. 우리나라는 국가재난안전통신망 구축을 위해 700 MHz 대역에서의 광대역 재난안전통신망 구축을 위한 사업을 현재 진행하고 있다. 3GPP (3rd generation partnership project)는 각국의 주요 표준화 기관 간 이동통신분야 공동 국제표준을 목적으로 1998년 12월에 설립된 국제 표준화 협력단체로 현재 LTE 기반의 공공안전·재난안전통신(PS-LTE)을 위한 세부 기술규격 개발 및 표준화를 추진하고 있다. PS-LTE의 주요 항목으로는 단말간 직접통신(D2D), 그룹통신, 핵심망 연결 붕괴 시 독립망 구축기술, PS-TLE 망에서의 직접 무전통신(push to talk) 등이다. 이 같은 항목들은 3GPP가 발표하는 표준화 활동 13판(release 13)에서 그 표준이 발표된 예정이다[1]. 국내에서는 현재 국가 재난안전통신망 구축사업을 추진하고 있다.[2]

2) 재난관리용 컴퓨터통신

최초 컴퓨터망의 하나인 ARPANet에 기원을 두고 있는 인터넷의 역사는 최근 20여 년 동안 여러모로 발전되어 왔다. 글로벌한 대화를 가능하게 하는 전자메일과 뉴스, FTP와 고퍼를 통한 정보공유, 그리고 최근 인터넷 사용자 붐을 일으킨 WWW에 이르기까지 하루가 다르게 변모하고 있다. 최근에는 인터넷상의 정보들이 실시간 멀티미디어 형태로 변환되고 있어 각종 재난 등의 관련 보도 직후부터 다소 안정된 시점에는 피해정보의 발신, 안부확인, 각종 생활정보 등에 대한 정보욕구가 발생한다. 따라서 재난 시에는 이러한 정보소통에 따른 통신 트래픽이 크고 빈번하여 폭주의 주요 원인으로 등장하지만, 재난 시점에서의 통신의 형태는 반드시 즉시성이 요구되는 것은 아니다. 오히려 정보의 발신자와 수신자가 직접 통신할 수 없는 상황이 대부분이기 때문에 축적형 통신형태도 유용하게 이용될 수 있다. 따라서 재난 시의 통신수단으로서 인터넷 및 상용 컴퓨터통신의 유효성이 부각된다.

1 Kim NK, Oh CK, Kim DJ. Wideband PS-LTE standardizations trends. TTAJ 2014;156:21-6

2 Lee SW, Kim SW, Lim TH. Public safety communication and networking technologies for disaster response and medical assistance. Hanyang Med Rev 2015;35:141-5.

(1) 웹(WWW: World Wide Web)

인터넷에서 최근 들어 가장 많은 각광을 받는 인터넷 서비스가 WWW (World Wide Web)이다. WWW는 전 세계에 퍼져있는 인터넷 내의 정보들을 하이퍼텍스트를 이용하여 서로 거미줄처럼 연결해주고 있으며, 인터넷의 다른 이용방법으로 호스트, 즉 서버로 데이터 파일을 송·수신할 수 있는 FTP (File Transfer Protocol)가 있다. FTP는 원거리 컴퓨터 간에 상호 데이터를 주고받을 수 있으므로 재난관련 정보의 신속한 전송이 가능하게 된다.

특히 WWW는 현재 전 세계적으로 이용이 증폭되고 있어 WWW를 이용한 재난관련 정보의 공유가 현실화되고 있으며, 앞으로 중요한 통신 수단으로 떠오르고 있다. 재난관리 기관에서는 WWW에 자체 홈페이지를 개설하여 정보를 누구나 공유할 수 있도록 하고 있다.

(2) 인터넷 전자메일(Internet E-mail)

전자우편은 인터넷과 PC통신에서 가장 많이 사용되는 서비스 중 하나이다. 이들 메시지에는 편지, 문서, 논문, 동영상 등 종류와 형식에는 제한이 없다. 인터넷은 컴퓨터를 서로 연결하는 통신망을 말하며, 일반적으로 ISDN으로 이루어진다. 일반 전화회선에 접속되어 있는 컴퓨터도 모뎀을 통하여 LAN에 접속되어 있는 컴퓨터 네트워크 카드를 통해 호스트라는 서버에 전송할 수 있다. 이와 같이 LAN은 건물 혹은 지역단위로 구축되고 있어 재난 시 망의 생존가능성이 매우 높게 된다. 따라서 재난 시 기존 통신망의 폭주에 따른 정보전달을 이러한 컴퓨터통신망에서 수용이 가능하게 되며, 전자메일은 재난지역의 통신수단으로서 크게 활용이 가능하게 된다.

3) 재난관리용 위성통신

위성통신기술은 다른 통신기술에 비해 매우 독특한 특성을 지니고 있다. 이러한 특성으로 위성통신은 재난관리통신 시스템으로서 매우 큰 역할을 지니게 된다. 특히 지상 재난이 발생한 경우 통신선로가 거의 손실되지 않는 강한 내재난성을 가지고 있어 위성통신이 재난발생 시 가장 중추적인 통신수단으로 자리 잡고 있다. 위성통신 기술은 1990년대 확산되기 시작한 초소형 지구국(very small aperture terminal, VSAT)과 더불어 최근 이슈가 되고 있는 저궤도 위성통신 시스템의 개발로 재난 시의 역할이 더욱 강력해지고 있다. 표에서 각 위성통신 서비스별 특징과 재난과 관련된 응용서비스를 정리하였다. 이 표에서 보는 바와 같이 각 위성통신 서비스는 어떤 특성이 좀 더 강한가의 차이는 있을지라도 기본적으로 거의 같은 특성을 지니고 있으며, 특성에 따라 재난관련 응용 서비스에서 차이를 보여주고 있다.

(1) 성층권 통신시스템(HAPS: High altitude aplatform station)

① 성층권 통신 시스템 개념

성층권 통신시스템은 대류권(troposphere)과 중간권(mesosphere)사이의 성층권(stratosphere)으로 지상 약 20~30Km 상공에 통신 탑재체를 싣고 있는 비행선을 인구밀집 지역과 같이 서비스 수요가 많은 지상의 일정위치 상공에 체류시켜 각종 무선통신 서비스를 제공하는 시스템으로서 서비스 대상지역에 고정이나 이동 디지털 무선채널들을 다양한 전송률로 양방향 통신이 가능하게 하는 것을 목

그림 4-2 성층권 비행선을 이용한 응용서비스

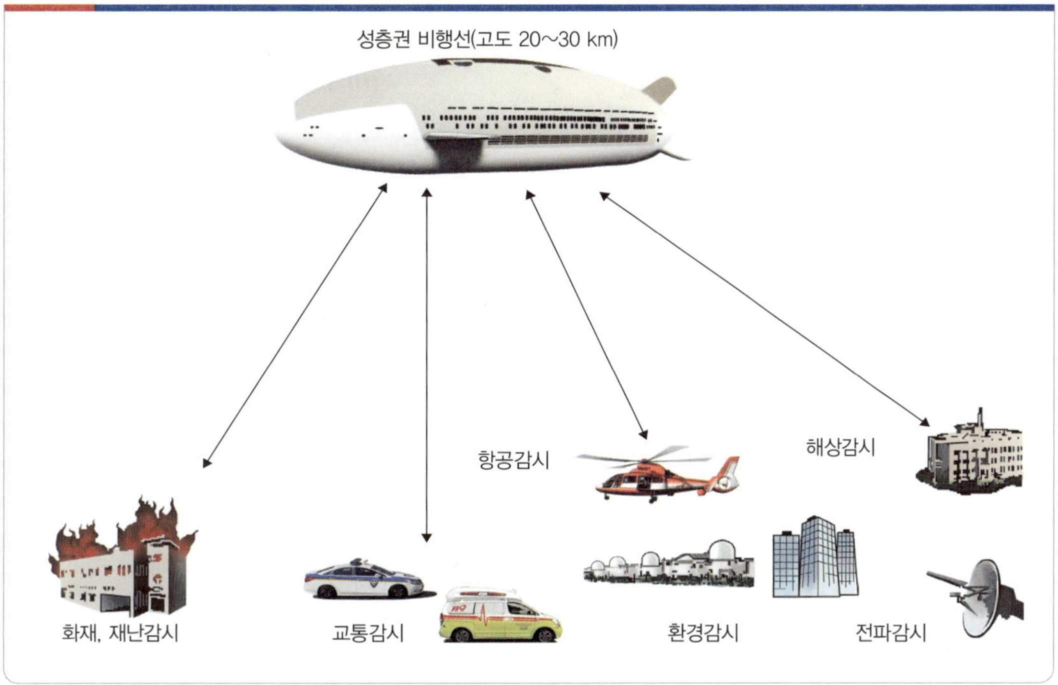

적으로 한다.

비행선이 채공하게 될 성층권은 기상조건이 비교적 안정되어 있고, 항공관제 영역 위쪽에 위치하며, 필요할 경우 비행선을 착륙시켜 유지보수할 수 있다는 장점을 보유하고 있다.

성층권 비행선은 전장 약 150~250 m 정도의 크기에 무게는 약 1톤 정도로 탑재체를 싣고 있으며, 내부의 헬륨 가스를 사용하여 부력을 얻고, 성층권에서 바람 등의 영향에 대해 자세 및 위치를 제어하기 위해 전동기로 구동하는 프로펠러를 사용한다. 성층권 비행선에 요구되는 전력은 낮에는 비행선 표면에 장착된 태양전지를 사용하고, 밤에는 내부에 장착된 연료전지에 의해 공급된다.

성층권 통신시스템은 광역성, 동보성, 망 구성의 유연성, 광대역성등 위성통신의 장점을 보유하면서 수요에 따른 전기공급, 시설의 유지보수 용이, 짧은 전송거리로 인한 단말의 소형화와 저전력화 및 짧은 전송지연 시간 등 지상 이동통신의 장점도 함께 보유한 시스템으로서 저비용 서비스 제공, 고속통신 서비스제공, 낮은 전송손실로 인한 휴대통신 제공가능 및 짧은 전송지연시간의 특징을 보유한다.

② 성층권 통신시스템 응용분야

현재 미국이나 일본에서 사용하고 있는 시스템으로 고정통신 서비스, 이동통신서비스, 방송서비스와 함께 성층권을 이용한 서비스로는 그림 4-2와 같이 재난관리를 위한 화재감시, 환경감시, 전파감

표 4-8 위성통신 시스템의 특징 및 재난관련 서비스

분류	특 징	재난관련 서비스
HAPS	• 성층권 비행선을 이용한 양방향통신 • 유지보수가 용이(비행선착륙 가능) • 짧은 전송지연 • 고속통신서비스	• 화재감시, 해상감시 • 재난감시, 전파감시, 환경감시
SNG	• 영상, 음성, 팩스 송수신 가능 • 중심지구국에서 영상, 음성정보의 편집가능 • 이동탑재국의 EIRP 변화에 대응하기 위해 위성중계기 출력과 수신 G/T가 크며 조절도 가능 • 이동형은 1.2~1.8 M 송신안테나 이용	• 이동 중계차를 이용한 신속한 재난정보 전송 가능 • 일반전화 회선으로 이용 가능
VSAT	• 단양방향 데이터 통신망 구성이 가능 • 센터국내 서버를 이용한 중앙집중식 데이터 관리가 용이 • 지구국을 소형으로 설치, 이동이 용이 • PSTN, PSDN 접속이 가능	• 무인 자동데이터 수집, 보고 가능 • 소형지구국을 이용하여 재난시 상황에 대한 현지 데이터 전송 가능 • 대상물에 대한 진행상태 감시
GPS	• 활용분야가 무궁함 • 대규모 시장성을 가짐	• 산림, 해양, 기상, 공해, 영향평가 • 종합방재, 화재, 수해, 산사태
GIS	• 활용분야가 다양함 • 도형 및 비도형 자료를 동시관리 가능 • 다양한 도형자료검색 및 분석기능	• 재난정보 • 교통정보, 지하정보 • 해양정보, 측량정보

시, 교통감시, 해상감시 등에 효율적으로 활용할 수 있다.

표에 각 위성통신 서비스별 특징과 재난과 관련된 응용서비스를 정리하였다. 이 표에서 보는 바와 같이 각 위성통신 서비스는 어떤 특성이 조금 더 강한가의 차이는 있을지라도 기본적으로 거의 같은 특성을 지니고 있지만 특성의 차이에 따라 재난관련 응용 서비스에서도 차이를 보여주고 있다.

국내에서는 정보통신부 국책과제로 지정하여 1999년부터 2001년까지 우리나라 실정에 적합한 광대역 멀티미디어서비스를 제공하기 위해 성층권 무선통신 시스템 기반기술을 연구하고 있다.

(2) SNG (Satellite news gathering, 위성뉴스취재)

중동 걸프전에서 미국 CNN 방송사가 현장 중계에 사용함으로써 그 가치가 널리 알려지게 된 SNG는 VSAT와 더불어 위성안테나의 고출력화에 의한 지상안테나의 소형화에 따라 가능해진 기술로[3], VSAT이 주로 중심지구국을 경유하여 수집된 정보를 위성에 전송하는데 반해 SNG는 직접 수집된 정보를 위성에 송신할 수 있게 된다. 따라서 SNG는 재난지역의 현지 상황을 생생하게 재난대책본부 등 관련기관 혹은 일반인들에게 전달할 수 있다(표 4-8).

---

3 Gorton WD. A flexible communications system for satellite news gathring. IEEE Trans Broadcast 1986;BC-32:116-9.

그림 4-3 SNG (Satellite News Gathering)를 이용한 긴급통신서비스 제공

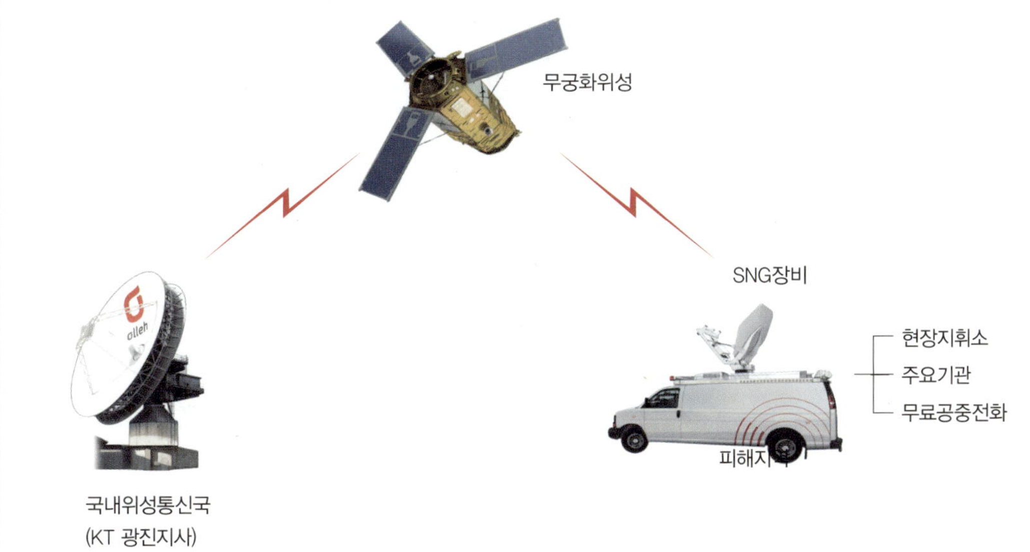

SNG기술은 중동 Gulf전쟁에서 미국 CNN 방송사가 현장중계를 함으로써 그 효용가치가 널리 알려지게 되었다. SNG는 이동형 또는 휴대형 지구국 시스템의 일종이며 주로 차량에 탑재하여 현장 취재와 Spot 뉴스용으로 방송회사에서 많이 사용되며 특징은 다음과 같다.

① 뉴스소재의 장거리 송·수신 용이
② 지상 어느 곳에서나 전송 가능
③ 자연재난 발생 시 전송 가능
④ 동시 전송가능
⑤ 연락회선의 동시 구성 가능

SNG기술은 현장에서 일어나는 상황을 그대로 중계함으로써 재난대책본부나 관리본부에 영상정보를 생생하게 전달해 줄 수 있다. 특히 재난발생지역이 산간벽지와 같이 지상무선링크로 송수신이 불가능할 경우 이동중계차에 탑재한 SNG장비를 이용하여 신속하게 정보전달이 가능하며 통신선로가 두절되었을 경우에도 임시회선 사용이 가능하다.

SNG시스템은 주로 언론, 방송사에서 이용하고 있는데 재난대비를 위해서는 전국 재난다발지역에 고정배치, 신속하게 현장에 출동하게 함으로써 현장취재 중계뿐만 아니라 지상통신망 두절 시 임시회선으로 활용하기에 적합하다(그림 4-3).

(3) VSAT (Very small aperture terminal)

VSAT란 일반적으로 직경이 1~2.4 m인 접시형 안테나와 그에 따른 데스크탑 크기 정도의 소형안테나를 사용하는 지구국을 말한다. 특히, VSAT는 의미 그대로 초소형 지구국을 이용한 위형통신 서비스로 지구국을 손쉽게 이동, 설치 및 철거할 수 있어 기존 통신설비의 파괴로 통신이 불가능한 경우 손쉽고 빠르게 대체 통신망을 구축할 수 있다는 이

그림 4-4 VSAT망 구성도

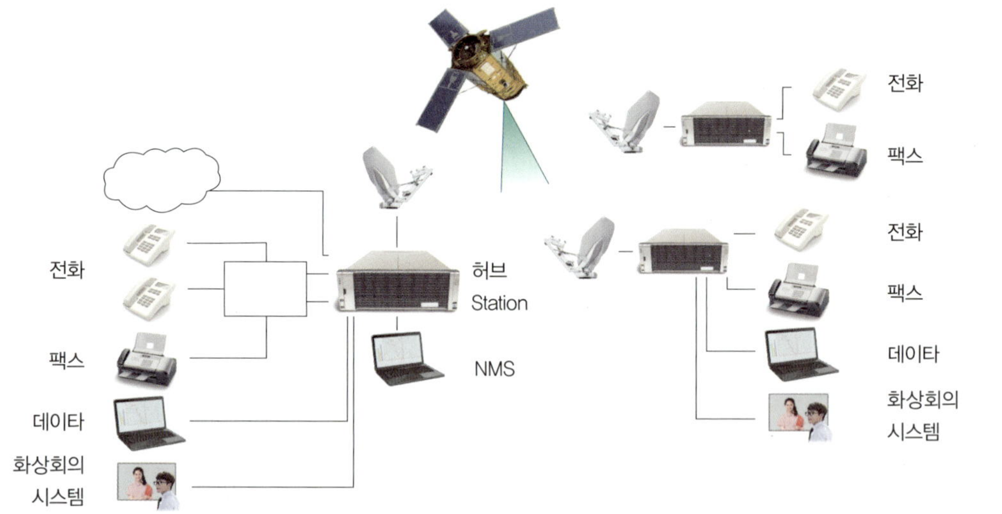

점을 지닌다(그림 4-4).

위성통신기술이 발달함에 따라 위성이나 지구국의 성능이 대폭 향상되고, 사용가능 주파수가 C대역(4/6 GHz)에서 Ku대역(12/14 GHz)로 옮겨감에 따라 직경이 작은 안테나를 사용해도 원활한 통신을 할 수 있게 되었다. VSAT망은 그 속성상 무인 자동데이터 수집과 보고가 가능하다.

VSAT 단말에 연결된 적절한 감지기를 이용하여 얻은 정보를 주기 또는 비주기적으로 중심국에 전송하며 필요에 따라서는 CCTV 장치를 부착하여 중앙 재난통제본부에 실시간으로 감시대상의 상태를 알려줄 수 있다. 도로, 철도교량, 댐 등 공공시설물들에 대한 관리체계 뿐만 아니라 환경의 오염상태, 변화 등을 자동 감시하여 그 데이터를 중앙관리센터에 전송함으로써 감시 대상물의 진행 상태를 알게 되며 재난을 사전에 예방할 수 있다.

또한 VSAT는 설치 조작이 쉬우며 지구국의 안테나 직경이 1.2 m에 불과하여 차량에 탑재하여 이동 중 운용하거나 운반, 설치하여 중앙본부에 재난상황에 관한 각종 데이터를 전송할 수 있다. VSAT 단말은 보통 4~6개 포트가 있으며, 각 포트에는 사용자가 원하는 접속 프로토콜을 다양하게 지원할 수 있다.

(4) GPS와 GIS

GPS (global positioning system, 지구측위시스템)란 위성을 이용한 무선항법시스템, 즉 이용자의 위치, 속도 및 시간측정 서비스를 제공하는 시스템을 말한다. 이에 비해 GIS (geographic information system : 지리정보시스템)는 속성과 위치로 기술된 공간정보를 이용하여 GIS는 GPS로부터 수신된 재난을 예방 혹은 발생지역에 대한 정확한 공간정보를 이용하여 재난방지 및 재난대책 수립에 이용할 수 있는 해당 지역에 대한 지리정보를 제공하게 된다.

GPS는 12시간 주기를 갖는 6면 경사 궤도에 각 4개씩 총 24개의 위성을 이용하여 24시간 현재 위치를 식별, 추적하는 시스템으로, 각 위성은 지상관제국의 국제표준시간에 의해 주기적으로 보정을 받는 원자시계를 장착하고 있다. 위성은 국제항법 대역인 L-Band 1575.42 MHz와 1227.7 MHz를 사용하는데 각 반송파는 두 가지 코드정보를 가지고 있다.

하나는 개략측정코드(C/A코드)와 다른 하나는 정밀측정코드(P코드)이며 여러 GPS위성의 신호를 지상 수신안테나가 구별하기 위해서는 CDMA 방식을 사용한다.

차량의 위치는 위성 4개로부터 수신된 코드의 도착 시간을 비교해서 계산된다. 4개의 위성을 이용하는 이유는 차량의 3차원 좌표계에 해당하는 위도, 경도, 고도 그리고 국제표준시간과 지방표준시간의 편향 오차 등의 4개의 미정계수를 결정해야 하기 때문이다. C/A코드의 경우 100 m 이내 오차가 존재하며 P코드를 사용할 경우 15 m 이내 오차로 개선된다. 도심지역의 빌딩이 많은 곳에서는 다중경로와 차폐현상 및 신호감쇄 등의 이유로 GPS 측위 성능 열화가 상재한다. 이러한 약점을 보완하기 위하여 사용하는 방법 중에 하나가 차동지구측위시스템(differential global positioning system, DGPS) 이다.

GPS는 단말장치를 소유한 개인이나 조직에서 재난발생 시 경보와 함께 자신의 위치와 지역정보 및 기타 현재 처해있는 재난상황을 차단된 외부로 알림으로써 재난대응 방안으로 이용된다.

4) 비상무선통신의 활용

현재 우리나라는 기간 유선통신망이 완비된 통신 선진국의 하나이다. 하지만 통신망의 과부하는 해당지역 내의 교환기시설 용량에 따라 결정되며 이들 지역의 통신시설이 침해되는 경우나, 교환시설 용량을 초과하는 통화량의 폭주의 경우 유선통신망의 특성상 해당지역은 물론 우회로를 담당하는 지역국에서도 통화가 불가능하게 된다. 이러한 문제는 통신운영체계와는 다른 문제이다. 실제 삼풍백화점 붕괴사고의 경우 보도를 접한 시민들이 현장부근의 친척들의 안부를 묻기 위하여 백화점 근처 지역으로 또는 상황을 알아보기 위하여 각 방송국 및 신문 보도기관에 동시에 수많은 전화를 하여 현장근처뿐 아니라 서울 전 지역의 통화가 거의 불가능하게 되었다.

무선통신망의 경우는 현재 관청과 군 등 특수기관에서 제한된 장비와 주파수를 사용하고 있으며 이들은 상호접속이 불가능하고 상시이동 활용이 쉽지 않는 등의 많은 문제가 있다.

5) 무선통신체계 구축을 위한 기본구성

(1) 기본분류

① 휴대국(Portable station)

사람이 이동 중 휴대하여 사용할 수 있는 무선국으로 간단한 소형 휴대전화와 같은 통신기를 사용한다. 그 사용이 매우 간편하나 전원이 소형 건전지 또는 충전지로 제한되어 오랜 시간 사용이 불가능하고 소출력으로 송수신 통달거리가 짧다.

② 이동국(Mobile station)

이동할 수 있는 운송체에 무선기기를 장착하여 이동하면서 통신 업무를 수행하는 무선국으로, 일반적으로 자동차의 전원을 이용하여 작동하게 되어 있어서 재난현장의 전원문제를 자체적으로 해결할 수 있으며 자가발전을 이용하여 대출력의 송신기기를 갖출 수 있으며 운송체의 상단에 효율적인 안테나를 설치할 수 있다.

③ 기지국(Fixed station)

고정국이라고도 불리며, 일반적으로 시설기관에 장치하는 장비로 일반전원을 이용하여 대출력으로 사용할 수 있으며 안테나 설비의 종류에 따라 원거리 교신이 가능하다.

(2) 통화기능상의 분류

다음 3가지로 분류하며 실제로는 용도와 통화범위, 기타 부가기능에 따라 조합하여 사용할 수 있다.

① 1:1 통화방식(Unit to unit)

각각의 무선기기를 이용하여 통화를 하는 방식으로 각 무선국은 지정된 주파수를 이용하여야 하고 사용자가 많아질 때는 혼선의 가능성이 있다. 그리고 대부분 휴대장치에 의존하기 때문에 통화가능거리가 짧고 통화 상대방이 많을 때는 그 효율성이 줄어들며 무선기기의 특성상 대부분 전화와는 다른 방식으로 운영되기 때문에 작동방법에 숙달되어야 한다. 재난현장에서는 구조요원이나 각 단위별 활동자가 사용할 수 있고 각 분담업무별로 주파수 대역을 달리하여 사용하면 혼선을 줄일 수 있다.

② 중앙지령방식(Central dispatch)

중앙지령방식의 운영은 중앙의 기지국에서 지령자가 무선을 이용하여 휴대국이나 주변의 다른 기지국에 메시지를 전달하는 방식이며 재난의 초기단계에 사고신고센터역할로 활용되며, 일반적으로 유선전화와 연결하여 현장과 전문 의료진을 직접 연결할 수 있게 하는 역할을 한다. 재난현장의 구조 및 복구 시에는 현장의 통제국(control station)과 함께 각종 상황을 집계하고 구조 또는 복구업무 종사자들이 요구하는 사항을 관련 부서에 알리는 역할을 하도록 한다.

③ 중계방식(Repeater)

보통의 기지국이나 휴대이동국의 경우 그 통달거리가 적기 때문에 전국적인 통신망에는 적합하지 못하다. 그렇기 때문에 각국의 신호를 중계할 수 있는 위치에 중계기를 설치하여 각국 상호간의 통신을 매개한다. 재난현장에서는 통상이동이 가능하도록 차량에 설치하여 인근 통제국에 중계하도록 하고, 전국적인 규모의 중계가 필요할 때는 기존 시설되어 있는 중계기를 사용하였으나, 현재는 많이 사용되고 있지 않다.

(3) 통화방식의 분류

① 단일 주파수 단신통신(Single frequency simplex)

송수신에 동일한 주파수를 사용하며 PTT (push to talk) 스위치를 사용하여 송, 수신을 전환하여야 하기 때문에 전화와 같은 동시 송수신은 불가능하다.

② 2개주파수 단신통신(Two frequency simplex)

송수신 주파수를 달리하여 사용하지만 동시에 송수신하는 것은 불가능하며 송수신 주파수를 지정하는 방법에 따라 통신그룹을 결정한다.

③ 반복신통신(Half duplex)

송수신 주파수가 다르며 기지국에서는 동시에 송수신이 가능하며 휴대국은 PTT에 의한 송수신 전환을 한다.

④ 복신통신(Full duplex)

송수신 주파수를 달리하며 동시에 송신과 수신을 할 수 있다. 그러나 휴대국끼리의 복신통신은 무선기기의 제한에 따라 사용이 가능한 경우도 있다.

(4) 통화범위의 결정요소

무선통신체계를 구축할 때는 무엇보다도 통화의 품질과 통달거리가 가장 중요한 고려사항이다. 이러한 통화의 범위를 결정하는 중요 요소는 사용하는 주파수, 안테나 시스템, 지형 및 시설위치, 무선기기 성능 등이 있다. 이 중 주파수는 그 대역에 따른 특성변화가 커서 가장 우선적인 고려대상이 되어야 하며, 안테나 시스템의 경우 설치하는 높이와 위치, 설치지형, 안테나의 종류, 급전선의 종류와 길이, 지향성유무, 접지방식 등을 고려하여야 한다.

(5) 비상통신 및 응급의료용 주파수 현황

① 응급의료용(표 4-9)

- 용도 : 응급의료정보센터, 지정병원 및 구급센터 등의 응급환자에 대한 의료서비스 제공업

표 4-9 응급의료용 주파수

	1주파 단신	2주파 단신
CH	주파수(MHz)	주파수(MHz)
1	170.740	166.600 (171.600)
2	170.780	170.780 (171.640)
3	170.820	170.720 (171.660)
4	170.840	458.5250 (463.5250)
5	170.860	458.5375 (463.5375)

표 4-10 구급 및 인명안전용 주파수

	기존	변경
CH	주파수(MHz)	주파수(MHz)
1	152.140	152.1250
2	172.080	172.0750

표 4-11 아마추어무선대역의 비상통신 주파수

주파수대	비상통신주파수
3.5 MHz	3.525 MHz
7 MHz	7.030 MHz
14 MHz	14.120 MHz
21 MHz	21.200 MHz
28 MHz	28.200 MHz
50 MHz	51.00 MHz
145 MHz	144.100 MHz, 145.000 MHz, 145.600 MHz
430 MHz	438.000 MHz, 438.500 MHz
1.2 GHz	1.295 GHz

② 구급 및 인명안전용(표 4-10)

- 용도 : 병원의 구급차용

③ 아마추어무선대역의 비상통신주파수(표 4-11)

- 용도 : 아마추어무선용의 각종 대역에서 비상

통신용으로 지정된 주파수(한국아마추어무선 연맹의 주파수 사용구분에 의함)

6) 비상무선통신체계의 구성

통신시스템을 구축할 때 기본적으로 고려해야 할 사항은 다음과 같다.

① 필요한 전달수단, 통신설비를 최소화한다.

② 무선대역을 최소화하여 주파수를 지정하고 장비를 배치한다.

③ 구급차 현장출동, 치료지시, 전달매체 간, 의료 및 공공기관 간 그리고 재난구조의 각 활동별 주파수를 따로 지정한다.

④ 통신장비, 주파수의 적절한 이용 등을 규정하는 약관을 제정한다.

⑤ 고유부호를 부여하여 쉽게 접속할 수 있도록 한다.

⑥ 가능한 모든 공공서비스 기관을 망라하는 집중화된 응급출동대를 조직한다.

⑦ 병원전 단계 응급구조사들이 통신에 의한 의료행위지시를 받아 시행하여 doctor shopping을 방지한다.

⑧ 감청과정을 만들어서 통신정책과의 조화평가 및 의료신뢰도를 보장할 수 있도록 한다.

이외의 필요한 사항은 다음과 같다.

(1) 음성통화망의 구성

평상시에는 기존의 각 기관별 통신체계를 통합 운용할 수 있는 통제센터를 기지국 형태로 구성하여야하고, 재난의 현장에서는 주로 현장내의 구호, 처치, 항소연락에 사용하도록 단거리 위주의 소형 휴대무선 통신망을 구성한다.

(2) 데이터통신망의 구성

중요자료를 명확히 전달하기 위해 음성통화망의 구성과는 별도로 무선 데이터통신망을 구성하도록 하여야 한다. 현재의 개발된 기술을 이용할 경우 패킷무선망과 기존의 컴퓨터통신망을 연결할 수 있으며 이렇게 하면 원격지에서 정확한 자료를 얻을 수 있어서 재난의 복구에 필요한 인적, 물적 자원을 효율적으로 관리할 수 있으며 피해 집계 등에 많은 도움을 줄 수 있다.

(3) 무선통신과 유선통신의 연결

폰팻치(Phone Patch)라는 장치를 통하여 일반 전화선로에 무선기기를 접속할 수 있게 하는 것으로 우리나라에서는 아직 법적으로 허용되고 있지 않으며, 구조요원과 응급구조사들이 일반 전문인과 전문의료진의 조언과 도움이 필요할 때 그 자리에서 무선기기를 통하여 전화선로를 이용할 수 있게 된다.

(4) 재난 시의 비상무선통신을 위한 주파수 지정

반드시 재난의 현장에서는 구조업무 종사자들 간의 긴밀한 통화를 위하여 응급주파수를 지정하여 재난대책본부, 재난현장, 현장처치소, 구급차, 의료기관 등과 긴밀한 연락이 가능하여야 한다.

미국의 경우 미연방통신국(FCC, Federal Communications Commission)의 관리에 의하여 주파수를 배정받는 데 주파수대역의 특성에 따라 전국 규모의 응급의료용주파수로 UHF대역의 복신통신용 10채널이 할당되었다. 현재 우리나라는 정보통신부 전파관리소에 의하여 표5에서처럼 재난구조용의 용도가 아닌 단순 업무의 응급의료용 주파수가 따로 할당되어 있어 재난 시에 필요한 주파수의 설정이 필요하며, 주변의 타 업무용 무선기기의 영향을 많이 받는 VHF대역(30-300 MHz)보다는 UHF대역(300-3,000 MHz [3GHz])의 설정이 필요하다[4].

(5) 2차 전원 및 비상발전설비

평상시에도 정전에 대비한 설비가 필요하지만 재난이 발생한 경우에는 상용전원의 사용이 거의 불가능해지기 때문에 기지국 통신시설에 공급할 비상발전설비와 휴대국을 위한 비상 충전설비 등을 반드시 갖추어야 하며, 차량의 전원을 이용하기 위하여 전원안정화장치 등을 갖추어야 한다.

(6) 현장에서의 아마추어무선국 활용

우리나라에서도 많은 재난 및 사고현장에서 아마추어무선사들이 지원봉사형식으로 비상통신을 수행하여 왔으며 국가적인 비상무선통신망이 갖추어 있지 않은 실정에서는 거의 유일한 통신수단이 되고 있다. 아마추어무선국은 현재 사용자가 많지 않아 활용도가 감소되고 있는 실정이다. 그러나, 이들을 활용함으로써 얻을 수 있는 장점은 표 4-12 와 같으며 이들은 현행 법규상 표 4-14과 같이 목적외 통신을 함을 주지하여야 하며, 표 4-13 와 같이 현장에서의 적절한 통제지침을 고안하여야 하겠다.

표 4-12 비상무선통신으로써의 아마추어무선의 장점

1. 많은 인적자원과 효율적인 자원봉사체계 갖춤
2. 통신장비 조작 및 운용이 숙달되어 있다.
3. 다양하고 소형화한 고성능 장비를 보유하고 있다.
4. 파괴된 전기 및 통신선로에 비의존적이다.
5. 다양한 주파수대를 운용할 수 있으며 재해현장에 알맞은 장비를 선택할 수 있다.
6. 전국적인 재해 네트웍 및 전세계적 재해 네트웍의 구성이 쉽다.
7. 무선국별 호출부호가 있어서 운용 시 혼선가능이 적다.
8. 다양한 종류의 장비 운용방법(FM, SSB 등의 전화, RTTY, FAX, PACKET, SSTV, ATV, EME 등)이 가능하다.
9. 전국 규모의 아마추어 무선중계망이 시설되어 있다.

표 4-13 아마추어무선사가 현장에서 해야할 일

1. 역할별 팀에 적절한 인원을 배치할 것.
2. 주 통신체계와 다른 주파수 대역으로 팀별 보조통신으로 제한하여 운용
3. 주 통신수단의 회복 시 운용을 중단할 것.
4. 재해 현장 인근에 중계시설을 설치 운용
5. 구조침, 의료진 및 대책본부 간의 네트웍을 구성하여 운용할 것.
6. 작업별 대역을 달리하여 통신혼란을 방지할 것.
7. 과도한 재해상황 공표로 인한 언론의 과잉보도에 주의할 것
8. 성급한 구조작업으로 인한 인명손실을 방지하기 위하여 생존자 및 부상자 확인 시 전문의료진의 지시를 받을 것.
9. 국가기밀사항에 대한 통신보안의 유지
10. 비상통신 종료 후 법적인 보고조치 할 것.

(7) 통신을 통한 의료지시체계 구성

응급구조사나 구조요원에게는 무선통신을 이용하여 상황에 알맞은 응급처치나 의학적인 조언이 필요한 경우 언제나 활용이 가능하도록 별도의 의료지시용 무선통신선로가 확보되어 있어야 한다. 의

4 Ahn JH, lEE KS. Future disaster-safety communications. Micro Appl Lab 2014;25:13-21.

표 4-14 아마추어무선사가 현장에서 해야할 일

아마추어무선국은 그 목적이 아마추어업무를 행하는 무선국이다. 그러나 다음과 같은 [비상사태하의 무선통신] 및 [인명구조에 관하여 긴급을 요하는 통신] 등의 통신을 행할 수 있고 이를 전파법규에서는 [목적외통신]이라고 한다.

1. 비상사태하의 통신

이 무선통신은 [지진, 태풍, 홍수, 해일, 설해, 화재, 기타 비상사태가 발생하거나, 또는 발생할 우려가 있는 경우에 유선통신을 이용할 수 없거나 이를 이용하기 곤란한 때에 인명의 구조, 재해의 구조, 교통통신의 확보 또는 질서유지를 위하여 행하는 무선통신]을 말한다.

이 통신을 특히 [비상통신]이라고 한다. [비상통신]을 행하는 경우에는 그 내용이 아마추어 업무가 아니고 중요한 통신이란 것을 타국이 알기 쉽게 하는 의미로 호출상황 또는 응답상황에 [비상] 3회를 전치하고 또 이 통신을 혼신에서 보호하기 위하여 이 통신을 수신한 국은 응답하는 이외에는 이 통신에 혼선을 주는 위험이 있는 전파의 발사를 중지하여야 한다.

2. 기타의 목적외 통신

[비상통신] 중 이외에도 전파법규에서느 다음의 경우에 한하여 목적 외 통신을 허용하고 있다.

1. 무선기기의 시험 또는 조정을 하기 위하여 행하는 통신
2. 의료통보(항해 중의 선박 내에서의 환자의 의료에 관한 통보를 말한다)에 관한 통신
3. 선박 또는 항공기의 위치통보(선박 또는 항공기가 조난한 경우 구조나 탐색상의 필요로 국내 또는 외국의 행정기관이 수집하는 선박 도는 항곡기의 위치에 관한 통보로서 댕해 행정기관과 당해 선박 또는 항곡기간에 송신되는 것을 말한다)에 관한 통신
4. 해상보안을 위한 해상이동업무 또는 항공이동업무의 무선국과 기타 선박국, 항공기국, 또는 무선촉위업무의 무선국간에 행하는 해상보안 업무에 관한 시급한 통신
5. 치안유지를 관장하는 행정기관의 무선국 상호간에 행하는 치안유지에 관한 시급한 통신
6. 비상통신의 통신체제 확보를 위한 훈련통신

료진 또는 구조요원이 무선통신기기의 운용에 숙달되어 있지 않으면 확보된 채널을 이용하여서도 의사전달이 제대로 되지 않기 때문에 평상시의 훈련이 가능하여야 하며, 여러 장비의 공급이 가능한 경우에는 최신기술을 이용한 무선팩스 또는 아마추어 텔레비전(ATV) 등을 이용하여 환자의 현장 진료기록을 즉시 전송할 수 있도록 하여 후송 이후에 적절한 치료를 위한 준비가 될 수 있도록 구성되어야 한다.

(8) 의료기관내의 무선국 운용

재난과 재난의 현장에서 행할 수 있는 통신은 [전파법] 제38조 4항과 [전파법시행령] 제3조 16항에 의하는 비상통신(지진, 태풍, 홍수, 해일, 설해, 화재 기타 비상사태가 발생하거나 또는 발생할 우려가 있는 경우에 유선통신을 이용할 수 없거나 이를 이용하기 곤란한 때에 인명의 구조, 재난의 구호, 교통통신의 확보 또는 질서유지를 위하여 행하는 무선통신을 말한다)인데 재난현장에서의 통신관련 문제점은 ① 전기, 전화, 통신 중계 케이블의 파괴가 발생하며 ② 발전 및 소전설비 등의 복구에 시간과 막대한 인원이 필요하며 ③ 시설기관의 통신시설은 규모가 커서 이동 및 휴대가 어렵고, 운용에 전문요원이 필요하며, ④ 재난지역의 재난종류와 지리적

인 영향을 고려할 때 활용이 어려우며, ⑤ 소방본부, 경찰관서, 군부대, 적십자사 등의 구호기관, 의료기관 상호 간의 통합 통신연결망이 없고, ⑥ 재난통신과 관련한 법규의 미비 등이 있다.

7) 응급의료체계(EMS) 통신

일상적 사고에서, 전문응급구조사(paramedic)는 환자를 인수하는 의료시설에 환자보고서를 제공한다. 대량사상자사고 또는 대량재난에서 상세한 환자 정보를 통보하는 것은 현실적이지 못하다. 다양한 환자들에 대한 세부보고 때문에 통신채널들에 과부하가 걸리게 된다. 처치대원들은 장시간의 대화로 인해 지나치게 바쁘다.

따라서 사고관리체계 내에서 해답은 응급의료통신(EMS com)이다. 대량사상자 사고에서 응급의료 통신은 EMS 지휘대 내에서 작용한다. 응급의료통신은 환자정보를 위한 단일접촉점(POC개념을 이해할 것)이다.

응급의료 통신은 사고지역을 이리저리 다니고 각 처치팀으로부터 기초적인 환자정보를 수신한다. 응급의료 통신의 보고는 다음 사항을 포함해야 한다.

- 환자들의 수
- 환자들의 상태(적색, 황색, 녹색)
- 특수정보(소아, 임신 등)

이런 응급의료 통신을 공급하는 정부는 궁극적으로 의료통제팀이 환자의 위치를 파악하고, 이송의 우선순위와 환자의 중증도에 적합한 치료를 받을 수 있는 의료기관을 결정하기 위하여 사용할 수 있도록 의료와 통신이 접목된 시스템과 장비 등을 제공해야 한다. 최근에는 ICT (information and communication technology) 기술을 접목하여 관제시스템이 최단거리 최적의 병원을 자동으로 검색하여 주고, 즉각적으로 환자의 위치를 병원으로 전송할 수 있는 시스템이 설계되어 나오고 있다[5].

효과적인 응급의료통신 보고의 목적은 간단하고 압축된 방식으로 환자 정보를 전송하는 것이다(이러한 정보는 효과적인 환자이송을 가져온다).

선출된 사람은 단지 기본적 의료경력만 필요하다. 사고관리체계 용어를 이해하고 기본적 통신기술에 대한 능력은 기본적으로 필요하다. 지휘관은 다른 대원활용이 불가능한 경우 의료통신 역할을 한다.

응급의료통신의 개념은 처치팀들과 의료통제간 주요 연결역할을 한다. 응급의료통신은 의료대원들에게 통신의무를 맡기지 않고 환자보고서를 제공한다. 응급의료 통신이 공급하는 정부는 궁극적으로 의료통제팀이 이송 우선순위 및 위치를 결정하기 위해 사용한다.

5 Park JJ Yoo SK. Ambulance location monitoring system using ICT techniques in emergency. Inform Commun Mag 2014;31:3-9.

표 4-15 국내 무선통신망 운영현황

통신망		분 류	무선통신망			용 도	비 고
			단말수량	기지국	중계기		
TRS	Smartnet (A)	국방부(해군)	100		1	기지작전	
	T-3040 (A)	국방부(공군)	3,045		18	기지작전	
	Smartnet (A)	서울소방본부	1,503	174	8	지휘보고	
	EDACS (A)	경찰청(서울,인천)	18,721	11	120	치안업무	
	TETRA(D)	경찰청(부산,대전,대구,광주)	20,690	16	54	치안업무	
	ASTRO (A&D)	한국고속철도건설공단	452	21	395	철도업무	
	iDEN (D)	행자부(지자체) 관련	3,125	55	15	재난 · 재난상황 관리	
	EDACS (A)	한국전력공사	3,739	93	214	전력 감시,제어,측정	
	HARMONI (D)	인천국제공항공사	1,191	2	12	공항업무용(소형iDEN)	
	iDEN (D)	한국도로공사 등	548			고속도로 유지관리용 등	
소 계			53,114	372	837		
VHF		행자부(지자체) 관련	25,411	2,952	356	재난 · 재난상황 관리	
		경찰 관련	63,695	159	159	지휘, 보고, 작전	
		소방 관련	592	190	35	지휘	
		철도 관련	13,189	793	440	열차무선, 유지보수, 승객안내	
		산림 관련	26,047	47	65	산불예방, 진화지휘, 산림보호	
		항공 관련	169	30	8	비상용,관제, 수색,이동통제	
		응급의료 관련	1,439	531	67	재난구호, 응급의료	
		주택,수자원,도로 관련	362	75	30	업무, 홍수예경보, 보수	
소 계			130,904	4,777	1,160		
UHF		행자부(지자체) 관련	993	120	41	재난 · 재난상황 관리	
		소방 관련	11,688	1,545	489	화재진압, 구조 구급	
		철도 관련	1,142		67	철도안전설비	
		항공 관련	396	19	16	업무, 관제 및 수색, 사고	
		응급의료 관련	1	3	31	응급의료	
		주택,수자원,환경 관련	14	2		업무, 수위	
		전기안전 관련	150			휴대연락	
소 계			14,384	1,689	644		
총 계			198,402	6,838	1,522		

※ *A : Analog, D : Digital, A&D : Analog & Digital*

표 4-16 무선통신 방식별 비교

구 분	무전기	위성전화	이동전화	디지털 TRS
통신방식	FDMA 1/2주파 단신	CDMA/TDMA 2주파 복신	CDMA/TDMA 2주파 복신	TDMA/FDMA 2주파수 단신(복신)
1대1 통화	가능	가능	가능	가능
다자 통화	가능	불가능	불가능	가능
유선전화	불가능	가능	가능	가능
메시지 전송	불가능	가능	가능	가능
데이터 통신	불가능	가능	가능	가능
통화 범위	반경 : 수백m	반경 : 수백km	반경 : 수km	반경 : 수십km
통화 접속시간	즉시	수 초 이내	수 초 이내	500 ms 이내
사용자간 혼신	많음	적음	적음	적음
주파수 재활용	낮음	낮음	높음	높음
망 구축 투자 비용	낮음	아주 높음	높음	중간
비화 기능	없음	없음	없음	있음
단말기간 통화	있음	없음	없음	있음
비상통화	없음	없음	없음	있음
그룹별 통화 설정	불가능	불가능	불가능	가능
단말기 크기	대형	대형	소형	소형
통화료	없음	고가	저렴	없음 또는 저렴
그룹통화	있음	없음	없음	있음

표 4-17 디지털 TRS 방식별 비교

비교항목	TETRA	APCO-P25	iDEN
안정성 (음영지역, 기지국 장애시 통신기능)	높음 (기지국 없이 단말기간 직접통화, 단말기나 차량용 무전기를 통한 중계기능)	높음 (TETRA와 유사)	낮음 (단말기간 직접 통화기능, 단말기 중계기능 부재)
재난 대응성	높음 (접속시간이 0.2초, 동적 그룹핑, 통화내용녹음, 비상통화, 끼어들기 통화기능 우수)	높음 (TETRA와 유사)	낮음 (접속시간이 0.5초, 동적 그룹핑, 통화내용 녹음, 비상통화 기능 미흡)
주파수 효율성	높음 (1:4 TDMA 방식)	낮음 (1:2 FDMA방식)	높음 (1:6 TDMA 방식)
국내 기존시스템 활용가능성	높음 (경찰청이 2만여 대 운영 중, 1만9천여 대 도입추진)	낮음 (한국고속철도건설공단에서 400여 대 사용)	높음 (전국 45% 커버리지의 공중망 활용가능)
국내산업 연관효과	높음 (유럽 국제개방형 표준) - 세계 47개국에서 사용 - 국내 제조사 참여가능	중간 (미국 국제개방형표준) - 미국,캐나다 등에서 사용 - 국내제조사 참여 가능	낮음 (모토롤라의 독자방식) - 미국, 캐나다등 사용 - 국내제조사 참여 어려움

표 4-18 국외 무선통신망 운영현황

TRS방식	국 가	이 용 기 관	규 모
TETRA	영국	경찰(도로경찰포함), 소방, 구급, 보건, 국방부, 항공&산악구조대, 왕립공원경찰, 교도행정기관 ※ 북구 스코틀랜드에서 남동부 지역까지 커버하는 전국망으로서 세계에서 가장 큰 규모의 통합무선망	7개 Zone, 2100 Site, 250,000명
	네덜란드	경찰, 소방, 구급, Royal Military Police	수용능력(40,000대)
	핀란드	경찰, 소방, 경계근위대, 국방부, 보건복지부, 구급 등	10개 Zone, 1000 Site, 50,000명
	벨지움	경찰, 소방, 구급 등	수용능력(40,000대)
	기타 국가	오스트리아, 크로아티아, 체코, 독일, 헝가리, 아이슬랜드, 아일랜드, 폴란드, 포르투갈, 슬로베니아, 스페인	
APCO-P25	미국 (미시건주)	경찰, 환경보호원, 공원, 환경, 고속, 법률부서, 소방, 구급	4개 Zone, 183 Site, 10,000명
	미국 (유타주)	경찰, 소방, EMS, 교정기관, 천연자원, 교통	43 Site(중계기303), 12,000명
	호주 (New South Wales)	30개 기관	3개 Zone, 80 Site, 20,000명
	호주 (남부지역)	경찰, 소방, 구급 등 20여개 기관	3개 Zone, 13,000명
iDEN (공중망)	미국	FBI, 국무성, 엔드류 공군기지, 재무성(백악관), 마약국, 테네시 주정부, 뉴욕시, 네스빌시	1,020,100명
	이스라엘	군 방위대	15,000명
	캐나다	던냄경찰	1,000명

※ iDEN의 경우 별도로 구축된 국가 통합망은 아니며, 국가기관으로서 공중망을 이용하는 경우임

참고문헌

(4-Ⅱ-3. 통신)

1. 김철, 정윤석: 재해의학과 아마추어무선을 이용한 비상무선통신, 대한응급의학회지 제9권 제3호 VOL. 9, NO.3)
2. Hank Christen/ Paul M. Manascalco: Mass Casualty and High-Impact Incidents

.. 참고문헌(4-Ⅱ-1. 재난 비상대책)

김철, 정윤석: 재해의학과 아마추어무선을 이용한 비상 무선통신, 대한응급의학회지 제9권 제3호 VOL.9, NO.3)

서울시 대규모 재난관리를 위한 기본 추진전략 수립 방 안(Ⅰ), 서울시정개발연구원

지방정부의 재난관리체계에 대한 국가간 비교, 지방정 부연구 제8권 제4호, 채경석

Baxter PJ: Major chemical disaster BMJ 302:61, 1991 Butler DL, Anderson PS: The use of wide area computer networks in disaster management and

the implications for hospital / medical networks. Annals of the New York Academy of Sciences. 670:202, 1992

Caroline NL : Emergency care in street. 4th edi. p401, Little, Braown and Company, Boston, 1991

Clare Chamberlain: DMATs: a literature review. Anton Breinl Centre for Health and Tropical Medicine, James Cook University, 2006.

Committee on Acute medicine of American Society of Anesthesiologist: Community-wide Emergency medical service. JAMA 204(7):133, 1968

Desforges JF: Current concept-disaster planning and response. New England Journal Medicine.324(12): 815, 1991

Essential of Firefighting 4th Edition(IFSTA), 김정인 외 2인 (Ifsac Instructor)

Hank Christen/ Paul M. Manascalco: Mass Casualty and High-Impact Incidents

Leonard RB, Teitelman U: Manmade disaster. Critical Care Clinics 7(2):293, 1991

Malone WD: Lessons to be learned from the major disaster following the civil airline crash at Kegworth in January 1989. Injury 21:49, 1990

Moles TM: Planning for major disaster. Br. J Anaesth 49:643, 1977

Roth PB, Vogel A, Key G et al: The St Croix disaster and the National Disaster Medical System. Annals of Emergency Medicine 20(4):391, 1991

Saqib I. Dara: Worldwide disaster medical response: an historical perspective. Crit Care Med 2005;33(1):s2-s6.

Sharon E. Mace: An analysis of DMAT deployments in the US. Prehospital Emergency Care 2007;11:30- 35.

Tintinalli JE, Krome RL, Ruiz E: Emergency Medicine-A comprehensive study guide. 3rd edi. p193 McGRAW-HILL, Inc. New York 1992

Weakerle JF: Disaster planning and response. New England Journal Medicine 324(12):815, 1991

- 전 세계 대규모 재난대응사례집 발간
- 사회재난구호 및 복수비용 부당기준등에 관한 규정(2016)
- 긴급구조 대응 활동 및 현장지휘에 관한 규칙(2016)
- 자연재해 대책법(2016)
- 대한민국 헌법(1988)
- 재난및안전관리기본법(2015)
- 소방방재센터 매뉴얼(2016)

Chapter 5 | 재난응급의료체계

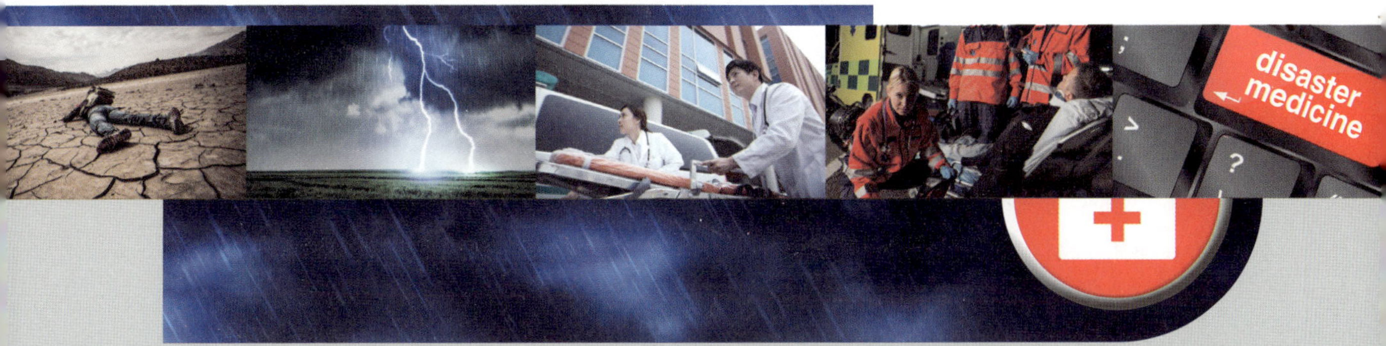

Chapter 5 | 재난응급의료체계

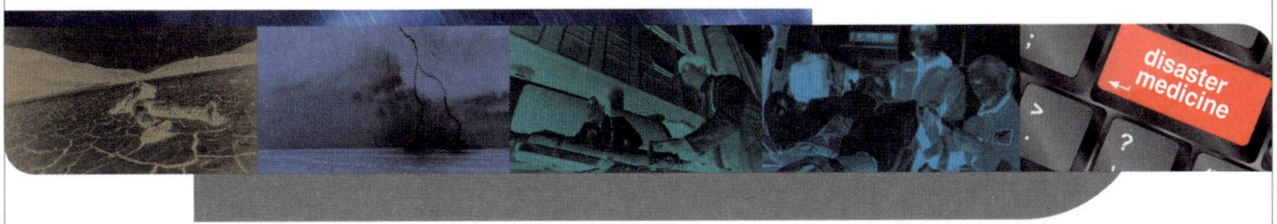

1. 병원 재난 계획의 원칙

1) 서론

이 장에서는 다른 재난이나 응급의학 교과서에서 강조한 임상적 측면의 준비보다는 재난에 대응하기 위한 병원의 계획과 준비에 대해 설명하려고 한다. 즉 각기 다른 유형의 재난에서 발생하는 환자에 대한 진단과 치료의 측면보다 병원에서 포괄적으로 모든 유형의 재난에 대비하기 위해 갖추어야 할 요소와 원칙에 대해 주로 이야기하려고 한다.

(1) 병원에서 왜 재난에 대한 계획을 구체적으로 수립하여야 하는가?

병원에서는 매일 응급환자를 치료하는데, 왜 추가로 재난에 대한 구체적 계획을 갖고 있어야 하는가? 몇몇 그룹에서는 재난 자체는 매일 매일의 응급상황에서 규모만 확대된 상황이라고 주장한다. 결론적으로 이 그룹은 일상적 응급상황에 대한 추가 인력 투입, 물품 공급, 침상 확보와 장비 투여 등의 반응의 확장이라고 이야기한다.

그렇지만 수년간의 의료 재난에 대한 분석 결과는 재난이 단순한 응급상황의 확장은 아니라는 결론에 이르렀다. 대신에, 재난은 다른 전략과 대응 준비가 필요한 독특한 상황이다. 재난은 환자의 수와 질환의 형태가 평상시의 응급상황과는 많은 차이가 있다. 예를 들면 통신 수단의 파괴(예, 무선 및 유선 통신의 두절), 교통수단의 손상 및 시설의 붕괴로 인해 정상적인 대응이 불가능한 상황 등이 발생한다. 국내의 경우 다행스럽게도 재난이 많이 발생하지는 않는 환경이다. 그러나 역설적으로 병원 정책입안자들에게는 이것이 문제점으로 작용한다. 경험이 없는 상황에서는 실제적이며, 효과적인 계획을 수립하는 데 많은 한계가 있을 수밖에 없다. 또한 재난을 위한 자원의 투자를 주저하게 만든다. 더욱이 국가 차원에서 과거의 재난으로부터 자료를 수집, 분석하고 교육하는 등의 미래의 계획에 도움을 주는 제도적인 과정이 전무하였다. 마지막으로, 계획과 대응은 전혀 다른 상황이라는 사실을 인식해야 한다. 계획은 발생 가능한 사건을 예측하고 합리적이며, 비용효과적인 대책을 수립하는 것이다. 대응이란 무엇이 예상되었는가가 중요한 것이 아니라, 실제적으로 발생한 일을 처리하는 것이다. 대응이 효과적인 경우에는 서두르지 않게 된다. 그렇지만 계획의 효과는 절대적인 것이 아니며 상대적인 것이다. 이상적인 계획은 존재하지 않는다.

일부에서는 각 재난은 그 원인 및 유형에 따라 고유한 특성을 보이며, 이것은 효과적인 계획이 불가능한 이유라고 주장한다. 그렇지만 재난의 형태에 관계없이 예측 가능한 상태로 발생하는 문제들이 있고 이에 대한 포괄적인 해결책을 마련할 수 있다.. 예를 들면 대량 재난의 경우에는 재난에 대한 총체적인 정보가 필요하며, 다양한 기관 및 시설 사이에 재난에 대한 대응 활동을 위해서는 정보의 공유가 필수적이다. 그 외에 사전 경고와 주민 소개, 물품 배분, 광범위한 수색 및 구조, 중증도 분류, 언론 상대, 재난 대응에 대한 전반적인 조절 등은 모든 재난에서 필요한 요소이다.

(2) 계획을 위한 계획

병원에서 서류화된 계획이 있다고 해서 병원에서 실제적으로 재난에 대한 대비가 되어있다고 할 수 없다. 문서로 된 계획은 중요하지만, 이것은 단지 준비할 사항 중의 하나일 뿐이다. 사실상, 문서로 된 계획은 다른 실제 상황을 무시한 상태에서는 환상일 뿐이다. 이런 문서가 계획을 위한 계획(the paper plan syndrome)이 되지 않기 위해서는 계획의 실천과 실행 가능성을 고려하는 것이 중요하다.

① 재난 때 무엇이 발생할 것인가에 대한 기본적인 가정에 기초한다.

② 많은 기관이 통합적 기능을 할 수 있는 계획을 세운다(병원에서는 다른 응급 및 재난 대응과 마찬가지로 계획이 다른 기관과의 협조와 연결이 중요하다. 다른 기관들 특히, 구급차 서비스, 응급의료를 담당하는 부처, 혈액은행, 119, 소방, 보건소, 적십자사, 방송 및 다른 지역 병원 등과의 연관성이 있을 수 있다).

③ 계획 실행을 위한 자원(시간, 예산, 물품, 장소, 장비, 인력)이 준비되어야 한다.

④ 계획에 익숙한 인력의 효율적인 교육 프로그램을 운영한다.

⑤ 최종 단계에서 계획을 시행할 인력들이 실천 가능해야 한다.

재난 시에는 재난의 피해로 인해 마련된 계획을 따르지 못하는 상황이 빈번하게 발생하며, 또한 자주 계획에 명시된 일들과 실제의 재난대응은 달라지게 된다. 따라서 마련된 계획은 적용할 때는 원칙은 적용하되 실제는 유연하게 대처할 필요가 있다. 또한, 응급센터 내에서 근무하는 의료인들의 잦은 근무지 이동이 실제상황에서 문제점으로 작용할 수 있다.

(3) 계획의 중요성

재난 계획에서 자주 간과되지만 중요한 것이 계획의 과정이다. 많은 경우, 문서로 된 계획서보다는 계획 과정에서 합의에 이르는 과정의 논의가 더 중요하다. 이것은 계획에 참여한 인력이 계획을 보다 정당하며 실질적인 것으로 생각할 뿐만 아니라, 참여 인력들이 계획서 전반을 공유할 수 있기 때문이다. 이전 연구에서는 계획에 참여한 사람들이 실제 재난 발생 시에 좀 더 유연하게 대처한다는 결과를 보고하였다. 참여 인력이 전혀 모르는 경우보다는 조직화되고 계획의 논의 과정에 참여하였던 경우 대처가 성공적일 수 있는 것이다. 더욱이 참여 인력들은 서로 간에 신뢰를 하게 되며, 실제 대처에 있어 조직 및 다른 사람과의 관계에서 익숙하게 일을 시행한다. 마지막으로, 계획 과정 동안 참여한 사람들은 중요한 활동을 시행하는 데 있어 자기 능력 이상의 일을 시행한다.

(4) 행정 조직 및 계획 실행에 필요한 물품 준비의 중요성

행정적으로 어떠한 조직을 만드는 시도의 성공은 행정책임자가 성공할 수 있다는 생각을 가지는 정도에 비례 한다. 재난에 대한 준비도 예외가 없다. 조직원의 집중, 존경 및 협조를 얻기 위해서는 재난계획과 결정 과정에 위신과 권위가 있어야 한다. 그러나 불행히도, 재난계획의 직무는 대부분 행정 부서의 말단에 있는 인력이 작성을 하며, 권력, 예산, 의사 결정권 등 사용할 수 있는 자원이 전무한 경우가 대부분이다.

재난이 발생했을 때 계획에 의해 움직이지 않는 한 가지 이유는 계획 실행에 필요한 자원이(인력, 시간, 경비, 장비, 물품, 및 시설) 준비되지 않았기 때문이다. 물론 장비 및 물품이 없는 상태에서의 계획도 필요하다. 재난 훈련 계획을 준비하는 데 꼭 시간 및 경비가 필요하지는 않으며, 훈련을 시행하는 상황에서 너무 많은 시간이 필요하지도 않다. 재난 계획을 담당하는 인력을 상대로 정기적인 사무 및 추가 업무에 대한 약간의 금전적 보상만으로도 충분하다.

2) 과거로부터의 교훈

(1) 독선적 계획

병원 재난 계획을 입안하는 사람은 재난 계획이 항상 의욕적이지는 않다는 사실에 직면할 수 있다. 재난 계획은 이론적 근거에 기반할 수밖에 없으며 이러한 내용이 실제 상황에 적용하는 데 있어서는 어느 정도의 제한이 발생한다. 흔히 재난 대비를 준비하는 최고 정책 입안자가 되어 재난 대응에 필요한 사람들을 조직하는 것은 재난에 대한 실제 대응보다 더욱 어렵다.

(2) 계획 가설

계획의 중요성은 재난에 직면했을 때 예상되는 어려움을 예측하는 것과 실제적인, 비용 효과적인, 그리고 실현 가능한 대응을 만드는 것이다. 만약에 문제를 예상할 수 없는 상황에서 만들어진 계획이라면, 이 계획이 별로 쓸모가 없다는 것은 별로 놀라운 일이 아니다. 또한 계획이 실현 가능하지 않은 경우에는 효과적인 대응을 할 수 없다. 지역사회 또는 병원의 재난 계획을 논의하는 사람들은 입안자들은 아래의 상황을 고려해야 한다.

① 물품 및 인력 부족은 항상 발생한다.
② 재난이 발생했을 때에는 병원에 빠른 연락을 해야만 한다.
③ 응급구조체계가 가동될 경우에는 중증도 분류, 적절한 의료적 처치와 더불어 한 병원이 기능을 하지 못할 정도로 다수의 사상자를 동일한 병원으로 이송하지 않아야 한다.
④ 특별한 치료가 필요한 환자(독성 물질에 노출, 또는 화상 환자 등)는 치료가 가능한 병원으로 이송한다.

병원에서는 재난 계획에 위의 내용들이 있기 때문에 이런 일들이 발생한다는 사실을 알고 있다. 그러나 많은 연구 및 사후 점검에서는 병원 재난 계획이 부정확하며 사실이 아닌 것으로 나타났다.

다른 가설로는 대응 물품 부족을 제외하고는 재난 자체는 일상의 응급상황이라는 것이다. 사실, 정의상 재난은 상황을 제어하기 힘든 가용 자원의 부족이 발생하는 것이다. 사실상 이 정의는 아직 개발도상국, 전쟁 상황 및 시골 상황에서는 맞는 말이기도 하다. 또한, 최근 선진국의 재난 상황에서는 아주 심각한 물품 부족 상황은 발생하지 않았다. 하지만 재난의 정의 자체가 자원의 부족이기 때문에 계획 및 대응의 중점 사항은 다수의 외부의 가용 자원을 무계획적으로 사용하지 않는 것에 중점을 두어야 한다. 자원이 필요 이상으로 매우 많은 경우에는 이미 자원 배치 및 소모의 조절 및 의사소통 문제와 더불어 복잡한 상황이 발생한다. 정말 심각한 경우에는, 가용 자원이 너무 많으면 재난 동안 효과적 대응 활동 자체를 방해하기도 한다.

그러나 분명한 것은, 자원의 부족이라는 문제는 재난상황에서 어떤 시간이나 장소에서도 발생할 수 있다. 최근에는 자원 자체는 부족함보다는 충분한 경우가 많지만, 평소의 응급 상황 및 일상적인 사용과는 다르게 이용해야 하는 것이 문제가 된다. 병원의 의료적 자원의 활용도를 높이기 위해서는 24시간 대응 체계를 구축하여야 한다. 위기 상황의 경우, 당직 및 휴가 중인 인력을 포함하여 2~3배 이상 확보해야 한다.

(3) 사상자에 대한 병원의 정보 부족

대부분의 지역 병원과 응급실의 재난 대책은 재난 현장으로부터 시기적절하며 유용한 정보를 확보할 수 있다는 전제하에 수립된다. 재난의 정확한 정보가 가용한 자원의 우선적 배분과 인력 자원이 언제, 어디서 필요한지, 또한 사용이 가능한지를 결정할 수 있다. 의료적 측면에서의 필수 정보로는 첫째, 사상자의 수와 형태, 그리고 질병 및 손상의 중증도에 관한 정보가 필요하며, 둘째, 사상자를 수용할 수 있는 병원의 능력 등의 정보가 필수적이다. 이런 정보를 바탕으로 지역병원으로의 환자 분산을 유도하며, 한 병원으로의 집중을 방지할 수 있다. 구급차를 이용하지 않는 사상자의 대부분은 가장 가까운 또는 친숙한 병원으로 이송되기 때문에 구급차를 이용한 이송은 이런 정보를 바탕으로 환자 분산을 유도해야 한다.

그렇지만 실제 상황에서의 위의 정보 제공은 잘 이루어지지 않는다. 적어도 이런 문제는 이런 상황 평가를 누가 담당할 것인지 또는 현장에서 정확히 평가가 이루어졌는가에 대한 책임 소재가 불분명하기 때문이다. 또한, 그런 정보가 제공되는 경우에도 사상자의 수, 형태 및 예상되는 재난의 심각성 등에 관한 정보가 부정확한 경우가 많다. 실제적으로 대부분의 병원에서는 환자의 발생을 공식적인 경로가 아닌 대중 매체, 첫 사상자의 도착, 또는 구급차 등을 통해 알게 되는 경우가 더 많다.

전반적인 협력 및 상황 파악을 위한 지원에 관한 평가가 현장에서는 잘 이루어지지 않으며, 초기에 재난 반응을 위한 협력 및 상황 파악은 잘 되지 않는 특징이 있다. 일상적인 응급 상황과의 비교에서, 재난 발생 지역이 많은 경우, 도로가 재난으로 인해 접근이 힘든 경우, 응급의료기관이 통합적으로 반응을 하지 못하는 경우에는 재난의 전반적인 평가는 복잡할 수밖에 없다.

(4) 대응 기관 간의 통신 부재

병원으로의 정보 제공이 무선 수신 장비의 파괴 또는 잡음이 심하게 발생하는 관계로 이루어지지 않을 수 있다. 그렇지만 대부분의 경우에는 통신수단의 문제라기보다는 병원, 구급차, 보건소 및 응급 피해 복구 기관 및 소방방재청, 구급 센터 등의 많은 비상 반응 기관 간의 정보 공유 채널과 구조가 없는 경우가 대부분이다. 불행히도, 전화선이 온전히 보전된 경우에도, 전화 회선이 과부하가 걸리든지 사용을 못하는 경우가 대부분이다. 응급 상황에서는 전화선을 관리하는 회사에서 전화 회선의 과부하 상태에서는 병원 및 재난 기관에 전화선 사용의 우선권을 부여해야 하는데, 이것 또한 제대로 이루어지지 않는 경우가 많다. 최근에는 핸드폰 사용의 증가로 인하여 핸드폰을 통해 적절한 정보 제공이 이루어지는 것은 다행이라고 할 수 있다.

그렇지만 가장 중요한 것은 무선 회선을 확보하는 것이며, 재난 상황에서는 장비의 고장보다는 사용자의 실수로 인한 통신 장애가 더 문제가 된다. 또한 재난 상황에서는 적절한 용어의 선택 및 적절한 정보를 정확하게 제공하는 인력의 교육이 필수적이다.

(5) 일상의 응급 상황과는 다른 재난 상황에서의 반응자

재난 상황에서는 일상적인 응급 상황을 담당하는 구조자와는 다른 구조자들이 상황에 대처하게 된다. 지역 사회의 주민들이 경찰 방송 또는 대중 매체를 통해 정보를 얻게 된다. 대부분의 경우 초기 정보는 과장되든지 또는 혼란스러운 경우가 많다. 외부의 도움이 필요한지를 결정하는 것이 매우 어려운 경우가 많다. 위에서 언급한 통신 또는 기관 간의 의사소통 문제 및 현장을 책임진 사람이 정말로 도움이 필요한가를 결정하는 것 자체가 어려울 수도 있다. 지원이 충분한 것이, 지원이 부족한 상황보다는 좋을 것이라는 생각으로, 재난 현장 이외의 응급 상황에 대처하는 기관 및 단위들이 가동된다. 지역의 책임자는 외부에서 어떤 지원이 도착했는지 모르는 경우도 있으며, 외부의 지원을 적절히 조화시킬 수도 없는 상황에 처하게 된다.

(6) 자원봉사자의 영향

문제를 더욱 복잡하게 만드는 것은 초기 재난 반응자들이나 훈련된 의료인이 아닌 그 지역의 일반 시민이라는 사실이다. 이런 일반 시민들의 구성은 가족, 친구, 이웃 또는 심지어 외지인들이다. 생명이 위험한 손상 또는 질환으로 인한 재난 희생자의 생존에 가장 중요한 요소는 병원 도착 때까지의 시간이 아니다. 희생자가 적절한 치료를 받는 시간이 가장 중요한 요소이다. 예를 들면 응급 수술이 필요한 환자가 빠른 시간 내에 응급 수술을 받으면 생존 가능성은 높아지지만, 가장 가까운 병원으로 이송한 경우, 그곳이 환자들로 넘쳐나는 경우에는 이 환자는 수술이 지연될 수밖에 없는 상황에 처하며, 이것이 환자를 위험하게 만들 수 있다. 생존이 환자의 치료에 필요한 인력 및 시설에 좌우될 수도 있기 때문이다. 즉 중증 뇌손상을 입은 환자가 가장 신경외과적 수술이 불가능한 가장 가까운 병원으로 이송될 경우에는 환자의 생존율을 높일 수 없다.

일반인들은 흔히 가장 최선의 응급 치료는 환자를 가장 가까운 병원으로 이송하는 것이라고 생각한다. 만약 구급차가 충분하지 않은 상황에서는 일반인들은 구급차를 기다리는 대신 모든 방법을 동원해서 가장 가까운 병원으로 환자를 이송한다.

경찰이나 소방관들도 가끔 모든 차량을 동원한 환자이송을 같은 병원으로 시행한다. 따라서 대부분의 재난 희생자들은 구급차 이송이 안될 뿐 아니라, 응급의료체계하에서 이송되지 못하는 상황이 발생한다. 현장에서의 구급 처치 및 중증도 분류가 되지 않는 상황에서는 더욱이 병원에서는 환자 발생에 대한 정보 및 치료의 정도를 결정할 수도 없다. 일반인 및 경찰과 소방관들의 이런 행동이 가장 가까운 병원에서는 많은 환자가 도착하는 반면, 다른 지역의 병원으로는 환자가 한 명도 이송되지 않는 상황을 초래한다. 대부분의 조사 결과에서 재난으로 인해 발생한 환자의 75% 이상이 가장 가까운 병원으로 이송된다.

(7) 병원에 사상자가 도착하는 시간 양상

사상자들은 재난 이후 30분 경과 후부터 병원으로 이송되며, 대부분의 환자들은 60~90분 사이에 이송된다. 초기에 이송되는 대부분의 환자들은 빨리 구조되거나 움직임이 가능하기 때문에 일찍 이송되는 경환들이다. 현장에서의 환자에 대한 정보가 없기 때문에 병원에서는 가장 심각한 환자가 이송되지 않는 것을 모르는 경우가 대부분이다. 이런 중환이 도착할 때에는 모든 병상이 환자로 채워져 있어 효과적인 진료는 불가능하게 된다.

(8) 구조까지의 시간 경과와 생존율

재난 이후 5, 10일, 심지어는 14일까지도 구조물에 갇힌 환자의 생존이 보고되기도 하였다. 그러나 대부분의 재난 현장에서 생존한 생존자들은 24시간 이내에 구출된 사람들이며 3일이 경과하는 경우에는 생존을 기대할 수 없는 상황이 된다. 다른 말로는 매몰된 희생자들의 생존에 가장 중요한 요소는 빠른 구출이라는 사실이다.

(9) 전형적 재난 반응에 대한 계획의 조절

재난의 정책 입안자 또는 책임자는 실제적 재난 상황에서는 일반인들에 대한 통제를 제대로 시행할 수 없다. 재난 현장에서 어떤 사람이 반응하는가를 인식한 후에 어떻게 대처할지를 결정하는 것이 더 효율적이다. 이런 방법이 일반인들에게 계획을 교육하고 확인하는 것보다 효과적이다. 환자 이송이 구급차로 이루어지는 경우에는 가장 가까운 병원을 피해서 이송하며, 병원에서는 초기에 도착한 환자들이 중증도 분류가 되지 않은 상황이며, 적절한 처치 또한 안된 상황을 인식해 환자를 돌보아야 한다.

(10) 다발성 외상환자를 위한 준비

재난 의료 계획의 중요한 준비 중 하나는 다발성 외상을 입은 많은 수의 환자를 치료할 수 있는지를 예상하는 것이다. 중증 외상에 의한 손상을 치료하는 능력은 매우 중요하지만, 대부분의 재난에 의한 손상을 입은 사람은 경환들이고 꼭 3차 병원에서 치료해야 할 만큼의 환자가 아니다(보건소, 개인의원, 1, 2차 병원). 대부분의 손상은 재난 당시보다는 구출 기간에 발생한다. 대부분의 재난 현장의 희생자 중 약 20%만이 입원을 하게 되며, 이 중 반수 정도는 손상이 심각한 상태 때문이 아니라 재난으로 인한 입원 이며 보통 다음날 퇴원이 가능한 환자들이다. 즉 약 10%의 환자만이 병원에서 입원 치료가 필요한 사람이다.

(11) 내과계 환자와 일상적 의료적 치료가 안되는 상황

대부분의 재난 때에는 외상이 아닌 다른 질환

의 환자들이 적절하게 의료적 도움을 항상 받는 것은 아니다. 천식, 폐기종, 관상동맥질환, 고혈압 및 당뇨 등의 만성 질환이 악화되는 경우가 문제가 된다. 재난 의료 계획에서는 이 문제에 대한 고려도 병행해야 한다.

(12) 구호물품

재난 시에는 구조, 구급 및 이송 등의 직접적인 도움만이 제공되는 것이 아니다. 이타적인 많은 사람들의 도움이 제공된다. 이런 도움에는 음식, 세탁 서비스, 무료 장거리 전화, 마사지 서비스, 의류, 금전, 차량, 연장, 구조 장비, 의료 물품, 약품, 핸드폰, 중장비, 심지어는 맹인견 등의 도움 등이 총망라된다. 특별히 의약품인 경우에는 유효 기간 확인이 필요하고 정말 필요로 하는 약품인가에 대한 확인은 약품이 도착한 다음에야 알 수 있다는 문제점이 있다.

(13) 헌혈

병원이나 혈액은행에서 필요한 이상의 헌혈로 인한 문제가 발생할 수도 있다. 단순히 보여 주기 위한 헌혈자뿐 아니라, 지역 또는 대중매체를 통한 방송으로 인해 오히려 환자 진료의 차질이나, 교통 혼잡을 가중시킬 수도 있다.

(14) 재난 시 병원내부의 문제

대부분의 재난 시의 병원 계획의 초점은 지역 사회에 집중되게 되며, 이런 이유로 병원 자체의 기능이 마비되는 상황에는 소홀하게 된다. 병원 종사자들에 대한 비구조적 손상으로 인한 문제가 환자를 치료하는 능력을 제한할 수도 있다. 전기, 급수에 관한 문제가 발생할 수 있다. 또한 냉장고, 검사 기계, 영상 장치, 컴퓨터, 통신 장치 등의 문제가 발생할 수 있다.

가장 많은 문제를 유발하는 것은 발전기 및 물에 관한 문제이다. 다른 문제로는 산소 공급의 차질, 약품 부족, 수술실, 엘리베이터 등이 각각의 환자 진료에 문제를 유발할 수 있다.

3) 현장 구조에 관한 요약

① 재난 초기에 환자 구조 및 구출과 환자 이송은 일반인들에(가족, 이웃, 동료, 심지어 외지인) 의해 이루어진다.
이것은 다음과 같은 영향을 미친다.

- 대부분의 사상자는 가장 가까운 병원이나 지역적으로 치료 시설이 좋다고 알려진 응급센터로 이송되는 반면, 다른 병원에서는 이송되지 않는 환자를 기다리고 있 다.
- 병원 전 단계에서 주로 경환들이 효과적인 구급처치, 의료 처치 또는 중증도 분류를 받게 된다.
- 재난 상황에 관한 정보 및 환자 수, 형태, 사상자의 중증도에 관한 정보는 지역 병원에 잘 전달되지 않는다. 병원에서는 첫 사상자의 도착이나 방송을 통한 정보에 의존하게 된다.

② 사상자들은 재난이 발생한 후 30분 정도 지나서 병원으로 이송되며, 대부분의 환자들은 60~90분 사이에 이송되는 특징이 나타난다. 따라서 재난 반응자가 초기에 현장에 도착하지 못하는 경우에는 효과적인 응급 처치를 시행할 수 없다. 병원에 처음으로 이송되는 환자들은 대부분 경증의 환자들이다. 현장으로부터 정보가 없기 때

문에 병원에서는 중환에 관한 정보가 없을 뿐 아니라 이에 대한 대비도 제대로 하지 못하는 경우가 많다.

③ 재난 후 하루나 이틀 이상 경과 후에는 매몰된 사상자의 생존을 기대하기는 힘들다. 따라서 구조팀이 초기에 도착하지 못하는 경우에는 매몰된 사상자의 높은 생존율을 기대할 수 없다.

④ 대부분의 사상자들은 3차 병원이 아닌 다른 의료 기관에서 치료가 가능하며, 이것이 3차 병원이 중환 치료에 전념할 수 있도록 도와주는 방법이다.

⑤ 일상적인 의료 제공이 제대로 이루어지지 않는 경우에는 3차 병원의 부담이 증가하게 되며, 중환에 대한 적절한 처치가 힘들어지게 된다. 따라서 재난 계획에는 만성 질환자들에 대한 지역 병의원에서의 치료 계획이 포함되어야만 한다.

⑥ 병원 자체의 재난도 고려해야 한다. 병원 기능이 마비될 수 있는 상황이나 상태에 대한 대비가 필요하다.

⑦ 효율적인 재난 대비를 위해서는 병원, 지역 사회 및 다양한 재난 기관 간의 유기적인 협조가 필수적이다.

4) 병원 재난 계획

병원 내의 응급 사고 지휘 체계는 재난 상황 동안 병원을 마비시킬 수도 있는 혼란이나 혼동 등을 최소화시키기 위해 발전되어 왔다. 이러한 체계는 분명한 책임 소재 및 명령 체계, 그리고 병원의 각 구성원 간의 명확한 의사 전달 체계 및 이해가 있어야 한다. 이러한 체계의 구성 요소는 다음과 같다.

① 보편화된 언어
② 예상 가능한 치료 체계
③ 유연한 반응
④ 우선순위가 있는 반응
⑤ 책임 있는 기능
⑥ 책임을 위한 지침서

(1) 병원 계획의 핵심 사항

병원 재난 계획은 행정, 간호, 그리고 의료진의 책임이다. 이 계획은 재난 현장으로부터 이송된 사상자의 치료에 있어 병원에서 조직적인 반응을 포함해야만 한다. 또한 인근 지역 병원의 환자 이송을 포함해야 한다.

아래의 사항들은 병원 계획의 몇 가지 핵심 기능이다.

① 계획의 활성화
② 병원 능력의 평가
③ 재난 명령 체계 확립
④ 통신
⑤ 보급
⑥ 병원 내의 재난 행정 구역 및 치료 구역
⑦ 연습 및 훈련
⑧ 보안 및 대중 통제

(2) 재난 계획의 활성화

병원 재난 계획이 효과적으로 운영되기 위한 책임자가 있어야 한다. 이 책임자는 병원 경영과 연관된 책임자일 필요는 없다. 또한 계획의 활성화가 필요한 상황들도 정해져야 한다. 재난 프로토콜에서는 재난 상황 시 사용 가능한 응급의학과 의료진 및 다른 과의 의료진들을 정의하여야 한다.

계획이 활성화되는 경우, 모든 재난 시에 필요한 가용 자원들을 즉시 활용할 수 있는 방안들이 강구되어야 한다. 이러한 자원에는 인력, 공급, 장비, 통신, 그리고 수송 등이 포함된다.

(3) 병원 능력의 평가

병원에서 재난으로 인한 사상자들을 수용하기 전, 병원 자체의 재난으로 인한 구조적 피해 유무나, 또는 기능적으로 활동이 가능한지를 반드시 파악하여야 한다. 파악해야 할 문제들은 다음과 같다. 통로 폐쇄 또는 승강기 고장, 화재, 폭발 또는 건물 붕괴의 위험, 산소를 포함한 장비의 공급 부족, 어떠한 장비이든지 사용을 못하는 경우, 수질 오염 및 물 부족, 환자 진입 불가능 등 여러가지 문제가 발생할 수 있다. 이러한 문제점들에 대한 책임은 보통 병원 기술자나 병원 안전 책임자들에게 있다. 만약 병원 자체의 구조적 문제가 있는 경우에는 환자 및 병원 관계자들의 대피도 고려한다.

병원이 안전하다고 판명되면, 재난 현장으로부터 최대한 몇 명의 환자를 이송해서 안전하게 치료 가능한지를 판단한다. 이러한 판단은 의료 인력, 병상 수, 수술실 및 중환자실 수용 능력, 그리고 공급 및 자원의 활용 정도에 의해 달라진다. 재난 상황 시에는 다음과 같은 사항을 파악하는 것이 중요하다. 병원 자체의 능력 평가: 얼마나 많은 병상 수 확보가 가능한가, 혈액을 포함한 중요한 의료 소모품 및 약제가 얼마나 이용 가능한가, 얼마나 많은 의료 인력이 근무 가능한가, 무슨 손실이 발생했는가; 얼마나 많은 수술실이 사용 가능한가, 어떠한 의사들이 병원에 필요한가, 등을 파악해야 한다. 기타 예상 가능한 문제들은 이상적으로는 계획에 포함된 가장 빠른 명령체계를 통해 이러한 자료들을 수집하고 결정할 수 있어야 한다.

(4) 재난 명령의 확립

병원 내의 명령 체계는 별도의 공간을 두어 설치해야만 한다(예: 재난 관리 센터). 이 센터는 중증도 분류 구역(재난 현장), 환자 처치 구역, 그리고 지역 구급체계, 경찰, 소방, 그리고 정부 책임자와 통신이 가능해야만 한다. 다양한 통신 방법들도 강구되어야만 한다(핸드폰, 무전기, 기타 등등). 이 명령 체계 내에는 반드시 의사, 간호사, 그리고 병원 행정 책임자가 포함되어야만 한다.

또한 명령 체계는 그 자체로 확고해야 한다.

(5) 통신

훌륭한 통신의 지속은 어떠한 경우의 재난이나 대량 사고 시에도 핵심적 역할을 담당한다. 적절한 통신의 부재는 재난 계획 실패의 가장 큰 원인이다. 불행하게도, 현재까지는 세계 각국의 재난 현장에서는 다양한 원인들로 인한 적절한 통신 유지가 이루어지지 않고 있는 것이 현실이다. 재난 기간 동안에는 다양한 방법의 통신들이 두절되고 있다. 제일 중요한 목적은 사용 가능한 모든 통신 수단을 이용해 통신을 유지하는 것이다. 이러한 통신 방법으로는 휴대 전화, 칠판, 이메일, 통신, 폐쇄회로 텔레비전, 단파 라디오, 또는 심지어 사람을 이용한 통신들도 고려해야 한다. 이러한 통신은 병원 간 또는 병원 내에서도 필요하다. 환자 치료에 필요한 혈액, 항생제, 또는 수액 등 환자의 생명과 연관이 있는 물품이 부족한 경우, 인큐베이터 또는 수술 기구 등이 부족한 경우, 간호사, 의료기사, 물리치료사 등의 인력이 부족한 경우 등의 상황이 발생할 수도 있기 때문이다. 그러나 불행하게도 현재 의료 체계에서 일상적으로도 최대한 기능을 하고 있는 상황에서 재난 시 더 나은 기능을 요구하기에는 많은 무리가 있다. 또한, 환자가 과중하게 몰린 병원에서 상대적으로 여유가 있는 병원으로의 환자 이송도 고려해야 한다. 그렇지만 현재 일상적으로 진행되고 있는 병원 간 환자 이송의 문제도 해결 안 된 상태에서 재난상황에서 이러한 기능을 요구하는 것 또한 많은 문제가 될 것이다.

(6) 지원(Logistics)

재난 기간 동안, 필요한 장비나 물품은 병원 내에서 가장 필요로 하는 곳에 즉시 공급되어야 한다(휠체어나 침대가 환자 접수 구역에 필요한 것 등).

각 병원들은 재난 시 필요할 것으로 예상할 수 있는 사용 물품들을 재고 형태로 정상적으로 현재 사용하고 있는 의료 물품 이상을 보유하고 있어야 한다. 그러나 국내에서는 이에 대한 실태 조사조차 잘 이루어지지 않고 있는 실정이다.

(7) 병원 재난 행정 및 치료 구역

재난 계획의 일환으로서 병원 내에 환자 도착 구역, 치료 및 퇴원 구역을 정하는 것은 매우 중요하다. 이 계획은 이러한 구역의 기능에 맞게 특성화되어야 하며, 인력 정도, 그리고 기본 물품 등의 개념이 확립되어야 한다. 아래와 같은 기능들이 원활하게 기능을 하여야 한다.

① 재난 통제 센터

재난 통제 센터는 응급실에서 가급적이면 멀리 위치하는 것이 적절하다. 병원 내의 사고 통제를 제외한 재난 현장의 기능을 조절해야 한다. 적절한 통신 유지는 매우 기본적인 요소이다. 다른 기능으로는 병원의 다른 병동을 개설하는 것, 외부의 도움을 요청하는 것, 위험에 처한 환자의 이송, 환자 처치 구역에 의료진 배정, 그리고 원래 역할의 재조정 등이 포함된다.

② 중증도 분류

효율을 극대화하기 위해서는 병원에 내원하는 환자를 한 곳으로 모아야 한다. 즉 중증도 분류 구역으로 집중하는 것이다. 이 구역의 핵심 기능은 모든 내원 환자를 빠른 시간 내에 평가하고, 치료의 우선순위를 정하며, 환자의 분류를 전담하는 것이다(즉, 적절한 구역으로의 환자 이송 등). 이러한 중증도 분류 구역의 부재 시에는 중요 치료 구역의 혼잡이 가중될 수도 있다.

③ 환자 간호 구역

일례로 환자 간호 구역을 다음과 같이 구분하는 것도 고려할 수 있다.

- 중환 구역: 중증도 분류 구역으로부터 중환을 위주로 치료하는 곳으로 응급센터 내에 위치하는 것이 이상적이다.
- 경환 구역: 대부분의 재난 상황에서, 대다수의 환자들은 심하게 손상을 받지 않는다. 대부분의 환자들은 보행이 가능한 손상을 입거나 걱정이 많은 환자들이다. 이러한 환자들은 가벼운 치료, 즉 골절에서의 부목치료, 열상의 봉합, 또는 파상풍 예방 접종 등의 치료가 필요하며, 이러한 환자의 치료 구역은 응급실에서 구별된 장소에 마련하는 것이 혼잡도를 줄이는 방법이다.

④ 수술 전 입원 구역

중환 구역에서 안정화된 대부분의 환자들을 간호

및 관찰하는 구역이다.

⑤ 수술

다수의 수술이 필요한 환자의 발생 시 적절한 치료에 영향을 주는 가장 중요한 요소는 사용 가능한 수술실의 수이다. 경험 많은 외과의사에게 가장 빠르게 환자를 의뢰하여 수술하는 것이 중요하다.

⑥ 영안실

대부분의 재난 시에는 많은 사망자가 발생한다. 이러한 장소는 되도록 병원에의 장소에 확보하는 것이 바람직하며, 학교, 학교 강당, 교회, 또는 종합경기장 등이 대안이 될 수 있다. 병원에서는 생존 가능한 환자의 치료에 집중하는 경향이 있기 때문에 사망자에 대해서 소홀해질 수밖에 없다.

⑦ 오염 제거

재난 시 방사선적으로 또는 화학적으로 오염된 경우를 대비하여 몇 가지 필요한 것들이 있을 수 있다.

- 제독을 위한 안전한 장소
- 환자의 외부 오염을 씻어 내기 위한 방법
- 오염 물질을 담을 용기
- 환자로부터 오염을 방지하기 위한 적절한 보호
- 일회용/소독 가능한 의료 장비

이러한 오염 제거의 목적은 외부 오염의 최소화, 남아있는 오염 물질의 제거, 그리고 잠재적으로 위험한 물질의 전파 방지에 있다. 이러한 제독 구역은 단지 오염 물질의 제거라는 목적과 더불어 환자 소생을 위한 인력 및 장비도 필요한 구역이다.

⑧ 정신과

재난 시 또는 다른 많은 원인으로 불안 또는 우울증 등의 정신과적 치료가 필요한 경우가 많이 발생한다. 히스테릭한 사람의 경우(환자, 방문자, 또는 병원관계자)에는 병원의 재난 진료 기능을 방해할 수도 있다. 특히 정신과적 면담이 필요한 경우를 생각하여 분리되고 고립된 치료 구역을 확보해 놓아야 한다. 이러한 정신과적 지지치료가 점점 더 중요하게 간주되고 있다.

⑨ 가족 대기 및 퇴원 구역

과거의 재난 현장에서는 가족 및 친지들이 사상자들을 찾기 위해 병원 내에서 혼잡을 초래하는 많은 경우를 경험하였다. 이러한 혼잡은 재난 상황에 최선의 대응을 요구하는 상황에서 병원 기능의 방해를 야기하는 경우가 대부분이다. 이러한 이유로 인해, 가족 및 친지들에게 정보를 제공해 줄 수 있는 별도의 공간을 확보해 놓아야 한다. 이러한 구역은 동시에 병원 내의 환자 퇴원 시 그리고 재난 시의 환자들을 위해서도 사용될 수 있다.

⑩ 자원 봉사자

재난의 경우에는 수혈 등의 도움을 주기 위한 일반인들이 한꺼번에 많이 모일 수 있다. 이러한 자원 봉사자들이 일부 도움을 줄 수도 있지만 보통은 도움보다는 병원 기능에 장애를 초래하는 경우가 대부분이다.

자원봉사자들을 위한 별도의 공간을 확보한 후, 이러한 자원 봉사자들의 도움을 받을 것인지를 판단하는 것도 중요하다.

(8) 교육과 훈련

정기적인 훈련 및 연습이 병원 관계자들이 재난 상황 시에 적절하게 대처하는 데 도움을 줄 수 있다.

또한 이런 훈련을 통하여 취약점이나 생략된 사항들을 확인하며, 계획의 재수립 및 수정을 할 수도 있다. 이러한 훈련들은 실제와 같은 상황을 가정하고 대규모로 할 수도 있으며, 또한 간단하게 가상 상황을 설정하여 훈련으로 끝낼 수도 있다.

2. 재난 응급의료 서비스

1) 개요

(1) 일차대응자의 역할

관할지역의 응급의료체계, 소방서, 경찰은 항상 재난의 현장에 먼저 대응하는 사람들이다. 이러한 기관들의 준비, 계획, 협조하는 정도가 재난상황의 의료의 결과가 좋은 정도를 결정한다. 준비의 단계는 지역에서 지역이나 기관에서 기관으로 다양하다. 응급의료체계 구성하는 크기, 지역적 위치, 통제력은 재난준비에 중요한 위치를 차지한다. 첫 대응자의 역할은 상황에 따라 매우 다르다. 전통적으로 응급의료시스템은 환자의 분류, 치료, 이송을 담당했다. 소방서는 사고 지휘, 화재진압, 구조, 전력 공급을 담당한다. 경찰은 보안, 경계통제, 진입 및 진출 통제를 한다.

최근의 재난에서는 일차 대응자와 시민들이 계획대로 되지 않으면서 이러한 전통적인 역할들이 불명확해지고 있다. 의료보조자들이 경찰과 나란히 구조를 한다. 소방관들이 치료 구역을 정하고 환자치료를 한다. 경찰관과 시민들이 지역병원으로 환자를 이송한다. 일차대응자의 전통적인 역할을 이해는 하지만, 좀 더 탄력적인 대응이 필요하다.

(2) 서비스 종류와 준비의 단계

의료재난을 관리하는 병원 전 단계의 준비는 여러 가지 사항에 따라 다르다. 서비스의 종류, 크기, 지도, 이를 운영시키는 정치적, 경제적 환경 등이 재난대응의 준비 단계에 영향을 준다. 재난에 노출된 지역의 대형이고 지원이 잘된 조직들은 상대적으로 안정되고 작은 조직보다 더 준비하고 연습한다. 정치나 경제적 상황에 대응하는 조직구성의 지도력이 준비의 정도를 결정한다. 시민들의 안전에 중요한 지역 치안은 필요에 의해 준비하는 지도력으로 훈련되고 행동되게 된다. 반대로 자기도취나 관심이나 각성이 없고, 경제적 지원이 적고, 지도력이 없으면 거대한 조직의 구성은 되지 않는다.

(3) 병원 전 임무

병원전의 임무는 각 구역에 따라 다르다. 대부분의 임무는 확인, 구조, 환자분류, 현장에서 병원으로의 이송이다. 현장에서의 실제행동들은 계획과는 다른 경우가 많다. 환자들이 프로토콜과 다르게 분류되거나, 구급차 이외의 수단으로 이송된다. 이송받는 병원이 병원 전 체계에서 분리되는 경우도 있다. 환자의 보고나 분포의 결과가 이송병원의 예상과 다르게 되기도 한다. 병원전 단계 의료의 양상이나 수가 이송병원의 결과와 다르게 나타난다. 대부분 현장의 처치에서는 소독하고 경추고정 하는 데 제약이 많다. 일부의 재난에서만 기본 이상의 처치를 한다.

(4) 최근의 전망: 전통적인 모델

시민들의 대응시스템의 발달이 나라들마다 다르게 변했지만 대량재난의 표준이 되어왔다. 이러한 표준에는 환자분류의 개념, 분류의 단계, 분류종류,

교통의 관문, 치료구역 등이 포함된다. 이송부서는 환자를 구급차나 버스에 실어 치료 가능한 병원으로 이송한다. 이송단위들은 주변병원의 환자의 밀집을 피하기 위해 현장에서 먼 병원으로 이송하게 되어 있다. 버스는 덜 심한 환자들을 환자가 붐비지 않는 병원으로 이송하게 해야 한다. 응급의료시스템은 이송센터나 통신센터로부터 병원의 환자 수를 보고 받는다.

서류상으로 효과가 있거나 실제에서 일어날 수 있으나 이러한 시스템은 타고난 약점을 가지고 있다. 움직이지 못하는 환자나 협조가 가능한 환자는 차량에 실리거나 교통관문까지 안내되기 전까지는 기다려야 한다. 이것은 한 면이나 한 방면의 현장에는 가능하나, 사방에서 환자가 넘쳐나는 상황에서는 맞지 않는다. 현장의 통제시도에 유연성이 결여되고 결국은 실패하게 된다. 표준계획은 스스로 병원으로 가는 환자들에 분배가 없다. 더구나 응급의료 단위들은 여러 가지의 이유로 먼 곳의 병원보다는 가까운 병원으로 가게 된다.

(5) 전통적인 모델의 재 생각

의료재난의 최근의 경험들에 의해 전통적인 생각들이 바뀌어야 한다고 한다. 최근의 사건들을 보면 사고와 연관된 80%의 사람들이 응급의료체계나 재난 지위체계의 접촉 없이 스스로 의료기관을 찾은 것으로 나타났다. 사상자나 행인들이 요구가 없었는데도 구조 활동에 관여하였다. 의료 지원자들은 좋은 의도로 현장에 도착했으나 결론적으로 통제의 문제점이 되었다. 환자들은 치료를 거부하거나 더 치료가 필요한 사람에게 치료를 하라고 했다. 방송매체는 앞으로의 계획이나 정확한 정보 제공의 도움도 문제가 됐다. 응급의료단위는 초기에는 가까운 병원으로 환자를 이송한다. 결국은 경상의 환자로 병원의 업무가 위협받게 된다. 사고 외곽의 병원들은 불필요한 의사를 추가로 확보하고도 적정한 환자가 오지 않아 불만을 가지게 된다. 많은 환자들은 병원에서 다시 분류되어 특수한 과의 부족으로 이송을 해야 한다. 최근의 무기 등 병기에 의한 재난 시에 많은 수의 환자를 치료나 이송 전에 제독을 해야 하는 것이 가장 큰 관심거리이다.

과거를 돌이켜 보고 이를 배우면서, 계획자나 대응인력들은 시스템의 약점과 강점을 인지할 수 있어야 한다. 이들은 작동하는 것에 집중하고, 작동되지 않은 것은 바꾸어야 하고, 빈 것이 발견되면 새로운 것을 채워야 한다. 명확히 일부의 행동들은 재난 동안에 항상 발생한다. 재난대응에 대한 표준을 변형시키면 더욱 효과적일 것이다.

2) 재난과 대량사고의 유형

(1) 개방형(Open)

개방형 재난은 넓은 지역에서 많은 환자가 발생하는 것이다. 이러한 사고들은 자연재난들로 지진, 태풍, 토네이도 등 있다. 재난이 광범위한 지역에 발생하므로 환자의 이송과 배치가 더욱 어렵다. 이러한 재난은 수 일 동안 지속되고 중요 자원의 재분배와 상호협력을 위한 재난관리자가 필요하다. 재난관리체계(incident management system)가 관리와 완화를 위해서 필수적이다. 사고는 작동 가능한 대응체계를 혼란시켜 다른 지역에도 여러 가지 연쇄반응을 일으킨다. 사고와 의료 책임자들은 지역적으로 한 지역에만 집중하는 것을 피하고 전체적인 숲을 보기 위해 노력해야 한다.

(2) 폐쇄형(Closed)

작고 국소적인 지역 내에서 발생하는 재난이다. 이러한 재난은 기술적인 문제로 될 수 있고, 징후가 적거나 없이 주로 시골지역에 발생한다. 건물의 붕괴, 화학물질의 폭발, 이송 사고 등이 있다. 이러한 사고의 처치를 위해 배치된 재원은 더욱 집중되어야 한다. 환자가 적은 지역에 과중되고 초기처치의 단위를 넘어설 수 있어 처치가 어려울 수 있다. 대응단위의 혼잡과 교통정체는 이러한 사고와 연관된 문제이다. 사고지역 근처의 병원은 아무런 경고 없이 갑작스러운 환자의 쇄도를 겪을 수 있다. 도시의 기반시설은 건재하고, 재원들도 사고에 대비하여 사용할 수 있다. 사용 가능한 재원의 수가 처치의 문제로 나타날 수 있다. 이것을 이차적 재난이라고 한다.

(3) 한정된 형태

한정된 재난은 예측 가능한 시작과 끝이 있다. 태풍은 결국 영향을 준 지역에서 시간이 경과하면서 소멸된다. 토네이도는 수 분 안에 발생한다. 일반적인 비행기 추락은 연쇄적으로 발생하지 않는다. 원인이 소멸되는 경우에는 사고에 대한 계획과 대비 및 처치를 쉽게 한다. 사상자가 제한된 수로 발생하고, 더 이상 발생하는 사상자는 소수이다. 지역보건기관은 사고 이후 2시간 안에 많은 수의 환자를 받는 경우가 있다. 초기의 환자의 쇄도 이후에 환자유입은 줄어서 미미해진다. 한정된 재난으로 인한 사상자는 많을 수 있으나, 원인이 소멸된 후에는 구조와 복구에 노력을 집중할 수 있다.

(4) 진행하는 형태

진행형 재난은 갑작스럽게 시작되고 대응 자원을 압도하게 되면 계속 진행하고 광범위한 시간 동안 지속된다. 초기의 사건은 눈에 드러나지 않을 수 있어서, 상황이 악화되어 주목받기 전까지 발견이 힘들 수 있다. 그 이후에는 대응자들은 이미 늦은 것을 알고 재원을 확장하여 만회하려고 한다. 진행되는 재난에 속하는 것으로는 전국적인 호흡기 바이러스의 감염, 계속되는 전투, 복합적인 인도주의적 응급상황 등이다. 초기노력은 가능한 빨리 원인 요소를 제한하거나 없애는 데 집중한다. 후반에는 자원의 배분이 필요하다. 명확히 보이는 끝이 없고 상황은 계속 악화되어 가므로 계획의 수립이 대단히 어렵다. 완화를 위한 계획은 장기적 관점이 필요하다. 원인요소 제거를 하기 위해서 재원의 요구가 한정된 사고의 요구를 능가한다. 영향받은 환자집단은 계속적으로 증가하고, 그들은 하나의 제한된 사고를 처리하는 체제를 압도하게 된다. 재원은 배분 요구를 충족시키기 위하기에는 부족해진다. 중환처치실과 인공호흡기가 부족해지면 중환처치와 인공호흡기를 필요로 하는 환자를 수용하는 병원의 결정도 필요할 수 있다. 지역적인 재원이 포화되고 고갈되면서, 지역사회는 외부의 도움에 의존하게 된다.

3) 병원 전 재난 계획과 훈련

(1) 계획과 훈련의 원칙

실제적이고 효과적인 훈련과 연관된 계획은 재난에 대응하는 가장 강력한 요소이다. 이러한 것이 없으면 사람들은 흐트러지고 당황한 형태로 그들의 최선을 다할 것이다. 모든 환자들은 훈련의 정도와 상관없이 결국 이송되고 치료받을 것이다. 그러나 희생자에 대한 대응은 최고의 결과가 나오지 않을 것이다. 계획과 훈련은 다음의 몇 가지 기본 원칙을 따라야 한다.

① 사람들이 압박 받거나 긴박한 상황이 되면, 이전의 훈련과 경험에 의지하게 된다. 장비와 실행계획은 매일 사용했을 때만 사용 가능하다. 다른 말로 "당신은 연습한 대로 행동한다."
② 대부분의 환자들은 보통 2시간 안에는 지역응급의료체계와 관계 없이 가장 가까운 지역병원에 도착한다.
③ 의료진이 사고지휘자와 대량재난 처치에 대한 훈련이 안 되어 있다면, 그들은 사고대비의 성공적인 조직구성의 중요한 초기조직을 구성할 생각을 하지 못한다.
④ 주변의 이송 단체와 자발적인 시민의 의료대응이 일어날 것이다.
⑤ 훈련없이 선반에 놓인 계획서는 아무 쓸모가 없다.

계획의 수립은 가능하면 매일 실행하는 훈련 속에 재난관리와 운영행동들을 포함시켜야 한다. 일반적인 재난의 양상이 이러한 것을 완전하게 수행하지는 않더라도, 모든 노력들은 이루어져야 한다. 응급의료 지휘자는 매일 수행되는 재난 관리를 할 때 지정된 형식을 사용해야 한다. 재난 발생 시에 관리형식을 사용하지만, 지휘자는 그에게 친숙한 형태로 재구성한다. 환자분류표에 익숙하지 않은 의료인들은 재난 발생 시에도 사용하지 않게 된다.

재난관리에서 가장 문제가 되는 것은 시간과의 싸움이다. 대부분의 과거 경험상 환자들의 이송이 가능한 경우에는 대부분 2시간 내에 병원으로 이송된다. 계획을 수립하는 데 많은 시간이 필요하다면 정교한 계획들도 많은 수의 환자들의 요구를 수용하는 데 효과적이지 않다.

대부분의 재난에는 다른 응급의료기관이 요청이 없는데도 자발적으로 참여한다. 이런 대응에 대한 통제가 없으면 이러한 자원봉사자들은 결국은 응급의료체계 운영의 장애물이 된다. 이러한 재원들이 그 지역 응급의료체계에 부담이 아니라 도움이 되게 하는 안목을 가진 계획이 필요하다.

(2) 훈련방법

훈련계획은 재원이 모든 연습에 맞게 가능한 많은 도움이 되도록 해야 한다. 모든 테이블이나 현장도는 무엇을 검사 받고 가르침을 받는지 명확한 목표를 제시해야 한다. 관할지역의 요구에 맞는 훈련을 자주 시행하고 가능한 적은 인력이 사용되어야 한다. 관할 지역활동자(병원의행적직이나 지원인력)들은 실제 사고에서는 중요한 인물이지만 거의 동원되지는 않는다. 간혹 뜻밖이거나 거의 발생하지 않는 상황이 일어나기도 하고 제한된 재원이 모자라는 경우가 발생한다. 훈련은 계획을 연습하는 것이지 재난의 혼란을 연습하는 것이 아니다.

(3) 장비

응급의료서비스 기관은 재난 동안에 치료하는 환자들을 관리하고 처치하는 과정을 돕기 위해 여러 가지 장비품목을 가지고 있다. 이러한 장비들은 매우 유용한데 이러한 것들은 사용자가 장비에 대해 친숙하고 편안하게 할 수 있을 때만 제대로 사용하게 된다. 장비들은 즉각적으로 사용할 수 있어야 한다.

① 중증도 환자 분류표

대부분의 응급의료서비스에서 보유하고 있는 품목

이다. 꼬리표는 환자의 상태를 표시하고 치료를 받게 하고 이송을 위한 기록으로 하게 되어있다. 이것은 각 지역사회의 요구에 따라 다르고, 자주 연습이 필요하다.

② 환자분류 리본

분리되거나 롤 모양의 구조자용 색 테이프를 환자를 분류하기 위해 환자의 발목에 묶어준다. 이것은 비용이 저렴하고 사용하기가 쉽다. 환자치료에 대한 정보를 가지지 못한다는 단점이 있지만 현장이나 구조 상태에서 초기 환자 분류에 효과적이다.

③ 환자분류 깃발과 천

색이 있는 깃발이나 천은 환자분류나 치료구역을 나타내는 데 사용한다. 이러한 것들은 환자나 구조자에게 정확한 위치의 방향을 제시한다. 천은 사람이나 구조물이 없는 지역에서 더 잘 보이고, 깃발은 사람들이 작업하고 있는 지역에 사람들의 머리 위로 더 잘 보인다. 대부분의 제품들이 잔디나 땅에서 사용할 수 있게 되어 있다. 도시에서는 아스팔트나 콘크리트 위에 설치할 수 있게 해야 한다.

④ 환자분류 표시

환자분류의 장소와 치료구역을 정하기 위해서는 조금 더 정형화된 형식이 필요하다. 이것은 안정되고 잘 보이며 적당한 크기가 필요하다. 여기에는 소통 가능한 언어의 선택도 필요하다.

⑤ 원뿔형 교통표지

원뿔형 교통표지는 경찰 등이 차도를 재정비하거나 작업구역 경계를 표시할 때 사용한다. 일반인이나 환자들의 이동을 통제하는 데 굉장한 효과가 있다.

⑥ 현장 테이프

이러한 롤 테이프는 경찰이 사용하는 범죄현장 테이프와 유사하다. 한 명 내지 두 명이 빠르게 작업구역을 정할 수 있고 구역의 보안에도 기여한다. 이것은 두 줄로 하여 사람들이 머리위로 들어 올리거나 다리로 넘어가지 않게 해야 한다. 현장에서의 사용으로 구경꾼이나 훈련된 자원봉사자들을 통제하는 데도 도움이 된다.

⑦ 조명

많은 재난은 야간에 발생한다. 따라서 적절한 조명은 필수적이다. 대부분의 응급의료기관들은 조명을 다른 기관에 의존한다. 다른 기관으로 조명이 오기까지 기다리는 동안 환자분류와 처치공간의 효과적인 운영의 지체가 있을 수 있다. 구급차를 현장의 조명으로 사용하게 주차할 수 있지만, 이송을 위해 사용해야 하고 매연의 문제가 있다.

⑧ 신속대응 카드와 조직구성표

미리 인쇄된 표로 초기팀의 의무와 이후의 지휘자들의 위치의 윤곽을 잡을 수 있다. 의료진이 현장에 압도당할 때, 즉 환자가 많을 때 효과적이다. 구조자들은 카드사용이 용이해야 하고 이에 친근해야 한다. 카드는 악천후에도 사용가능한 물질로 만들어져야 한다.

⑨ 무전기

일부 기관들은 대형 사고에 의해 일반통신수단에 무리가 가면 전용무전기를 사용한다. 이러한 무전기는 좁은 방송영역에서의 사용은 저렴할 수 있다. 무전기는 같은 지역 내에 다른 일을 하는 사람들 간의 연락을 할 수 있게 고안되었다. 이러한 통신기구들은 잘 유지되고 일정하게 연습해서 사용할 수 있어야 한다.

⑩ 재난 키트

미리 준비된 튜브, 박스, 키트 등은 재난 대응 시에 사용할 수 있게 되어 있다. 그 안에는 기본적인 의료 기구를 포함함 여러 장비들이 정리되어 있다. 이것들은 일반대원들을 위해 만들어져서 환자분류 지역과 치료지역을 어디에 하는지 알 수 있게 한다. 이러 키트의 공급은 유니트와 멀리 있는 곳에도 가능하다. 이러한 키트가 각각의 유니트에 있는 경우 짧은 시간 내에 독립적으로 운용하는 경우이다. 특히 이 기구는 광범위한 지역의 사고에 유용하다. 이러한 키트 사용에 주의할 점은 재난에 반응하는 모든 유니트가 운영되어야 한다는 것이다. 이러한 것은 이송의 능력을 감소시킨다.

⑪ 재난 대응 유니트

붕대재료나 척추보드와 같은 추가적인 재원이 준비되어 있는 차량으로 치료지역에 반응하도록 고안되어 있다. 이로 재원들을 공급하거나 회수한다. 이러한 차량들은 작업구역에 필요한 많은 수의 재원들을 공급하는 데 유용하다. 유니트의 단점은 반응에만 전용으로 사용하는 차량이 필요하다는 것이다. 그리고 차량과 구비품을 유치하는 데 추가의 시간이 필요하다.

⑫ 보호장비

재난지역에서 일하는 응급구조대원들을 위해서 헬멧, 장갑, 보호안경이 필요하다. 위협적인 테러의 공격이 있는 경우에는 호흡보조 장비, 화학제로부터 방어되는 보호복, 장갑, 장화 등의 보호 장비가 필요하다. 충분한 분량의 장구가 각 유니트에 비치되어 있어야 한다.

⑬ 확성기

일차 구조자들은 많은 수의 환자와 대중들을 부딪치는 게 보통의 경우다. 그들은 대부분 혼란스럽고, 충격 받고, 방향을 찾아 헤맨다. 확성기는 많은 수의 사람들에게 지시할 수 있다. 대중들을 통제하기 위해서 사용하는 문장들을 조심해서 사용해야 한다. 현장의 군중들이 의도된 계획에 따라 빠르게 정렬되기 위해서 구조자들을 위한 정형화된 문장이 있어야 한다.

(4) 통신

재난대응에서 발생하는 문제 요소 중의 하나는 통신의 마비이다(바벨효과). 여기에는 몇 가지 이유가 있다. 무전기 주파수가 모자라고, 무전기 사용량이 증가하고, 통신채널이 불명확하고, 다른 무전기와 주파수대를 사용하고, 사고 자체로 통신방해나 두절이 일어난다.

재난 시 응급의료체계는 다음과 같은 5개의 통신기능을 가지고 있어야 한다.

① 사고에 대응하지 않고 사고 이외의 지역의 일을 할 수 있는 구조 유니트와의 통신
② 사고에 대응하는 유니트와의 통신
③ 상호 도울 수 있는 대응 유니트와의 통신
④ 재난관리체계를 통한 다른 기관과의 통신
⑤ 환자의 분포와 상태에 대한 병원과 의료기관과의 통신

긴장된 상황에서 동시에 이러한 것을 하는 것은 어려울 수 있다. 대도시의 응급의료체계는 광범

위의 무전 채널을 가지고 있다. 더 작은 도시들은 한 두개의 주파수를 가지고 있다. 일부는 하나의 채널은 대원의 출동에 사용하고 병원으로의 통신은 휴대폰을 사용하기도 한다. 휴대폰통신은 재난 동안에 마비되는 경우가 많아 통신방법으로는 실패하기가 쉽다.

주파수가 가능하다면 재난에 대응하는 유니트의 통신은 다른 호출들과 분리하여 설정해야 한다. 각 주파수 별로 교통을 조정하는 통제관들이 있어야 한다. 의료지휘자는 모든 계획 및 실행의 중심 위치에서 재난의 상황을 통하는 채널이 되어야 하고 모든 통제관들과 연결되어 있어야 한다. 통제관들은 모든 통신을 받는 깔대기와 같은 역할을 해야 한다. 이러한 과정들이 사고 발생 전에 계획되고 확립되어 있어야 한다.

상호대응 유니트와의 통신은 대부분의 응급의료체계가 상호대응 주파수를 가지고 있지 않아 통신이 어렵다. 설사 하나의 주파수가 있어도 현장의 유니트와 연결되어 있다. 상호대응 유니트는 그들의 전화로 정보를 모으는 그들의 통신센터에 의존하게 된다. 결국 이러한 유니트는 주파수의 범위에서 벗어나고, 정보망에서 벗어나고, 의료지휘자의 통제에서 벗어나게 된다. 상호대응 유니트는 확실한 안내를 받을 수 있는 지역으로 안내되어야 한다. 이동이 결정되면 이들은 이동에 다른 위치를 보고해야 한다. 일부지역 밖의 유니트들은 일을 찾기 위해 다니는 경우도 있고 일부는 구조요청도 없는데도 나타나는 경우가 있다. 상호대응 유니트는 반드시 확인되고 통제되어야 한다. 재난 때 이러한 유니트를 통제하고 통신하는 방법을 계획해야 한다.

의료책임자는 재난관리체계를 위한 모든 정보의 통로 역할을 할 필요가 있다. 사고지휘자는 재원의 요구와 피해자의 분포에 대해 알고 있어야 한다. 바꾸어 말하면 의료지휘자는 작업 진행 정도와 상황의 변화를 시시각각 알고 있어야 하고, 재난에 연관된 기관들로 다양한 정보를 받아 즉각 결정하는 능력이 있어야 한다. 이러한 것은 현장지휘소에서 서로 마주 보면서 이루어지고, 이러한 방법은 여러 재난을 경험하는 동안 가장 효과적이고 믿을 수 있는 방법이라고 증명되었다.

4) 병원 전 대량재난의 운영

(1) 계획

재난 발생 시 효과적으로 대응하는 가장 좋은 방법은 계획하고 교육하는 것이다. 한 기관이 이러한 재난에 대해 어떻게 대응할 것인지 계획을 세우게 되면 대응하는 모든 구성원이 효과적인 교육을 받아야 한다. 훈련은 재난이 발생하면 연관된 모든 기관들도 같이 수행해야 한다. 초기 의료진들은 그들이 활동하는 지역뿐만 아니라 다른 기관들과도 익숙해져 있어야 한다. 그들은 재난 시 화재, 치안, 응급의료의 지휘를 맡는 사람들은 물론이고 적십자나 사회사업가들과도 익숙한 관계를 가져야 한다. 위협적인 상태에서는 처음으로 만나는 사람들과 사무적인 친분을 만드는 데 시간이 모자란다.

어떤 재난은 경고사인이 거의 없이 나타난다. 태풍의 경우의 계획하는 수일의 시간적 여유가 있다. 대형군중집회는 수 주 이상의 시간이 있다. 경고사인이 있어도 어느 정도의 계획밖에는 수립할 수 없다. 누구도 토네이도가 어디로 가는지 얼마나 지속될지는 모른다. 태풍이 상륙하기까지는 어느 곳을 습격할지는 아무도 모른다. 대중집회에서도 무엇이 잘못될지는 모르는 일이다.

(2) 운영

의료책임자는 사상자들을 확인하고 환자들을 안정화시키고, 치료하고 적절한 치료를 위해 이송하는 모든 재원들을 조절하는 책임을 가지고 있다. 이러한 임무의 성공은 응급의료체계의 훈련, 장비, 교육의 여부에 달려 있다. 운행과정들은 몇 개의 세부영역으로 나눌 수 있다.

- 지휘부(command)
- 현장지휘부(staging)
- 중증도 분류(triage)
- 환자이송(transport)
- 지원(logistics)

① 지휘부

의료책임자는 재난 시에 환자의 치료와 이송의 모든 면을 담당하는 재난관리체계운영의 책임을 가지고 있다. 의료지휘자는 환자치료에 관여하는 1차 반응자, 구조사, 모든 보건종사자에게 지시를 내린다. 또한, 재난의 모든 운영을 담당하는 재난지휘자와 관계를 유지한다. 이 위치는 재난 초기 수 시간 동안 매우 바쁘고 긴장되는 자리이다. 의료지휘자는 전반적인 흐름을 조정하는 데 도움을 주는 사람을 지정하거나 도움을 청해야 한다. 또한, 의료반응체계의 구조를 세워야 한다. 그리고 환자의 치료와 이송을 하는 지역을 지정하고 사람들을 지정한다. 이러한 사람들은 의료지휘자에게 보고해야 한다. 사고수습을 위한 지휘의 요구와 운영 측의 요구들의 정보가 서로 연결되어야 한다. 의료지휘자는 이러한 정보의 수문장역할을 한다. 이 위치는 현장의 초기 전문소생술 유니트가 도착하면 구조사들이 한다. 현장에 지휘자가 오면 임무를 교체한다. 만약 여러 장소에서 재난이 발생하면 각 지역마다 의료지휘자로 임명된 사람이 필요하다. 모두가 전체 의료지휘자에게 보고해야 한다. 혼란스러운 현장을 조정하기 위해 짧은 시간에 의료대응구조를 설립하는 초기의 결정이 의료지휘자의 가장 큰일이다.

② 현장지휘부

현장지휘부는 재원의 이송과 이들을 올바른 위치로 보내는 업무를 한다. 현장정비구역은 재난 초기에 지정되어야 한다. 지역이나 상호 대응재원들은 자리를 지정해 주어야 한다. 이들은 지정된 구역 사무실에 보고를 해야 한다. 이러한 일들은 재원을 통제하고 한 현장에 너무 많은 유니트가 가지 않게 통제한다. 의료지휘자는 현장정비부에 재원을 요청하고 가야 할 위치를 정해준다. 현장정비부는 의료지휘자에게 사용 가능한 재원의 수와 종류를 계속 알려 주어야 한다. 현장정비부 역시 상호대응 유니트에게 병원의 위치와 정보를 줄 수 있다. 현장정비부 구역 내의 명확한 정의와 통제가 없으면 상호대응 유니트는 재난관리체계의 통제에서 벗어나 직접 현장으로 갈 것이다. 필요에 따라서는 병원이나 다른 지역으로부터의 의료재원이 현장정비부로 갈 수 있다. 일반적인 대량재난의 처리 방법은 그림과 같다(그림 5-1).

③ 중증도 분류

이 위치가 수행하기 가장 힘들다. 가장 유능한 사람이 지정되어야 한다. 재난에서 가장 먼저 요구되는 것은 환자를 의료적 판단에 따라 정리하는 것이다. 이것에는 환자의 치료와 이송이 포함된다. 모든 시스템들이 환자분류의 개념을 제안하지만 일부만이

그림 5-1 전형적인 대량재난 처치 안

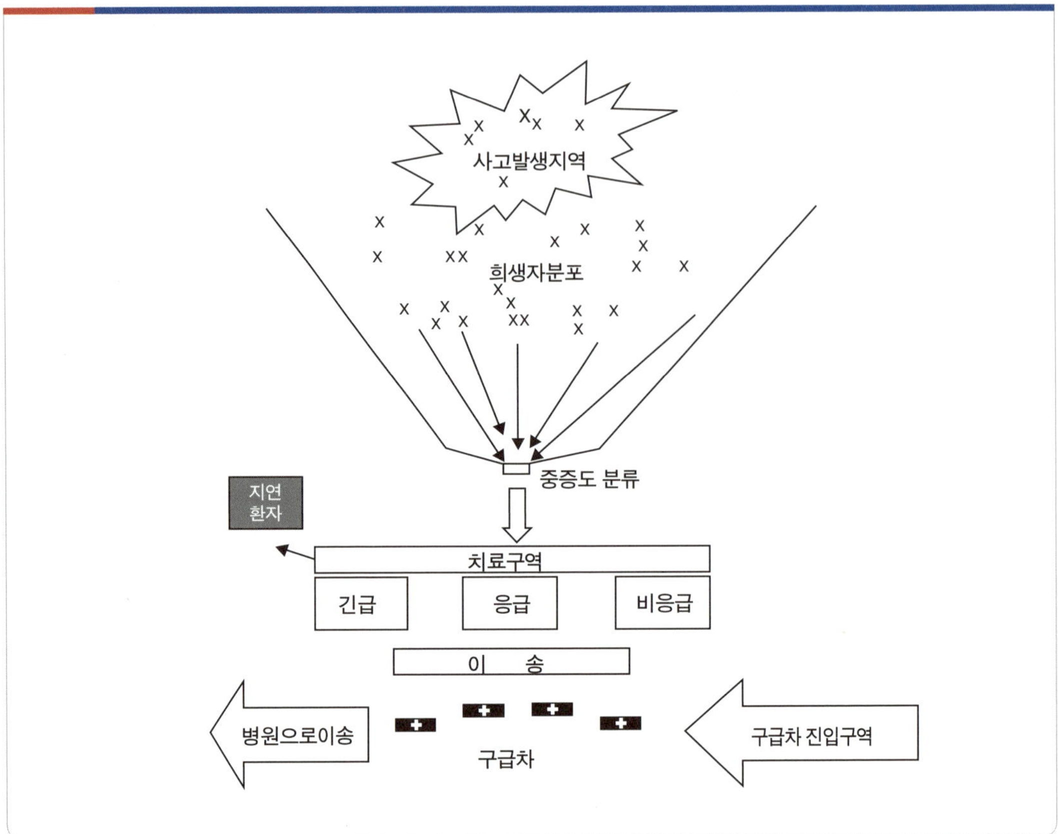

신속한 환자의 분류능력과 준비가 가능하다. 우리가 일반적으로 시행하는 환자분류와 재난 시의 환자분류는 완전히 다른 개념이다.

④ 치료

분류된 환자가 이송할 수단보다 많을 때는 환자대기소에서 안정화시키고 치료가 필요한 환자는 치료를 시행해야 한다. 여기서의 치료는 경험이 많은 구조사, 간호사, 의사의 통제하에 시행되어야 한다. 치료책임자는 모든 환자들이 양질의 기본치료와 재원이 가능하다면 전문치료를 받도록 해야 한다. 치료의 수준은 대기구역에서 보내는 시간, 의료진의 수와 능력, 가능한 기구, 환자의 상태 등으로 결정된다. 대부분의 환자들은 기본적인 경추고정, 기도관리, 붕대, 부목 등의 치료를 받는다. 더 전문적인 치료는 이송유니트, 환자집합소, 의료기관에서 받는다. 지원부가 치료구역에 적절한 물자를 공급하는 중요한 역할을 한다. 잘 조정되는 의료지원자가 있다면 이 구역에서 사용해도 된다. 중요한 것은 기본적인 치료이고 전문적인 치료는 기본치료가 모두 다 시행된 이후에만 가능하다.

⑤ 이송

이송부서는 환자를 유니트로 옮기고, 소통을 원활

히 하고, 도착할 병원에 알리는 책임을 진다. 효과적이고 안정된 현장 정비하에 재난 현장의 진입과 진출이 안정화되면 유니트로 환자 이송 및 배분은 쉬워진다. 초기의 결정은 얼마나 많은 환자가 각 수송 차량에 배정되냐는 것이다. 이러한 결정은 이송재원과 환자 수에 의해서 결정된다. 가능한 한 유니트에 환자를 처리할 능력이 되지 않는다면 두 명의 환자를 놓는 것은 피해야 한다. 가능한 유니트와 중환자의 수에 따라 한 번에 두 명의 환자이송은 가능하다. 환자이송의 다른 재원도 고려해야 한다. 버스나 벤 차량은 걸을 수 있는 환자를 병원까지 이송하는 데 사용한다. 사용 가능한 재원에 따라 다르지만 개인 차량으로 환자를 이송할 수 있다. 이때는 가능하면 의료진이 동승해야 한다. 가족들이나 친분이 있는 사람들을 같이 이송하는 것도 고려해야 한다.

이송병원은 현장의 위치, 분류와 이송구역의 환자 수, 대응구조의 안정성, 이송병원의 능력에 의해 정해진다. 무력화된 병원이 있을 수 있고, 치료소로 가는 길이 막힐 수도 있다. 대응구조에 재난환자집합소나 현장병원을 설치할 수 있어야 한다. 이러한 것들은 이송부서에 더 많은 선택을 주게 된다. 마지막으로 병원이 제 기능을 못하면 더 이상의 환자를 받을 수 없다.

재난 초기의 혼란 시에는 환자를 찾는 일은 거의 없다. 초기 대응 유니트들은 대개 환자수집의 단계가 확립되기 전까지는 환자를 싣거나 이송하는 일을 한다. 일부 상용화된 환자분류표는 이송부가 이송할 환자를 찾을 수 있게 한쪽모서리를 뜯어내게 만들어진 것도 있지만 이러한 것도 초기의 혼란 시에는 유지하기 어렵다. 일부 제품들은 환자를 찾기에 도움이 되게 바코드를 찾는 시스템을 사용하기도 한다. 이송차트를 인쇄하여 개개인에게 인계하게 하는 시스템도 있다.

병원으로의 통보는 여러 가지 방법을 동시에 사용한다. 가장 많이 사용하는 방법은 통신센터를 경유하여 무전기로 각 병원에 알려주는 것이다. 다른 방법으로 휴대폰을 사용할 수 있다. 이런 방법에는 몇 가지 문제점이 있는데, 무전기를 사용, 연락하는 경우 정착되는 데까지 시간이 소요되고, 병원들마다 사용하는 주파수가 다르다. 응급의료체계에서 사용 가능한 주파수는 한정되어 있다. 무전기의 경우 재난 후에 일정 기간 동안 사용이 안 되는 경우가 있다. 응급의료 통신센터는 밀려드는 전화에 지시를 할 수 없는 상태가 된다. 재원병원을 사용하는 것도 이송정보의 분산에 도움이 된다. 이송부서는 재난영향 지역 밖의 병원과 통신을 확립하여 해당 병원에서 정보를 받고 적절한 병원에 연락을 준다. 이러한 체제는 병원과의 협력정보와 병원 간의 믿을 수 있는 통신의 확립이 필요하다. 이는 재난 이전에 명확하게 확립되어 있어야 한다.

⑥ 지원업무

의료지휘자를 돕는 중요한 일 중의 하나가 지원부서이다. 이들은 환자분류와 치료, 이송에 가능한 기구와 자원을 책임진다. 지원부서는 장단기로 생각하고 앞으로의 계획과 실제적이고 필요한 것을 생각해야 한다.

지원품은 재난대응에서 가장 중요한 필수품 중의 하나이다. 적절한 조절이 없이 많은 양의 지원품을 재난현장에 보내려는 것은 제지해야 한다. 현장이나 의료지휘자의 요청이 있기 전까지는 병원들의 지원은 자제해야 한다.

재난대응 시에는 응급의료지원은 밀고-당기는

개념에서 발전하였다. 당기는 개념은 현장의 유니트들이 필요한 물자를 주문하는 것이다. 이것은 시간이 걸리고 필요한 자원을 요구하기 위해서는 지속적인 교류가 있어야 하는 단점이 있다. 미는 개념은 미리 계획된 자원을 준다는 장점이 있다. 이것은 재난 현장의 특수한 상황에 맞는 물자를 미리 준비해야 한다. 이것은 환자분류나 재난수집소에 앞서 전달되고 도시 전반에 걸쳐 예상되는 지역에 미리 배분할 수 있다.

5) 재난대응의 다른 측면

(1) 자원의료봉사

사고가 병원이 가까운 시내 중심에서 발생하는 경우, 많은 수의 의료인이 사고초기부터 수일 후까지 모습을 보였다. 이러한 도움은 재난대응 초기 수 분 동안은 환영할 일이지만, 이는 곧 의료지휘자의 시간과 주의의 많은 부분을 할애해서 해결해야 하는 문제가 된다. 도시의 응급의료서비스는 많은 수의 의료 자원봉사자들의 자체적인 문제를 예상해야 하고 계획을 세워야 한다.

(2) 환자 스스로 이송

일부 재난의 경우 약 80%의 환자들의 스스로 병원을 찾는 경우가 있다. 이들은 응급의료시스템에 확인이 안 되는 사람들이다. 구급차는 중한 환자들을 위해 필요하고, 일부는 도움이 필요 없고, 다른 사람들은 도움을 기다리는 것을 싫어한다. 이들은 보통 가까운 병원을 찾게 되고, 지역 응급의료 진료체계에 커다란 부담을 주게 된다. 결국 재난으로 인해 손상 받은 대부분의 환자들은 응급의료체계 하에 통제되지 않고 일의 진행이 안 되는 상황이 된다. 이러한 일은 체제의 잘못이나 일의 수행의 잘못으로 일어나는 게 아니라 사람들의 수와 행동에 의한 문제이다. 재난에 따라 이러한 환자의 비율이 다르다. 도시지역이나 광범위한 지역의 사고의 경우 본인들의 차량을 이용하거나 시민들의 차량을 이용하여 스스로 의료기관을 찾는 비율이 많다.

현장에서 지정된 의료기관으로 가는 환자의 비율을 높이기 위해서는 응급의료체계를 이용하지 않고 병원을 찾는 환자의 수를 예상하여 계획을 수립해야 한다. 모든 환자를 통제한다는 것은 불가능하다. 몇 가지 방법이 이러한 환자를 외곽의 병원으로 향하게 할 수 있다. 대중매체를 통해 손상이 경증인 경우에는 사고지역에서 멀리 떨어진 병원을 이용하라고 하여 환자들에게 병원선정에 많은 도움을 줄 수 있다. 정부나 치안기관에서는 검문소를 만들어 차량들이 경계물을 지날 때 환자들을 외곽지역의 병원으로 가게 유도한다. 의료지휘자의 일은 어느 지역 환자들이 가야 하는지 결정하고 대중매체와 검문소에 정보를 주는 것이다. 미미한 손상의 환자들의 대부분이 응할 것이다.

(3) 구급차 이송의 목적지

병원들 사이에서는 공식적인 합의나 무언의 동의로, 구급차는 사고 발생지역 멀리로 이송해야 한다. 사고 인근의 병원은 지역적인 효과로 자발적으로 내원하는 환자로 넘쳐나므로 이러한 것을 이해하는 것이 중요하다. 실제상황에서는 특히 사고의 초기에는 구급차와 가장 가까운 병원으로 간다. 구급차가 가까운 병원으로 사상자를 이송하면서 지역적인 효과를 더 과중시킨다. 이러한 이유는 다음과 같다.

① 대원들은 구급차보다 환자들이 많다는 것을 알기에 가능한 빨리 현장으로 돌아오려고 한다. 이송수단은 최대로 사용하게 되고 먼 곳의 이송은 장시간 동안 부재를 의미한다.

② 먼 병원으로의 이송과 복귀하면, 사고 현장으로의 복귀가 아니라 지시가 있어야 한다.

③ 의료보조자들은 중한 환자의 경우 가까운 병원으로 이송하도록 훈련받았다. 구급차로 환자를 이송 시에도 손상을 받을 수 있다. 의료보조자들은 먼 곳으로의 이송에서 환자는 살 수 없다고 생각한다.

④ 구급대원들은 한 병원에 이송을 가서 병원이 환자를 위해 준비는 모습을 보면서 복귀하여 가능한 많은 환자를 그 병원에 보내려고 한다.

⑤ 도로가 잔해와 전선, 지반의 변화로 통행이 불가능해지고, 병원으로 가는 길이 확보되면 대원들은 사고 이외 지역의 병원을 가려는 노력보다 쉬운 길을 택하게 된다.

⑥ 상호대응 유니트는 주위의 병원으로 이송하는 것이 위험성을 가지고 먼 병원으로 가는 것보다 간단하다.

⑦ 병원들도 여러 가지 이유로 재난 동안 다른 곳으로 이송을 하지 않는다. 환자를 많이 받으려고 할수록 이송담당자는 병원의 능력의 한계가 와도 계속해서 환자를 보내게 된다.

응급의료체계의 지역효과를 이러한 이유를 확인하여 감소시켜야 하고, 이러한 것들을 감소시키기 위해 지속적인 감시가 필요하다.

(4) 재난 환자 수집소

환자의 흐름을 분산시키기 위한 방법 중의 하나로 사고지역 가까이에 재난 환자수집소를 설치하는 것이다. 이 구역은 의료인에 의해 감독받고 이들은 재난환자들의 즉각적인 처치를 해야 한다. 유니트들은 현장에서 환자수집소까지 환자 이송 시에 짧은 시간이 소요되고 더 많은 환자를 위해 현장으로 갈 수 있다. 환자수집소에서 더 잘 통솔되는 환자분포를 얻을 수 있다. 필요한 도움과 상황에 맞는 설치를 하여 의료진의 대응을 이곳에서 할 수 있다. 의료팀이 수집소로 나와 같이 진료할 수 있다. 집중처치로 병원으로의 이송 시에 안전하고 먼 곳으로의 이송이 가능하다. 자발적인 이송을 하는 환자들을 환자수집소로 보내어 치료하고 퇴원시키면 응급센터를 방문할 필요가 없어진다. 화학무기에의 의한 파괴나 산업재난에 의해 환자들이 오염되었을 때 환자수집소는 병원 전에 오염을 막는 역할을 한다. 수집소의 위치는 아무 곳이나 가능하지만 2차 테러의 손상으로부터 막을 수 있게 해야 한다.

재난환자수집소를 설치하는 것은 병원으로 이송하는 데 환자를 두 번 이송하는 것이 되고 이는 이송체계가 더 많이 소요된다. 수집소가 효과를 보기 위해서는 초기에 구성되고 인력이 확보되는 것이 필요하다. 이곳은 미리 준비된 물품으로 사용해야 한다. 여러 병원으로부터 받은 구호품으로 사용해서는 안 된다. 장비와 인력을 수집소에 보내는 것이 필요하고, 이 장소는 지원부서로부터 지원을 받을 수 있어야 한다. 환자수집소는 초기에 준비되지 않고 재난계획 동안 계획되고 연습되지 않으면 구성과 지원 운영이 어렵다(그림 5-2).

그림 5-2 재난 환자 수집소

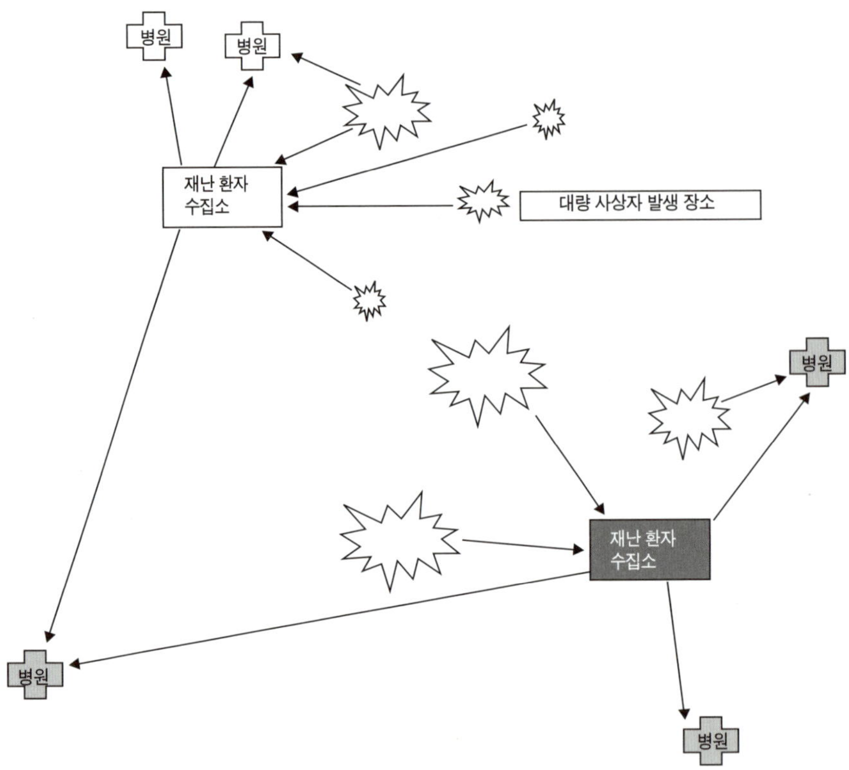

재난이 넓은 지역이나 여러 지역에 있는 경우(예. 지진, 토네이도, 태풍, 테러에 의한 공격)에 현장 가까이에 치료와 환자 수집을 하고 초기에 이곳으로 이송하고 위탁할 수 있는 장점이 있다. 이러한 조직은 몇 가지의 장점이 있는데 **1)** 중환처치가 빠르게 시행될 수 있다. **2)** 의료인을 현장에 보내어 현장의 혼란을 줄여줄 수 있다. **3)** 필요하면 현장 대응팀이 만들어져 통제하거나 파견할 수 있다. **4)** 병원으로의 이송이 효과적으로 이루어진다. **5)** 제독이 필요한 환자가 통제되고 병원 도착 전에 제독이 가능하다. **6)** 재난 환자 수집소는 테러의 2차 공격에 영향을 받지 않게 떨어진 곳에 있어야 한다.

(5) 응급의료센터

재난 시에 의료기관이 직면하는 하나의 큰 문제는 병원과 현장의 대응요소들을 분리하는 것이다. 이 두 가지 요소를 연결하는 것이 응급의료체계이다. 병원들은 현장상황이 어떤지, 얼마나 많은 환자들이 도착할지, 환자들이 얼마나 중하게 다쳤는지 알고 싶어한다. 응급의료체계는 이러한 정보를 일부 제공하지만 대개 재난관리체계 보고에 바쁘게 되고, 병원들은 충분한 정보를 얻지 못한다.

예전부터 재난 시에 병원들은 서로 연락이 되지 않았다. 최근들어 경쟁적으로 병원이 성장하면서, 수동적으로 침상, 재원, 의료진의 정보를 공유하는 경우가 있다. 재난이 발생하면 병원들은 서로의 정보를 공유하는 것에 대해 많은 필요를 느끼나

이를 수행하는 장치나 기구가 없다. 오클라호마 폭탄테러 시에도 각 병원들 간의 연락이 되지 않았다. 휴스턴의 알리슨 태풍 때도 그들의 시스템으로 병원들 간의 교류가 있었으나 초기에는 길 옆 병원들조차 연락이 되지 않았다. 911테러 시에는 뉴욕의 병원교류시스템이 작동하지 않았다.

응급의료대응센터(medical emergency response center, MERC)는 현장의 병원으로부터 정보를 모아 의료기관 전역에 정보를 주는 정보수집센터 역할을 한다. 병원들은 사용 가능한 침상과 재원을 새롭게 갱신해야 한다. 재난 이외의 병원에서 의료진을 미리 선정하여 무리하게 일이 많은 기관에 파견을 보낼 수 있다. 제휴를 맺은 의료기관들을 환자의 분포에 참여시킬 수 있다. 이 기관은 현장과 의료기관들 간의 양방향정보 교류를 원활히 할 수 있다. 각 지역사회는 그들의 재원센터를 어떻게 확립할지 정해야 하고 이러한 것은 재난 이전에 확립하는 것이 중요하다.

이 센터는 도시의 응급의료센터나 특정 병원 내에 위치할 수 있다. 병원간의 통신은 운영의 역할과 책임이 분명해지게 지속적인 연습이 필요하다. 병원들 간의 상호통신과 결정하는 네트워크가 재난에 대한 병원의 대응을 단계적으로 하게 할 것이다(그림 5-3).

(6) 재난 이후

재난 시 응급의료체계의 주요 역할은 환자들이 모두 병원에 이송된 이후 수 시간 이후부터 줄어들게 된다. 사고에 전념하는 유니트들은 일차 대응지역이나 이송영역에서 추가로 발생하는 환자를 대비하는 준비상태로 대기하면서 계속적인 응급의료체계의 구조에 도움을 주는 역할을 한다. 의료지휘자는 이 시기에도 많은 자세한 지시를 해야 한다. 상호대응 유니트는 해당 지역으로 돌아가야 한다. 이 지역에는 재원들을 반환하는 지시가 필요하다. 의료시스템은 그들의 일부 재원들이 대기상대에 있어 대원들은 보고를 해야 하고 사고에 의한 스트레스 상담사가 있어야 한다. 10시간 이후에서 수일 이후까지의 계획을 만들어야 한다. 장비의 회수와 환자 기록지를 최대한 채워야 한다. 공식적인 보고는 가까운 추후에 하는 것을 결정한다. 사고에 대기하고 있는 유니트 이외에는 복귀하고 재난 이전의 상태로 정비한다.

유니트가 대기 상태에 있는 때에도 응급의료서비스의 책임은 끝나지 않는다. 대부분이 재난으로 바뀌어져 있는 상태에 있고 많은 사람들이 대피소에 있어서 응급의료지휘자는 이러한 사람들의 요구를 잘 파악해야 한다.

(7) 특별한 도움이 필요한 사람들

지역 응급의료체계는 5세 이하나 55세 이상의 연령층의 요구를 잘 파악해야 한다. 이러한 연령대는 재난 때문에 여러 가지 필요한 것이 있다. 노령인구들은 보호소로 옮긴 이후에 적응하기가 힘든 경우가 많다. 이들은 초기에는 적응하지만 음식물 부족, 탈수, 보안등의 문제로 의료적인 문제를 가지게 된다. 많은 수의 노인들은 집에서 전기기구, 산소, 방문 의료나 음식에 근근이 연명하는 경우가 많다. 이러한 지역이 태풍, 지진 등으로 피해를 입으면, 이러한 공급이 없어지게 된다. 노인들은 대피소에서 빼내 이러한 보호가 되는 곳으로 옮겨야 한다. 대부분의 대피소는 의료지원을 하지 않게 계획되어 있다. 응급의료서비스는 가능한 지역 내의 고위험 환자를 파악하여야 하고 이들의 의료적, 인력적인 요구를 들어 주어야 한다.

그림 5-3 응급의료대응센터

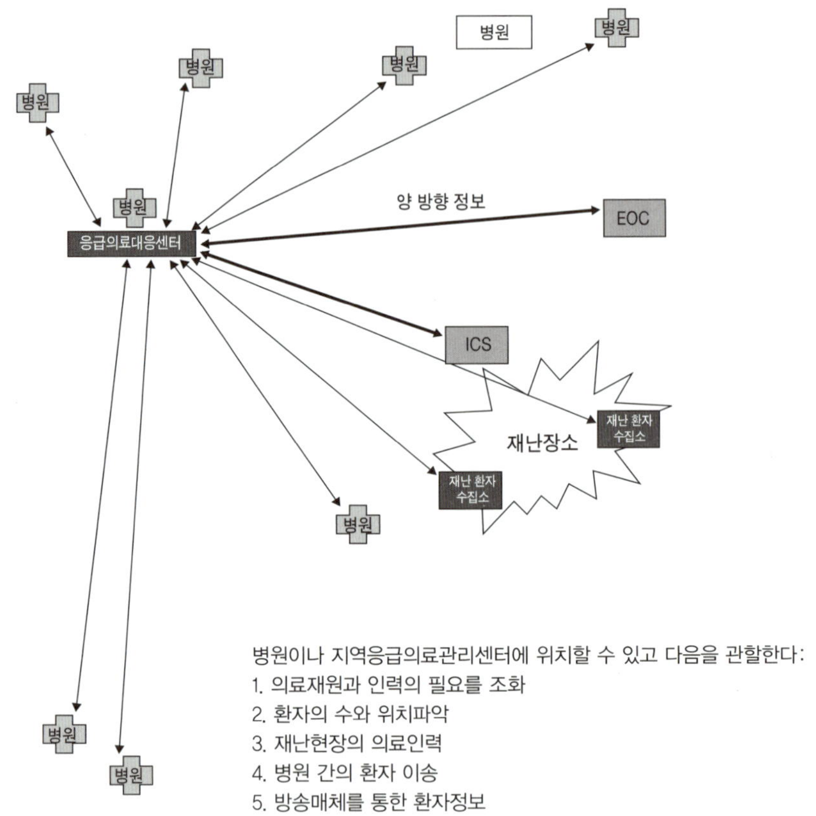

3. 재난의료지원팀(DMAT, Disaster Medical Assistance Team)

1) 서론

재난은 갑자기 발생하며 재난상황에 대한 즉각적이고 효율적인 대응은 어려운 일이다. 인간의 역사가 현대에 이르기까지 재난에 대하여 면역이 생기기보다는 오히려 새로운 형태의 재난이 더욱 많이 생겨났다. 재난에 대한 대응이라 함은 안전한 곳을 찾는 과정, 스스로에게나 타인에게 의료적인 도움을 주는 것, 손상과 죽음의 방지, 사망한 사람에 대한 처치, 재앙적인 상황이 지나간 후 후유증을 최소화하는 것 등을 생각할 수 있다.

재난의학의 시작은 전쟁에서의 외과학이나 외상학이다. 현대의 재난의학은 과거보다 훨씬 복잡한 특성을 갖는다. 현대에서의 재난대비설계, 연구, 대응 등은 재난의 진행 단계와 맞물려 있다.
재난의 진행 단계는 다음과 같다.

(1) 전구기(prodrome): 재난의 발생에 대한 예상과 대비가 가능한 시기
(2) 재난기(impact): 실제 재난이 발생한 시기
(3) 구조기(rescue): 재난 발생 후 가장 신속한 반응 시기, 중증도 분류, 피해자에 대한 의료지원을 포함. 생존자에 대한 적절한 활동이 필요한 시기
(4) 회복기(recovery): 재난 발생 후 긴 시간에 걸쳐 정상적인 사회로 돌아오는 시기
(5) 휴지기(quiescent): 재난 상황에서 완전히 회복된 시기

재난에 대한 대응의 다양한 측면들은 이러한 재난의 진행 단계에 적용하여 설명할 수 있으며 적절한 대응이란 각각의 시기를 부작용 없이 정상의 사회와 가깝게 회복시킬 수 있는 활동이었는가로 평가할 수 있을 것이다.

재난의료지원팀의 활동은(정확한 활성화 시기의 차이는 있겠지만) 구조기에 주로 이루어진다. 재난의 발생은 점차 늘어가는 추세이다. 개발도상국이나 후진국일수록 더 많은 재난을 겪게 되며 이러한 나라들은 재난상황을 극복하기 위한 자원이 부족하다. 선진국조차도 대부분의 병원들이 재난상황에서 수용할 수 있는 환자의 수가 외부의 도움 없이는 제한되어 있다. 이러한 국내적, 국제적 요구의 증가는 체계적인 재난의료지원을 필요로 하게 되었다. 재난의료지원팀은 이러한 요구에 부응하기 위하여 나라별로 다양한 형태로 구성되어 활동하고 있다.

2) 역사

서양에서 재난의학의 기원은 중세시대로 거슬러 올라간다. 응급처치에 대한 기사들의 요구가 있었으나 광범위한 요구에 비하여 당시의 의료수준은 낮았다. 흑사병이 창궐하며 유럽은 마을 단위의 보건의료체계에 대한 기초가 마련되었다. 이러한 보건의료체계는 재난 시 의료활동, 예를 들어 전염병의 창궐 시에 환자를 격리하거나 병의 원인을 규명하고 질병과 관련된 요소들을 연구하는 것 등의 기초가 되었다. 이후 1666년 런던 대화재때의 경험은 1833년 런던 최초의 소방서가 설립되는 기초를 제공했다. 체계화 되어 있지는 않았으나 이러한 하부구조들이 재난 시에 활용할 수 있는 중요한 자원으로서의 역할을 하게 된다. 최초로 기록된 국제적인 구호활동은 1755년 리스본에서 지진이 발생했을 때에 영국의 왕, 조지 2세가 부상자를 위한 구호물자를 보낸 것이다.

적십자는 1863년에 설립되었다. 이것은 체계화된 재난대응체계의 모태로 불릴만하다. 1859년 오스트리아와 이탈리아 사이의 전쟁에서 젊은 스위스인 듀넌트(Henry Dunant)는 상처받고 버려진 병사들의 비참한 최후를 목격했다. 이들을 구하기 위한 그의 활동은 국제기구의 설립에 이르렀고 결국 전쟁 시 부상자에 대한 적절한 처우를 제시한 제네바 협정을 이끌어 낸다.

3) 재난의료지원팀(DMAT)의 형태

각 나라별로 재난의료지원팀의 형태는 다양하다. 분류의 방법은 여러 가지가 있으나 몇 가지 기준을

표 5-1 나라별 재난의료지원팀의 역할과 예시 요약

	MILITARTY	CIVILIAN	MIXED
RETRIEVAL	German MedEvac, USA CCAT		
IMMEDIATE CARE		DMAT Strike Team Cincinatti, MATS(USA), Accident Flying Squad(UK)	
FIELD HOSPITALS		SMART(UK), IMSuRT(USA)	
ASSESSMENT	EMEDS Forward Team(USA)	UNDAC Teams, SDC Teams(Swiss)	
MIXED MODELS	DART(Canada), IDF(Israel)	DMAT(USA), JDR(Japan), HUREX(Japan), DMAT(Japan)	IDF with reservists(Israel)
SPECIFIC ASPECTS ONLY		Local CBR Teams, (USA) RDRTF(Renal), DMORT(USA), VMAT(USA), NNRT(USA), NPRT(USA), NMRT-WMD(USA)	

제시한다면 그 기반이 군 또는 시민사회를 기반으로 하는지, 재난현장에서 어떠한 목적으로 팀을 운영하는지를 들 수 있다. 다음은 나라별 재난의료지원팀의 형태를 분류한 표이다(표 5-1).

역사에서 살펴보았듯이 현대화된 재난대응의 개념은 전쟁에서부터 유래되었다. 따라서 재난대응팀의 주요 배경으로 군대가 있다는 사실은 낯선 개념이 아니다. 군을 기반으로 구성된 재난의료지원팀의 장단점을 살펴보면 시민사회를 기반으로 한 팀의 장단점을 역으로 이해할 수 있을 것이다.

군을 기반으로 한 재난의료지원팀의 장점은,

① 빠른 수요조사가 가능하다.
② 도움이 필요한 장소로 신속하게 인력과 물자를 배치할 수 있다.
③ 통신, 행정, 물자의 종합적인 보급이 가능하다
④ 음식, 물, 보수, 간이건물 건설 등의 지원이 가능하다.
⑤ 독자 생존에 익숙하다.
⑥ 응급처치, 예방처치, 현장 검사실의 운영, 공중보건 등의 지원이 가능하다.
⑦ 화학테러, 생물학 테러, 방사능 테러 등의 특수상황에 대한 대처가 가능하다.

군을 기반으로 하는 재난의료지원팀의 단점은,

① 평화 시 중환의 처치나 이송에 대한 경험이 적다.
② 군의 의료 인력들이 평화 시 외상처치나 내과적 중환의 처치에 익숙하지 않다.
③ 주로 치료하게 되는 대상 군이 젊은 연령에 국한된 경우가 많다.
④ 의료지원을 자원이 민간에 비하여 부족하다.
⑤ 군의 의료지원은 주로 전쟁 상황을 상정하여 이루어져 있으므로 인도주의적 차원에서 의료지원을 해야 할 때 적용하기에는 한계가 있다.
⑥ 내과적, 외과적인 전문처치를 제공하기에는 군

표 5-2 현장병원 운영의 예

Ukraine Gujurat (Roschin & Mazurenko 2002)	Israel Kosovo (Amital et al. 2003)	Israel Turkey (Bar-Dayan et al. 2005b)
8 inflatable sections • Emergency • Operating Theatre • ICU • ID • Obstetric/Paediatric • Pharmacy • Technical • Staff Also a large tent for the managemant for 100 inpatients	4 medical wings that composed the hospital plus a services area and ED/OT • Emergency • Operating Theatre • Internal medicine(30 beds) • Surgical ward(30 beds) • Paediatrics(30 beds) plus paediatric ICU and • neonatology • Obstetrics ward,(and operating theatre) Service areas with laboratory and imaging (xray and ultrasound), pharmacy and medical supplies and logistic support.	7 sections • Emergency • Operating Theatre • Surgical ICU • Internal medicine • Orthopaedics • Paediatrics • Obstetrics

의 의료자원에 한계가 있다.

재난현장에서의 치료를 어디까지 할 것인지를 결정하는 요소는 여러 가지가 있다. 재난의 종류, 규모, 기존에 구성되어 있는 재난의료지원팀의 특성들이 이를 좌우하게 된다.

재난 시 초기처치(immediate care)를 강조하는 그룹들은 기존에 구성되어 있는 팀의 한계와 문제점을 다음과 같이 지적한다. 미국의 NDMS (national disaster medical system)는 대부분의 경우 24시간 이내에 팀을 재난현장에 보낼 체계가 되어있지 않다. 이동식 수술유닛의 경우 배치를 위해 48시간에서 72시간이 필요하다. 팀의 규모를 줄여 2명 이내의 의사와 함께 수명의 간호사, 응급구조사들로 팀을 구성한다면 재난 발생 2시간 내에 현장으로 의료지원팀의 파견이 가능하다. 이러한 형태의 팀은 중증도 분류를 비롯하여 초기 현장에서 필요한 가장 긴급하고 결정적인 의학적인 판단을 내려줄 수 있다. 그러나 결정적인 의학적 처치를 하기에는 인력과 장비가 부족하다.

현장병원 개념으로 재난의료지원팀을 운영하는 경우도 있다. SMART (south manchester accident rescue team)는 10명의 의료 인력을 현장에 파견하여 5일 동안 연속으로 진료할 수 있는 장비와 물자를 보유하고 있다. IMSuRT (international medical surgical response team)은 활성화된 지 4시간 이내에 출동이 가능하도록 하고 있다. 20명의 의료진과 30명의 지원팀으로 구성되며 각각의 팀원이 48시간 생존할 수 있는 물자를 지참한다. 중증도 분류와 함께 구조, 정형외과적인 수술을 포함한 결정적 치료의 시행이 가능하다(표 5-2).

그밖에 특성화된 팀으로 RDRTF (renal dsaster relief team, 응급투석이 필요한 상황에 출동), DMORTs (disaster mortuary teams, 법의학적 판단이 필요한 상황에 출동한다), VMATs (veterinary medical assistance teams, 재난지역에 버려진 동물 구호, 방역, 동물 질환의 역학조사 등을 담당), NNRTs, NPRTs (national nurse and national pharmacist response team), NMRT-WMD (national medical response teams-weapons of mass destruction, 폭발물 관련 재난의 처리) 등이 있다.

4) 재난의료지원팀(DMAT)의 역할과 준비

재난의료지원팀은 재난상황에서 위기에 처한 사람들을 돕고 재난 이전의 정상사회로 환원하기 위한 노력의 일환이라는 사실을 인식할 필요가 있다. 전체 재난에 대한 대응체계에서 재난의료지원은 한 꼭지에 불과하다. 따라서 통제, 계획, 구조, 건설, 이송 등을 담당한 다른 기관과의 긴밀한 협조가 팀의 성공적인 활동을 위한 중요한 요소가 된다. 미국의 NDMS에서 강조하는 재난의료의 필수요소는 다음의 3가지이다.

① 빠른 의료지원
② 피해자의 구출
③ 적절한 치료

이러한 목표를 이루기 위해 2005년 현재, 108개의 대응팀이 있고 8,000명 이상의 인원이 소속되어 있다. 보다 전문적인 의료지원을 위하여 구성한 것이 바로 DMAT이며 팀에게 주어진 임무는 다음과 같다.

① 수색과 구조
② 중증도 분류, 피해자의 안정화와 일차 의료 제공
③ 적절하고 확정적인 치료를 제공하여 배치된 지역의료기관의 짐을 덜어준다.
④ 피해자의 구출

미국의 경우 DMAT의 준비상황에 따라 팀의 수준을 세분화하고 있다.

① Level 1: 최고 수준의 준비가 되어있는 팀. 8시간 이내에 현장 배치 가능. 72시간 생존 가능. 하루에 250명의 환자를 해결할 수 있는 장비와 인력 보유
② Level 2: Level 1 팀보다는 부족하지만 상황에 따른 역할의 분담이 가능
③ Level 3: 지역사회에서의 요구에만 대응가능. 초기대응만 가능
④ Level 4: 이미 다른 팀의 배치가 이루어진 경우 지원이 가능하지만 직접적인 출동은 불가능

5) 재난의료지원팀(DMAT)의 구성

(1) 팀원의 자질

팀원들이 사전에 훈련되고, 전문적으로 준비되며 역할이 규정되어 있지 않으면 현장에서 적절한 의료지원을 할 수가 없다. 각각의 팀원은 위험한 현장에서 스스로 생존할 수 있는 능력이 있어야 한다. 중요한 한 가지는 팀원으로서 재난현장에 투입되었을 때에 그 지역사회에 짐이 되어서는 안 된다.

(2) 팀원의 구성과 조직

기관별, 나라별로 재난의료지원팀의 구성은 다양하다. 팀의 구성은 재난 시에 필요한 의학적 기술들을 기초로 하여 재난의 종류, 배치 시기나 배치기간, 현장 지역사회의 특별한 요구 등을 반영하여 조직된다. 팀원은 크게 의료를 담당하는 의료진과 팀의 생존을 위한 지원팀으로 구성된다.

표 5-3 여러 국제 재난의료지원팀의 구성 예시

Country	Model	Medical Staff	Other Clinical Health Staff	Health Support Staff	Logistic Support Staff
Israel Kosovo (Amital et al. 2003)	Military IDF Medical Corps (76 members)	2 surgeons 1 anaesth 1 ortho 2 gynae 4 internists(ID) 3 paeds 2 Albanian Physicians (interpreters)	2 paramedics 7 nurses army medics	1 medical 1 engineer 1 preventive medical specialist 1 phamacist Xray techs Lab techs	1 carpenter 1 plumber 1 mechanic 2 electricians
Israel Mombassa (Marmor et al. 2005)	Military 54 IDF medical 5 Forward Medical team 14 Air Force AME 33 medical corps 4 rescue squad	10 surgeon 6 anaesth 5 medical 1 haem 1 ICU 1 Paed ICU 1 Emerg med	13 ALS/BLS officers 2 nurses	5 command team 4 health care officers organisation	3 organisation officer 2 social workers
Israel Turkey (Bar Dayan et al. 2005)	Military 100 IDF medical corps	21 physicians	13 nurses 2 paramed 17 medics	Support personnel	Technicians Logistics
Japanese Disaster Relief Team Tsunami (Koido 2005)	Civil(95 health staff) 4 teams	24 doctors 15 Emerg Phys 2 Internal med 3 paed 4 public health	44 nurses 21 medical assistants	6 pharmacists	+Logistics communication transport
Australia Tsunami (Cooper, 2005)	Civil Alpha 14 Bravo 14	Ortho Surgery Emerg Med ID Public Health	Nursing Paramedical		Logistics(Fire)
Australia Tsunami Maldives (Robertson,Dwyer & Leclerq 2005)	Civil 17 people	1 Team leader 3 GP 2 PH physicians 3 Emerg med 1 ID physician 1 anaesthetist	3 nurses 1 paramedic	1 EHO	1 logistics officer
USA IMSuRT Bam earthquake (Owens, Forgione & Briggs 2005)	Civilian 57	Trauma surgery O&G Anaesthetics Primary care Paediatrics Emerg Med	Physician assistants ER Nurses OR Nurses ICU Nurses Paramedics	Pharmacists Resp therapists Xray technicians	logistics
Ukraine Gujarat earthquake (Roshchin et al. 2002)	56	20 physicians	14 Nurses	2 lab techs	20 SAR

표 5-4 미국 DMAT 팀 구성의 예시

7 non medical	26 medical
• 2DMAT leaders(may be medical or non medical) • 1 safety officer • 1 administrative or finance chief • 1 administrative assistant • 1 logistics chief • 1 communications officer	• 3 medical officers • 1 pharmacist • 1 pharmacy assistant • 2 supervisory nurses • 6 staff nurses • 4 advanced paediatric nurses or physician assistants • 4 paramedics • 5 positions determined by DMAT • 1 hoem base(non deployed) support postion Wallace 2002; Morrissey 2001).

제시된 표는 세계 여러 나라의 팀 구성의 예이다(표 5-3).

제시된 표는 미국 DMAT 팀 구성의 예이다(표 5-4).

6) 재난의료지원팀(DMAT)의 장비

의료지원을 위한 장비로는 전체 팀을 위한 장비, 개인 휴대 장비, 식품, 의약품을 포함한 소모품을 들 수 있다. 팀의 특색이나 재난의 종류 등에 따라 다양하겠지만 여기서는 미국 DMAT의 기본 장비를 소개한다.

(1) 베이스 캠프

- large, 'quick erect' tents
- generators, lighting and cooking facilities
- water supplies and/or fitration unit
- food in the form of 24-hour, hygienically sealed rations able to be eaten hot or cold
- waterless toilet system
- solar shower that can provide hot water
- anti-bacterial hand wipes and team medical needs (Holland & Wilson-North 2005; Roschin & Mazurenko 2002).

(2) 팀 생존 물품 및 장비, 기본 의료장비

① General equipment

- large commercial or general purpose military canvas tents
- generators and associated power distribution systems
- lighting
- water purification systems
- water
- fuel
- food (normally ready-to eat meals)
- latrines
- shower and sinks

- safety, communications, and computer equipment

② Medical equipment

- monitor/defibrillators
- ventilators
- portable ECG machines
- pulse oximeters
- small point of service laboratory analysers
- minor surgical kits
- wound and orthopaedic stations
- Intravenous set ups
- minor care stations
- observation unit sopplies
- large cache of medical disposable supplies
- associated housekeeping equipment (Hogan, Rega & Forkapa 1992; Moore & Blasser 1991)

(3) 개인장비

- uniforms
- long underwear (polypropylene)
- heavy jacket (cold weather type)
- gloves (polypropylene)
- light jacket
- heavy sweater
- rain gear (gortex)
- weather extreme clothing and equipment
- boots (steel shank and toe, water resistant)
- personal safety clothing and equipment
- photo identification and passport
- towel and washcloth
- personal grooming and hygiene kit
- two sets of eyeglasses
- sunglasses
- torch
- watch
- hearing protection earplugs (ANSI S.3.9-1974)
- personal funds and credit card
- bottled water (32 to 64 oz)
- 2-week's supply of personal medications, sunscreen, insect repellent Plusthe following if working in hazardous conditions
- hard hat
- light helmet
- heavy work gloves
- eye protection (ANSI 287.1)(Wallace 2002)

7) 재난의료지원팀(DMAT)의 배치

(1) 배치의 기본원칙

DMAT의 배치는 재난의 원인과 실제적인 팀의 대응 시간에 대한 명확한 이해를 바탕으로 이루어져야 한다. 팀은 자신의 능력을 정확히 인식하고 있어야 하며 재난을 당한 지역이나 나라의 요구에 대응하여 반응해야 한다. 재난의료지원은 제공자의 준비상황이 아니라 재난을 당한 사람들의 요구에 호응하여 이루어져야 한다. 이러한 요구에 근거하여 사전 계획을 세우고 현장에 머물 시간과 빠져나올 전략을 세운다. 의료지원이 제공자의 유익이 아니라 지역사회의 이익이 되어야 한다. 독단적인 의료지원이 아니라 지역사회의 의료자원과 잘 융화되어야 한다. 최소 72시간은 독자적인 생존이 가능해야 하며 (NDMS 기준) 이상적으로는 의료지원을 계획

그림 5-4 미국의 재난발생현황, 1985-2002년

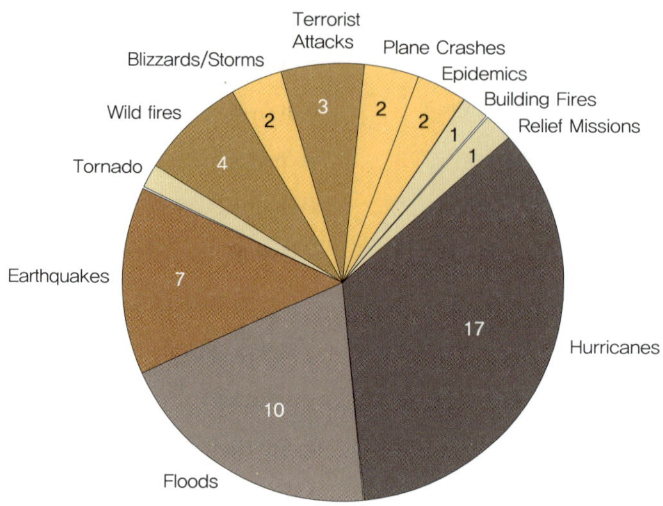

그림 5-5 우리나라 자연재난의 피해자, 사망자 현황, 국가재난방재청, 2006년

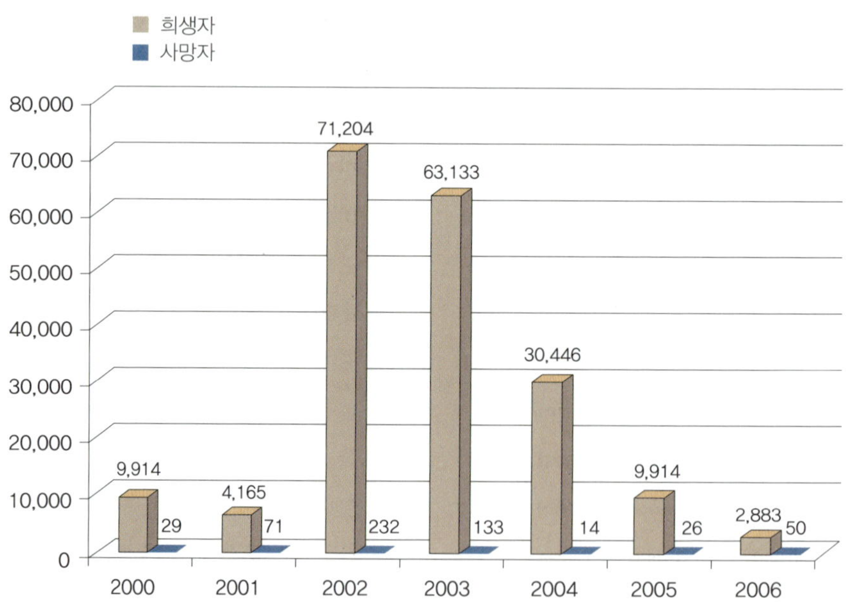

그림 5-6 우리나라 자연재난의 피해액 현황, 국가재난방재청, 2006년

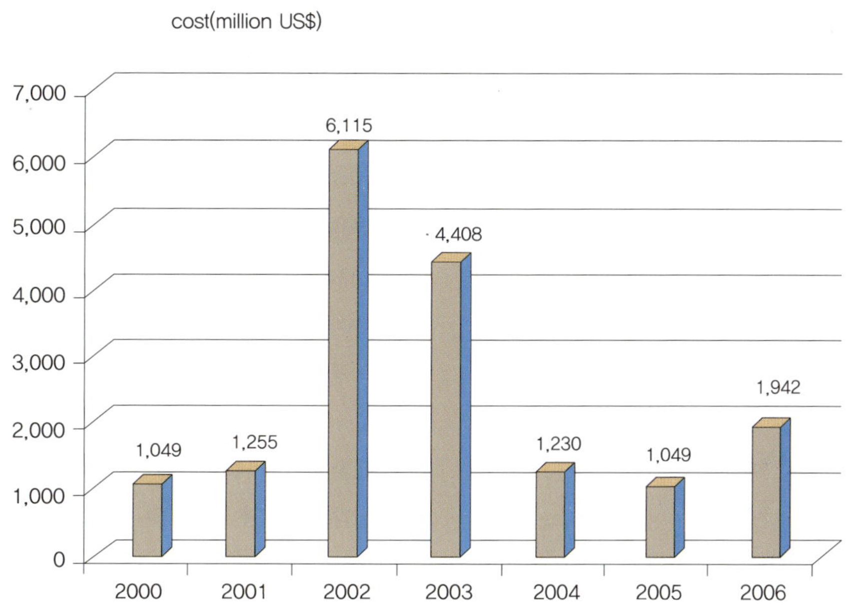

한 기간 동안의 생존이 가능해야 한다.

(2) 재난의 종류에 따른 배치

테러 등의 인재가 늘기는 했으나 대부분 DMAT의 배치가 필요한 상황은 자연재난이다. 우리나라도 그렇지만 미국의 경우 가장 흔한 자연재난은 태풍과 홍수이다(75%). 다음은 1985년에서 2002년까지 미국에서 발생한 재난의 빈도를 나타낸 그래프이다(그림 5-4).

참고로 2000년부터 2006년까지 우리나라에서 발생한 자연재난으로 인한 피해자와 피해액을 나타낸 그래프이다(그림 5-5, 그림 5-6).

4. 권역 응급의료센터 재난운영지침

1) 목적

자연재해 및 각종 대형사고, 전염병 등의 재난 발생 시 권역응급의료센터는 의료지원에 필요한 자원과 인력을 준비하고 실제 현장에 파견되어 의료지원 활동을 할 수 있는 준비를 갖추며, 상황 발생 시 즉각 출동할 수 있도록 함.

2. 재난의료지원팀 조직

(1) 재난의료지원팀은 다음과 같이 구성됨

① 의사 2명, 응급구조사 및 간호사 각 1~2명, 행정요원 2명 등으로 구성되며, 의과대학생이 기타 팀원으로 참여 가능함.

② 재난의료지원에 대한 당직표를 작성하여 운영함.

(2) 재난 시 총괄 지휘자: 권역응급의료센터장

(3) 팀 명칭 : 재난의료지원팀 (DMAT, disaster medical assistant team)

3. 대규모 재난의 유형에 따른 응급의료 지원

(1) 대량 환자 발생사태의 정의

동일한 장소에서 동시 또는 비슷한 시기에 즉시 가료를 필요로 하는 환자가 5명 이상 발생하는 경우로, 시간적으로 현장 의무시설의 처리능력을 초과하여 2개 이상의 의료기관을 동원하여 현장 수습이 필요한 사태

(2) 사고요인

폭발물 사고, 화재, 대형 교통사고, 기타 안전사고(테러 등)에 의해 발생하는 대량 살상사고와 집단 식중독, 생물학적 테러에 의한 원인 등 많은 요인이 있을 수 있음.

(3) 상황별 재난응급의료지원

재난 발생 시 사상자의 수(16명 이하, 16명 이상, 43명 이상)와 인명 피해 확대 가능성, 현장수습 소요시간 등을 종합적으로 판단하여 응급의료지원 실시

(4) 재난응급의료지원팀 출동

선발대는 5명(응급의학과 의사 1명, 간호사 1명, 응급구조사 1명, 행정·통신요원 1명, 운전요원 1명)으로 구성하여 출동

(5) 권역응급센터장 및 외상센터장 부재 혹은 연락 두절 시 대처방안

다음과 같은 순서로 연락
- 응급의학과 재난 전담 전문의
- 응급의학과 의국장

표 5-5 사고 유형별 의사 인력 편성

사고 규모	최소 인력기준
사상자 16명 이하	없음(권역센터 상황 위주)
사상자 16명 이상	권역센터 현장 파견 1명 권역(지역)센터 응급의료지원반 중 선발대 5명
사상자 16명 이상 (인명피해 확대가능성, 현장수습 소요시간 지연)	권역센터 현장 파견 1명 권역(지역)센터 응급의료지원반 중 선발대 5명 권역(지역)센터필요시 본진의 잔여인력 10명 추가 투입
사상자 43명 이상	권역(지역)센터 응급의료지원반 중 선발대 5명 권역(지역)센터 본진의 잔여인력 10명 추가 투입

표 5-6 주요 사고 유형별 발생가능 환자 유형

사고 종류	발생 가능 환자 유형
화학테러	피부오염, 의식소실, 경련, 호흡곤란, 폐부종
생물테러	피부오염, 감염
방사선테러	급성 방사선 증후군(식욕부진, 구토, 설사, 저혈압, 발열, 두통)
해일(쓰나미 등)	피부염, 수인성전염병, 익수, 외상
지진, 폭탄테러, 건물붕괴	외상(신경계 등)
화재(산불 등)	화상, 외상, 흡입손상
신종전염병	고열, 호흡곤란

주) 방사선 테러 시 주위에 있는 권역응급의료센터 핵의학 계열 전문의 동원 가능

표 5-7 주요 사고 유형별 발생가능 환자 유형

구분		중증도분류반 1명	응급처치반 3명	이송반 1명
내과적 지원	화생방 테러, 신종전염병	응급의학과(1명)	의사(3명) 내과계열	인턴(1명)
외과적 지원	교통사고, 붕괴사고, 폭탄테러, 규모집회	응급의학과(1명)	의사(3명) 외과계열(외상팀)	인턴(1명)
내 · 외과적지원	자연재난 (홍수, 호우, 폭설, 폭염, 가뭄, 황사, 적조, 화재, 지진, 해일, 태풍, 폭풍 등)	응급의학과(1명)	의사(3명) 내 · 외과계열	인턴(1명)

- 재난 전담 전문의 및 의국장까지 연락 두절 시 재난통신체계 담당자에게 연락
  - 응급의학과 Hot line
  - 전문의 당직폰
  - 응급코디 당직폰

(6) 현장응급진료소 설치 및 운영

① 재난 상황이 48시간 이상 지속될 것으로 예상되는 경우

- 예 : 태안 기름유출사고, 태풍에 의한 특정 지역의 재해지역 설정 등

② 중증도 분류 이외에 현장 외래 및 약국 운영

- 재난 상황이 아급성기로 넘어가면 외상환보다는 감염, 근육통 환자가 많음
- 현지 수술 등 침습적 술기는 어려움
- 목표 의료 수준
- Central Catheterization, Tube Thoracostomy, Portable US 운영

그림 5-7 재난 상황 접수 및 보고 체계 (재난출동 흐름도)

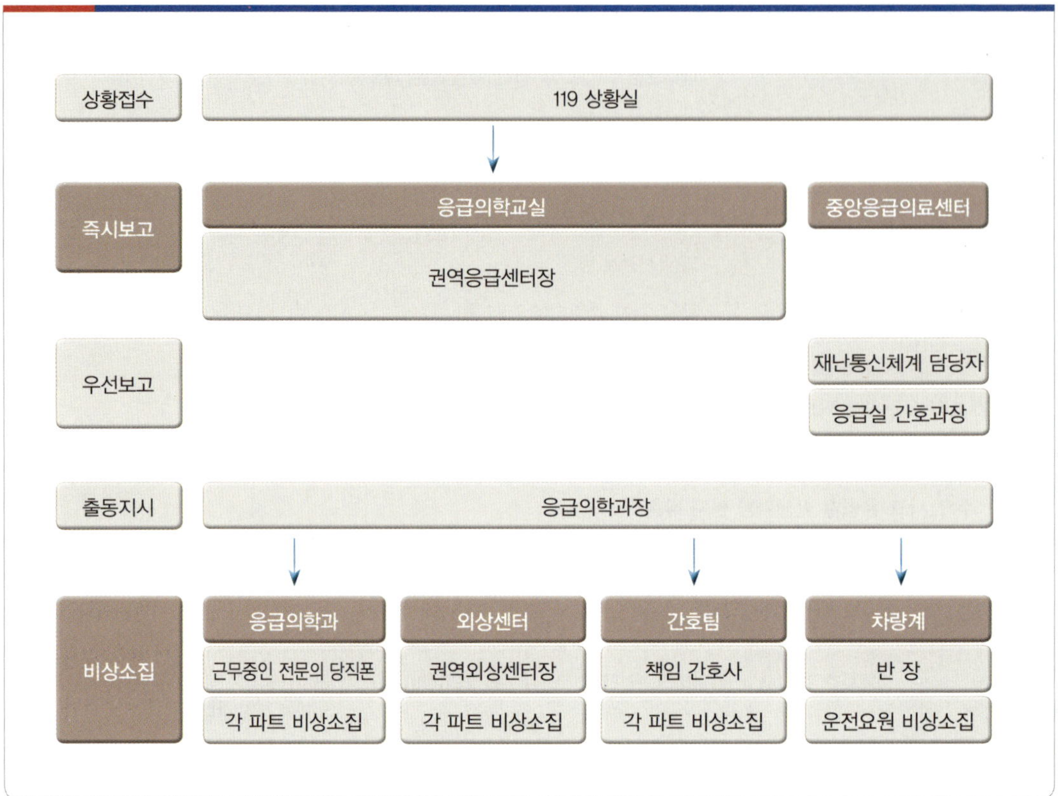

③ 수술 등의 응급치료가 필요한 환자와 입원이 필요한 환자는 수액처치 후 적절한 병원으로 이송 조치

- 인력구성 : 의사 3명, 간호사 3명, 약사 1명, 구조사 2명, 행정요원 2명, 운전 1명
- 의료진 : 외래진료, 간단한 봉합술, 타 의료기관 의료진과의 소통, 중증도 분류, 약국 운영
- 행정요원 : 환자안내, 통신, 보급, 안전확보, 행정기관과의 연계, 타 의료기관과의 연락

□ 이동 응급의료세트 및 의약품의 관리

- 관리 책임자 및 실무 관리자
  - 관리 책임자 : 권역응급의료센터장
  - 실무 관리자 : 의료장비(응급센터 소속 관리자)
  - 차량 관리자 : 응급센터 소속 관리자

- 관리 방법 및 주기
  - 의료장비
- 매월 점검표에 의한 현장 실제 점검
  - 차량 점검
- 매주 운전자에 의한 실제 점검
  - 의약품 및 의료 장비
  - 실제적으로 이동 응급의료 장비(보건복지부 기준에 준한 장비) 및 심폐소생에 관련된 약품 이외에는 타 지역의 응급센터에서 사용하는 추가 약물이나 간단한 수술 등에 필요한 비품은 필

요시 병원에서 자체적으로 준비 예정임. 또한 타 지역에서의 요청 시에도 추가 투입이 가능하도록 준비

□ 이동 응급의료세트 출동 및 훈련

- 이동 응급의료세트 지원반
  - 이동 응급의료세트 지원반은 이동 응급의료세트가 출동할 경우에 현장으로 출동하는 요원으로 구성
  - 지원반은 응급의학과, 외상외과 의사 1인, 응급구조사 2인, 간호사 2인, 운전자 1인 등 6인으로 구성
  - 지원반의 출동은 비상연락망을 통한 소집으로 시작되며, 권역응급의료센터는 지원반의 비상연락망을 유지
- 출동 시기 및 방법
  - 권역 내 재난이 발생하여 이동응급의료세트 출동을 요청받은 경우 출동
  - 이동응급의료세트 출동은 소방대 또는 소방청, 도·시 등의 행정부서, 타 권역센터의장으로부터의 요청에 의하여 이루어지며, 그 외 권역응급의료센터장의 판단에 따라 출동 가능
- 훈련 주기 및 방법
  - 훈련 주기

    2회를 원칙으로 하며, 기타 공휴일, 연휴기간 등에 요청이 있거나 필요시 상시 가능하도록 준비
  - 훈련 방법 : 출동 및 이동 응급의료세트를 사용하여 훈련 진행

④ 재난의료지원팀의 장비, 시설 및 약품 준비는 관련 세부규정에 따른다.

- 이동응급의료 차량
  - 평상시 주차 위치는 병원 응급센터 앞 주차장으로 함.
  - 차량의 일상적인 정비(소모품 교환, 고장부위의 수리 등), 탑재 장비의 점검
  - 차량의 실제적 운영은 권역응급의료센터에서 담당
  - 매주 월요일을 정해 위의 상황을 점검하고 일지에 기록
- 재난 발생 시 운영 가능한 병원 내 시설 확보

⑤ 재난 시 시설운영 계획

□ 재난의료지원팀의 장비

- 이동응급의료 차량 내 비치된 재해가방을 지참하고 선발대는 재해현장으로 출동
- 약물이 필요할 때는 약제팀장과 연락하여 준비
- 이동응급진료소 설치가 필요할 것으로 판단될 경우 이동응급의료 차량을 이용

□ 대량 환자 처리본부 구성 및 운영

- 임무 : 대량 환자 발생에 따른 의료조치 총괄 지휘
- 편성
  - 본 부 장 : 병원장
  - 상황실장 : 권역응급의료센터장

□ 응급진료 준비

- 응급센터 근무 의료반 운영
  - 전담의사 2인 이상, 간호사 5명 이상으로 구성

- 지역응급의료기관 역할 수행
- 각 과별 당직근무의사 지정
- 예비병상 확보 : 25병상을 확보하되, 상황에 따라 선택하여 운용
  - 권역응급의료센터: 척추센터/정형외과/관절염/류마티스 클리닉(25병상)
  - 추가로 병상 부족 시 대강당 내 임시 예비병동 운영(위치 : 본관 4층 대강당)
- 응급의료시설 및 장비관리
- 진료에 필요한 장비를 항시 사용 가능한 상태로 유지
- 비상의약품 및 진료물품 확보
  - 약제팀과 관리팀을 통해 조달경로를 확보하여 필요한 분량의 의약품 및 진료물품을 확보
- 구급차 출동태세 확립
- 구급차에 장비 및 의약품등을 비치하여 상시 출동대기 준비
- 구급차 출동 시 응급구조사 또는 의료인 1인 이상이 탑승

□ 대량 환자 유입에 따른 수용 단계

- 10명 이내 : 현재 응급센터를 활용하여 진료
  - 의료진은 현재 응급센터 의료진으로 진료
- 10~30명 : 경증환자는 귀가 조치하고 기존환자를 병동 및 ICU로 전동 후 응급센터에서 진료
  - 의료진 지원 : 외과(의사1, 간호사2), 내과(의사1, 간호사2)
- 50명 이상 : 병원 공간(지하층 복도 등)을 활용하여 진료
  - 의료진 지원 : 외과(의사2, 간호사3), 내과(의사2, 간호사3)
  - 상황을 고려하여 진료부원장이 진료부서와 간호부 인원 소집
  - 환자유입을 고려하여 기존 응급센터 환자를 타병원으로 이송조치

표 5-8 재난 단계

단계	정의
Level 0	병원 외부에서 0~30명의 환자가 일시에 내원
Level 1	병원 외부에서 31~50명의 환자가 일시에 내원
Level 2	병원 외부에서 51~100명의 환자가 일시에 내원
Level 3	병원 외부에서 100명 이상의 환자가 일시에 내원

□ 대량 환자 유입 시 경기도 재난본부의 지휘를 받아 환자 수용

- 환자 수용능력을 통보하며, 초과환자는 다른 병원으로 이송 조치

□ 응급환자 수용 대응 계획

- 응급센터 내의 중환자 처치실 활성화
- 동시에 2명의 중환자를 처치할 수 있는 장비와 인력을 준비
- 병원 내 재난환자 관리의 책임자 지정 운영 : 권역응급의료센터장

□ 재난 단계별 대응(표 5-9)

□ 추가 지원사항

- 2교대제로 전환하여 운용 : 필요시 3교대를 2교대제로 전환
- 타병원 이송에 따른 이송차량 구비 : 병원 차량 1대, 중앙이송단 협조
- 사전 수술실 확보 및 운영 : 수술부는 대량재

표 5-9 재난단계별 대응

단계별 대응	재난 단계 0 (환자수 0~30명)	1 (환자수 31~50명)	2 (환자수 51~100명)	3 (환자수 100명 이상)
종합상황실 설치	×	○	○	○
환자분류소 S1 설치	×	○	○	○
환자분류소 S2 설치	×	×	○	○
환자진료소 T1 설치	×	○	○	○
환자진료소 T2 설치	×	×	○	○
환자진료소 T3(각 병동)	×	×	×	○
임시 안치실 설치	×	○	○	○
인력충원(의사, 간호사)	×	○	○	○
인력충원(원무팀, 총무팀)	×	○	○	○
재난 전산시스템 가동	×	○	○	○
병원 출입통제(정문, 출입구)	×	×	○	○
바리케이트 설치	×	×	×	○
병상 확보	×	○	○	○
외부 지원요청	×	×	○	○
입원 환자 전원	×	×	○	○

주) ○ : 시행, × : 시행안함

난 발생 시 신속한 수술이 가능하도록 수술실(1실) 사전 확보 조치

□ 재난 대응 구역 위치

- 종합상황실은 권역응급의료센터 1층 회의실에 위치
- 환자 분류소와 임시응급진료소는 응급센터 앞 주차장에 설치
- 경증환자진료소는 보호자 대기실에 설치
- 재난 임시 병상은 척추센터/정형외과/관절염·류마티스 클리닉(25병상) 내 보호자 대기실의 의자를 치우고 병상을 확보(15병상 + 진료실 9개 + 처치실 1개)
- 병상 부족 시 경환자를 대상으로 대강당 내 매트리스를 비치하여 임시 예비병동으로 운영(위치 : 본관 4층 한마음홀)

□ 재난 시설, 장비, 약품 관리 및 교육 계획

- 재해대비 용품 관리를 위한 창고와 시설 관리자를 따로 두고 매월 확인
- 재해차량의 관리자를 두고 구비 목록을 매월 확인

표 5-10 기능별 처리반 편성 기준 및 임무

구 분	담당자	편성부서	임무 수행 사항
본부장	병원장	–	• 환자발생 상황처리 및 총괄 지휘 • 진료업무 총괄
지원반장	행정부원장	–	• 지원반 업무 총괄 • 본부장 보좌
상황실장	권역응급의료 센터장	응급의료센터	• 환자발생 조치사항 유지보고
유관기관 협조	총무팀장	총무팀	• 환자후송 협조 • 대외부서 요청업무 수행 및 협조 • 비상연락망 유지상태 점검 및 응소상태 확인
긴급의료 구호반장	권역응급의료 센터장	응급의료센터	• 대량환자 발생지역 긴급의료 구호반 지원 • 환자를 현장에서 중증도를 분류하여 병원으로 후송(사망, 긴급, 응급, 비응급)
병상 확보반	간호부장	간호부	• 기존 병상 파악 유지(원무팀과 협조) • 상황실장 지시에 따라 예비병상 순차별 확보 • 예비병상에 필요한 매트/담요/링게르병걸이 등을 간호부에서 관리팀과 협조하여 조달
진료물품 확보반	응급의학과 간호과장	응급의학과	• 약제팀, 관리팀과 협조하여 필요한 분량의 의약품 및 진료물품을 확보
방호반	총무팀장	총무팀	• 병원 경비 업무 수행 • 임시병상 보호자 출입통제 • 병원주차관리
환자 관리반	원무팀장	원무팀	• 입원환자 파악 및 안내업무 수행 • 장의업무 협의절차 안내 및 협조 • 입원환자 현황 안내문 작성 비치 • 자원봉사자 통제 및 활용방안 강구
신원 확인반	총무팀장	총무팀	• 입원환자 신원확인 및 보호자에게 통보 • 입원환자 신원파악 유지/보고
물품지원반	관리팀장	관리팀	• 간호부, 약제팀과 협의하여 의약품 및 진료물품 구입
통신지원반	전기실 기사장	전기실	• 예비병상에 전화기 설치 • 보호자 대기장소 전화기 지원(필요시) • 기타 통신업무 지원

- 인력교육
  - 분기당 1회 이상 DMAT (disaster medical assistance team)대원 양성교육과 보수교육을 응급의학과 주도로 실시
  - 교육 시에는 이론교육과 실습을 병행
  - 비주기적으로 재난 차량을 이용한 현장교육을 실시
- 매주 월요일 손상 발생 상황과 재난인력, 장비 상황에 대한 회의를 권역응급의료센터장 주재하에 시행

⑥ 권역응급의료센터 재난대응 훈련에 대한 세부사항은 관련 세부규정을 따른다.

⑦ 화재 재난에 대비한 대응방안

□ 권역응급의료센터는 화재재난에 대비하여 소방종합훈련계획을 수립하고 매년 전 교직원이 참여하여 가상훈련을 진행하고 있음.

□ 권역응급의료센터 자위 소방대 조직, 운영 중
- 상황별 시나리오를 준비하여 대응 훈련

□ 총 4차에 걸쳐 진행되는 소방훈련을 진행
- 1~3차 훈련은 자체 CPX 소방훈련으로 진행하여 실제 대형 화재 발생 시 각 상황대응팀별 활동상황을 평가하여 미비점을 파악하고 보완책을 마련함.
- 마지막 4차 훈련은 지역소방서와 연계한 합동훈련으로 진행하여 소방당국과의 유기적 대응체계를 점검하고 미비점을 보완토록 하고 있음.
- 지역소방서와 합동 연계하여 실시한 모의소방안전 훈련은 본관 4층(4병동, 42병동, 43병동)과 5층(5병동)에서 교직원 50여명이 참석하여 진행함. 이때 해당 병동은 CPX 훈련과 동일하게 임무 지정 없이 행동하였고 자위 소방대는 동일하게 활동함.

5. 권역 응급의료센터 재난현장 응급의료지원 물품 비축과 관리안

1) 응급의료지원 물품의 정의

- '응급의료지원 물품'이란 재난 상황 시 의료지원을 위해 현장에 출동하는 DMAT 소속 팀원 개인물품 DMAT Bag을 포함하여 재난거점병원 및 이동응급의료세트가 보유하고 있고 현장응급의료소 등 재난현장에 지원하는 물품 일체를 말함
- '개인물품'이란 DMAT 구성원별로 휴대해야 하는 물품으로, 재난현장에서 응급통신을 위한 무선통신장비(LTE), 재난현장출입증 및 소속 및 임무가 표시되어 있는 유니폼, 야간 식별이 가능한 전등 등의 장비를 말함
- '외상처치물품'은 재난 상황 시 발생하는 외상환자의 처치를 원스톱으로 끝낼 수 있는 물품리스트의 일체를 말함. 모든 물품은 되도록 1회용을 사용하도록 권장함(예: 정맥로 및 수액세트, 기관삽관 장비 세트 등)

2) DMAT물품

- DMAT 1차팀은 구성원별 DMAT bag을 가지고 긴급자동차로 이동
- DMAT 개인 물품
  - 보호복 : 유니폼, 모자 또는 헬멧, 헤드랜턴, 필요시 우의
  - 통신수단 : LTE단말기, 무전기 등

그림 5-8 재난출입증 예

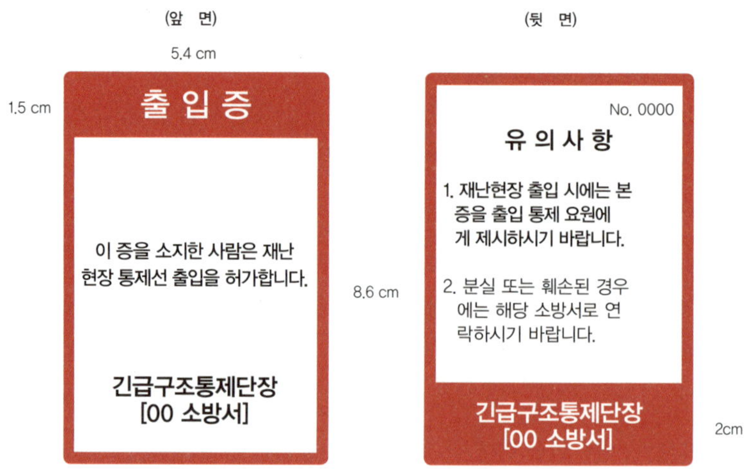

- 랜턴, 글로브, 마스크, 가위, 펜 등
- 재난출입증(비표. 그림 5-8)

• DMAT bag
  - DMAT bag은 DMAT 물품을 4개의 가방으로 나누어 보관함
  - 물품은 초기 중증도 분류 및 분산이송, 10명 정도 중증외상 환자 진단과 처치에 초점을 맞추고 개인별 12~20 kg, 4명 기준 48~80 kg 이내의 물품으로 준비함
  - 다음의 DMAT bag 구성안은 각 DMAT에서 최소한으로 구성해야 하는 물품이며, 각 DMAT의 판단에 따라 품목의 종류나 수량을 증가할 수 있으며, 같은 기능을 가진 다른 물품으로 교체도 가능함
  - 특수재난(화학, 방사능 재난 등) 시에는 개인보호장구 등을 포함하여 추가물품을 구성해 출동해야 함

• 기타 DMAT 물품
  - DMAT 이동을 위한 구급차에 탑재가 가능한 장비, 물품을 말함
  - 다음의 DMAT 물품 구성안은 최소한으로 구성해야 하는 물품이며, 각 DMAT의 판단에 따라 품목의 종류나 수량을 증가할 수 있으며, 같은 기능을 가진 다른 물품으로 교체도 가능함

3) 현장응급의료소 물품

• 현장응급의료소 물품은 기존 이동응급의료세트(부록 8 참고)에 있는 물품에 추가물품으로 구성하며, 약품이나 외상처치 물품, 기타 처치물품 등은 환자 규모에 맞춰 조정함
• 현장응급의료소 물품은 재난현장 출동기준 72시간 정도 외부의 지원 없이 현장응급의료소가

그림 5-9 개인복장 예

■ 동절기

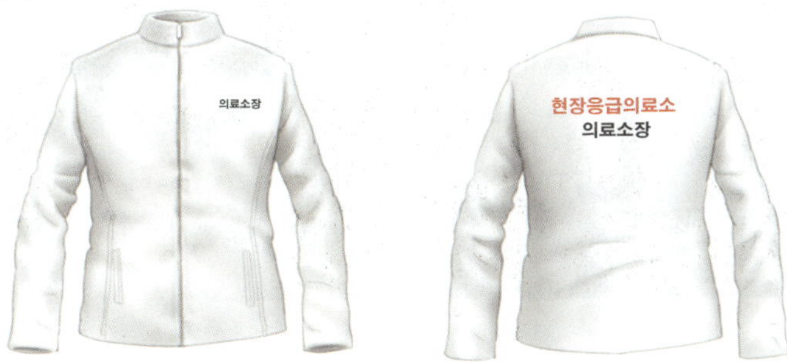

■ 동절기

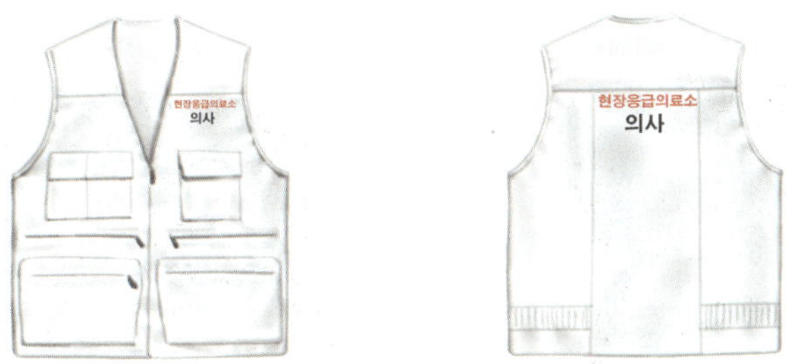

• 색상 전체 흰색 • 재질 : 폴리에스테르 100% • 글씨체 : 견고딕
• 글씨색 : 붉은색 및 검정색
※복장은 의료소장, 의사, 간호사 및 지원요원으로 각각 표시하고, 각 반별 구분이 가능하도록 소속에 따라 분류반, 응급처치반 및 이송반으로 표시

원활히 운영될 수 있는 수준을 맞춰야 함

4) 응급의료지원 물품의 관리

(1) 관리책임자

- DMAT bag 의 경우 DMAT을 운영하는 기관에서 관리하여야 하고, 현장 응급의료소 물품의 경우 재난거점병원의 재난의료책임자가 주책임자가 되어 응급의료지원 물품관리를 함
- 물품은 주 및 부관리자를 지정하고 이동식 시설, 장비별 관리대장을 작성하고 월별로 정상작동 여부를 기록하며, 날인하여야 함. 소모품의 경우 유효기간이 유지될 수 있도록 분기별 1회 점검하여 교체함
- 장비대장에는 장비명, 규격, 관리번호, 제작연도, 제작자, 소유자, 관리책 임자 정/부, 설치일자, 내용연수, 점검현황, 점검자, 특별점검현황 등이 있어야 함

그림 5-10 DMAT bag 1의 예

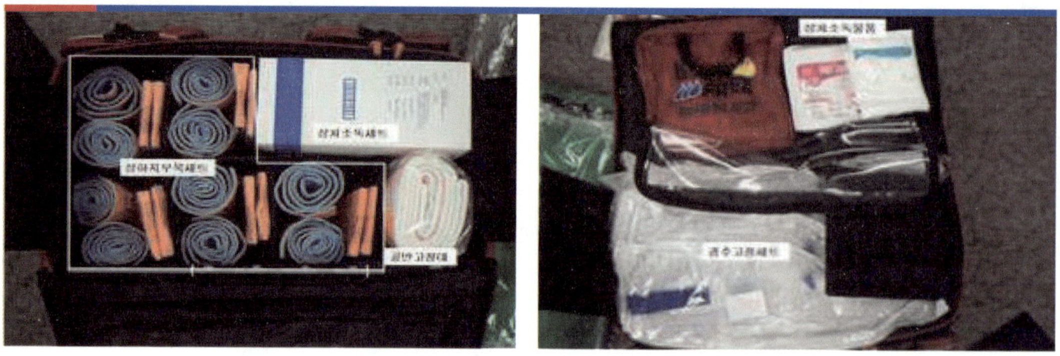

그림 5-11 DMAT bag 2의 예(휴대용 간이인공호흡기)

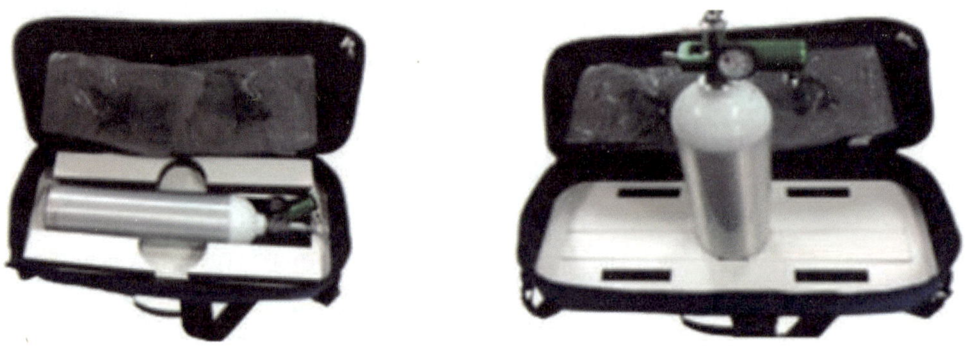

그림 5-12 DMAT bag 3의 예

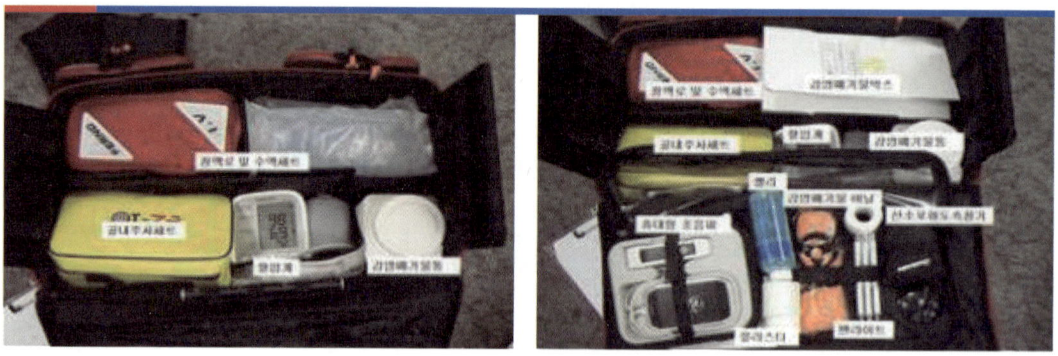

그림 5-13 DMAT bag 4의 예

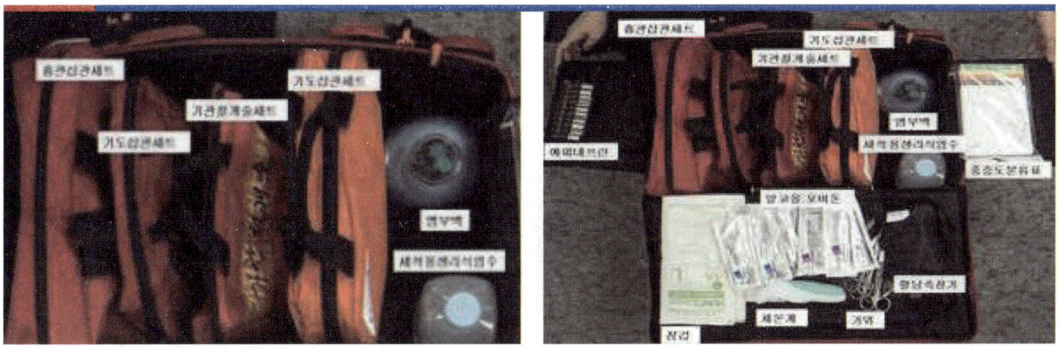

그림 5-14 좌. 정맥로 및 수액세트의 예 우. 골내주사세트의 예

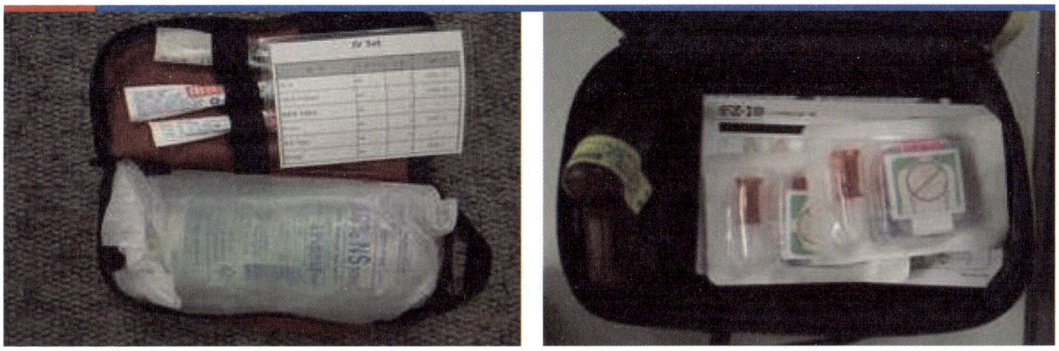

표 5-11 기타 DMAT 물품

구 분	내 용 물			
	품목	수량	품목	수량
천막물품	에어텐트	1	간이침대	2
	릴선	1	조명	5
	발전기	1	S 고리	20
	인플레이터	1		
의료기기	스트레쳐카트	1	Long board	1
	제세동기	1	간이링거대	1
	이동형 환자감시장치	1		

**제세동기에 모니터 기능이 가능하다면 별도의 이동형 환자감시장치는 필요하지 않음*

그림 5-15 권역 재난지원차량 구성안

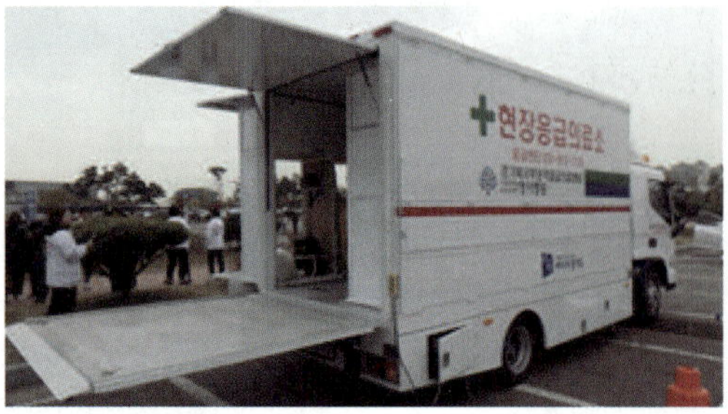

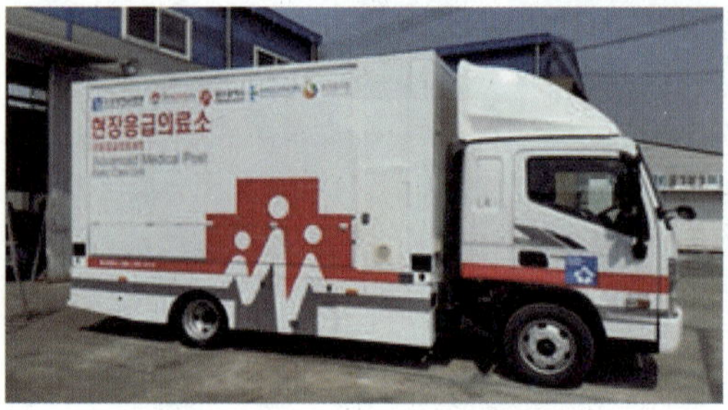

표 5-12 권역 현장응급의료소 지원차량 탑재물품

연번	장비명	수량	비고
1	자동제세동기	1	
2	O2 탱크	5	
3	8인 동시 산소 공급기	2	
4	응급용 개인 산소공급기	10	
5	Table	1	응급장비용
6	EKG	1	
7	Suction unit (수동식)	2	
8	책상	10	
9	의자	10	
10	에어매트	30	
11	개인방호세트	10	
12	통신장비	5	
13	우의	10	
14	각종의약품		
15	담요	30	
16	파편방지 장갑	5	
17	들것 시트	20	
18	손전등 및 배터리	4	
19	랜턴	5	
20	고글	10	
21	안전헬멧	10	
22	수리용 공구	2	

(2) 보관

- 산소탱크 용량은 분기별 1회 점검을 기본으로 하되, 출동 전 점검하여 용량이 적을 경우 응급실 산소탱크와 즉시 교환이 가능해야 함. DMAT 철수 후에는 1주일 이내에 다시 점검해야 함
- 응급의료지원 물품의 보관은 서늘한 장소에 24시간 접근이 가능하며 언제든지 불출 가능한 장소에 보관하여야 함
- 의약품의 경우에는 약국에서 보관하고 별도의 관리대장을 사용해서 보관함
- 소독물품의 경우에는 유효기간에서 1개월 이상 여유를 두고 재소독을 시행해야 함
- 재사용이 가능한 의료기기의 경우에는 감염관리 지침에 따라 소독 절차를 거쳐야 함
- 의료장비의 경우에는 의료기기 질 관리규정에 맞게 장비 정도관리를 하여야 함(예: 혈당측정기 주 1회, 모니터 월 1회 등)

(3) 불출

- 재난 발생 시 DMAT 당직 책임의사나 재난의료 책임자가 불출의 권한을 가짐. 또한 지자체장, 보건소장, 중앙응급의료센터장이 불출을 요구할

표 5-13 권역 DMAT 가방 구성품

구 분	내 용 물			
	품목	수량	품목	수량
가방 1 (행정물품)	중증도 분류표	50	물품목록	4
	환자등록지	50	약품목록	4
	병원별수용능력표	1	메모지	1
	사상자 이송현황표	1	스카치테이프/청테이프	2
	재난의료지원단 지침서	4	클립보드	4
	비상연락처	4	필기도구, 수정테이프	4
	안전구역 설치띠 롤	3	현장응급의료소 운영일지	10
	디지털카메라	1	확성기	1
가방 2 (의료물품)	펜라이트	3	산소포화도 측정기	1
	청진기	3	휴대형 초음파 진단장치	1
	체온계	1	흡인기	1
	혈당측정기	1	휴대용 간이인공호흡기	1
	혈압계	1	접이식 들것	1
	설압자	20	담요	2
	이동식 감염폐기물통	1	젤리	1
	감염폐기물 비닐, 박스	1	골반고정대	1
	플라스터	3		
가방 3 (외상처치물품)	경추 고정세트	3	정맥로 및 수액셋트	5
	KED	1	골내주사셋트	1
	기관 삽관 장비세트	3	상처소독 셋트	10
	윤상갑상선절개술 세트	1	상지 부목 세트	10
	폐쇄식 흉관 삽관세트	1	하지 부목 세트	10
가방 4 (의약품)	수액제제(생리식염수, 5%포도당용액, 하트만용액 등)	10	에피네프린	10
	주사용 비마약성 진통제	10	니트로글리세린(설하용)	5
	주사용 항히스타민제	5	흡입용 기관지 확장제	5

표 5-14 권역 DMAT 물품

구 분	내 용 물			
	품목	수량	품목	수량
천막물품	에어텐트	1	간이침대	2
	릴선	1	조명	5
	발전기	1	S 고리	20
	인플레이터	1		
의료기기	스트레쳐카트	1	Long board	1
	제세동기	1	간이링거대	1
	이동형 환자감시 장치	1		

제세동기에 모니터 기능이 가능하다면 별도의 이동형 환자감시 장치는 필요하지 않음

표 5-15 권역 DMAT 선발대 출동 탑재물품

연번	장비명	수량	비고
1	중증도 분류표	50	가방1
2	환자등록지	50	가방1
3	병원별수용능력표	1	가방1
4	사상자 이송현황표	1	가방1
5	재난의료지원단 지침서	4	가방1
6	비상연락처	4	가방1
7	안전구역 설치띠 롤	3	가방1
8	디지털카메라	1	가방1
9	물품목록	4	가방1
10	약품목록	4	가방1
11	메모지	1	가방1
12	스카치테이프/청테이프	2	가방1
13	클립보드	4	가방1
14	필기도구, 수정테이프	4	가방1
15	현장응급의료소 운영일지	10	가방1
16	확성기	1	가방1
17	펜라이트	3	가방2
18	청진기	3	가방2
19	체온계	1	가방2
20	혈당측정기	1	가방2
21	혈압계	1	가방2
22	설압자	20	가방2
23	이동식 감염폐기물통	1	가방2
24	감염폐기물 비닐, 박스	1	가방2
25	플라스터	3	가방2
26	산소포화도 측정기	1	가방2
27	휴대형 초음파 진단장치	1	가방2
28	흡인기	1	가방2
29	휴대용 간이인공호흡기	1	가방2
30	접이식 들것	1	가방2
31	담요	2	가방2
32	젤리	1	가방2
33	골반고정대	1	가방2
34	경추 고정세트	3	가방3
35	KED	1	가방3
36	기관 삽관 장비세트	3	가방3
37	윤상갑상선절개술 세트	1	가방3
38	폐쇄식 흉관 삽관세트	1	가방3
39	정맥로 및 수액셋트	5	가방3
40	골내주사셋트	1	가방3
41	상처소독 셋트	10	가방3
42	상지 부목 세트	10	가방3
43	하지 부목 세트	10	가방3
44	수액제제(생리식염수, 5%포도당용액, 하트만용액 등)	10	가방4
45	주사용 비마약성 진통제	10	가방4
46	주사용 항히스타민제	5	가방4

연번	장비명	수량	비고
47	에피네프린	10	가방4
48	니트로글리세린(설하용)	5	가방4
49	흡입용 기관지 확장제	5	가방4
50	에어텐트	1	기타 (천막)
51	릴선	1	기타 (천막)
52	발전기	1	기타 (천막)
53	인플레이터	1	기타 (천막)
54	간이침대	2	기타 (천막)
55	조명	5	기타 (천막)
56	S 고리	20	기타 (천막)
57	스트레쳐카트	1	기타 (의료기기)
58	제세동기	1	기타 (의료기기)
59	이동형 환자감시장치	1	기타 (의료기기)
60	Long board	1	기타 (의료기기)
61	간이링거대	1	기타 (의료기기)

참고 자료 1. : 이동응급의료세트 표준 물품(재난응급의료 비상대응 매뉴얼)

표 5-16 중앙응급의료센터 구축 물품

연번	장비명	수량	단위	비고
1	제세동기	2		
2	ECG 모니터	2		Pt. 모니터
3	Stretcher cot	2		
4	Table equipment	2		
5	EKG	2		
6	Mannual resuscitator	4		
7	Portable resuscitator	2		
8	Suction unit 수동	4		
9	Suction unit 자동	2		
10	Oxygen Multi-connector	4		
11	Emergency Doctor's Bag	4		
12	LMA	2		
13	Air shelter	2		
14	Non-medical supplies	2		
15	발전기	2		
16	조명기	10		
17	AC 롤	2		
18	책상	10		
19	의자	10		
20	에어매트	30		
21	개인방호세트	20		
22	통신장비	10		
23	우의	20		
24	디지털카메라	1		
25	각종의약품			

수 있고 특별한 사유가 없는 한 이에 응해야 함

5) 권역응급의료센터 현장응급의료 비축용 물품 구성안

(1) 권역 재난지원차량 구성안

- 이동 응급차량으로서 응급의료장비를 장착 및 설치하여 이동하며 진료가 가능하도록 제작함

(2) 권역 현장응급의료소 비축용 물품 구성안

- 현장응급의료소(지원차량) 탑재 물품
- 중앙응급의료센터 물품 목록(참고 자료 1)과 전국 권역응급의료센터 보유물품을 고려하여 다음과 같이 구성
- 약품, 외상처치 물품, 처치 물품은 환자규모에 따라 조정

(3) 현장에 출동하는 DMAT 물품

- 현장에 출동하는 DMAT 물품은 개인 물품과 DMAT Bag 물품으로 구성

① 개인물품

ㅁ 공통 물품으로 개인이 각자 휴대해야 하는 물품

- 보호복: 유니폼(표준복장으로 흰색바탕의 붉거나 검정 글씨, 의료소장, 의사, 간호사, 지원요원 등의 표식), 모자 또는 헬멧, 헤드랜턴, 우의
- 통신수단 : LTE단말기, 무전기 등
- 랜턴, 글로브, 마스크, 가위, 펜 등
- 재난출입증(비표)

② DMAT Bag 물품

ㅁ 선발대(10분 내 모여 출동)용 물품으로 10명 정도 중증외상환자 진단과 처치에 초점

- 재난응급의료 비상 메뉴얼 지침 준수하여 구성
- 4개 가방으로 구분하여 보관(외상처치물품은 되도록 1회용을 사용토록 권장함)
- 특수 재난 시 개인보호장구 추가하여 출동해야 함

③ 기타물품

- DMAT 이동을 위해 구급차에 탑재 가능한 장비, 물품
- 다음 DMAT 물품 구성안은 최소한으로 구성해야 하는 물품이며, 각 DMAT 의 판단에 따라 품목의 종류나 수량을 증가할 수 있으며, 같은 기능을 가진 다른 물품으로 교체 가능함

6. 항공이송

이송 매체로는 응급차량, 항공기, 선박, 철도 등 여러 가지가 있으나, 재난현장의 상황, 날씨, 환자들의 피해정도, 병원과의 거리 등 여러 가지 요소에 의하여 좌우된다. 항공기를 이용한 환자이송은 한국전쟁에서 처음으로 시행되었으며, 월남 전쟁에서는 중요한 이송방법으로 사용되었다. 항공이송은 원거리의 병원까지 환자이송이 신속하고, 험한 지형에도 접근이 가능하여 고립된 지역의 환자를 구조할 수 있으며, 상공에서재난지역의 상황을 신속히 판단할 수 있다. 그러므로 항공이송이 응급의료체계의 중요한 부분을 차지하고 있으나, 유지관리에 많은 비용이 소요되며 위험도가 지상이송보다 높다는 단점이 있다.

1) 고도 상승에 따른 변화

고공으로 상승할수록 온도가 내려가고, 산소가 희박해지며, 공기가 팽창하게 되므로, 이송 의료진은 각 변화 정도를 정확히 인지하여야 한다.

① 산소저하: 고공으로 올라갈수록 산소압이 저하되므로, 중증의 환자나 호흡곤란 환자는 상태가 더욱 악화될 수 있다(표 5-17).
② 공기팽창: 상승할수록 공기압이 저하되므로 일정 용적안의 공기는 팽창하게 된다. 예로, 기관삽관튜브로 삽입된 공기가 점점 팽창되어 기관지를 압박할 수 있다(표 5-18).
③ 상승할수록 온도가 떨어진다.

2) 항공이송 전 준비사항

고도상승에 따른 여러 가지 변화 이외에도, 항공기의 진동과 소음, 환자의 공포심 등에 의하여 환자상태를 더욱 악화시킬 수 있으므로, 다음과 같은 준비가 필요하다. 심정지 환자의 경우는 항공이송이 도움을 주지 못하므로 가능한 응급차량을 이용하여 이송하는 것이 바람직하다.

① 경부고정 및 척추고정을 시행한다.
② 구토의 가능성이 있는 두부손상, 복부손상, 중증환자에게는 위장관튜브를 삽입한다.
③ 필요시는 기관삽관이나 호흡 보조기구 등을 이용하여 기도를 확보한다.
④ 필요시는 산소투여, 흡입, 인공호흡 등을 시행할 수 있도록 준비한다.
⑤ 상처나 골절부위의 치료(dressing, splinting)가 시행되어야 한다.
⑥ 필요시에는 MAST 등을 착용시킨다.
⑦ 추운 환경에서는 환자의 체온유지를 위한 조치를 취한다(보온침낭, incubator 등).

3) 항공기 착륙장 선정

① 소형항공기의 착륙을 위하여, 낮에는 40 m × 40 m 넓이의 착륙장이 필요하고 밤에는 75 m×75 m의 넓은 면적이 필요하다. 중형항공기는 낮에 50 m×50 m, 밤에는 100 m×100 m의 착륙장이 필요하다.
② 착륙장은 평편하고, 지반이 단단하며, 주위에 전선이나 나무 등의 장애물이 없어야 한다.

표 5-17 고도에 따른 산소압 변화

고도(피트)	공기 산소분압	폐포 산소분압	혈중 산소분압
해수면	159	107	98
2,000	148	96	86
4,000	137	84	73
6,000	125	71	64
8,000	118	59	55

표 5-18 고도에 따른 산소압 변화

고도(피트)	공기 팽창도	공기압(mmHg)
해수면	1.0	760
5,000	1.2	630
10,000	1.5	523
20,000	2.4	340

③ 착륙장 가운데에는 항공기에서도 육안적으로 식별이 잘되는 표식을 하여야 하며, 야간에는 전등이나 불 등으로 착륙지점을 표시해야 한다.

④ 착륙장은 사고지점이나 환자수집소로부터 최소한 45~50 M 떨어진 곳에 위치해야 한다.

⑤ 착륙장으로부터 60 M 이내에는 군중이 위치하지 않도록 하며, 응급의료진은 30 M 외곽에 위치하도록 한다.

⑥ 항공기 날개의 회전력에 의하여 발생하는 소용돌이에 이물질이 날릴 수 있으므로, 착륙장 주변의 작은 파편이나 이물질들을 모두 제거해야 한다.

⑦ 항공기가 도로 혹은 고속도로에 착륙할 경우에는 양쪽에서 차량통제를 시행하여야 한다.

4) 항공기의 착륙유도

항공기가 육안으로 보이면, 착륙신호를 보내야 한다. 항공기 착륙을 유도하는 사람은 보안경, 헬멧, 두꺼운 복장 등을 착용하여 소용돌이에 의하여 날리는 각종 이물이나 파편으로부터 보호받을 수 있도록 한다. 착륙을 유도하는 방법은 다음과 같다(그림 5-15).

① 착륙을 유도하는 사람은 바람을 등지고 착륙장을 향하도록 위치한다.

② 유도하는 사람은 양팔을 머리위로 올려서 착륙장소를 지시하도록 한다.

③ 항공기가 착륙장에 접근하며, 조정사의 안면을 주시하면서 양손으로 신호를 보내어 항공기가 완전히 착륙할 수 있도록 유도한다.

5) 항공기로 접근하는 방법

항공기가 착륙하면 응급의료진이 항공기까지 환자를 이송하게 되는데, 일반적으로 다음과 같은 방법으로 접근하여야 한다.

① 항공기로부터 15 M 이내에는 화기, 담뱃불 등의 점화물이 없어야 한다.

② 항공기의 회전날개가 작동중인 경우에는 상체를 숙인 자세로 항공기 앞쪽이나 조정석 측면(앞쪽 측면)으로 접근한다(그림 5-16). 바람이 불면 주회전날개가 지상으로부터 1.2 M까지 위치할 수 있으므로 반드시 상체를 숙인 자세로 접근하여야 한다(그림 5-17).

③ 고리 회전날개는 지상으로부터 1~1.8 M에 위치하고 회전속도가 빨라서 육안으로 식별이 안 되는 경우가 많으므로, 항공기 뒤쪽이나 뒤쪽 측면으로 접근하면 상당히 위험하다(그림 5-18).

④ 필요한 인원만 항공기에 접근하며, 신체 이상의 높이를 갖는 IV pole 등은 절대 사용하지 말아야 한다.

⑤ 항공기 한쪽에서 반대편으로 이동 시에도 반드시 항공기 전면을 끼고 이동해야 한다.

⑥ 환자를 항공기에 이송할 때에는 승무원의 지시에 절대적으로 복종해야 한다.

④ 환자를 탑승시킨 후에 의료진은 안전지대에 위치하도록 한다.

그림 5-15 항공기를 유도하는 신호법(전면이 항공기를 향한다)

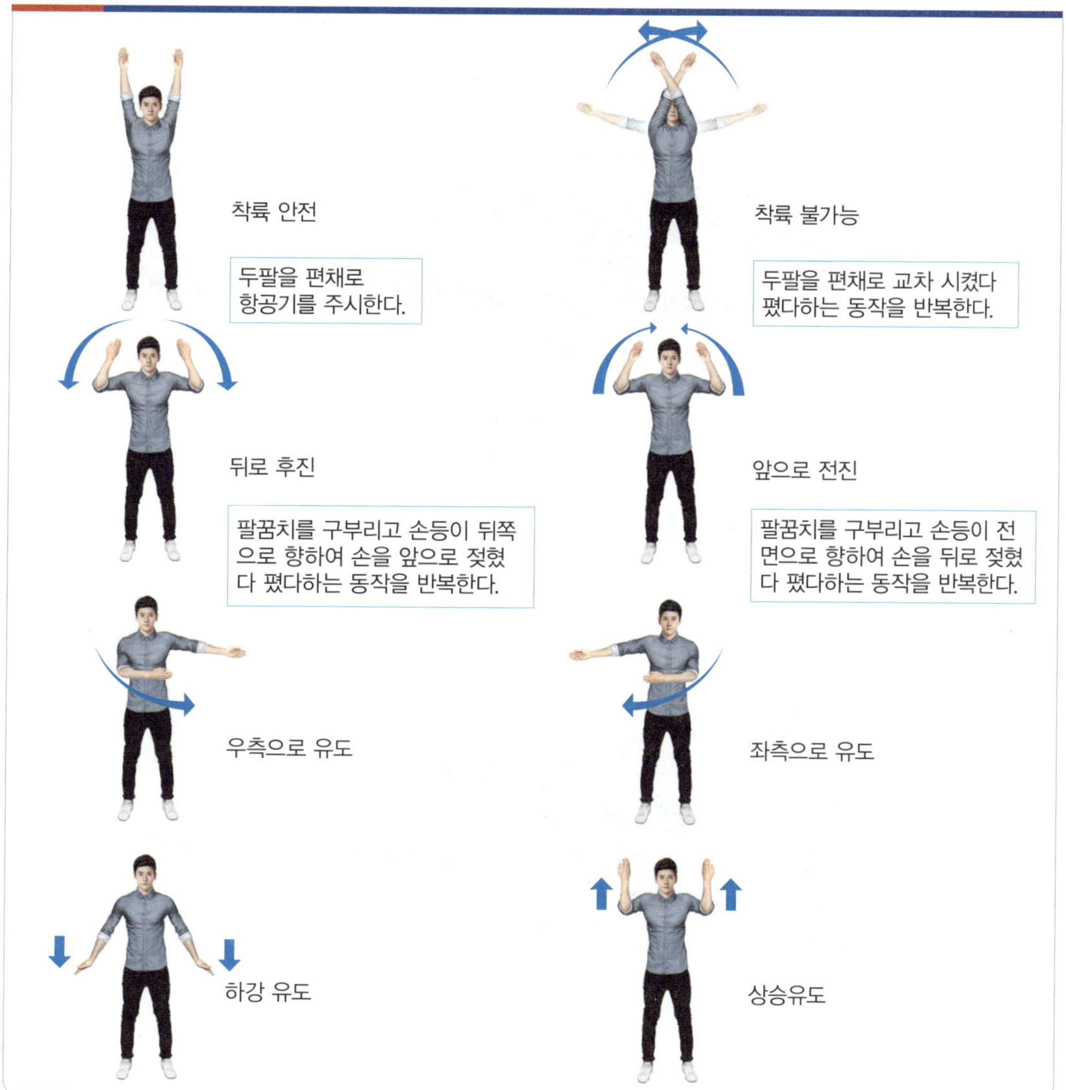

7. 재난 약품

약품 공급은 재난 환자의 의료지원에 있어서 필수적이다. 그러나 재난 상황에서의 약물 수요, 사용, 문제점 등에 관한 전향적인 정보는 상대적으로 적다. 허리케인, 지진, 화산폭발 후의 경험과 세계 각처에서 행해졌던 대규모 구호 노력을 통해서 수요와 문제점들을 알 수 있게 되었다. 이런 문제점을 바탕으로 재난 구호에 있어서 약품 지원에 대한 지침이 필요하다고 생각되었다. 재난에 대한 더 많은 연구가 이뤄짐에 따라서 조금 더 정확한 약물 수요를 파악할 수 있는 능력을 가지게 되었고 약물의 사용을 인지할 것이다. 이런 자료들은 향후 재난 계획과

그림 5-16 항공기에 접근하는 방법(안전지역을 이용)

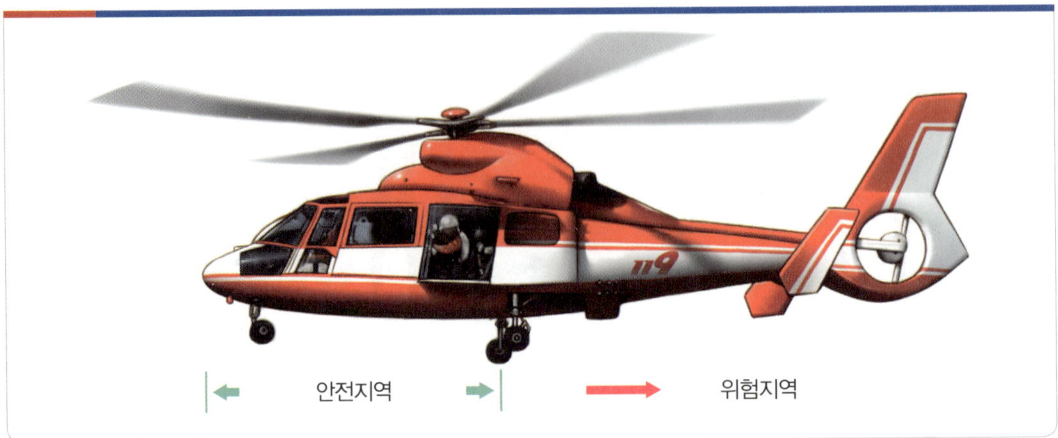

그림 5-17 회전날개와 지상으로부터의 높이

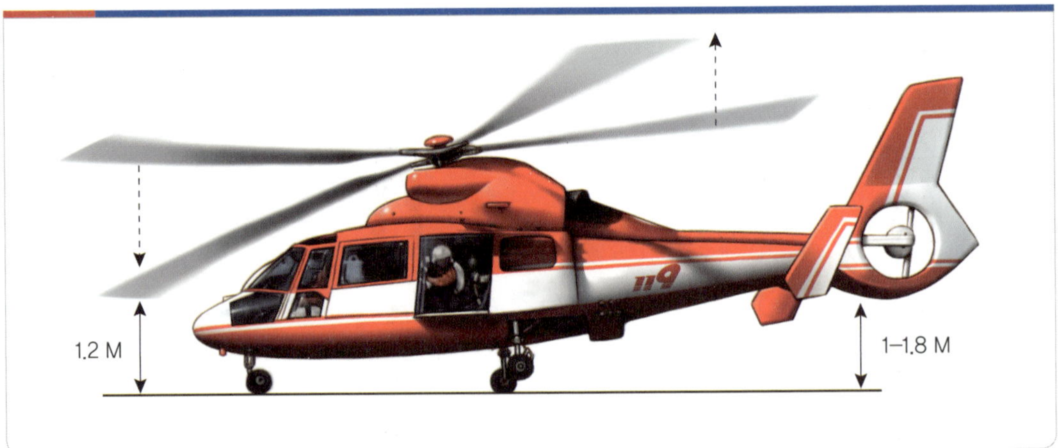

구호 활동을 효과적으로 지도하기 위한 모델 개발에 사용될 것이다.

이전의 재난 시 약물 수요 목록과 요청된 약품을 비교해보면 수요를 입증하고 응답을 조정하는데 도움이 될 것이다. 약품 목록은 적십자와 같은 구호 단체를 통해 구할 수 있다. WHO(세계보건기구)와 기부국가들 또한 필수 약품 목록을 따르고 있다. 빠르고 체계적이면서 정확한 대량재난 평가 방법이 개선됨에 따라 적절한 공급의 배분을 통해서 재난 응답이 높아지고 유병률과 사망률을 개선할 수 있을 것이다.

1) 약품 기부의 관리

약품은 재난 반응의 중요 부분의 하나이지만 이들

그림 5-18 항공기 착륙지점과 착륙 유도지의 위치

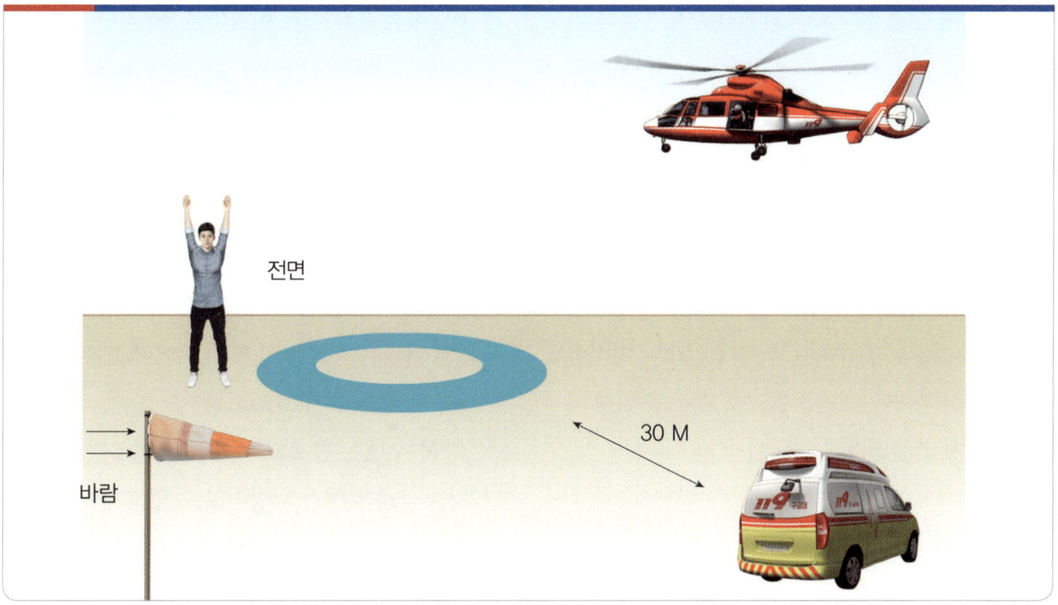

약제의 관리는 많은 수의 재난 인력에 의해 담당되고 있다. 반복적인 문제점들이 알려졌고 거기에 대한 해법의 윤곽이 그려져 있다. 그리하여 세계보건기구에 의해 약품 기부의 일반적인 지침이 제정되었다(표 5-20).

(1) 약품의 양

약품 기부의 엄청난 규모로 인해 구호 인력들은 망연자실해지거나 당황하기 쉽다. 1976년 과테말라 지진 후 16일 동안 100톤이 넘는 공급품 7,000상자가 도착하였고 3명의 약사의 지시하에 40명의 학생들이 1,120시간 동안 약물을 정리하고 분류하였고 그러는 동안에도 계속 선적들이 도착하였다고 한다.

1988년 12월 7일 아르메니아 지진 후 5,000톤이 넘는 약품과 의료용품이 그 지역에 기부되었다. 그 지역 저장 능력을 바로 초과하게 되었고 32곳의 새로운 창고를 만들었음에도 불구하고 기부 물품의 단지 70%만을 지역적으로 수납할 수 있었다. 1989년 1월까지 기부된 물품들은 보관을 위하여 모스크바로 선적되었다. 지진 후 아르메니아에 보내어진 물품에 관한 적절한 정보를 얻기 위하여 50명이 약

표 5-20 약품 기부 지침

- 특정한 요청이 없거나 약품 수신국의 정리 이전에 약품을 보내지 않는다.
- 수신국 혹은 WHO(세계보건기구) 필수 약품 목록에 없는 약품은 보내지 않는다.
- 약품의 유효기간이 1년 미만인 약물은 안 된다.
- 약품의 라벨은 적절한 언어로 되어 있어야 하고 일반명, 효과, 제조사명, 유효기간이 명시되어 있어야 한다.
- 포장 밖의 라벨에는 위의 정보와 함께 포장된 약물의 총 양도 표시되어야 한다.

물을 재검토하는 데 6개월이 소요되었다. 1992년부터 1996년 중반까지 27,800~34,800톤의 약품과 의료용품이 보스니아와 헤르체고비나에 기부되었고 이 약품들의 50~60% 또는 13,900~20,900톤이 불필요하다고 간주되었다.

대개 요청되지 않고 분류되지 않은 이 압도적인 양의 기부물품은 2차 재난이라고 알려진 문제점이 될지 모른다. 최근 경향에 의하면 국제적인 재난에 대응하는 기부는 증가하는 추세에 있으며 이러한 경향은 재난 평가가 효과적인 구호 활동을 위해 더욱 중요하게 만들었다.

(2) 약품의 분류

약물들은 재난 지역으로 분류되거나 그렇지 못한 상태로 전달된다. 분류된 약물들은 즉각적으로 식별이 될 수 있는 방법으로 표시되어있다. 분류되어 있지 않은 기부 물품들은 수화물의 내용물에 대한 라벨이 없이 섞여있다. 이는 구호요원들에게 심각한 문제점을 야기한다. 아르메니아 지진 후 초기 의료 구호 활동당시에는 의료종사자들이 자신들의 시간의 2/3를 유용한 약품을 찾거나 식별하는 데 사용하였다. 단지 20%의 약물들이 분류되고 식별 가능한 상태로 도착하였다. 1976년 과테말라 지진 당시에는 단지 10%만이 분류되었을 뿐이다. 1988년 아르메니아 지진 때까지 약 70%의 기부 물품이 분류되었다. 미분류 기부품의 퍼센트가 감소했음에도 불구하고 무작위 항목의 존재는 구호활동을 심각하게 저해하게 된다. 미분류 기부 물품은 재난 발생 후 이미 부족한 인력을 낭비하게 만들고 조금 더 중요한 활동을 하는 것을 저해한다.

(3) 약물 투매

재난에 따른 홍보는 기부 열풍을 초래하고 이는 가끔 부적절하여 현장에서 수령인들에게 많은 2차적인 문제점을 일으킨다. 사실상 이런 현상은 어떠한 물품이나 약물을 기부하는 것이 안 하는 것보다는 낫다는 생각에 의해 야기되는 것이다. 또한 대부분의 기부자들은 어떠한 것을 보내더라도 그들의 기부가 재난 현장에서 도움이 될 것이라고 믿는다. 대부분의 기부는 목적을 갖게 되고 어떤 경우에는 기부자들이 약물 투매로 고소되기도 한다.

약물 투매는 쓸모없는 약품을 기부하는 것이다. 이들 약품의 양은 인상적일 수 있고 수령인들에게 새로운 문제점을 부여할 수 있다. 1983년부터 1987년까지 수단은 대략 8백만 정의 유효기간이 지난 클로로퀴닌과 500,000정의 피페라진을 처리하였다. 1994년 예고 없이 조지아에 도착한 선적에 유효기간이 지난 실버 설파디아진 연고 20톤이 실려 있었고 소각하는 데만도 수개월이 소요되었다. 보스니아와 헤르체고비나에서도 그 예를 찾아볼 수 있는데 제2차 세계대전 때 사용한 군대 의료용품, 1961년 표시가 되어있는 반창고, 이 지역에서는 발견되지 않는 나병 치료제인 답손 등이 포함되어 있었다.

투매자들의 이익은 상당하다. 위험성, 보관과 관련된 비용을 감소할 수 있고, 부과적인 세금 삭감과 1톤당 미화 약 2,000달러에 달하는 파기 비용을 절감할 수 있다. 보스니아와 헤르체고비나는 대략 17,000톤의 쓸모없는 약물을 받았다.

수령인들은 건강과 환경적인 위험, 보관, 취급, 쓸모없는 약품의 파기 비용을 처리해야 한다. 또한 그들 나라에서 금지하고 있고 불법적이거나 등록되지 않은 물질이 유입되는 지엽적인 문제들도 처리해야 한다. 보스니아-헤르체고비나에 있어서 세계보건기구 지침을 따른 기부자들은 다른 기부자들이 하는 것보다 부적절하다고 인식되는 기부율이 낮은 것으로 나타났다.

(4) 세부계획

요청되었고 분류된 물품이라고 하더라도 기부 물품의 포장과 이송은 문제이다. 약제는 수백 파운드에 달하는 수화물로 종종 선적되고 이는 쉽게 다루기에는 너무 크다. 특히 이런 어려움은 이송 경로와 취급 장비가 최상이지 못한 재난 상황에서 더욱 중요한다. 한 명 내지 두 명에 의해 이송되어질 수 있는 작은 포장이 권장된다. 약품 기부에 있어 세계보건기구 지침에 따르면 개별 상자의 무게는 최대 50 kg으로 지정하고 있다. 지역 자원은 쉽게 포화되기 때문에 대규모 반응 시에는 수송할 수 있는 저장소와 병참학적 장비 역시 중요하게 고려되어야 한다.

약물들은 세계보건기구의 필수 약품 목록에 근거한 판매 전 포장 키트 혹은 포장되지 않은 개별 제품으로 전달되어질 수 있다. 보스니아-헤르체코비나와 크로아티아에서의 이들 키트의 사용 경험에 대한 최근 보고는 서로 상반되고 있다. 세계보건기구 평가는 이 지역의 의료진들이 키트를 선호한다고 결론지었으나 반면 병원의 다른 연구는 단지 14%만이 키트를 선호하였고 70%는 포장되지 않은 개별 제품을 선호한다고 보고하였고, 키트의 내용물과 실제 수요에 맞는 키트의 분량 사이의 불일치에 관한 문제를 지적하였다. 일부 키트 물품은 필요하지 않아 쌓아놓거나 버리게 되고 반면 다른 것들은 충분히 제공되지 않았다. 키트는 미리 포장해 놓고 다용도로 사용하기 위해 저장하며 쉽게 취급할 수 있고 맞춤제작을 할 때에 비해 경비가 절감되는 이점이 있다.

(5) 포장

불완전하게 포장되고 적절하지 않게 표기된 선적물은 오염되거나 못 쓰게 될 수 있다. 약품 포장은 현장상황을 염두에 두어 표기하여야 한다. 물품들은 폭풍우를 견디어야 하고 권장되어지는 조절된 환경에서 보관되지 못할 수 있다. 방습 라벨에 지역언어, 일반명, 용량, 양, 유효기간, 배치번호, 특정 보관 조건 등을 반드시 기록하여야 한다. 가능한 국제적인 코딩을 사용해야 한다(의료용품 및 장비는 초록색, 음식은 빨강색, 의류는 파란색). 세계보건기구 지침은 약품포장은 다른 구호품과 섞이지 않도록 언급한다. 경우에 따라 과대포장은 문제가 될 수 있다. 포장을 열 때는 망치와 드라이버를 사용하는 것이 적절하고 그렇지 않으면 내용물을 사용할 수 없다.

(6) 약제의 유효기간

대규모 국제 구호사업을 할 때 유효기간이 지났거나 곧 지나게 될 약제들을 반복적으로 볼 수 있다. 날짜가 지난 약물의 사용에 관해 몇 가지 문제점들이 있다. 몇몇 약제들은 유효기간이 지났을 때 안전하지 못하다. 이 범주에 드는 유명한 약은 테트라사이클린으로 신독성을 초래할 수 있다. 유효기간이 지난 제품은 치료적으로 사용할 수 없고 위험할 수 있다고 받아들여지고 있고 재난현장에 있는 인력들에게 분류와 처분에 있어서 문제점을 야기한다.

아르메니아에서 기부된 약품의 8%(40톤)가 유효기간이 지났었다. 조지아의 저장소에서는 12톤의 불필요하거나 유효기간이 지난 기부 물품이 발견되었다. 9톤이 도착 전 또는 도착 후 3개월 이내에

만기가 되었다. 약물의 유효기간이 지난 시간에 따른 약효가 있는 화합물의 퍼센트에 관한 정보를 제약회사로부터 쉽게 얻을 수 없다. 만일 이런 정보를 이용할 수 있다면 재난 시 기부받은 약제의 사용에 관한 표준 절차를 개발할 수 있을 것이다. 현재 세계보건기구 지침은 재난지역에서 유효기간이 지났거나 곧 지나게 되는 약제를 보내는 것을 금하고 있다.

(7) 약품의 보관

재난 시 약물의 사용을 생각할 때는 약물의 안정성과 보관에 관한 필요성이 중요하게 고려된다. 기부된 물품들은 종종 자연력을 견뎌야 하고 기후가 잘 조절된 환경에서 보관하기 어려운 경우가 많다. 아르메니아 지진 후 약제의 약 4%에 해당하는 수액, 백신, 주사 등이 이송 중에 얼어버려서 못쓰게 되었다. 아르메니아에서 폐기된 약제의 종류에 대한 자세한 정보는 알 수 없다. 미국 병원에서는 몇몇 약제의 경우 얼었다가 사용 전에 녹여서 사용하게 되는 경우가 종종 있었는데 여러 약물에 있어서 여러 번 얼었다 녹이는 것이 받아들여지지 않는다. 동결 시 안정성에 관한 정보는 손쉽게 얻을 수 있다. 좀 더 교육을 하고 좀 더 쉽게 정보를 얻을 수 있으면 이들 약제를 활용할 수 있었을 것이다.

열대지방의 지나친 습도는 약물의 안정성을 변경시킬 수 있다. 이런 지역으로 약제를 보낼 경우에는 건조제와 함께 포장하는 것이 권장된다. 인슐린이나 일부의 백신과 같은 생물제제는 변질되지 않더라도 고온이나 심하게 흔들리는 경우에 내성이 없다. 대량재난 입안자나 공여자들은 이와 같은 약제의 안정성을 반드시 고려해야 한다.

(8) 약제 식별

약제가 재난 시 유용하게 사용되기 위해서 약제의 식별은 매우 필수적이다. 적절하게 포장해서 표지가 잘 붙어있고 잘 인식될 수 있도록 손상되지 않도록 한다. 약물이 수중에 들어온 경우라도 언어가 장벽이 되기 쉽다. 프랑스어로 표지가 된 수화물이 프랑스어를 사용하지 않는 수단에 도착하였을 때 분류에 많은 어려움이 있었다. 아르메니아 지진 후 기부된 의료 용품 중에 그 지역 언어로 표기가 된 것을 거의 없었고 아주 소량의 것이 러시아어로 쓰여 있었다. 항생제는 적어도 21개의 언어로 238가지 다른 이름으로 사용된다. 일반명으로 되어 있어서 읽을 수 있는 것은 단지 1/3이었다. 더욱이 물품의 70%가 오직 상품명이나 상표명으로 되어있었다. 같은 화학성분이라도 상품명은 대개 각 나라마다 다르다. 수천 가지 물품 중에서 여러 가지 이름을 가지고 있는 약품을 식별하여 사용하도록 하는 것은 훈련받지 않은 사람에게는 상당히 어려운 일이다.

기부품은 사용 범주에 맞추어서 표시되고 분류되어야 한다. 약물을 알맞게 사용하려면 적절한 약물 적응증을 알아내는 것이 필수적이고 그렇지 못하면 환자들에게 해를 끼칠 수 있다. 예를 들어 기부된 동물용 구충제를 자궁내막증 치료제로 오인하여 1992년에 11명의 리투아니아 여성이 일시적으로 실명했었다. 1991년 싸이클론(열대성저기압) 후 방글라데시에서는 메트로니다졸의 과잉공급으로 몇몇 설사 질환의 치료에 광범위하고 부적절하게 사용되게 하였다. 국제적으로 기부하기 위해서는 적당한 참조문 또는 읽을 수 있는 제품 포장 삽입문이 덧붙여져야 한다. 약제들은 적기에 정확하게 식별되어지지 않는다면 대량재난 피해자들을 도와줄 목적으로 사용할 수 없다.

2) 약품 필요성 결정

몇몇 요소가 재난을 입은 지역에 약품 필요성에 영향을 미친다. 재난의 종류와 단계에 따라 어떠한 약물이 필요할지 알 수 있다. 위기 지역질환의 역학적 양상과 재난지역에 보내어진 의료용품의 타당성에 관한 상식이 낭비를 줄이고 요구를 충족시키기 위하여 고려되어야 한다. 의료의 지역 수준과 표준 치료가 반드시 고려되어야 한다. 전염성 질환에 영향을 미치거나 강화시킬 수 있는 조건들 또한 중요한 고려점이다. 수여자들이 필요한 물품에 대한 자료나 요청을 반드시 고려해야 한다. 이전의 요소들을 고려하여 결정을 내리는 것이 구호활동을 효과적으로 하게 할 것이다.

위험물질은 재난기간 동안 잠재적인 문제이다. 위험물질은 어떤 경우에 있어서 계획, 오염제거, 치료를 위해 가치 있는 자원이 된다. 이상적으로 해독제, 치료 및 예방약들을 미리 비축해야 한다.

재난의 피해 후 즉각적으로 각 도시는 그들이 가지고 있는 자원에 의존해야 한다. 국제적 또는 대규모 국내 원조가 계획되고, 이송되어 재난 현장으로 배분되는 데 최소 24~72시간이 소요된다. 재난 후 구호단계를 목적으로 보낸 약물은 회복기에 접어든 후 수일 또는 수개월이 지날 때까지 도착하지 않는 경우도 있다. 외부로부터의 혈액과 혈장 제제들도 대개 너무 늦게 도착한다. 심지어 국외로부터 아주 신속히 원조가 도착하여도 초기 사망과 손실에는 크게 영향을 미치지 못하게 된다. 지방은 대개의 재난 때에 구조단계에 사용할 약제를 반드시 공급받아야 한다. 조금 더 인구가 밀집하고 발달한 지역은 구조단계 동안 지역공급이 바닥나지는 않는다. 하지만 평가, 교통, 배분의 세부 계획이 여전히 즉각적인 의료의 장애물이다. 재난이 외부의 도움을 필요로 할 만큼 클 경우에는 수요는 대개 일차 의료가 대상이다.

재난 회복기에 피해자들은 의료 하부조직의 상실에 기인하여 지속적인 의료를 위해서 의료진과 의료 서비스로 접근하는 데 어려움이 있다. 동시에 약사와 의사는 환자의 의료기록에 접근하기 어렵다. 급성 및 만성 상태의 일차 의료는 어떤 종류의 재난의 회복기 동안의 의료 구호 활동의 근간이 된다. 약제를 계획하고 요청할 때에는 각 지역의 독특한 풍토병을 반드시 고려해야 한다. 역학적 조사 프로그램이 특별한 약제 필요에 대해 미세조정을 도와줄 것이다. 도미니카 공화국의 허리케인 조지아 2달 후에 행해진 조사로 대피소에 있는 사람들의 영양 보조와 의학적 치료가 개선되었다.

예를 들어 말라리아가 없는 지역에 클로로퀸을 보내는 등 재난 지역으로 보내어진 약물의 실례가 그 지역과 역학적으로 맞지 않는 경우도 흔하다. 종종 약물을 보내는 것이 재난에 의해 발생하는 특정 의료 문제에 적응되지 않는다. 비타민 제제, 부적합한 예방접종제제, 코 스프레이, X-ray 용품 등은 재난 지역에서 불필요한 것으로 알려져 있다. X-ray 기계를 사용할 수 없는 지역에 X-ray 용품을 보내는 것이나 콘택트렌즈 용품, 고지혈증 예방약, 식욕증진제 등의 수송은 굶주린 피해자들의 요구에 부합하지 않는 것이다. 일반적인 약품과 만성 질환 치료 약물이 구호활동의 근간이 된다.

대부분의 재난 후에 감염성 질환의 빈도가 증가하지는 않는다. 경험에 의하면 제한적인 질환에 대해 재난 후에 대량으로 예방접종을 하는 것보다 공중 보건 측정을 하는 것이 좀 더 효과적이다. 대개 감염성 질환은 토네이도나 지진 같은 갑작스런 재난의 초기 단계에는 잘 발생하지 않지만 재난으로 인해 사람이 밀집되거나 공중 보건 위생이 파괴되는 경우에는 흔하다. 예를 들어 1907년 샌프란시스코 화재 후 보건 규제와 검역이 허술해짐에 따라 흑사병이 급증하였다. 20세기에 있었던 여러 재난 후 군집과 물의 오염으로 인플루엔자, 말라리아, 살모넬라 보균자, 장티푸스, 간염, 장염, 홍역, 호흡기 감염이 초래되었다.

재난 후에 특히 장티푸스의 대량 예방접종이 구호활동 중에 가장 인기 있었다. 이러한 활동은 여러 저자들에 의해 자원의 낭비라고 비판되었다. 대량 장티푸스 예방접종의 효과에 대해서는 연구된 바 없다. 일반적인 최근의 견해로는 대규모 예방접종 프로그램이 정당화되지 않는다. 그 대신 노인이나 군집해 있는 경우 만성 질병이 있는 사람들처럼 특정 위험군을 대상으로 접종 프로그램이 운영되어야 한다. 이들 그룹은 홍역, 인플루엔자, 폐렴구균, 헤모필루스 인플루엔자 접종 등을 필요로 한다. Neisseria meningitis 같은 전염성 질환의 발생에 노출된 그룹 또한 예방접종으로 도움을 받을 수 있다. 영양부족 상태의 어린이와 성인들, 특히 피난촌의 비타민 A가 부족한 사람들은 홍역 대량발생의 위험성이 높기 때문에 예방접종이 반드시 필요하다. 재난이 일어나기 전에 적절한 정규 예방접종 프로그램의 유지가 중요하고 그렇게 하기 위한 노력이 있어야 한다. 저개발 국가의 피난민들은 홍역, 디프테리아, 파상풍, 소아마비 예방접종이 부족하다.

접종이 필요한 다른 그룹은 다름 아니라 구호인력 자신이다. 참가자들은 그 지역에 도착하기 전에 충분한 예방접종뿐만 아니라 풍토병이 있는 지역에서는 말라리아 등의 화학적 예방을 해야 한다. WHO와 미국 질병통제센터(CDC)의 예방접종 지침을 참고해 볼 수 있다. CDC는 일주일에 한 번씩 권장사항을 갱신하고 있으며 가능하면 출국 전에 권장사항을 따를 것을 권고하고 있다.

재난 후 그 지역에 출현 예상되는 병원균은 일반적으로 재난 이전의 병원균과 동일하며 새로운 유기체가 나타나는 경우는 드물다. 호흡기 병원균에 노출을 증가시키는 데 기인하는 영양실조, 환경적 스트레스, 손상, 만성 질환 치료 중단, 공급되는 물과 음식 저장소의 오염, 군집과 같은 인자때문에 일반적인 병원균에 감염되기 쉬운 상태가 된다. 그러나 재난 후 구호요원에 의해 새로운 병원균이 그 지역에 도입되기도 한다. 예를 들어 1983년도 지진 후에 콜롬비아에서 35차례의 말라리아 발생하였는데 이는 구호요원에 의해 병원체가 옮겨졌을 것이라고 생각된다. 구호요원들의 출발 이전에 최상의 건강상태 조절, 적절한 화학적, 면역적 예방을 하는 것은 유입된 병원체로부터 재난 피해자들을 방어하고 풍토병으로부터 그들 자신을 방어하는 데 모두 도움을 줄 것이다.

재난 후 연부조직 손상을 가장 많이 호소한다. 이들 대부분은 복구 작업 동안에 일어난다. 디프테리아, 파상풍 예방접종의 필요성이 높고, 그 지역 물량은 금방 소진된다. 허리케인 휴고 후 St. Croix와 오클라호마시 폭파 사건 후 가장 많이 사용된 약제도 바로 이들 약제이다.

페니실린, Macrolides, 1세대 세파로스포린, 트리메토프림/설파메톡사졸 등이 항생제가 최우선으로 고려된다. 1989년 9월 St. Croix가 허리케인 휴고에 의해 파괴되었을 때 재난의료지원팀들은 디클록사실린을 외래환자들에게 가장 많이 처방하였고 세파로스포린 주사 제제를 입원환자에게 가장 많이 사용하였다. 항생제는 1994~1995년 보스니아,

크로아티아 내전 동안 가장 많이 언급되었던 문제였다. 수액용품이 항상 준비되는 것이 아니기 때문에 근육주사가 선호되었다.

3) 약품 공급 필요조건

사용할 수 있는 의료 자원이 갑자기 감소하는 경우가 재난 후에 자주 발생한다. 허리케인 앤드류 후에 1,500명의 환자를 접한 야전병원의 경우 파상풍 항독소, 항생제, 인슐린의 모든 자원이 24시간 내에 고갈되었다고 한다. 기본적인 약품 공급과 보충이 가장 긴급한 의료 문제였다. Homestead 야전병원에서 접한 1,544명의 환자들 중에서 단 5명만이 허리케인으로 직접적인 손상을 입었고 285명의 예가 복구 중에 손상을 입었으며 1,254명은 제공되는 단순 검진을 위해 방문하였다. 1992년 9월 하와이에서 허리케인 이니키가 Kauai를 강타한 후 재난 의료 지원팀은 환자의 99%가 경미한 손상(40.4%), 질병(38.6%), 예방적(9%) 목적으로 걸어올 수 있었고 이들 환자의 단지 5.4%가 고정된 시설로 이송되었고 대부분의 환자들은 생명에 지장을 초래하지 않는 정도였다. 따라서 이러한 상황에서 팀은 허리케인 충격 시기를 넘어서 일차 의료를 제공할 수 있는 준비가 필요한 것으로 결론지을 수 있었다. 비슷한 결과들이 여러 허리케인 후에 보고되었다. 지역의 의료 자원을 감소시키거나 의료 하부구조를 파괴하는 재난 후 기본적인 의료의 필요성은 의학적 재난 구호활동의 근간이다. 재난 그 자체로 인한 직접적인 손상은 그렇게 크게 증가되지 않는다. 구호 물품의 의약품 목록은 이러한 일차 의료 제공 목적을 지향해야 한다.

재난으로 인해 많은 사람들이 그들의 집에서 대피해야 하고 대피 과정에서 의학적 도움을 필요로 한다. 햇볕에 의한 화상, 탈수, 멀미 등 증상이 피난 과정에서 발생할 수 있다. 그러나 분배된 약제의 대부분이 관례적이고 만성적인 질병에 대한 것들이다.

갑작스럽게 기본적인 의료 자원을 이용할 수 없게 됨에 따라 대규모 시민 불안이 초래된다. 1992년 4월 LA 폭동 후에 지역의 많은 주민들이 일차 의료 혜택을 받거나 유지하기 어려웠다. 5일이 넘는 소요 기간동안 53명이 사망하였고 2,325명이 다쳤으며 248명이 병원에 입원하였다. 적어도 48개의 개인 병원과 치과병원, 15도시 보건센터, 45개 약국, 20개 약물 & 알코올 센터, 여성, 영아, 소아 지원 프로그램 보증 장소 등이 이 폭동으로 파괴되거나 못쓰게 되었다. 지역적인 의료 자원이 건재하여 병원이 열려있었음에도 불구하고 많은 사람들이 기본적인 의료 혜택을 받지 못하여 고통 받았다. 대략 20,000여 명의 환자들이 의료서비스를 받지 못했고 환자 기록이 소실되었다. 폭동 지역 대부분의 약국과 의료제공소들이 다시 문을 열지 못했다. 보건당국자들은 의료 시설을 재배치하여 중재하는 노력을 하였다. 공중 보건 단체들은 재난 계획에 기본적인 약제 제공을 포함할 것을 권장하고 있다.

재난 시 사용되는 약품의 종류는 나라와 재난마다 다르다. 지역 제공자에게 친숙한 약물을 사용하는 것이 적정한 진료를 제공하고 의학적 오류를 예방하는 데 중요하다. 개인적인 약물들의 사용은 지역 간에 차이가 있는 반면에 동일한 치료 범주들은 반복적으로 유용하다고 판명되었다. 항생제, 파상풍 항독소, 인슐린, 진통제, 심장 약물, 항경련제, 탈수보정용 수액, 감기약, 피임약 등이 흔하게 언급된다. 재난 의료지원팀 처방의 치료 범주에는 전문적 심장 소생술, 지사제, 항구토제, 항고혈압제, 소염제, 기관지 확장제, 수액, 경구용 전해질용액, 소아처방, 근육 이완제, 스테로이드 등이 추가적으로 포함된다. 재난지역으로 복잡한 약물을 보내는 것을 피해야 한다. 지역 의료진은 그런 약물의 사용에 익숙하지 않고 구호 인력이 철수한 후에 유지할 수 없다. 여러 나라의 약물 제조업자와 도매상들은 다양한 지역에서 가장 잘 팔리는 수백 가지 약물의 목록을 쉽게 구할 수 있다. 이 목록을 통해 지역에서 쉽게 구할 수 있는 약물로 필요한 치료 범주 약물을 채울 수 있다.

4) 약품의 분배

재난 후에 약품 분배의 어려움은 피할 수 없다. 자연재난을 경험한 지역에서 전형적으로 나타나는 문제들이 전력 부족, 약품의 수량 부족, 마약 보관의 어려움이다. 전력과 전화 서비스의 부족으로 약국의 정상적인 운영이 될 수 없다. 약사들은 의사의 허가된 처방전을 받아볼 수 없고 환자의 기록에 접근할 수 없다. 주 약사 위원회는 재난기간 중에 공공수요를 충족하기 위하여 그들이 합법적으로 할 수 있는 일이 무엇인지에 관해 약사들 간에 의사소통 계획을 가지고 있어야 한다.

홍수, 허리케인, 토네이도와 같은 이전의 국내 재난 당시에 약사들은 환자의 기록과 처방에 접근할 수 있을 때까지 환자들에게 충분한 양의 약물을 분배하는데 전문적인 판단을 사용해왔다. 분배된 약물의 목록은 보관 및 비교해야 하고 가능한 한 빨리 환자의 기록에 덧붙여야 한다. 마약의 분배는 최소한으로 유지해야 한다. 만일 약사들이 신체적인 손상을 입거나 임시 장소에 있을 경우에는 운영시간이 아닐 때 안전한 지역으로 마약제제를 재배치해야 한다.

그러한 필요성은 각 조직의 계획과정에 포함되어야 한다. 재난 기간 동안 약국의 물리적인 필수품은 각주의 약사 위원회에 의해 명시되어야 한다. 포장과 표시 필수품은 재난 후에 충족하기 어렵다. 볼펜이나 연필로 쓸 수 있는 이름표가 있는 작은 지퍼락 플라스틱 봉투가 약 처방을 분배할 때 유용하다. 이런 봉투는 포장과 이송이 편하고 가볍고 기존의 약병보다 공간을 적게 차지한다.

국제적인 재난 구호가 필요한 국가들은 재난 동안 국제 구호요원의 원조를 돕기 위하여 위원들의 자격조항을 만들고 정의해야 한다. 약사들은 의료 구호활동의 건설적인 부분으로써 현장에서 근무하는 것을 잘 적응해왔다. 허리케인 앤드류 후 7명의 임상 약사들은 기부된 약물로 마련된 임시 의료소에서 근무하였다. 이들 약사들은 사용가능한 제한적인 약제, 치료 대용품, 용량 변환, 새로운 약물에 대해서 의사들에게 정보를 제공하는 데 중추적인 역할을 담당하였다. 처방은 종종 구두 지시에 의해서만 이뤄졌다. 덧붙여 환자에게도 구두로 복약 지시를 하였다. 몇몇 경우에는 언어 문제로 인해 환자와 의사소통을 하고 상담을 하는 데 심각한 장애물로 작용하였다.

5) 인력 고려사항

재난기간 동안 이용할 수 있는 인력은 나라와 재난마다 상당히 다르다. 약품이나 의료에 대해 교육받은 인력은 재난 구호 활동에 있어서 기부된 약품의 분류를 용의하게 한다. 아르메니아에서는 많은 의료 인력이 사망하였고 훈련받지 않은 인력이 부적절하게 표시되어 있는 많은 기부 약물의 분류에 투입되어 작업이 지연되었다. 과테말라 지진 같은 다른 경우에는 제약학과 학생들과 기술자들을 활용하여 물품의 분류와 분배를 빠르게 시행하는 데 도움을 받았다. 허리케인 앤드류, 토네이도와 홍수 등의 영향과 같은 미국 재난 때에도 법을 유연하게 운영하여 약사들에게 전문적인 판단이나 필요한 약물을 제공하고 사용하는 것이 권장된다. 약국과 관련된 핵심 인력은 가치 있는 자원으로 검증되었고 대량 재난 계획과 응답에 지속적으로 포함되어야 한다.

Chapter 6 | 해외 긴급구조 의료장비 비축 및 운영방안

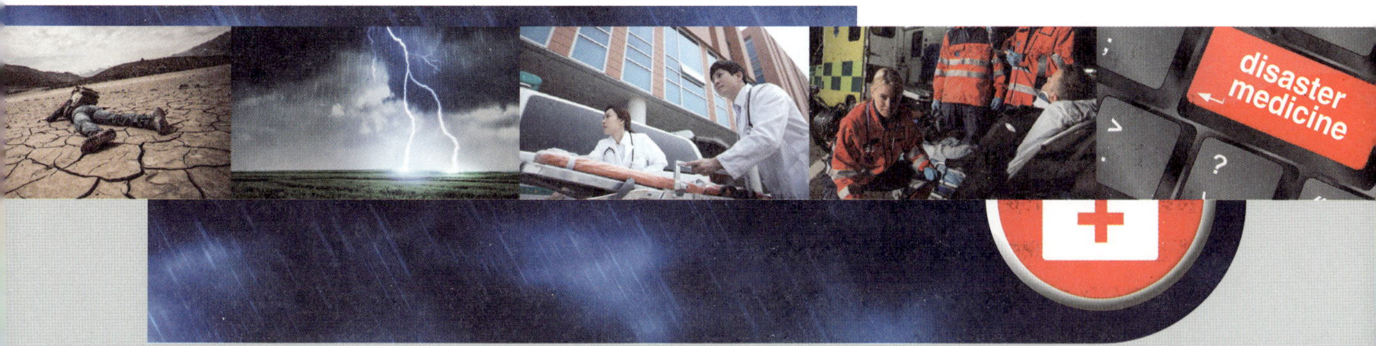

Chapter 6 | 해외 긴급구조 의료장비 및 운영방안

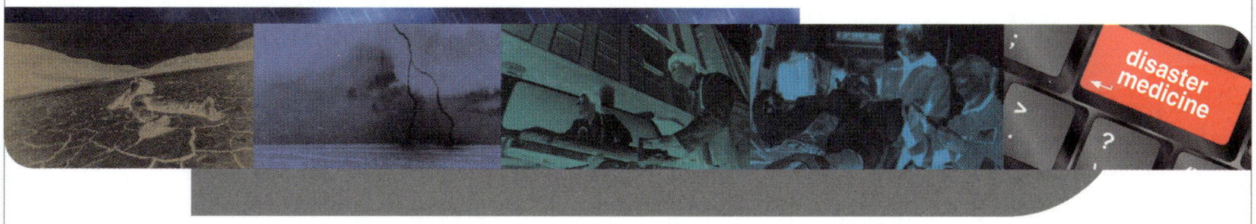

I 서론

1. 개요

1) 재난

(1) 재난의 정의

- WHO의 재난의 정의는 "외부의 도움을 필요로 하는 상당한 정도의 갑작스런 생태적 현상"[1] 으로 규정
- 자연적 혹은 인위적 원인으로 인하여 파괴와 손실, 다수 환자의 발생으로 인해 그 지역이나 국가의 응급의료 체계에서 사상자들에게 제공 가능한 공급 이상의 의료 수요가 발생한 상태
- 도시나 국가의 의료전달체계가 매우 상이하기 때문에 상대적인 개념으로 이해
- 응급의료체계의 관점에서의 재난의 정의는, 환자들이 단시간 내에 많은 수가 내원하여 그 지역이나 한 국가 내에서는 응급의료체계 자체역량으로 환자의 치료가 불가능하여, 외부적 도움 없이는 최소한의 간호도 수행하지 못하는 상태
- 다른 재난의 정의
  - 재난: 관할권의 당시 시간대에 응급의료체계 재원을 압도하는 모든 사고
  - 대량 피해자 사고(mass casualty incident): 사상자가 다수로 발생한 사고
  - 의료재난: 재난 당시의 의료공급체계를 능가하는 환자가 발생한 사고

(2) 재난의 구분

- 자연재난: 지진, 산사태, 눈사태, 화산폭발, 쓰나미, 토네이도, 허리케인, 홍수 등
- 인위재난: 테러, 화재, 폭발물, 화기, 건축물 붕괴, 운송수단 사고(비행기, 기차, 선박, 차량), 산업

---

1 Noji EK. The public health consequences of disaters. New York: Oxford University Press, 1997.

유해물질, 생화학적 테러 등

- 혼합재난: 최근에는 자연 및 인위재난이 혼합되어 나타나는 양상으로 나타남

(3) 재난의 형태

- 개방형(open): 넓은 지역에 많은 환자가 발생
  - 대부분 자연재난으로 광범위한 지역에 발생하므로 환자의 이송과 배치가 더욱 힘이 듦
- 폐쇄형(closed): 작고 국소적인 지역 내에서 발생
  - 건물의 붕괴, 화학물질의 폭발, 이송 사고 등으로 발생하며, 배치할 자원은 더욱 집중되어야 함
- 한정된 형태: 태풍과 같이 시작과 끝을 예측할 수 있는 재난.
  - 사상자는 제한된 수로 발생하고, 추가 사상자는 소수인 재난
- 진행하는 형태: 갑작스럽게 시작되고. 대응 자원을 압도하게 되면 계속 진행하고 광범위한 시간 동안 지속
  - 2009년의 신종인플루엔자 등의 호흡기 바이러스의 감염, 계속되는 전투, 복합적인 인도주의적 응급상황 등

(4) 재난의료[2]

- 재난의료란 다수 환자가 일시에 발생 시, 재해를 진압하고 재난현장에서 많은 환자를 신속히 색출하고 구조하여, 응급처치와 함께 체계적으로 이송하며, 병원 도착 시 최선의 의료지원을 시행하기 위한 계획
- 의료인뿐만 아니라 응급의료에 관여하는 소방, 경찰, 적십자사, 응급구조단 등은 응급의료체계를 최대한 이용할 수 있는 효율적인 재난의료대책을 수립하고, 이에 따른 지속적인 훈련이 수반되어야 함
- 재난대책은 기본적인 원칙이 수립되고, 각 상황에 따라서 유연하게 대처할 수 있도록 탄력성을 갖추어야 함

(5) 재난의료 서비스의 단계

- 병원 전 단계
  - 사상자 확인, 구조, 환자분류, 현장에서 병원으로의 이송을 담당
- 환자 이송
  - 사고와 연관되어 80% 이상의 사상자는 응급의료체계나 재해 지휘체계와 관계없이 자발적인 환자 이송이 이루어짐
  - 또한 훈련되지 않은 응급의료시스템 하에서는 가장 근접한 병원으로 환자 이송이 이루어지는 특징이 발생함
- 병원 단계
  - 사상자를 분류 및 치료하는 데 있어서 병원에서 행해질 수 있는 의료의 한계 및 환자의 빠른 이송과 관련된 시스템을 준비해야 함

(6) 재난과 관련된 운영의 주요 요소

- 사상자들을 확인, 환자 안정화 및 치료와 후송과 관련된 부서 조직 및 체계적 교육을 통한 상시점검이 필요
- 현장에서 다음과 같은 요소가 구축되도록 하여야 하나 현장의 상황을 고려해야 함

  ① 지휘부(command)

2 DE Hogan. Disaster Medicine. Lippincott Williams & Wilkins, 2002

② 현장지휘부(staging)

③ 중증도 분류(triage)

④ 환자후송(transport)

⑤ 지원체계(logistics)

(7) 재난대응의 다른 측면

- 자원 봉사자
  - 자원 봉사자들은 훈련되지 않은 상황에서는 재난 대책의 문제점이 될 수 있음을 유의
  - 자원 봉사자들의 사전 훈련이 중요하며, 해외재난의 경우 특히 사전 훈련이 중요
- 환자의 직접 내원
  - 약 80%의 환자들의 스스로 병원을 찾는 경우 발생함
  - 재난으로 인해 손상받은 대부분의 경우 통제되지 않는 상황이 발생
  - 해외재난의 경우 지역 보건의료체계의 붕괴로 재난과 관계되지 않은 일반 환자들도 임시 병원 등으로 내원
- 구급차 이송
  - 사상자는 사고발생지역 외곽으로 이송이 필요함
  - 사고 인근의 병원은 지역적인 효과로 자발적으로 내원하는 사상자가 많은 상황
  - 해외재난의 경우 해당지역의 환자 전달체계를 사전에 이해해야 함
- 중증도 분류
  - 중증도 분류 후에 긴급 환자를 우선순위로 하여 이송 및 처치를 시행
  - 해외재난의 경우 현장 활동을 언제부터 시작하느냐, 현장 의료수준에 따라 중증도 분류체계 결정
- 재난 환자 수집소
  - 환자의 흐름을 분산시키기 위한 방법 중의 하나로 사고지역 가까이에 재난 환자수집소를 설치
  - 해외재난의 경우 현장 재난대응체계에 따라 달라지며, 초기 24시간 안에 출동하지 않은 경우 필요하지 않은 경우가 많음

2) 지원재난의료지원팀(DMAT, disaster medical assistance team)[3,4,5]

- 해외재난 시 긴급구호대의 역할은 크게 두 가지로 요약할 수 있음
- 재난 초기(48시간 내)에 출동한 경우 국내에서 발생한 재난의 경우처럼 초기 부상자들의 치료에 중점을 둔 재난의료지원팀으로 운영될 수 있음
- 재난 초기단계가 지난 경우 해당 지역의 손상된 보건의료체계를 대체 또는 지원하는 긴급구호대의 형태로 운영될 수 있음

(1) 개요

- 재난은 갑자기 발생하며 재난상황에 대한 즉각적이고 효율적인 대응은 매우 어려운 일로 재난의학의 시작은 전쟁터에서 경험한 사상자의 치

---

3 Clare Chamberlain: DMATs: a literature review. Anton Breinl Centre for Health and Tropical Medicine, James Cook University, 2006.

4 Saqib I. Dara: Worldwide disaster medical response: an historical perspective. Crit Care Med 2005;33(1):s2-s6.

5 Sharon E. Mace: An analysis of DMAT deployments in the US. Prehospital Emergency Care 2007;11:30-35.

표 6-1 나라별 재난의료지원팀의 역할과 예시 요약

	군	민간	혼합
수색(Retrieval)	German MedEvac USA CCAT		
즉각적인 처치 (Immediate Care)		DMATStrike Team Cincinati MATS (USA), Accident Flying Squad (UK)	
현장 병원(Field Hospital)		SMART (UK) IMSuRT (USA)	
평가(Assessment)	EMEDS Forward Team (USA)	UNDAC Teams SDC Terms (Swiss)	
혼합형(Mixed Models)	DART (Canada) IDF (Israel)	DMAT (USA) JDR (Japan) HUREX (Japan) DMAT (Japan)	IDF with reservisits (Israel)
특수 분야 (Specific Aspects Only)		Local CBR Teams (USA) RDRTF (Renal) DMORT (USA) VMAT (USA) NNRT (USA) NPRT (USA) NMRT-VMD (USA)	

료와 관련된 외과학이나 외상학이 주로 관련

(2) 재난의 진행 단계

- 전구기(prodrome) : 재해의 발생에 대한 예상과 대비가 가능한 시기
- 재해기(impact) : 실제 재해가 발생한 시기
- 구조기(rescue) : 재해 발생 후 가장 신속한 반응 시기, 중증도 분류, 피해자에 대한 의료지원을 포함. 생존자에 대한 적절한 활동이 필요한 시기
- 회복기(recovery) : 재해 발생 후 긴 시간에 걸쳐 정상적인 사회로 돌아오는 시기
- 휴지기(quiescent) : 재해 상황에서 완전히 회복된 시기
- 의료 활동은 구조기에 주로 이루어짐

(3) 재난의료지원팀(DMAT) 의 형태

각 나라별로 재난의료지원팀의 형태는 다양하지만 군과 민간인 주도로 구분한다(표 6-1)

- 군 재난의료지원팀의 장점
  - 빠른 수요조사가 가능
  - 도움이 필요한 장소로 신속하게 인력과 물자를 배치 가능
  - 통신, 행정, 물자의 종합적인 보급이 가능
  - 음식, 물, 보수, 간이건물 건설 등의 지원이 가능
  - 독자 생존에 익숙함
  - 응급처치, 예방처치, 현장 검사실의 운영, 공중보건 등의 지원이 가능
  - 화학테러, 생물학 테러, 방사능 테러 등의 특

수상황에 대한 대처가 가능

- 군 재난의료지원팀의 단점
  - 평상시 중환의 처치나 이송에 대한 경험이 없음
  - 의료진은 평화 시 외상처치나 내과적 중환의 처치에 익숙하지 않음
  - 주 치료하게 되는 대상 군이 젊은 연령에 국한된 경우가 많음
  - 의료자원이 민간에 비하여 부족
  - 전쟁 상황에 대비하였으므로 인도주의적 차원에서 의료지원을 해야 할 때 적용하기에는 한계
  - 내과적, 외과적인 전문처치를 제공하기에는 군의 의료자원에 한계

(4) 치료 범위의 결정

- 초기처치 강조
  - 미국의 NDMS (national disaster medical system)는 대부분의 경우 24시간 이내에 팀을 재난현장에 보낼 체계
  - 팀의 규모를 줄여 2명 이내의 의사와 함께 수명의 간호사, 응급구조사들로 팀을 구성한다면 재난 발생 2시간 내에 현장 파견 가능
  - 중증도 분류를 비롯하여 초기 현장에서 필요한 가장 긴급하고 결정적인 의학적인 판단, 그러나 결정적인 의학적 처치를 하기에는 인력과 장비가 부족
- 현장병원 개념의 예시
  - SMART (south manchester accident rescue team)는 10명의 의료 인력을 현장에 파견하여 5일 동안 연속으로 진료할 수 있는 장비와 물자를 보유
  - IMSuRT(international medical surgical response team)은 활성화 된 지 4시간 이내에 출동이 가능, 20명의 의료진과 30명의 지원팀으로 구성되며 각각의 팀원이 48시간 생존할 수 있는 물자, 중증도 분류와 함께 구조, 정형외과적인 수술을 포함한 결정적 치료의 시행이 가능
- 특성화 팀
  - RDRTF (renal dsaster relief team): 응급투석이 필요한 상황에 출동
  - DMORTs (disaster mortuary teams): 법의학적 판단이 필요한 상황에 출동
  - VMATs (veterinary medical assistance teams): 재난지역에 유기 동물구호, 방역, 동물 질환의 역학조사
  - NMRT-WMD (national medical response teams – weapons of mass destruction): 폭발물 관련 재난의 처리

(5) 재난의료지원팀(DMAT)의 역할과 준비

- 빠른 의료지원, 피해자의 구출 및 적절한 치료
- 임무
  - 사상자의 수색과 구조
  - 중증도 분류, 피해자의 안정화와 일차 의료 제공
  - 적절하고 확정적인 치료를 제공하여 배치된 지역의료기관의 짐을 경감
  - 피해자의 구출
- 팀의 수준(미국의 예)
  - Level 1: 최고 수준. 8시간 이내에 현장 배치 가능. 72시간 생존가능. 하루에 250명의 환자를 해결할 수 있는 장비와 인력 보유

– Level 2: Level 1 팀보다는 부족하지만 상황에 따른 역할의 분담이 가능
– Level 3: 지역사회에서의 요구에만 대응. 초기 대응
– Level 4: 이미 다른 팀의 배치가 이루어진 경우 지원의 역할은 가능하지만 직접적인 출동은 불가능

(6) 재난의료지원팀의 배치

- 기본원칙
  – 재난의 원인과 실제적인 팀의 대응시간에 대한 명확한 이해를 바탕
  – 팀은 자신의 능력을 정확히 인식, 그리고 재난을 당한 국가 요구에 대응
  – 제공자의 준비상황이 아니라 수여국의 요구에 호응
  – 독단적인 의료지원이 아니라 수여국의 의료자원과 잘 융화
  – 최소 72시간은 독자적인 생존이 가능(NDMS 기준), 이상적으로는 의료지원을 기간 동안의 생존이 가능해야 함

2. 필요성

- 2004년 말 남아시아 지진해일(쓰나미)을 계기로 우리나라도 해외재난에 대한 신속하고 체계적인 긴급구호를 통해 국제사회의 책임 있는 구성원의 역할을 확대할 필요성이 증대됨
- 해외재난이 발생한 경우 피해국에 대한 긴급구호대의 파견, 긴급구호 물품의 지원, 임시 재해복구 등의 즉각적인 지원을 제공해서, 인도주의와 인류애를 실현하며, 국가 이미지를 제고하는 것을 목적으로 함
- 대규모 해외재난 발생 시에 범정부 차원의 신속하고 체계적인 대응을 위한 법적 기반으로 2007년 3월 해외긴급구호에 관한 법률이 제정
- 해외긴급구호에 관한 법률이 제정된 후 2008년 미얀마 싸이클론과 2010년 아이티 지진에 의료팀과 구조대로 구성된 긴급구호대를 파견
- 긴급구호대 파견 경험 및 각계의 조언을 토대로 2010년 2월 법률이 개정
- 해외긴급구호선진화 방안의 일환으로 Field hospital(현장 병원) 수준의 의료지원이 요구되고 있음

Ⅱ 긴급구호대 운영 현황 및 분석

1. 국외 해외 긴급구호대 운영 사례

1) WHO[6]

(1) 개요

- 자연재해 등으로 많은 사상자가 발생했을 때 현지의 보건의료체계의 역량이 초과되거나 의료기반의 손상으로 현지의 능력으로 감당할 수 없는 상황이 발생
- 이런 의료수요를 충족시킬 수 있는 방법은 재난현지로 현장 병원을 파견하는 것이 해결책
- 내전이나 전쟁의 상황에서는 현장 병원이 성공적으로 사용된 사례가 많지만, 재난 직후에 파견되는 경우에는 효용과 비용 측면에서는 그리 만족스럽지 않았던 것으로 알려져 있음
- 특히 저개발국에서 재난이 발생했을 때 해외로부터의 현장 병원의 파견에 관한 내용에 관해서 WHO/PAHO에서 전문가들의 의견을 종합하여 지침을 개발

(2) 정의

- 현장 병원은 이동가능하고, 자급자족이 가능하며 신속한 파견과 일정기간 동안 필요에 따라 규모의 확장 및 축소가 가능해야 함
- 현장 병원이 파견되는 경우는 (a) 피해당사국의 비상사태 선언과 보건당국으로 부터의 요청 (b) 현지의 보건의료체계와 조화를 이루고 (c) 현장 병원설치와 지속적인 운영에 대한 역할과 책임이 명확히 정의되었을 때뿐임

(3) 현장 병원의 이용

- 재난 후 의료체계를 대체하거나 보완하기 위해서 다음 세 가지 목적으로 이용

① 재난 후 48시간 이내에 전문외상처치술(ATLS, advanced trauma life support) 등의 초기 응급의료서비스를 제공

② 재난 후 3일부터 15일 사이에 외상 및 응급환자의 추적관찰 및 일상적 의료수요와 응급의료수요를 충족

③ 손상된 의료기반이 재건될 때까지 임시의료시설의 역할을 수행(주로 수개월에서 수년 동안)

- 현장 병원이 수혜국에 도움을 주기 위해서는 필수적인 구성요소들을 갖추어야 하며 이상적으로는 부가적인 요소들도 충족시켜야 함
- WHO/PAHO에서는 현장 병원의 "필수요구사항"과 "부가적인 요소"를 다음과 같이 제안

(4) 초기 응급의료제공(Early emergency medical care) : 처음 48시간

① 필수 요건(Essential requirements)

- 재난발생 24시간 이내에 현지에서 활동 가능할 것
  - 도움을 요청받은 시점이 아니라 사건발생 24시간 이내에 현지에서 활동 가능해야 함

6 WHO/PAHO: Guidelines for the use of foreign field hospitals in the aftermath of sudden-impact disasters, 2003. *Prehospital Disast Med* 2006;18(4): 278--290.

- 인명구조를 위한 필수적인 요구사항이며 행정적인 문제들로 미룰 수 없음
- 완전한 자족기능을 갖출 것
  - 대응초기에 현장 병원은 피해지역에서 최소한의 지원만으로 활동해야 함
  - 적어도 초기 48시간 동안은 스스로 전력 및 의료물품 등을 해결할 수 있어야 함
  - 활동인력들을 위한 음식이나 숙소도 스스로 해결할 수 있어야 함
- 재난 이전에 현지에서 행해지던 의료수준과 최소한 대등하거나 우월한 의료서비스를 제공할 수 있어야 함
  - 인증을 받고 과거 재난지역 활동경험이 있는 의료 인력들이 필요하며, 대형 참사에서 환자분류와 급성다발성 외상의 처치 능력이 있어야 함

② 부가적인 요건(Optional criteria)

- 피해국의 보건의료 현황과 문화에 익숙해야 함
  - 재난 직후 상황에서도 같은 언어와 문화권에 속하거나 현지의 보건의료체계와 의료수준에 익숙한 것이 매우 바람직
  - 현실적으로 초기 24시간 이내에 활동 가능한 현장 병원은 언어와 문화가 동일한 이웃나라에서 지원될 가능성이 많음

(5) 외상 및 내과질환의 후속처치 Follow-up Trauma and Medical Care : 3일~15일

- 초기 48시간 동안의 응급처치는 생명을 구하는데 목적이 있음
- 보건의료 수요는 평상시 의료수요는 물론 점차 외상환자에 대한 이차 치료와 유지치료에 대한 수요가 증가하고 여러 응급상황 대처해야 하는 상황 등으로 인하여 보건의료체계의 마비상태에 이르게 됨
- 현지의 의료시설들은 활동이 완전하지 못할 수도 있고, 피로한 의료진은 휴식을 취하거나 혹시 모를 가족의 피해를 돌보아야 할 수도 있음
- 현지의 의료시설이 어느 정도 기능을 하고 있다면 이러한 의료수요는 외국의 거대하고 값비싼 현장 병원보다는 국내나 인접국으로부터의 의료팀 지원 등으로 해결될 수 있음
- 외국현장 병원의 일차적인 역할은 의료시설의 부족이나 대규모의 사상자로 인해 발생한 의료수요와 공급의 불균형 간격을 매워주는 것임
- 통상적인 활동기간은 15일을 넘지 않지만 해당국의 요청이 있을 경우는 연장될 수 있음

① 필수적인 요소

- 재난 발생 후 3~5일 이내에 완전히 작동할 수 있어야 함
  - 이 단계에서는 희생자들이 현지 의료진이나 일찍 현장에 도착한 외국의 현장 병원으로부터 응급치료를 받았을 시기이기 때문에 도착시기에 따라 생명을 구하느냐 마느냐가 좌우되지는 않음
  - 첫 24시간이 지난 이후에는 몇 시간 차이는 크게 중요치 않을 수 있기 때문에 수요국은 결정을 서두를 필요가 없음
  - 하지만 피해 지역의 긴급한 의료수요를 충족시키기 위해서는 3~5일 이내에 활동이 시작되어야 함

- 현지 지역사회로부터의 도움은 최소한으로 받아야 함
  - 현장 병원은 자급자족 기능을 갖추어야 함
  - 물과 전력은 어느 정도 복구가 되었을 시기여서 현장 병원은 어느 정도의 지역의 도움을 기대할 수 있지만, 안정적이지 못할 수 있기 때문에 필요시에는 현장 병원에서 자체적으로 물과 전력을 해결해야 함
- 해당국의 보건상황과 언어에 대한 기본적인 지식과 문화에 대한 존중이 있어야 함
- 필수적인 전문분야 가능여부
  - 정형외과 이외에도 외과, 마취과, 내과, 산부인과, 소아과와 지원인력의 지원이 가능한지를 검토해야 함
  - 시설과 장비는 연령과 성별에 관계없이 진단과 치료가 가능한 수준이어야 함
- 지속성(적절한 수준)
  - 외부의 많은 의료지원들 중에 진단과 의약품 등이 현지의 의료수준을 뛰어넘는 것은 바람직하지 않음
  - 추후 현지 의료수준이 감당할 수 있는 수준의 진료를 해야 현지인들이 추후에 본국 의료진들이 감당할 수 없는 기대를 하지 않게 됨
- 현장 병원의 비용-효과, 비용-이득에 대한 평가
  - 현장 병원의 설치와 운영은 많은 자원이 필요
  - 공여국과 수여국은 현지에서 발생하는 간접비용의 제공에 대해 미리 합의를 하여야 함
  - 때로 공여국은 수여국이 감당키 어려운 수준의 현지 지원을 바라는 경우가 있음

② 부가적인 요소

- 문화의 동질성
- 광범위한 의학적 분야
  - 현장 병원에는 광범위한 의료분야의 참여가 필요
  - 역학자 및 위생 전문가, 정신과 전문가는 소중한 자원임이 입증되었음

(6) 현장 병원의 기증(임시병원으로 기능) : 2달 ~ 수년

- 피해국의 손상된 의료기관이 복구될 때까지 공여국에서 제공한 현장 병원을 사용하는 것은 정책 결정자들에게 매력적인 선택으로 인식될 수 있음
- 하지만 최근 재난사례에서 볼 수 있듯 성급한 정치적인 판단으로 환자들과 의료기관 종사자들에게 적합지 않은 시설들로 문제가 되면서 예상치 않은 비용 등이 발생할 수도 있기 때문에 현장 병원의 설치는 신중히 검토되어야 함

① 필수적인 요소

- 다른 비용-효과가 우월한 대안의 부재
  - 현장 병원의 기증은 공여국과 수여국에 상당한 비용부담을 안겨줌
  - 현장 병원은 공여국과 수여국에 모두 비용-효과적이지 않음
  - 임시 의료시설의 필요기간을 예상해서 더 견고한 시설로의 전환을 고려해야 함
- 환자와 의료진 모두에게 적합한 표준
  - 환자와 의료진의 편리를 위해서 공간, 온도조절, 방수 등에 대한 대책이 마련되어야 함
  - 의료기기 등도 현지에서 익숙하게 사용하던 것이면 더욱 좋음

- 설치와 유지를 위해서 수여국이 비용을 지출하지 않아야 함

② 부가적인 요소

- 다양한 보건의료문제에 대한 고려가 요구됨

(7) 공여국 및 수여국 양국의 사전 검토사항(Questions both parties (recipient and donor) should ask):

점검사항	주석
언제 FFH(Foreign Field Hospital)가 실제적이고 효과적으로 환자의 평가 및 처치를 수행할 수 있는가?	FFH를 재난발생 24시간 이내에 설치할 수 없을 경우 2차 치료 및 일상적 응급처치를 위한 요건에 적합하게 운영하는 것을 고려해야 한다(3–15일 사이) 6시간 이내에 출동 또는 동원되어야 한다는 식의 오해의 소지가 있는 모호한 답변을 피하여야 한다. 중요한 것은 언제부터 현장에서 가동될 수 있느냐 하는 것이다.
병원이 충분히 자급자족할 수 있는가(전기 및 식수 포함)? 그럴 경우, 운영 기간은?	현장에서 활동하는 병원은 반드시 자급자족이 가능해야 한다.
장비의 종류 및 제공할 수 있는 서비스는? 가용할 수 있는 병상 수? 환자의 안정화 및 이송만 시행할 것인가? 충분히 활용 가능한 수술방의 수? 전신마취가 가능한가? 혈액은행 및 검사실의 운영여부?	충분히 실행 가능한 항목 및 서비스인지 확신이 있어야 한다.
활용 가능한 의료진? 의료진의 수, 자격 및 경험 유무? 다수의 피해자가 발생한 재난에 대한 의료진의 경험 유무?	재난 경험이 없는 의료진, 너무 젊거나 외상/내과 응급상황의 경험이 없는 전문분야 의료진의 경우에는 혼잡한 외상분야에서의 경험을 쌓은 응급의학과의사나 외상전문의와 같은 역할을 기대할 수 없다.
FFH의 운영기간?	오래 머무는 것이 반드시 좋은 것이 아니다. 현지의 문화나 보건의료체계에 익숙하지 않은 FFH 요원들이 필요하고 제대로 역할을 수행할 수 있는 기간은 매우 짧다. 수일 사이에 현장의 요구사항이 변하게 되면 그에 맞추어 필요한 요원들로 대체되어야 한다.
FFH를 설치할 최적의 장소는 어디인가?	의료수요(수여국에서 확인), 물류상황(도로 및 사회기반시설) 및 피해자 접근로 등을 고려한다. 일반적으로 FFH는 현지의 의료시설에 근접해서 설치한다.

(8) 수여국의 사전 검토사항(Questions the recipient government should ask):

점검사항	주석
FFH가 언제부터 실제적이고 효과적으로 피해자의 평가 및 처치를 시작할 수 있는가?	재난발생 5일 이내가 아니라면, 필요 사항에 대한 자세한 평가 및 남아 있는(활용 가능한) 보건 능력에 대한 철저한 평가가 이루어진 후에 결정해야 한다. 모호한 답변 또는 오해의 소지가 있는 발표(성명)들을 주의해야 한다. 언제 현장에서 운영 가능한지 확인하는 것이 중요하다.
병원의 자급자족 능력? 운영 기간? 해당 지역사회에서 지원해 줄 수 있는 사항(의료진 숙박시설, 상하수도, 전원, 통역, 식량)? 설치 시기?	일반적으로 자급자족이 가능한 병원만을 허락한다. 하지만 48 시간 이후에는 기본 자원을(식수, 전원 등) 활용할 수 있는 지 또는 공급될 수 있는지 고려한다. 부분적으로 기능을 할 수 있는 의료시설 또는 완전히 파괴되거나 운영할 수 없는 의료시설이 있는지 등에 대한 정보들을 기반으로 FFH의 위치를 결정한다.
지역 사회 또는 보건의료체계에 재정적 영향을 미칠 가능성이 있는가?	시설 사용, 연료 및 기타 도움에 대해 누가 비용을 지불할 것인가? 부가가치세 공제나 다른 세금의 부담 등은 민감한 문제이지만 가능한 반드시 사전에 해결해야 한다. 부유하지 않은 공여국의 경우 FFH를 운영하는 제반비용을 수여국에서 부담하기를 원할 수도 있다. 지역 보건의료 체계 당국으로서는 일반적으로 이런 부담을 감당하기 어렵다.
제공 가능한 장비 및 서비스의 종류는? 병상수 및 종류는? 대부분의 응급상황을 담당할 만한 수술 능력의 수준(산부인과 및 소아과를 포함)은? 진단 장비의 수준(임상병리검사 및 x-ray)은?	합리적인 실행과 제공이 가능한지 고려해야 한다. 현장에서 필요한 의료수요의 대부분이 일상적인 응급상황과 일반인들의 만성질환에 대한 처치임을 명심해야 한다.
FFH의 환자 수용능력?	FFH의 수용능력을 넘어서는 경우, 무리한 운영으로 인해 시설의 수명을 단축되지 않도록 다른 해결책을 강구해야 한다.
수용능력의 모듈식 확장이 가능한가?	전문가의 조언에 따른다. FFH를 기부함으로써 발생되는 대중홍보 효과를 바라는 홍보성 성명이 되지 않도록 하여야 한다.
얼마나 병원이 지속될 수 있는지, 기후 및 다른 조건들을 고려한 시설인지?	피해 지역 병원을 복구하는 데 장시간이 필요할 수 있다는 사실을 간과해선 안 된다(2년 이상이 걸릴 수 있다).
FFH의 구성이 철제 컨테이너 모듈, 텐트 혹은 공기주입식 모듈인가?	FFH가 텐트 혹은 공기주입식 모듈로 구성되었다면, 제안을 거절해야 하며, 다른 해결책을 모색한다.
FFH의 제조 일자?	대부분의 군대 현장 병원(military field hospital)은 20-30년 이상을 사용할 수 없다.
공여국에서 병원건립의 운영비용과 제반비용을(장소 준비 및 철수 등) 기꺼이 지원할 의도가 있는지와 일상 및 주기적 유지를(의료진 대체 등) 원하는 기간 동안 운영할 수 있는지?	FFH의 유지에는 시간 및 비용이 소요된다. 수여국의 병원 기술자들은 FFH유지를 위한 장비도 준비되지 않았으며, 이런 역할을 담당하기에는 매우 바쁘다. 공여국에서 모든 지원을 제공할 의지가 없다면(비용과 인력), 공여국이나 수여국 모두의 오해와 실망을 피하기 위해서는 다른 대안을 강구해야 한다.

점검사항	주석
내구성이 좀 더 강한 임시 건물을 건설하는 데 충분한 자금이 있는가?	FFH가 주민들을 위한 임시 시설로서 만족할 만한 수준의 역할을 수행하기 위해서 공여국 및 수요국에 막대한 자금이 요구되는 경우가 많다. 자금이 충분하다면 공여국에 목재/합판 또는 금속성 컨테이너 시설로 설치하도록 제안하여야 한다.
FFH에 대한 비용제공이 전적으로 수여국에서 부담하기로 결정된 경우, 기술적인 전문가들을 중심으로 다음의 사항을 논의한다.	
장소의 요구사항?	장소의 배수는 매우 중요하다. 시설에 대한 접근로와 오수처리는 임시변통으로 이루어질 수 없는 문제이다.
전력과 필요 자원(비용 포함)?	군 장비는 특수 연료(항공) 또는 전력이 필요할 수 있다.
의료 및 수술 장비 명세서?	대부분의 경우 의료진들은 군대에서 사용하는 오래된 장비보다는 손상 받은 병원에서 나온 장비들을 편리하게 사용할 수 있다.
공기조절 장치(감염성 질환자의 격리에 적합한 기능을 갖추어야 함)?	대부분 폐쇄회로 체계가 사용되며, 감염원의 순환으로 인한 위험이 증가된다.
공여국에서 수여국의 특수장비 사용에 익숙한 전문가을 초빙하여 의료장비의 물류이송 전력을 수립하고 기술적 논의를 하는데 필요한 비용을 제공하는 것이 가능한가?	사전에 수여국 전문가와의 논의를 통해 제공하는 도움이 오히려 곤란한 상황을 초래하지 않고 환자에게 도움이 될 수 있는 결정을 할 수 있다.

9) 공여국의 사전 점토사항(Questions the donor should ask):

점검사항	주석
약품의 준비가 의료 봉사기간 및 지역보건상황에 맞게 충분한가? 필요한 약품을 공급할 수 있는 물류공급체계를 갖추었는가?	몇몇 단체에서는 유효기간이 지난 약품이나 수여국에 등록되지 않은 약품을 사용할 수도 있어 주의를 요한다(세계 보건기구 지침 참고).
수여국의 보건부 또는 세계보건기구의 지침에 익숙하며 기꺼이 지침을 준수할 의향이 있는가?	수여국의 보건당국에서 발표한 표준 지침이나 일정(standard treatment schedule or guideline) 등 관련사항을 따라야 한다. FFH의 치료는 수여국의 일반적인 치료와 유사해야 한다(경구 수액요법, 표준 결핵치료 등).
의료진: 숫자, 치료 수준, 숙련도? 언어 및 문화? 보험 및 법적책임 유무는?	의료진에는 수여국에서 발생가능한 흔한 질병들을 치료할 수 있는 전문가가 포함되어야 한다 : 설사, 급성호흡기 질환, 유행성 질환, 노인병, 산부인과 및 소아 응급질환 등.
의료진이 인근지역을 찾아갈 수 있는 능력과 장비가 준비 되었는가?	의료지원이 미치지 못하는 인근 지역에는 FFH의 의료진과 장비가 유일하고 결정적인 역할을 할 수 있다.
FFH에 다음의 전문가가 포함되어 있는가? 공중보건 전문가, 역학조사자, 식수 및 위생 전문가, 정신과 전문의?	이러한 전문가들이 필수 사항은 아니지만, 어떤 상황에서는 진료전문가(generalist)들보다 더 도움이 될 수 있다.

점검사항	주석
상주 기간?	장기간 상주가 항상 좋은 것은 아니다. 현지의 문화나 보건의료체계에 익숙하지 않은 FFH 요원들이 필요하고 제대로 역할을 수행할 수 있는 기간은 매우 짧다.
비용지불의 구체적인 내용은 무엇이며 누가 부담하는가?	공여국 및 수여국의 책임자들 간에 어떤 상황에서 어떻게 비용을 지불할 것인지에 대해 구체적인 협의와 동의가 필요하다(장소제공, 이송, 운영비용, 폐기물 처리, 운영 및 보수 등).
FFH의 설치장소(도시, 마을 또는 공동체)? 식수, 전력 등 사용 가능한 자원? 가장 가까운 의료기관 또는 병원? FFH를 설치를 위해 미리 준비된 장소의 유무?	책임자는 FFH를 설치하는데 필요한 요구사항(장소, 배수 등)들을 구체적으로 파악해야 한다. FFH는 자급자족이 가능하여야 한다.
수여국이 상호협력자로서(공여자에게 비용요구없이) 제공할 수 있는 것은? 장소 준비, 설비, 안전, 추가 인력, 운송, 숙소?	이상적으로, FFH는 현지에서 필요한 모든 설비에서 현지인력 고용까지 제반비용을 부담해야 한다. 하지만 그렇지 못할 경우 수여국에 사전에 구체적으로 요구하여야 한다.
중앙정부와 지방정부의 보고 담당자?	FFH는 지방/지역 보건 책임자에게 보고를 해야만 한다. 병원 책임자나 또는 다른 담당자를 선정하여 보고 경로를 명확히 한다.
수여국의 보건당국이 FFH에 지속적인 연락을 담당할 요원이 선정될 것인지?	수여국의 보건당국으로부터 FFH 담당 연락관이 선정될 경우 원활한 협력이 가능하다.
지역의 인구? 부상자의 규모와 중증도? 해당 지역사회만의 특별한 보건의료 문제?	이러한 정보들이 매우 중요하지만 활동 기간 중에는 이러한 정보를 얻을 수 없는 경우가 많다.
가장 가까운 지역 병원 또는 보건 센터의 상태? 어떠한 의료 서비스를 제공할 수 있는지? 파괴되거나 기능을 하지 못하는 경우 지역 의료진의 역할은 무엇인가? 지역 의료진들과 함께 활동할 수 있는가?	FFH가 지역의료시설의 기능을 보완하는 역할을 할 것인지 대체할 것인지를 결정하는 것은 매우 중요하다. 지역 의료체계가 기능을 하지 못하는 경우 지역의료전문가들과 함께 활동할 수 있는 방안을 모색한다.
수여국에서 어떤 정보 및 보고서를 원하는가? 미리 정해진 해당 지역의 보고 형식을 사용할 것인지 또는 변형하여 적용할 것인가?	군사적인 활동을 포함해서 수여국 보건서비스에서 요구하는 형태로 활동내용과 및 질병에 관해 보고하는 것은 FFH의 의무사항이다.

2) ICRC (International committee of the red cross)의 응급지원 목록

(1) 개요

- 재난지원의 표준화를 통해서 재난현장에서의 구호활동과 물류지원, 질 향상 등을 도모할 수 있음
- 이를 위해서 국제적십자사는 재난상황에서 응급으로 사용할 수 있는 물품들을 표준화하여 목록집을 발간하여 2009년에 3번째 개정안이 출시되었음
- 목록집에는 약 2,000여 가지의 표준화된 물자들이 수록되어 있고, 여러 가지 조합에 의해서 기본적인 진료소에서부터 후송병원까지 구성이 가능함
- 국제적십자사의 재난구호 활동은 수개월에서 수년까지도 지속되고 의료지원뿐만 아니라 다양한 분야의 포괄적인 활동을 하기 때문에 이중에서 재난현장에 구성할 수 있는 의료지원의 규모별 조합과 구호대의 현지 자족을 위한 생활시설의 구성 등을 참고할 수 있음

(2) 기본 보건의료 진료소(Basic health care unit)

- 목적
  - 현지의 의료시설이 붕괴되거나 충분치 못한 재난현장에서 즉각적이고 기본적인 필수치료와 지역사회 질병 예방 활동을 수행하기 위함
- Capacity
  - 30,000명의 인구 지역에서 약 1달간 활동할 수 있음
  - 20병상의 관찰병상을 운영
- 주요임무

① 외래진료
  - WHO 프로토콜에 따른 기본적인 치료 및 설사 환자들을 위한 관찰병상의 운용

② 예방적 모자보건사업
  - 홍역 등에 대한 예방접종과 자연분만

③ 지역사회보건
  - 지역의 보건인력에 대한 교육과 감독

④ 영양실태조사
  - 질병과 영양실태조사

⑤ 인력구성예시
  - 의사(1)
  - 약사/간호사(1)
  - 간호사(1)
  - 조산사(1)
  - 지원(2)

- 표준모듈
  - Outpatient OPD module
  - Inpatient IPD module (with 20 observation beds)
  - Pharmacy module (WHO Interagency Emergency Health Kit)
  - Mother Child Health module
  - Administration Equipment module
  - Technical Equipment module
  - Telecommunication Equipment module
  - Water and Sanitation Equipment module
  - Personal Equipment module Vehicle
- 구성례 (그림 6-1)

그림 6-1 기본 보건의료 진료소 구성례

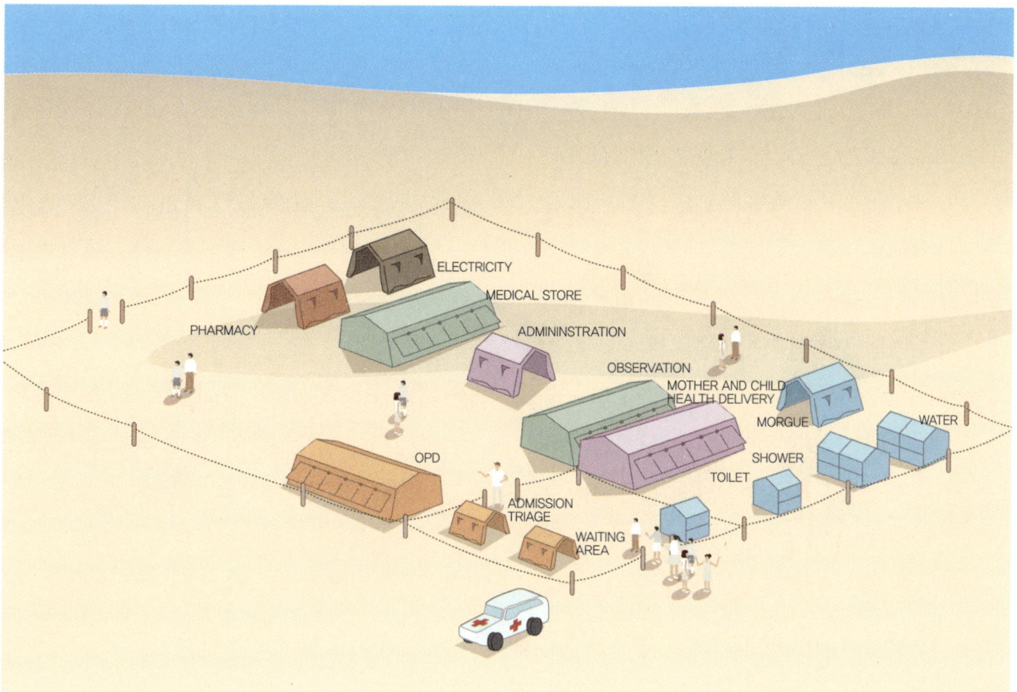

(3) 신속한 설치를 위한 응급병원(Rapid deployment emergency hospital)

- 개요
  - 노르웨이, 핀란드, 독일의 적십자사에서는 약 10일 동안 50~100명의 외래진료를 포함한 제한적인 내/외과 진료를 할 수 있는 신속 파견 응급병원 서비스를 제공
- 구성모듈

① Medical

- Surgical / Nursing Modules - Reduced size
- ERU Drug List
- 100-10 Kit and IEHK
- IV fluids
- Diathermy
- Suction
- Limited ward space in initial 10 days / use tarps as option
- Pre-Sterilized surgical kits

② Support services

- Light weight inflatable tents x 4
- Accommodations and Food for team (limited food for patients)
- Water Supply/purification (Both Mass Water and Specialized Water)
- Pit latrines x6 and Showers (field camp style)
- Electricity and Lighting network
- Climate control / heating only - Optional

그림 6-2 신속한 설치를 위한 응급병원 구성례

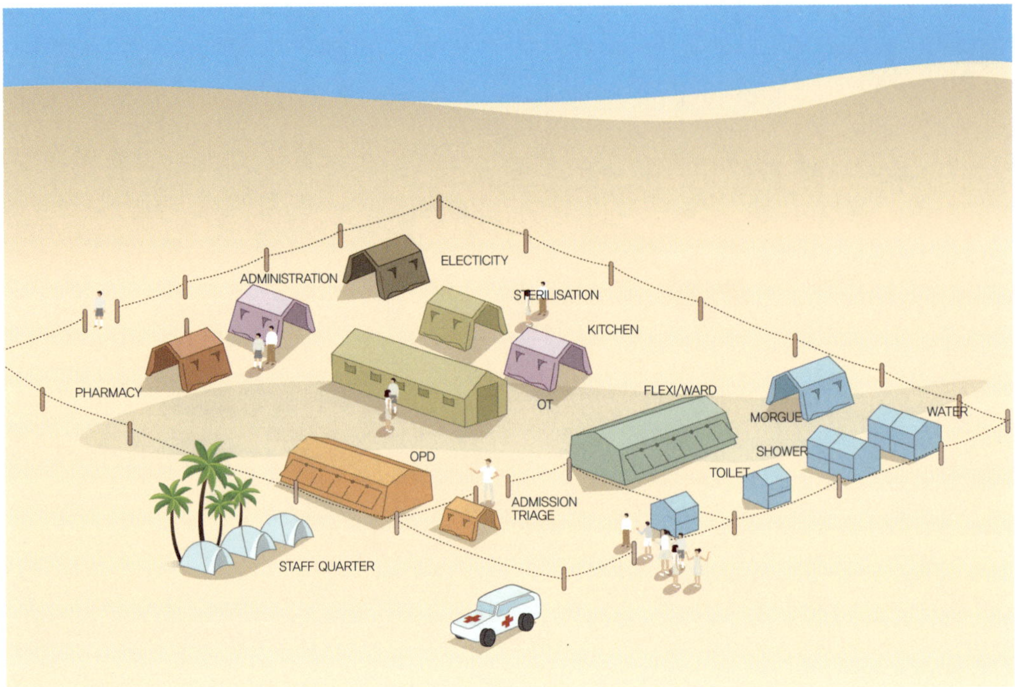

- Sterilization
- Transport
- Tool kits
- Telecom and computer/printer
- Health Information and Documentation
- Administration/Finance

- 구성례 (그림 6-2)

(4) 후송 병원(Referral Hospital)

- 개요
  - 약 250,000명 인구의 재난지역을 지원할 수 있는 75~150병상 규모의 현장 병원
  - 자족기능을 갖추고 현지의 보건의료체계와 연계할 수 있음
  - 해당 지역의 보건의료수준을 고려하여 기술적 수준을 제한
  - 수술, 제한적인 외상처치, 마취, 내과, 산부인과, 소아과 진료 등을 수행할 수 있음
  - 보통 1~2개의 수술실과, 분만실, 입원병동과 처치구역, X-ray와 검사실로 구성
  - 또한, 외래구역과 응급진료구역을 갖추어 다른 진료시설에서 전원되어 오는 환자들을 진료
  - 진료시설 이외에도 행정시설, 통신시설, 급수 및 전력공급, 시설의 유지와 보수, 스태프들을 위한 시설 등이 포함
  - 기능과 장비는 국제 가이드라인에 부합
  - 의약품은 WHO의 필수의약품 목록에 부합

그림 6-3 후송병원 구성례

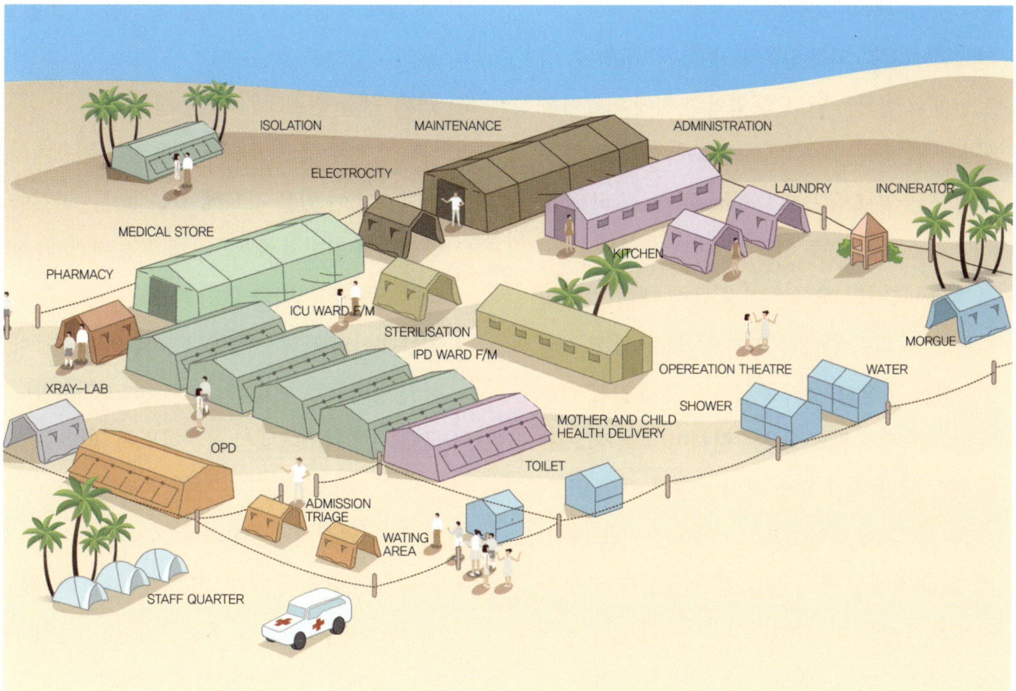

하고, 의료물품은 3주간 사용할 수 있도록 되어있음

- 구성인력
  - 다음 분야에 경험 있는 15~20명의 인력들이 포함되어야 함
  - 이외에 현지에서 150 명 가량의 인력이 추가로 필요

    ① Team Leader

    ② Hospital Administrator

    ③ Senior Medical Officer

    ④ Head Nurse

    ⑤ Doctors specialised in different medical fields

    ⑥ Nurses specialised in different medical fields

    ⑦ Midwife

    ⑧ Medical Logistician/Pharmacist

    ⑨ Laboratory Technician

    ⑩ X-ray Technician

    ⑪ General Technicians
- 구성례(그림 6-3)

3) 일본

(1) 일본 해외긴급 구호팀의 역사

- 일본의 국제 긴급 원조대(Japan disaster relief team, JDRT)는, 해외에서 발생한 자연재해나 인

위적 재해에 대해서 주로 인적 자원을 통해 국제 구호를 실시하는 조직

- 1982년에 일본 외무성은 관계 부처 외 병원, 의료 단체의 협력을 얻고, 해외의 재해에 의료팀을 신속히 파견하는 시스템을 만드는 것으로 하는 국제 구급 의료 팀(JMTDR, Japan medical team for disaster relief)을 설립
- 그 후, 1985년의 멕시코 지진 등에 대한 원조의 경험으로, 의료 관계자 외에 구조, 재해 복구의 전문가를 포함한, 보다 종합적인 국제 긴급 원조 체제의 정비가 필요하다는 인식이 깊어져, 1987년 9월,「국제 긴급 원조 대의 파견에 관한 법률」을 제정하여 폭넓은 JDRT의 활동 근거를 마련
- 1992년 6월에는 국제 긴급 원조 체제를 더 충실하게 하기 위하여, 자위대의 기능, 경험, 조직적인 기능을 국제 긴급 원조 활동에 활용하는 것이 가능하도록 법을 개정
- 1999년 대만 지진에서부터 2010년 Haiti지진에까지 많은 해외 구호에 참여

(2) 설립 목적

- 해외국가, 특히 개발도상국가에서 대규모 재해가 발생했을 경우, 재해국 정부 또는 기관의 요청에 따라 구조 활동, 의료 활동 및 재해 응급대책이나 재해 복구를 위한 활동을 실시하는 것을 목적

(3) 임무

- 국제 긴급 원조대의 파견에 관한 법률에서는「국제 긴급 원조 활동」을 임무로 하고 아래 3가지 임무를 수행
  ① 구조 활동
  ② 의료 활동(방역 활동을 포함한다)
  ③ 재해 응급 대책 및 재해 복구를 위한 활동

(4) 국제 긴급 원조대의 활동 개시

- 재해국 정부 등으로부터 국제 긴급 원조대의 파견의 요청이 있을 경우에 외무대신은 파견이 적당하다고 인정할 때는,「관계 행정 기관」의 장 및 국가 공안 위원회와 협의 파견
- 외무대신의 독립 행정법인 국제 협력 기구에 대한 명령법으로 행정법인의 직원 그 외의 인원을 국제 긴급원조대로서 파견하도록 명할 수 있음

(5) 일본 해외긴급 구호팀의 조직 구성

- 재해국의 요청에 의해, 원조의 목적·역할에 응해「구조팀」「의료팀」「전문가팀」「자위대 부대」의 4 타입의 팀을 편성해서 파견

① 구조팀: 소방청의 국제 소방 구조대·경찰청의 국제 경찰 긴급 원조대·해상보안청의 특수 구난대·기동 구난사 등에서 구성되어 이재민의 수색·구출을 담당(구조팀이지만 의사나 간호사 등의 의료 관계자도 동행하는 경우가 많다)

② 의료팀 : 의사·간호사·약사·구급 구명사(의료조정원)등으로 편성되어 이재민의 진료·응급 처치를 담당(자세한 것은 DMAT 참조)

③ 전문가팀 : 지진, 감염질환, 화산 등의 기술자나 연구자등의 전문가로 구성되고 있어 대책과 복구 활동 등의 지도나 지원을 실시

④ 자위대 : 자위대에 의해서 구성되어 의료·방역 등의 긴급 원조 활동이나 물자의 수송 활동 등을 실시

- 국제 긴급 원조대(JDR)는 재해국의 요청을 수리하고 나서 24시간 이내에 일본을 출발하여 재해지에서의 이재민의 수색, 발견, 구출, 응급 처치, 안전한 장소에의 이송을 실시
- 의료팀은 자발적으로 미리 등록된 의사, 간호사, 약사, 행정요원에서 팀을 편성하여 재해국의 요청을 수리하고 나서 48시간 이내에 일본을 출발하여 부상자에 대한 의료 행위를 실시
- 전문가팀은, 학자나 기술자등으로부터 구성되어 현지 정부 기관에 대해서 복구 활동에 관한 응급 대책과 학술적 지도를 실시
- JDRT가 파견되는 경우는 대원 외에 외무성 등에서 단장, 국제 협력 기구(JICA) 등에서 조정원이 참가
- 덧붙여 재해 국정부에서 일본에 대해 파견 요청이 있을 경우, 구조팀은 24시간 이내, 의료팀은 48시간 이내에 일본을 출발할 수 있는 체제가 되어 있음
- 긴급 원조 물자의 공여는, 해외 4곳(싱가포르, 미국의 마이애미, 독일의 프랑크푸르트, 남아프리카공화국의 요하네스버그)에 텐트, 모포, 발전기 등의 구호물품과 의료용품을 비축한 창고가 있어 신속한 의료지원이 가능

(6) 일본 해외긴급 구호팀의 활동 내역

① 1999년 대만

- 1999년 9월 21일 대만 지진에 일본 Japan Disaster Relief Team을 파견함. 1차에 70명, 2차에 30명 파견

② 수마트라 시마오키 지진 (2004년)

- 일본 정부는 2004년 12월 26일, 스리랑카에 JDRT의 의료 팀의 파견을 결정했다. 인도네시아의 아체주에 해상 자위대 수송함, 항공 자위대의 수송기 2기, 육상 자위대 등 800-900명을 파견

그림 6-4 일본의 JDRT의 활동 체계

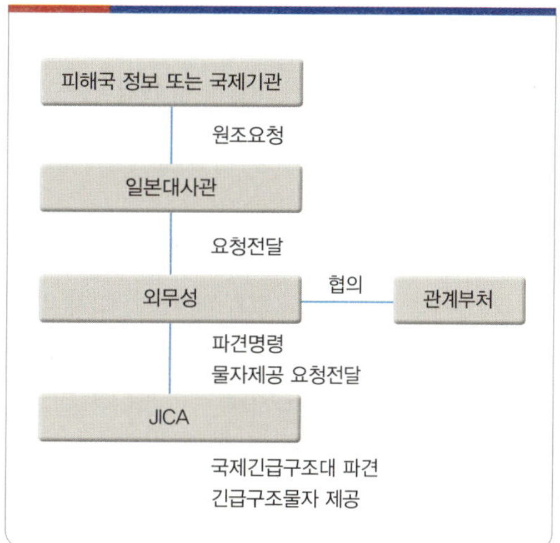

③ 2005년 인도네시아 지진

- 2005년 3월 28일, 인도네시아의 수마트라바다 8.5도의 대지진이 발생해, 니아스섬(북쪽 수마트라주)을 중심으로 사망자 564명, 부상자 수천 명이 발생하여 1차 11명의 JDRT 의료팀을 파견하였고, 2차의료팀 17명을 파견하여 875명을 진료

④ 2005년 파키스탄 대지진

- 2005년 10월 8일 파키스탄 북서부(진원은 이슬라마바드 북동 약 95 km)에 7.6도의 지진이 발생하여 카슈미르주, 북서 변경주를 중심으로 한 지역에서 다수의 사상자, 가옥 도괴 등의 손해가 발생

- 11월 2일의 파키스탄 정부 발표에 밤과 사망자 73,276명, 부상자 69,269명의 피해가 발생. 일본 정부는 10월 9일부터 18일까지, 49명의 구조팀을 파견해, 북서부 변경주 바타그람에 3명의 요구조자를 이송
- 또, 10일, 21명으로부터 되는 제1차 의료팀을, 20일에는 같이 21명으로부터 되는 제2차 의료팀을 파견하여 2차에 걸쳐 의료 팀은 2,242명에 대한 진료 활동을 시행

⑤ Haiti지진 파견

- Japan Disaster Relief Team을 Haiti 내의 Leogane 시에 파견하여 2010년 1월 18일부터 25일까지, 534명을 진료
- 자위대 C-130H 수송기에 의한 이송지원이 되었으며 일본 자위대가 파견되어 2010년 1월 23일 부터 2월 13일까지 2,954명을 진료

4) 해외 Field Hospital 사례분석

- 해외사례는 주로 ICRC의 FFH (Foreign field hospital)에 관한 보고와 이스라엘 등의 활동 내역에 관한 논문이 대부분으로 타국의 FFH활동 현황을 파악하는 데에는 어려움이 있음
- FFH에 관한 input, output 및 비용에 관한 자료들이 알려지지 않는 데에는 여러 가지 원인이 있음
- 주로 각 기관에서 투입된 자원의 규모에 비해서 결과가 미흡하다고 생각하기 때문에 이를 대중에게 알리지 않기 위해서 자료 공개를 꺼려한다는 분석도 설득력이 있음

(2) 현장 병원의 비용-효과

- 2003년 이란의 BAM시에서 일어난 지진의 경우를 보면 80명의 의료진으로 구성된 미국의 외과팀은 지진 1주 후에 현장에 도착해서 4일 동안 현장 병원을 운영
- 활동 기간 동안 2건의 제왕절개, 1건의 충수돌기염 수술, 4건의 소수술을 시행한 것으로 보고함. 이들은 외과적 수술을 위한 장비만 갖추고 있어서 산부인과 시술을 시행할 도구들이 없었다고 함
- 200병상 규모의 IFRC 병원은 200병상을 운영했는데 초기 2달 동안 가장 환자가 많았을 때도 불과 25%정도의 병상만이 채워졌음
- 이란 지진 때 대략 현장 병원 1병상당 하루에 1700 달러의 비용이 소모되었던 것으로 보고되었으며, 한 연구에서는 BAM 시의 현장 병원들의 총 비용은 1000만 달러 이상이라고 보고[7]

(3) 현장 병원의 필요성

- 2004년 인도네시아 수마트라 서부해안 쓰나미 때를 보면 총 의료시설의 75% 이상이 파괴되었으며 부상자의 10% 정도는 입원 치료를 요할 정도로 심한 부상을 입은 것으로 보고

---

7 Schnitzer JJ, Briggs SM: Earthquake Relief - The US Medical Response in Bam, Iran. *N Engl J Med* 2004;350:1174–1176. Owens PJ,Forgione A Jr, Briggs S: Challenges of international disaster relief: Use of a deployable rapid assembly shelter and surgical hospital. *Disaster Manag Response* 2005;3(1):11–16. de Ville de Goyet C, Zapata Marti R, Osorio C:, Natural Disaster Mitigation and Relief. In: *Disease Priorities in Developing Countries*, ed. O.p.a.W. Bank. 2006.

- 드문 경우지만 사정상 늦게 활동을 시작한 경우라도 재난에 관련된 외상환자 중 수술적 치료를 요하는 환자가 상당히 많이 남아 있었음
- 늦은 활동시기에도 불구하고 외과적 수술능력을 완전히 포기할 필요는 없다는 것을 시사(110병상의 비용-효과는 검토 필요함)

(4) 현장 병원 기능의 한계

- ICRC 현장 병원은 상급병원으로 기능했지만 위생여건 등의 여러 가지 제약으로 시행할 수 있는 수술 등은 한정되어 있었음[8]
- 투입한 현장 병원의 자원에 비해 진료의 규모가 의외로 크지 않음은 여러 논문에서 보고되고 있음[9]

① 비용-효과

- 근래 여러 재난현장에서 운영되었던 현장 병원은 병상당 1일에 약 2,000불의 비용이 소요되었던 것으로 보고되었음
- 일례로 2003년 미국에서 파견한 ImSurt-E의 경우 C-17 수송기로 80여명의 의료인력을 파견하였지만 활동기간 동안 시행한 수술은 충수돌기염 1건, 제왕절개 1건, 상처변연절제술 4건 등 6건에 불과했다고 함

② 멸균성

- 현장에서 설치하는 수술실과 여러 진료도구들의 멸균성을 확보하는 것이 쉽지 않음
- 일례로 파키스탄 Kashimir 지진 때 활동했던 ICRC 현장 병원에서는 Internal fixation을 시행할 수 없을 정도로 멸균성이 확보되지 못했다고 함

③ Blood bank

- 현지에서 혈액 수급을 장담할 수 없기 때문에 많은 출혈이 예상되는 개복술이나 개흉술의 시행은 현실적으로 어려움
- 차라리 항공이송 등을 통하여 적절한 인근 의료시설로 후송해야 할 것임
- 결국 남는 시술은 혈액손실이 크지 않은 간단한 소수술과 debridement 등에 한정될 것임

④ 설치와 유지

- 현장 병원의 설치를 위해서는 장비와 물품의 항공과 육로 이송에 관한 물류대책이 필요
- 소형 현장 병원의 설치를 위한 장비와 물품의 중량은 약 20,000파운드 이상이 될 것으로 추정되며 이는 C-130수송기 1대가 100% 화물기로 전용되어야 수송 가능한 중량임
- 재난 현장의 육로를 통한 물류를 항상 보장할 수는 없다는 것을 고려해야 함
- 설치와 유지 및 보수를 위한 기술 인력에 대한 대책이 필요
- 활동 종료 후 철수 시에 고가의 의료장비의 기증 여부와 회수 대책이 필요

(5) 현장 병원의 출동시점

- 2000년대에 일어난 Iran, Haiti, Indonesia, and

---

8 Helminen M, Saarela E, Salmela J: Characterisation of patients treated at the Red Cross field hospital in Kashmir during the first three weeks of operation. *Emergency Medicine Journal* 2006;23 (8):654–656.

9 Chambers AJ, Campion MJ, Courtenay BG, *et al:* Operation Sumatra assist: Surgery for survivors of the tsunami disaster in Indonesia. *ANZ J Surg* 2006;76(1/2): 39--42.

그림 6-5 2010년 아이티 지진때 파견되었던 이스라엘의 사례

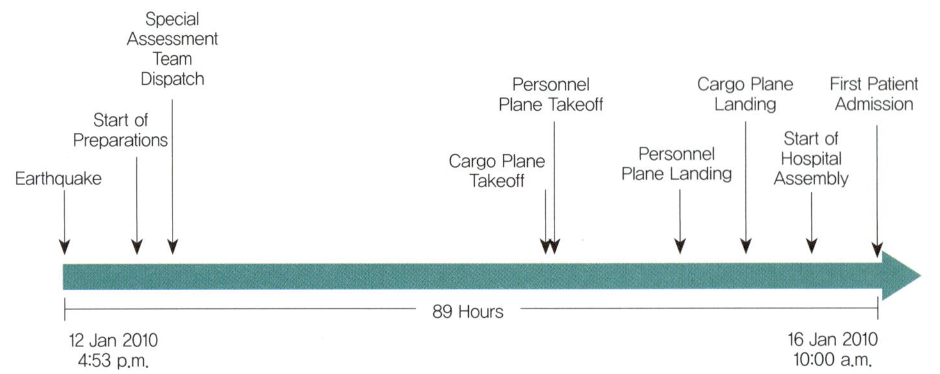

Pakistan의 4대 재난에 총 43개의 현장 병원이 파견되었으나 중증외상처치가 가능한 48시간 이내에 진료를 시작했던 현장 병원은 단 한 팀도 없었음

- 카시미르 지진 때 약 23%의 현장 병원들만이 5일 이내에 활동을 시작해서 WHO의 외상 환자의 추적치료를 위한 기준을 만족했고, Ache와 쓰나미와 Haiti 허리케인 때는 어떤 현장 병원도 5일 이내에 현지에서 활동을 시작하지 못했다.
- 결국 최근 재난에서 어떤 현장 병원도 생명을 구할 수 있는 초기에 재난 현지에 도착하지 못했고, 가장 먼저 도착한 현장 병원은 이웃국가로 부터였다. 소득이 높은 서유럽이나 잘 조직된 군조직과 재난지원조직이 많은 북아메리카의 국가들이 재난 3일 이내에 의료지원을 시작하지 못했다는 것은 주목할 만하다.
- 최근 참고할만한 현장 병원은 2010년 아이티 지진 때 파견되었던 이스라엘의 사례(그림 6-5)
- 이스라엘 IDF팀은 230명의 인력을 군용기를 이용, 아이티에 파견하여 재난발생 89시간 만에 현장 병원을 설치하여 운영을 시작하였고, 초기 열흘간 1,100여명의 환자를 진료하였으며 72개의 병상을 가동함[10]

10 Yitshak Kreiss, Ofer Merin, Early Disaster Response in Haiti: The Israeli Field Hospital Experience *Ann Intern Med.* 2010;153:45-48

2. 우리나라 해외 긴급구호대 현황 및 분석

1) 우리나라 해외 긴급구호대 경험

(1) 미얀마 싸이클론 지원(2008년 6월)

① 재난 개요

- 2008년 5월2일~3일 양일간 미얀마에 피해를 준 3등급 싸이클론, 50개 이상의 township에 영향을 주었으며 미얀마 역사상 가장 피해가 컸던 자연재해

② 재난 피해

- 인명피해
  - 사망 84,537명
  - 실종 53,836명
  - 부상 19,356명 등
- 80만 명의 이재민이 발생
- 70%의 보건의료시설이 피해를 입음

③ 각국의 지원

- 미얀마 정부는 서방세계의 지원을 거부하였으나 반기문 UN사무총장이 5월 말 방문한 것을 계기로 ASEAN 회원국들의 지원만 선택적으로 받아들이기로 함
- 6월 30일까지 미얀마 보건국의 협조로 각국의 의료지원이 시행됨

④ 대한민국 긴급구호대

- 의사 7명, 간호사 8명, 약사 2명, 행정 5명, 119 구조대 5명 등 총 27명으로 구성되어 파견
- 6월 7일~6월 12일까지 6일간 활동

⑤ 활동 내용

- Minor surgical procedure를 포함한 primary health-care 서비스 제공
- Mobile clinic 운영

⑥ 문제점

- 민항기를 이용한 물품의 이송과정에서 상당량의 약품 등이 누락되어 활동 기간 동안 여러 차례 현지 약국 등에서 필요물품을 구입하여 조달
- Field clinic 등을 설치할 수 있는 천막이나 기자재 등이 미비하여 현지 양로원 시설을 임차하여 임시 진료소로 이용
- 자급자족 기능을 완비하지 못한 상태로 출발하여 상당량의 식료품과 식수 등을 현지 시장에서 구매하여 충당하였음
- 활동을 종료하고 귀국한 후 자족 기능과 물품 리스트의 표준화, 파견대원들에 대한 교육과정의 필요성 등이 제기되었음

⑦ 성과

- 이를 계기로 해외긴급구호대원 교육과정이 개설
- WHO의 IEHK (intergency emergency health kit)를 기반으로 물품 리스트가 구매되어 Hard case에 포장되어 국제보건의료 재단이 운영을 맡는 계기가 됨

(2) 2010년 1월 아이티 지진 지원

① 재난 개요

- 2010년 1월12일 16시 53분 진도 7.0의 지진이 아이티 수도 포르토프랭스 인근에서 발생

② 재난 피해

- 인명피해
  - 사망 230,000명
  - 부상 300,000명
  - 이재민 100만명 발생

③ 각국의 지원

- 유엔 아이티 정화위원회(MINUSTAH) 시설도 지진에 붕괴되어 초기 유엔인도주의업무조정국(UN OCHA: United Nations Office for the Co-ordination of Humanitarian Affairs)의 조정기능이 원활치 못했으나 미국과 프랑스를 비롯한 각국의 대규모 지원이 쇄도
- 1월 15일 UN의 긴급지원요청(Flash appeal) 발표 이후 전 세계의 지원이 이어짐

④ 대한민국 긴급구호대

- 구조대 중심의 1진은 1월 15일 출국하였고, 의료팀 본진은 1월 18일 출발함. 의료팀 총 18명은 현지의 KOICA대원 22명과 합류하여 총 40명의 인원이 활동함
- 미얀마 출동 이후 구비되어 준비된 IEHK를 1진이 현지 병원에 기증하였으나, 2진은 인계받지 못한 채로 추가 의약품만 갖고 출동함
- 미국을 경유하여 도미니카 공화국으로 입국하는 도중 통관상의 문제로 추가 의약품이 도착하지 못하여 2진이 현지 도착 당시 진료소를 설치할 장비나 물품이 전무한 상태였음
- 도미니카 현지에서 의약품과 의료기기 등을 전량 구입하였고 진료소 설치에 필요한 천막 등도 구입하여 예정보다 1일 늦은 1월 23일 진료소를 설치하여 진료를 시작함
- 위생시설, 샤워시설, 숙영시설 등 자급자족 기능의 미비로 추후 언론에 보도되면서 문제가 됨
- 활동 이후 해외긴급구호 선진화 방안이 다양한 분야에서 논의할 수 있는 계기가 마련됨

2) 우리나라 해외긴급구호대 매뉴얼 검토

(1) 긴급구호대 출동시스템

- 대규모 피해가 예상되는 해외 재난 발생 시 파견 결정 이전에도 파견을 전제로 준비
- 재난으로 인한 대규모 피해가 예상되는 경우에는 상황 발생 후 72시간 내 현장 도착 가능한 지역에 구조·탐색팀 위주의 1차 긴급구호대 파견을 상정하고 즉시 준비 태세를 갖춤
- 72시간 내 현지 도착이 힘들 경우 상황에 따라 판단하되, 가급적 의료팀 위주의 긴급구호대 파견 추진
- 동북아, 동남아 지역의 15개 국가[11]들에 대한 긴급구호대 파견및 구호품 지원 시에는「정부 해외재난 긴급구호」관련 군 수송기 임무 표준매뉴얼에 따라 군수송기 활용 추진

---

11 동남/동북 아시아 15개국 : 중국, 몽골, 일본, 대만, 필리핀, 베트남, 브루나이, 말레이시아, 파푸아뉴기니, 캄보디아, 싱가폴, 인도네시아, 태국, 라오스, 미얀마

그림 6-6 구조대 중심의 긴급구호대 표준 편성

해외긴급구호대장 (총괄) 중앙119구조대장				
구조팀장 (구조 총괄) 중앙119구조대 부대장			지원팀장 (지원 총괄) 한국국제협력단 조정관	
구조반 28명 구조대원 (28)	탐색반 13명 구조대(12) 안전평가(1)	의료반 5명 의사(2) 간호사(2) 의료행정(1)	물류반 7명 한국국제협력단(1) 구조대(2) 의료재단(2) 포장요원(1) 조리사(1)	홍보반 4명 한국국제협력단(1) 구조대(3)
구조 활동 방역 활동 ※ 의료진 중심의 해외긴급구호대 파견 전 또는 미파견 시 구조반에서 방역활동 담당	탐색 활동 장비 관리 안전 관리 위험물 탐지 안전 평가	생존자 치료 구호대 진료	물자 관리 인력 관리 이동 수단 예산 관리 식사 준비	본부 보고 정보 수집 취재 협조 대외 홍보 통신 장비

- 군수송기를 이용하는 경우에는 출동결정이 내려진 후 48시간 이내에 현장에 도착할 수 있도록 준비

(2) 구조대 중심의 긴급구호대 표준 편성

- 구조대 중심의 긴급구호대 표준 편성은 해외긴급구호대장을 중앙119 구조대장이 맡고, 구조팀과 지원팀으로 구분
- 구조팀에는 구조반, 탐색반, 의료반을, 지원팀에는 물류반, 홍보반을 두며, 구조탬장은 중앙 119 구조대 부대장이, 지원팀장은 한국국제협력단 조정관이 담당
- 구체적인 구성과 인력구성 역할은 (그림 6-6)과 같음

(3) 의료진 중심의 긴급구호대 편성

- 의료진 중심의 긴급구호대 표준 편성은 해외긴급구호대장을 외교통상부 인도지원과장이 맡으며, 의료팀, 방역팀 및 지원팀을 둠
- 의료팀장은 보건복지부, 방역팀장은 소방청에서 지명하여 파견하며, 지원팀장은 한국국제협력단의 조정관이 담당
- 구체적인 구성과 인력구성 역할은 (그림 6-7)와 같음

(3) 운영 현황

- 해외재난 발생 시 주로 구조팀으로 구성된 1진

그림 6-7 구조대 중심의 긴급구호대 표준 편성

<table>
<tr><td colspan="5">해외긴급구호대장
(총괄)
외교통상부 인도지원과장/차석</td></tr>
<tr><td colspan="2">의료팀장
(의료 총괄)
보건복지부 지명</td><td>방역팀장
(방역 총괄)
소방청 지명</td><td colspan="2">지원팀장
(지원 총괄)
한국국제협력단 조정관</td></tr>
<tr><td colspan="2">의료반
18명

의사(6) 간호사(8) 약사(2)
의료행정(2)</td><td rowspan="2">방역소독반
6명

구조대 방역요원(6)</td><td rowspan="2">물류반
4명

한국국제협력단(1)
의료재단(1)
포장요원(1)
조리사(1)</td><td rowspan="2">홍보반
3명

한국국제협력단(1)
의료재단(1)
구조대(1)</td></tr>
<tr><td>본부 진료반

의사(4)
간호사(6)
약사(2)
행정(1)</td><td>이동 진료반

의사(2)
간호사(2)
행정(1)</td></tr>
<tr><td>이재민 진료
구호대 진료</td><td>모바일 클리닉 운영</td><td>방역 실시</td><td>물자 관리
인력 관리
이동 수단
예산 관리
식사 준비</td><td>본부 보고
정보 수집
취재 협조
대외 홍보
통신 장비</td></tr>
</table>

에 5명의 의료진이 포함되는 것으로 긴급구호 매뉴얼에 규정되어 있고, 이는 INSARAG의 권고안대로 주로 파견된 구조대원들의 건강관리 및 생존자 구조 시 응급처치를 담당한다고 규정되어 있음

- 또한, 2차 의료진 본진의 파견 가능성을 타진한다는 것이 주요 목표로 규정되어 있으며, 이는 2010년 1월 아이티에 파견되었던 경험을 바탕으로 한 것임
- 1진은 의약품과 clinic을 차릴 수 있는 재단의 보유 장비들을 모두 가지고 출동하는 것으로 되어 있고 이는 1진에 포함된 의료진의 규모나 파견 목적을 고려할 때 향후 개선되어야 할 부분임
- 해외 긴급구호업무 매뉴얼에 근거하여 한국 국제보건의료재단은 재난국의 피해 상황에 맞는 의약품 및 장비 구성의 의무가 있으며 이를 상시 보유하고 유지해야 함
- 의료팀 장비를 군수송기 C-130기준으로 2 pallet을 배정받았으며, 이는 약 8,000~12,000파운드를 적재할 수 있음
- 현재 의약품 및 장비 리스트는 의료 소모품 및 약품 위주로 구성되어 있고, 실제 진료소를 설치할 때 필요한 천막이나 텐트, 테이블 등이 부족하여 현지에서 수급을 받지 않으면 기본적인 수준의 진료소를 구성하기 불가능할 것으로 향후 보완되어야 할 부분임
- 현지에서 숙식을 해결하는 것이 여의치 않을 경

우에 대비한 의료팀의 숙소나 개인위생을 위한 장비 등이 누락되어 있어 긴급구호대의 자급자족 능력이 부족함

4) 파견 시기 및 규모

- 현 출동 매뉴얼에 따르면 구조대 위주의 긴급구호대가 출동한 후에 의료진 위주의 긴급구호대의 출동을 고려하는 것으로 되어 있음
- 이에 따르면 급성기의 외상환자를 처치할 수 있는 시기를 놓치게 될 가능성이 높음
- WHO(세계보건기구)에서는 재난 직후 외상환자의 진료가 가능한 시간을 48시간 이내로 규정하였고, 외상의 후유증 등을 치료하기 위해서는 재난 후 3~5일 이내에 현지에서 진료활동이 시작되어야 한다고 권고[12]
- 현재 출동체계에서는 빨라야 재난 후 1주 정도에 현지에서 활동할 수 있을 것임
- 의료팀의 규모가 35명 내외로 규정되어 있고 현지에서 한국국제협력단(KOICA) 단원들과 협력체계를 구축한다고 해도 진료시설의 규모는 현장진료소 이상으로 구성하기 어려운 실정임

5) 인력구성

- 현지에서 진료소를 설치하고 물자를 관리할 요원들의 수가 상대적으로 부족한 것으로 생각되어 의료진에게 진료 외의 부담이 가중될 가능성이 큰 것으로 사료됨
- 의사는 6명으로 규정되어 있으나 전문분야 등에 대한 규정이 없어서 현지의 수요에 적합한 진료를 보장

Ⅲ 긴급구호대 운영방안

1. 긴급구호대의 구성과 운영

- 파견 시기와 재난 종류에 따라 의료진의 구성을 달리하는 것이 필요
- 기존 미얀마와 아이티 파견에서와 같은 형태의 환자구성이 예상되는 상황이라면 소아과, 산부인과, 정형외과 등의 진료가 가능해야 함
- 현지 상황에 따라 달라지겠지만 병원운영지침을 마련하여 교육과정에 적용되어야 함
- 대한민국 긴급구호대의 현장 병원은 재난의 피해정도에 따라 두 가지 형태로 구축하여 준비하는 것이 합리적임
- 우선 파견규모는 ICRC의 Rapid deployment hospital 규모로 준비하고 출동 시기는 WHO의 Follow up trauma care가 가능한 재난 후 3~5일 이내에 현지 활동을 목표로 긴급구호대의 구성을 준비하는 것을 제안함
- 현장 병원의 파견이 현실적으로 어려울 때에는 현장진료소 수준의 긴급구호대를 고려
- 기존 재난현장의 사례들을 복기해 보면 현장 병

12 WHO/PAHO:Guidelines for the use of foreign field hospitals in the aftermath of sudden-impact disasters, 2003. Prehospital Disast Med 2006;18(4): 278–290.

원의 병상 점유율은 25% 미만부터 50%까지로 낮게 보고되고 있음

- 10병상을 기준으로 하는 소형 현장 병원과 30병상규모의 중형현장 병원을 준비하는 것을 고려
- 재난 종류와 출동 시기에 따라서 소규모 의료팀으로 충분하다고 판단이 될 때에는 소형 현장 병원을 파견하고 아이티 지진과 같이 대규모의 재난현장에는 중형 현장 병원을 고려
- 추후 현장 병원의 운영경험이 쌓이고 재원이 확보되면 타국의 진료소 등으로부터 전원을 받을 수 있는 상급병원 수준의 대형 현장 병원을 준비할 수도 있음
- 국제무대에서 우리나라만의 특성화 고려
  - 현장에 무선 IT 시스템을 공급하여 환자진료, 물품관리, 고국과의 협력체계 구축 등에 활용
  - 구축된 u-Health 시스템을 타국이 사용할 수 있는 개방체계로 구축
  - 수술시설을 타국 구호대에 제공

2) 시기 및 규모에 따른 운영

- 시기와 현장상황에 따라 현장진료소, 소형 현장 병원, 중형 현장병원의 운영을 고려
- 장기간 운영되고 필요에 따라 수여국에 증여하는 대형 현장병원의 형태는 향후 KOICA 등의 협조에 따라 고려

3) 현장 진료소

- 현장 진료소의 고려
  - 재난 현장으로의 파견시기가 지연되어서 재난 발생 이후 5일 이내에 현지에서 활동할 수 없을 때
  - 수술이나 입원치료 등이 필요한 인명피해가 적을 것으로 예상될 때
  - 기타의 이유로 긴급구호대의 규모를 줄여야 할 때
  - 국제기구나 해당국의 요청이 있을 때
- 역할
  - 의료기반시설이 붕괴된 재난 현장에서 기본적인 보건의료수요를 충족시켜 주어야 함
- 인력구성 : 총 35명
  - 응급의학과, 내과, 소아과, 정형외과, 산부인과, 정신과 등의 필수 의사 인력을 포함
  - 간호사 8인
  - 약사 2인
  - 의료행정 4인
  - 기타 지원인력 15명 등
- 모듈 구성
  - Administration module
  - Lab&pharmacy
  - OPD module
  - Technical module
  - Instruments module
  - Medical consumable
  - Medicine module
  - Mobile module
  - Household module
  - IT Module
- 기본적인 운영기간은 7일 내외
- 총 3,000명의 외래 환자를 진료하는 것을 목표
- 운영 시간은 오전 9시부터 오후 5시로 하며 현지

사정에 따라서 변경

- 매일 일과를 마친 후에는 구호대장과 의료팀장은 진료 결과를 정리하고 팀원은 의약품의 재고량 등을 파악한다. 의료행정은 진료기록을 점검하고 통계정리

4) 현장 병원

(1) 소형 현장 병원

- 소형 현장 병원의 고려
  - 재난 발생 후 5일 이내에 현지에서 활동개시가 가능할 때
  - 수술이나 입원치료에 대한 수요가 많을 것으로 예상될 때
  - 국제기구나 해당국의 요청이 있을 때
- 역할
  - 재난 발생 5일 이내에 현지에서 외상환자의 2차 진료 등과 붕괴된 보건의료시스템의 대체 등의 역할을 수행
  - 10병상 규모의 병원에서는 기본적으로 소수술 및 괴사조직제거 등의 시술을 시행
  - 입원치료와 충수돌기염, 제왕절개수술 등과 정형외과 수술 등을 시행하고 외래 및 응급진료 수행
  - 단, 중증환자의 처치를 위한 ICU시설은 갖추지 않는 것으로 하는 것이 장비 등의 단순화를 위해서 바람직
- 인력 구성 : 총 50명
  - 의사 : 정형외과2, 외과, 마취과, 내과, 소아과, 산부인과, 응급의학과2, 정신과 등 총 10인의 의사
  - 간호사 15인
  - 의료행정 8인
  - 의료기사 2인
  - 지원인력 15인 등

그림 6-8 TM-54 텐트의 예

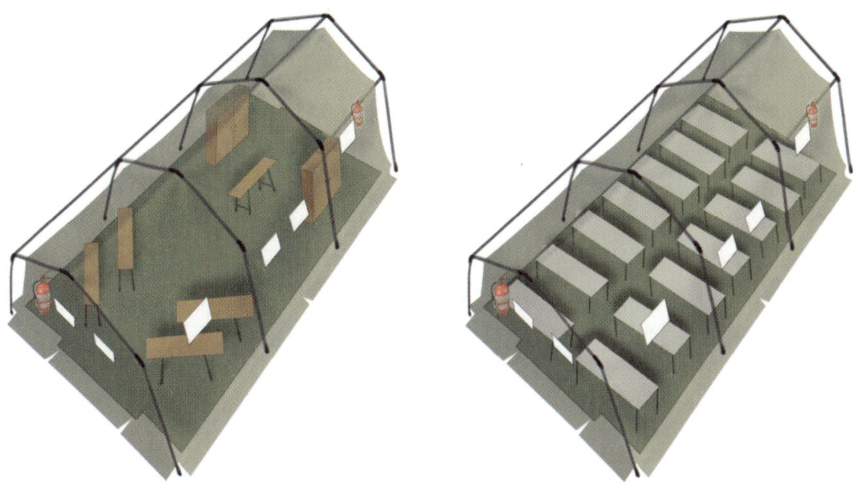

그림 6-9 소형현장 병원 구성 예

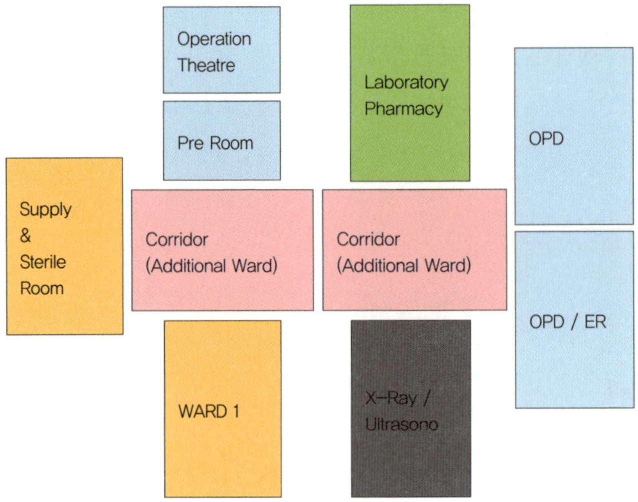

- 운영기간
  - 2주 내외
  - 현지 사정에 따라 증감
- 운영시간
  - 입원 및 응급실 진료는 24시간 제공
  - 외래진료는 오전 9시부터 오후 5시까지 운영
- 현장 병원 운영 매뉴얼을 준비하여 참고하도록 함
- 모듈 구성
  - 현장진료 모듈
  - Ward module (10 bed)
  - X-ray module
  - Operation module
- Ward module과 OPD module의 개수는 상황에 따라 증감하여 병원의 규모를 조정할 수 있음
- 병동을 구성하기 위한 TENT 1동, X-RAY 및 LAB을 위한 텐트 각1동, 수술실 1동, 약국 및 검사실을 위해 1동, 창고를 위한 텐트 1동, 외래 진료 및 대기를 위한 텐트 2동, 통로를 위한 텐트 2동 등 총 9동의 TM-54로 현장 병원을 구성

(2) 중형 현장 병원

- 중형 현장 병원의 고려
  - 재난 발생 후 5일 이내에 현지에서 활동개시가 가능할 때
  - 수술이나 입원치료에 대한 수요가 대단히 많을 것으로 예상
  - 국제기구나 해당국의 요청
- 역할
  - 재난 발생 5일 이내에 현지에서 외상환자의 1, 2차 진료 등과 붕괴된 보건의료시스템의 대체 등의 역할을 수행
  - 입원치료와 충수돌기염, 제왕절개수술 등과

그림 6-10 중형현장 병원 구성예

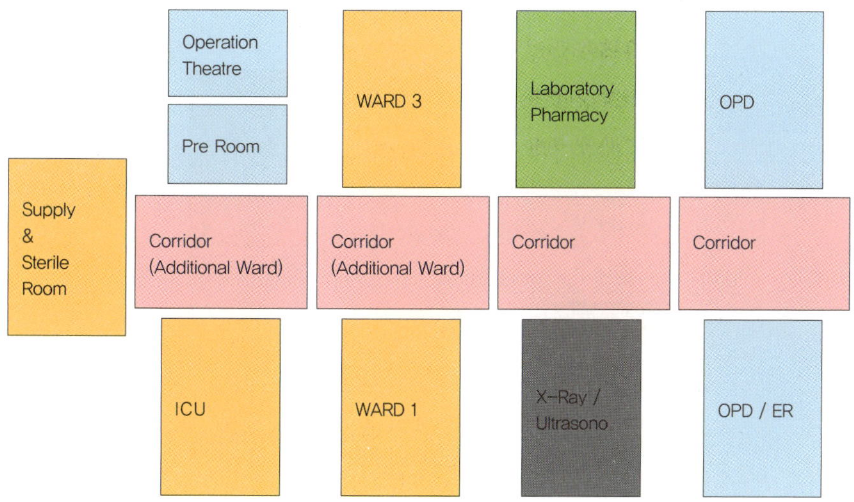

정형외과 수술 등을 시행하고 외래 및 응급진료 수행하며 개복술 및 개흉술을 시행하고 중환자실을 운영

- 30병상 규모의 병원은 추가로 중환자실을 설치하고 복부와 흉부의 중증외상에도 대처할 수 있는 시설을 갖추는 것이 바람직
- 이를 위해서 추가로 병실 2동과 중환자실 병동 1동이 필요하며 별도로 무균방(sterile room)에 각종 수술에 필요한 기구들과 소모품들을 보관하여야 함

- 모듈 구성
  - 소형 현장병원 모듈
  - Additional Ward module (30 bed)
  - ICU module
  - Surgical supplement
- 각 모듈의 개수를 증감하여 병원의 규모를 조정
- 아래와 같은 구성으로 총 13개 정도의 TM-54 텐트가 필요할 것으로 추정됨
- 인력 구성 : 총 80명
  - 의사 : 응급의학과 4명, 정형외과 2명, 외과 2명, 마취과 2명, 흉부외과, 내과, 소아과, 산부인과, 정신과 등 총 15인
  - 간호사 30인
  - 의료행정 10인
  - 의료기사5인, 지원인력 20인 등
- 운영기간
  - 3주 내외
  - 현지 사정에 따라 증감할 수 있음
- 운영시간
  - 입원 및 응급실 진료는 24시간 제공
  - 외래진료는 오전 9시부터 오후 5시까지 운영
- 현장 병원 운영 매뉴얼을 준비하여 참고하도

그림 6-11 공동생활시설 구축예

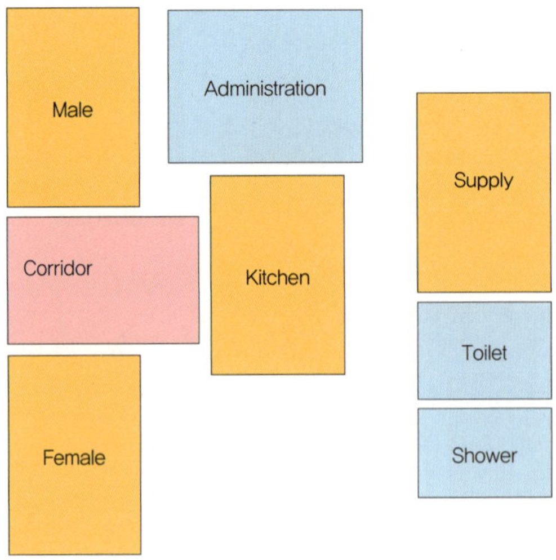

록 함

(3) 공통생활시설

- 역할
  - 긴급구호대의 자급자족 기능을 보장하고 최대한 쾌적한 환경에서 활동할 수 있도록 개인 위생시설 및 숙식을 해결할 수 있는 시설을 제공
  - 수여국의 시설을 빌리지 않음으로써 장소 선택 등에 다양성 제공
- 긴급구호대의 운영을 담당할 본부도 설치할 수 있도록 준비
- 아래와 같은 구성으로 약 6~7동의 TM-54 텐트가 소요
- 대형 텐트가 아닌 1~2인용 텐트를 인원수에 맞게 준비하여 생활시설을 구성하는 것도 고려 가능
- 가능하면 오폐수 처리 시설을 갖추어 수여국 환경을 고려

5) 모듈 시스템(Module system)

(1) 용어의 정의

- SET
  - Kit나 모듈을 구성하는 가장 작은 조립단위로, 한 가지 기능을 위한 품목으로 구성
- Module
  - 모듈은 큰 조립체(구조물)를 구성하는 기본 단위로서, 여러 개의 모듈을 조립하여 큰 구조물을 쉽고 빠르게 만들 수 있음.
- KIT
  - 키트는 특수한 진료를 하기에 필요한 물품으

로 꾸려져 있는 하나의 독립된 단위체임

(2) 모듈시스템의 운영

- 재난현장에서의 야전병원을 구축은 표준화된 여러 모듈을 조합하여 원칙으로 함
  - 재난현장에 필요한 물품이 모듈의 형태로 제작·구성되어 있으면, 빠른 시간 내에 사용가능하여 재난으로 인한 충격을 줄일 수 있음.
  - 응급비축 물품은 Kit나 모듈의 형태로 만들어짐
  - 비축물품의 목록은 가장 많이 사용되는 품목으로 구성되어있고, 정규적으로 품목의 리스트를 수정, 보완할 수 있음
  - 모듈시스템에서는 모든 품목이 리스트로 구성되어 있어, 소모품의 보충이 비교적 용이
- 재난현장의 필요에 따라 모듈의 종류, 개수 등을 조립함으로써 현장의 수요를 충족
- 모듈을 표준화함으로써 재난 대응의 준비부터 현장 활용까지 효율성을 높여줌

2. 출동체계

- WHO에서 권고하는 외상환자의 2차 추적치료를 위한 현장 병원을 지향하려면 적어도 재난 발생 3~5일 이내에 현지에서 활동이 가능한 시스템을 구축해야 함
- 이를 위해서는 현재 1진과 2진으로 나뉘어 있는 구조팀과 의료팀 본진의 파견 시기에 관해 다시 논의할 필요
- 현실적으로 현지에서 이른 시간 내에 활동하기 위해서는 구조팀과 의료팀이 동시에 출동하는 시나리오를 준비해야 함
- 현지에 현장 병원과 함께 구조대와 의료팀을 모두 총괄하는 지휘본부를 설치하는 것도 고려해 볼 수 있음
- 이를 위해서는 현재 60여명으로 구성된 1진과 35명으로 구성된 2진을 합하여 약 100여 명으로 구성된 대규모의 긴급구호대를 재난 극 초기에 현지로 파견할 수 있는 대응태세를 구축할 것을 제안
  - 군에서 지원하기로 한 C-130 두 대는 CARGO PLANE과 구조대와 지원인력들을 이송
  - 의료팀 본진 및 일부 행정인력은 민항기로 현지로 이동하는 것으로 하고, 의료팀 본진이 도착하는 시점에 맞추어서 field hospital이 현지에 구축될 수 있도록 준비
- 군용기가 출동할 수 없는 원거리의 파견인 경우
  - 파견결정과 동시에 DHL을 통하여 모든 장비들과 보냄과 동시에 민항기로 필수인력을 파견
  - 본진은 민항기로 이동하여 거의 동시에 재난 현장에 장비와 인력이 도착할 수 있는 체계를 고려

3. 국제 재난현장에서 우리나라의 역할

1) 수술이 가능한 현장병원의 지원

- 모듈 시스템의 형태로 구축하여 수술이 가능하도록 현장 시설 구축
  - 타국의 수술 팀에게도 수술방과 관련 인력을

지원

- 활용 후 증여의 형태 고려 : 컨테이너의 모듈로 전환 필요
- 후속 활동(교육, 지속적 연계) 고려 : KOICA 등 타 부서와의 업무협조 필요
- 물류체계의 구축 필요 : 귀국 후에도 지속적인 지원체계 구축 필요

2) 해외긴급구호에서의 u-Health 시스템 구축

(1) u-Health 적용의 개요

- u-긴급구호관리시스템으로 재난현장에서 이루어지는 제반 서비스를 위한 시스템 제공
  - 진료 시스템(OCS: oder communication system, EMR: electronin medical record)
  - 행정관리 서비스 시스템(ERP: enterpise resorce planning)
  - 물류관리 시스템 구축
  - 재난 평가 시스템
  - GPS 및 GIS 시스템을 통하여 대원 추적 시스템 구현
  - u-Health 시스템에 의한 원격진료 지원 체계 구현
  - 해외긴급구호팀의 등록을 통하여 교육자 및 교육상태 자동연락체계 구축
- 구축된 시스템을 타국의 재난구호대에 개방하여 우리나라의 국격에 맞는 재난관리시스템 구축
  - 무선 네트워크 시스템, 위성 시스템에 기반한 인터넷 서비스를 구현하여 우리나라는 물론 타국의 재난구호대에 제공
  - 우리나라 본국의 당국은 물론 자원봉사대 등과 현장의 상황을 공유하여 원활한 지원과 후속 지원의 효율성 제고

(2) 진료시스템

- OCS 시스템
  - 진료체계를 전산화하여 의사, 간호사, 약사 등의 업무체계를 효율화
  - 소모된 자원을 즉시 파악하여 원활한 자원관리 시스템 구축
- EMR 시스템
  - 환자의 의무기록 등 관련 기록을 전산화 하여 관련 인력들이 환자에 대한 정보를 공유하여 수준 높은 진료 구현
  - 질병 및 건강정보를 전산화하여 보고 업무 등의 원활한 지원

(3) 행정관리 서비스 시스템

- 재난관리에 수반되는 모든 행정업무를 전산화하여 재난현장에서의 업무 효율화는 물론 향후 재난관리 시스템의 발전방향을 제시할 수 있는 기반 구축
- 현장의 모든 상황을 전산화하고 네트워크에 연계함으로써 현장에서 대원 간, 부서 간 원활한 정보의 공유에 기반한 업무의 효율적 협력체계 구축

(4) 물류관리 시스템 구축

- 평상시 재난준비 상황부터 현장 활동 및 정리단계에 이르기까지 물류의 흐름을 관리
- OCS와 연동하여 진료와 동시에 물류가 관리되도록 지원
- 본국과의 실시간 연동으로 추가 지원팀의 기초

자료로 활용

- u-물류관리 시스템 : 장기간 대규모 활동 시 구축
  - 긴급구호 물품관리를 위하여 각 물품에 바코드 또는 RfID를 부착하고 사용과 물품의 이동을 관리시스템을 구축
  - 장비의 이동을 실시간으로 파악하는 관리 시스템 구축

(5) 재난 평가 시스템

- 재난의 현장이나 재난지원의 종료 후 재난상황, 재난지원체계 등을 평가할 수 있는 시스템을 구축하여 향후 재활동 시 개선활동에 반영

(6) 위치 추적 시스템: 장기간 대규모 활동 시 구축

- GPS 및 GIS 시스템을 통하여 대원 추적 시스템 구현
- 현지 파견 시 지속적인 이동을 추적하여 안전을 파악

(7) U-Health에 의한 영상지원 및 POCT 시스템 구축

- 응급환자 진단을 위한 영상장비나 현장 검사장비(point-of care)를 이용한 원격진료 지원 체계 구현
- 해외긴급구호 지역에서의 환자에 대한 영상자료나 검사결과를 원격지 의사에게 전송하여 진료를 지원하는 체계를 구축
- 긴급구호 지역의 Mobile Hospital Unit에서의 환자의 의무기록, 검사기록을 관리하는 u-Mobile Hospital Unit 구축

(8) 해외 긴급구호 등록자 관리

- 해외긴급구호 대원에 대한 인적 정보 Database를 구축하고 인적정보와 교육정보를 관리함
- 긴급구호 출동 체계 구축: 긴급구호 출동 상황 발생 시 훈련받은 긴급구호 대원들에게 빠른 SMS문자 전송 시스템을 구축하고 출동 가능 여부를 파악 시스템을 구축하여 빠른 출동이 되도록 함

(9) 제한점

- 타 부서(정보통신부서 등)와의 협력체계 구축이 필수
  - 무선망 구축과 위성의 사용을 구호대 자력으로 구축하기는 어려워 타 부서의 지원 필요
- 타 부서의 지원이 어려울 경우에는 내부 유선망을 구축하여 진료, 물류관리 등의 내부 서비스만 전산화할 필요.

Chapter 7 | 교육

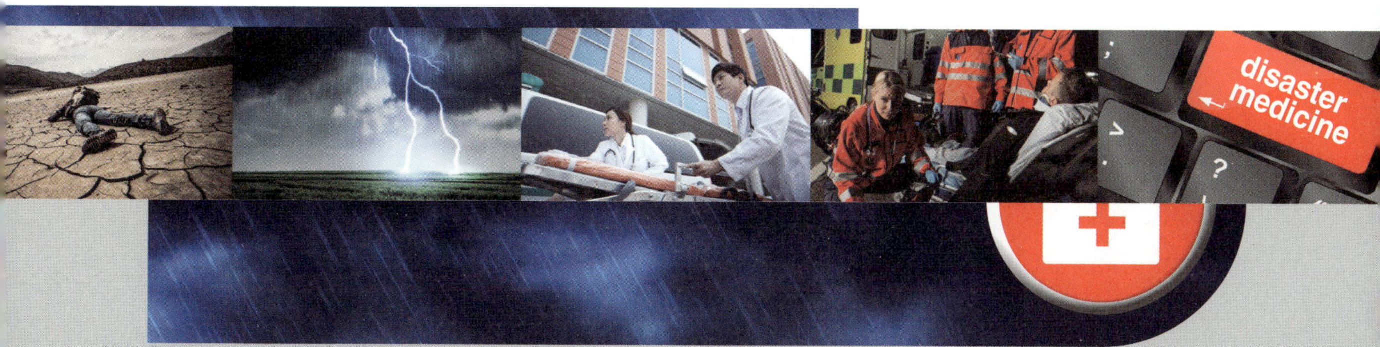

Chapter 7 | 교육

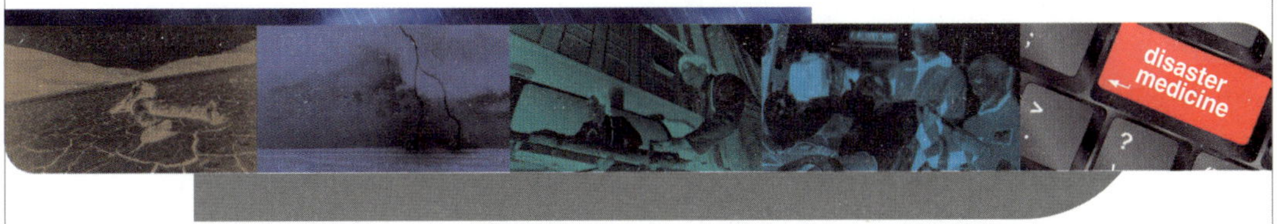

1. 재난의학 교육

재난 상황에 적절하게 대응하기 위해서는 재난 반응자가 폭넓은 기술을 필요로 한다. 응급의학과 의사와 의료인들은 다양한 초기 의학적 재난 대응을 수행하는 데 있어서 지역사회의 고유 재원을 재창출하여야 한다. 그러므로 재난의학에 대한 교육을 통해 이들 재난 대응자들이 중요한 필요성이 있음을 인지해야 한다. 또한 이들 응급의료 종사자들은 그들이 소속된 기관과 사회에서 재난에 관한 훈련의 정확성과 과학적 타당성을 제공하는 데 능동적으로 참여하여야 한다. 더구나 재난 대응과 준비에 있어서 지역 주민을 참여시키는 것의 효용성은 이미 잘 알려져 있는 사실이다. 이러한 대중 교육 프로그램은 응급의료서비스 관련 프로그램과 응급의학의 향후 프로그램 계획에 포함되어야 한다.

응급의학 의사의 교육 과정에 대해서는 앞서 대략적으로 언급하였다. 최근에 응급의학의 핵심 교육 과정에 상당 부분의 재난 교육 훈련과정이 포함되어 개정되었다. 국가적인 차원에서는 응급의료 인력과 의료인력, 그리고 대량 살상 무기 공격에 대한 대도시의 재난 대응 등에 보다 더 관심을 기울여야 한다. 일반 대중들의 재난 대응에 대한 관심은 지난 수십 년간 재난발생의 증가와 방송 매체를 통해 자주 접촉할 기회가 많아져 증가하였다. 이러한 발전에도 불구하고 재난 의학의 각 요소에 대한 연구자, 교육자, 그리고 재난 현장의 대응자들 간의 의견 일치가 이루어지지 않아 재난 의학에서 철저한 교육이 필요하다.

1) 재난 교육 현황

재난교육의 시작은 재난 의학의 개념을 정립하는 것이다. 정형화된 재난 교육은 수년 전부터 유럽에서 시행되어왔다. 유럽의 많은 국가들에서 재난 의학 교육에 대한 연구와 인증제도를 시행하고 있다. 그러나 국내의 경우 재난 교육의 대부분은 응급의학과 응급의료 서비스에 대한 교육 과정의 일부로 시행되고 있는 실정이다. 재난 의학은 관점에 따라

그림 7-1 일반적인 훈련시스템 개발 모델

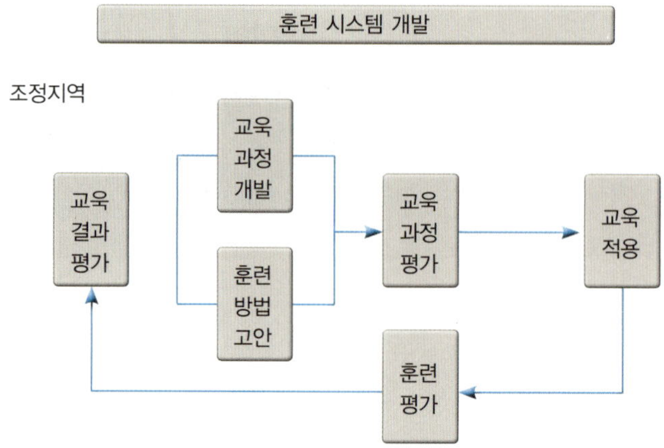

다양하게 정의할 수 있다. 재난 의학의 주된 관점은 대규모 사건에 대한 반응에 기초한 조직화, 기술, 그리고 지식과 관련되어 있다. 최근의 재난 의학에 대한 이해는 보다 다양한 시점에서 비롯된 재난의 인지를 요구하고 있다.

Gunn은 재난 의학을 "재난으로부터 유발된 건강상 문제를 예방하고, 즉각적인 조치를 취하고, 재활, 나아가 포괄적인 재난 통제에 포함되어 연구와 공동의 훈련-즉 예를 들면, 소아과, 역학, 전염병, 영양 공급, 공중 보건, 응급의학, 사회적 복구, 사회 보전, 국제적인 보건 등-을 통해 실제에 적용하는 것으로 정의하였다. 현재 국내에 이러한 포괄적인 교육 프로그램은 없다. 세계적인 기구가 나서서 의학, 공중 보건, 정치적인 면을 고려하여 교육 프로그램을 개발하고 훈련 방법을 만들어야 하는 중요한 시기이다.

국내에서 재난 발생 시 재난본부, 국민안전처, 적십자사, 지역의 각 병원 등이 참여하고 있다. 재난의 유형별로 전문 교육 프로그램을 개발하고 통합적인 재난 교육 훈련기관의 설립에 대한 제언도 이루어지고 있으나, 재난 의학의 교육과 훈련을 위한 기구의 설치 및 훈련 프로그램 개발 등에 대한 국가적인 접근은 부족한 실정이다.

2) 교육 프로그램의 개발

교육 프로그램은 교육 효과를 극대화하는 데 적당하도록 개발되어야 한다. 일반적인 훈련 시스템 개발방법이 재난 교육 프로그램에도 적용될 수 있다. 훈련 시스템 개발 방법은 다양한 교육 배경을 갖고 있는 수많은 사람들을 짧은 시간에 복잡한 임무를 수행하도록 훈련시키기 위하여 2차 세계대전 중 만들어졌다. 이는 최초의 과학적 훈련 방법으로 그 목적은 교육생이 교육자의 의도대로 어떤 일을 수행하도록 교육을 체계화하는 것이다. 훈련 시스템 개발은 순차적으로 특정 교육 프로그램의 개발, 적용, 개정의 단계를 거쳐 만들어진다. 많은 교육 시스템 개발 모델이 있지만, 그림 7-1에 일반적인 훈련 시스템 개발의 모형을 그림으로 표시하였다. 교육 시스템 개발의 각 부분은 개발단계, 적용단계, 평가 단계를 나타낸다.

(1) 학습 목적과 목표 설계

학습 결과 평가를 위한 첫 번째 단계는 학습목표의 설정이다. 교육자가 훈련과정을 마친 후 교육생이 무엇을 할 수 있는가에 대한 구체적인 목표를 결정한다.[4]

예를 들어, 학습목적을 "재난대비훈련을 효율적으로 추진하고, 대규모 재난의 대비를 위하여 재난관리책임기관으로 하여금 상시훈련체제를 구축하도록 하는 데 필요한 사항을 규정함"이라고 설정하였다면, 이를 수행하기 위한 세세한 목표가 설정되어야 한다. 목적는 궁극적이고 포괄적이어야 하며, 훈련을 통해 달성하고자 하는 모든 것을 내재하고 있어야 한다. 구체적인 학습 목표는 교육생이 훈련을 통해 달성하게 될 행동 또는 수행 능력이다. 위의 목적을 달성하기 위한 세부사항으로 예를 들어 "관계기관과 합동으로 하는 훈련을 연 1회 이상 실시", "훈련 15일 전까지 일시, 장소, 내용, 방법, 인력 등을 장에게 통보하여야 함", " 훈련 비용은 참여하는 기관이 부담" 등 구체적이어야 한다. 일반적으로 훈련 결과에 대한 목표는 짧은 문장으로 구성하며, 특정 교육의 목적 역시 여섯 단락 이상 되지 않도록 한다.

(2) 훈련방법의 설계와 교육과정 개발

교육의 효율성은 일반적으로 교육 재료 자체보다 어떻게 교육하는가에 달려있다. 훈련 시스템 개발에 있어서 중요한 핵심 하나는 훈련 방침을 프로그램에 적용하였을 때 실제로 교육생들에게 행동이나 기술의 변화가 일어나는지를 결정하는 전체의 과정을 평가하는 것이다. 이러한 이유로 교육자가 학생들을 학습 목적에 도달시키기 위하여 어떻게 하여야 하는지에 대한 결정 도구를 만들어야 한다. 이것은 어떤 교육 과정을 사용하는가에 따라 평가 기술을 무엇으로 할지 결정하는 것으로 목적을 달성할 수 있다. 교육생들에게 제공된 지식기반 학습 장비들은 간단한 문제나 중복 선택 문제 등을 통한 시험으로 이용될 수 있다. 교육생들의 술기 평가는 시뮬레이션이나 실제 현장 학습을 통해 평가한다. 교육생들을 평가하는 과정에서 가장 중요한 요소는 훈련 중간과 훈련이 끝난 시점에서 평가가 이루어져야 한다는 것이다. 교육생들의 평가 없이는 훈련 과정의 효율성에 대한 평가나 훈련 과정의 개선을 위한 어떤 요구도 평가할 수 없기 때문이다. 한 가지 효과적인 방법은 각각의 훈련 목적에 맞는 평가 방법을 나열해 놓는 것이다.

(3) 훈련 과정의 결정

교육자는 교육 목적을 달성하기 위한 많은 훈련 과정을 설계한다. 교육 방법의 선택에 있어서는 교육에 필요한 기자재뿐만 아니라 시간, 예산, 교육생의 수, 교육생들의 교육 수준 등 다양한 요인에 의해 결정된다. 훈련 방법을 설계할 때에는 교육에 맞는 적절한 교육 기자재를 선택하는 일이 중요하다. 예를 들면 정맥로 확보를 잘하는 숙련된 교육생들 교육과정에 정맥로 확보 술기를 포함시키는 것은 불필요한 과정인 것이다. 자동차 운전 기술에 대한 교육은 적절한 방법으로 훈련하는 경우 반드시 필요한 것이다. 이러한 모든 과정을 효과적으로 운영하기 위하여 각각의 교육 목적과 훈련 목표에 훈련 과정에서 교육 기자재의 사용법과 사용 용도 등을 기록해 놓아야 한다.

(4) 훈련의 적용

다음 단계는 이전 단계에서 만들어진 훈련 프로그램을 적용하는 것이다. 가능하면 교육생들에게 적용하기 전에 현장에서 검사를 시행해야 한다. 이러한 과정은 다른 교육자를 통해서 시행하거나 시험 대상자 집단을 선택해서 시행한다. 이미 만들어진 훈련 프로그램이라 하더라도 적용하기 전에는 수정과 세밀한 조정이 필요하다. 일반화된 프로그램일 경우 훈련 대상 및 지역 등 피교육자의 특성 및 요구도, 다양한 환경에 따라 훈련 과정을 조금씩 바꿀 수 있다.

(5) 훈련의 평가

훈련 과정의 평가는 교육생과 교육자 모두에서 이루어져야 한다. 만일 평가 과정에서 교육생이 교육 목적에 명백하게 부합되지 않으면, 평가자는 훈련 과정의 결함이 어디에 있는지와 이를 교정하기 위해 어떤 행위를 할 것인지에 대한 결정 과정을 거쳐야 한다. 평가 과정에서 얻어진 정보는 목적을 이루기 위해 더욱 효과적으로 훈련 과정을 수정하는 데 사용될 수 있다. 이 마지막 단계는 훈련 시스템 개발에서 훈련의 지속, 반응, 그리고 교육자와 교육생들의 수행과 지속적인 학습 경험을 통해 프로그램을 발전시키는 역할을 한다.

3) 교육운영 방법

교육자가 교육생에게 정보를 제공하는 것에는 다양한 방법이 존재한다. 교육 프로그램 개발은 전체 교육 과정을 체계화하는 과정이라고 한다면, 정보를 어떤 방법으로 제공할 것인지에 대한 고민이 필요하다.

(1) 강의

강의에는 전통적인 교육 과정이 스며들어 있다. 강의는 다른 종류의 학습에 비해 여러 가지 장점이 있다. 강의는 짧은 시간에 많은 양의 교육을 가능하게 하고, 공개되지 않았거나 찾아내기 어려운 교육 내용을 가르칠 수 있고, 무엇보다도 교육자가 교육 내용, 조직화 및 교육 속도 등을 조절할 수 있다는 것이다. 게다가 강의는 상대적으로 짧은 시간 안에 만들어 사용할 수 있다. 반면에 강의는 교육자로부터 교육생으로 일방적인 의사소통이 이루어지고, 수업을 방해하고, 수업과정에서 학생의 역할이 수동적이라는 단점이 있다. 효율성을 높이기 위하여 강의를 하는 사람은 수업 과정에서 학생들의 흥미를 유발하기 위하여 역동적인 말투와 강의 전체를 체계적으로 운영하여야 한다.

효율적인 강의의 핵심은 교육할 내용에 대해 철저히 준비하고 체계화하여 교육하는 것이다. 숙련된 교육자들의 경우 한 시간의 강의 내용을 준비하기 위해 평균 3~5시간을 사용한다. 교육생들이 한 번의 강의 동안에 얼마나 많은 정보를 습득하는지 결정하는 것은 매우 중요하다. 강의 내용은 순차적으로 돌아가며 할 수 있도록 구성하고 각각의 강의 내용들은 적절하게 분배하여야 한다. 계획 단계에서부터 조사, 초청 강연, 토론 등을 할 수 있도록 구성해야 한다. 복잡한 내용에 대해서는 간단한 경우보다 더 많은 시간을 할애해야 한다. 작은 그룹에서의 강의는 대체로 대규모 그룹 강의보다 효율적이다. 대규모 그룹의 경우 개인간 상호 작용에 제약이 있으며, 이러한 것들이 강의에 수반되는 질문과 답변이 원활히 이루어지지 않는 것으로 나타난다.

일반적으로 강의는 도입, 본문, 결론에 이르는 세 가지 주요 요소로 구성된다. 도입 부분에 는 교육생의 관심을 즉각적으로 사로잡을 수 있도록 해야 하며, 주의를 집중할 수 있도록 동기를 부여하고, 강의 전반에 대한 정보와 강의 목적을 알 수 있도록 하는 내용을 포함하도록 해야 한다. 다음 단계로 교육자는 강의 내용을 논리적으로 뼈대를 갖추어 나가야 한다. 이러한 과정을 위하여 많은 개요(scheme)가 사용된다. 원인-결과 개요는 사건이 특정 기원에 대한 인용으로 설명될 때 사용된다. 시간-순차적인 방법은 연대기 방식의 강의에 사용된다. 테마 주제는 지속되어온 관점에서 특정한 다른 분야에 초점을 맞춘다. 문제 해결 개요는 문제를 제기하고 그 문제를 해결하기 위한 한 가지 이상의 해결책을 제공한다. 프로콘(procon) 접근은 강의를 통해 두 가지 관점의 논의를 번갈아 시행하는 것이다. 마지막으로 오름차순-내림차순 방법은 강의정보를 중요도나 복잡성에 따라 정렬하는 것이다. 예를 들면, 이것은 새로운 학습 내용을 학생들이 친숙하게 받아들이도록 하기 위한 방법으로 일러스트화된 핵심 아이디어나 개념을 사용하는 것이다. 마지막으로 교육자는 강의의 목적을 강조하기 위하여 증례와 핵심 사항을 만들어야 한다. 강의별로 5가지 이상의 핵심 사항을 초과해서는 안 되며, 강의 시간을 55분 이상 초과하지 말아야 한다. 긴 강의일수록 시간은 집중력을 떨어트리고, 강의의 효율성을 감소시킨다. 강의 말미 또는 종료부분은 일반적으로 결론으로 일컫는데, 관심을 집중할 수 있도록 전략적으로 구성되어야 한다. 마무리하는 단계에서 그 동안의 정보를 정리하여 체계화하고, 다시 한 번 강의의 목적을 강조하는 것 등이 이루어진다. 시각적 도구들은 강의에 대한 집중과 흥미를 증가시키는 데 도움이 된다.

(2) 토론

강의와 비교하였을 때 강의는 많은 정보를 나누어 준다면, 토론은 교육자와 교육생들 간의 상호 작용이다. 토론은 강의에 비해 체계화하기 힘들며 이끌어가기도 힘들다. 토론을 위해서는 교육생과 교육자 모두 토론 주제에 대한 일정한 수준의 지식이 갖추어져야 한다. 강의가 기초은 수준의 정보를 제공하는데 반해 토론은 높은 수준의 학습과 정보의 통합을 유도한다. 실제로 많은 교육이 토론을 통해 이루어진다. 토론의 장점은 사실과 의견 교환을 통해 교육생들의 능동적인 참여가 이루어진다는 것이다. 토론은 새로운 정보를 제공하는 데에는 적합하지 않지만, 사전 지식을 바탕으로 보다 높은 수준의 지식을 쌓는다는 이점이 있다. 효과적인 토론 그룹을 만드는 방법은 다소 복잡하다.

(3) 세미나

세미나는 지역사회와 기관이 재난 교육을 시행하는 첫 단계이다. 세미나는 일반적으로 적은 비용으로 다양한 참가자들에게 정보를 제공할 수 있다. 세미나는 간혹 강의의 형태로 이루어지기도 하지만 청중들의 참여가 보다 더 많이 이루어질 수 있다. 특히 재난 대책과 지역사회의 대응에 대한 문제점을 인식하고, 이러한 문제를 해결하기 위한 방책을 강구하는 데 도움이 된다.

(4) 시뮬레이션

강의 후 시뮬레이션은 재난 의학에 있어서 중요한 학습기법 중 하나이다. 대부분의 병원 재난 모의 훈련은 시뮬레이션을 통해 이루어진다. 시뮬레이션에는 모형환자를 이용한 대규모 지역 사회 모의 훈련에서 보드게임 형태의 테이블 시뮬레이션, 세미나 등 다양한 형태가 있다..

① 테이블 훈련

테이블 훈련은 매우 경제적인 방법으로 재난 교육과 과정 평가에 매우 효과적인 방법이다. 테이블 훈련 참가자는 훈련을 통해 지역사회 재난에 대응하는 데 필요한 다양한 역할과 임무를 배울 수 있다. 게다가 훈련을 통해 참가자들 상호 간에 친밀도와 동지애를 높이는 효과가 있다. 테이블 훈련 관계자는 실제 재난 상황에 직면했을 경우를 가정하여 문제를 현실에 가깝게 만들어야 한다.

훈련 동안 훈련의 핵심 참가자들은 제한된 구역 안에 있게 된다. 이러한 공간적 접근성은 필요에 따라 교육을 중단하고 다음 단계로 넘어가기 전에 방향을 올바르게 설정할 수 있도록 도움을 줄 수 있다. 잘 만들어진 테이블 훈련은 세련된 시청각 프레젠테이션, 축소 모형 환경, 실시간 통신 기술 등을 포함한다. 테이블 훈련은 지역 사회의 재난 대책을 담당하는 여러 기관 간에 공유할 수 있고, 현장 훈련에서 할 수 없는 여러 가지 상호 작용 방법을 할 수 있도록 하는 등 몇 가지 장점을 갖고 있다. 지역사 회의 소방, 응급의료 서비스, 병원, 응급실, 공공기관, 정부, 방송 등등 여러 기관의 핵심 인물의 참여가 보다 좋은 결과를 낳을 수 있다.

테이블 훈련이 실제 재난 상황을 얼마나 잘 시뮬레이션 하는지는 일차적으로 시뮬레이션을 만들고 이에 참여하는 사람들이 얼마나 실제 상황을 잘 묘사하는가에 달려있다. 시나리오는 현실적이고, 가정의 타당성에 기초하여야 한다. 훈련을 시작하기에 앞서 개요를 설명하여야 하며, 중간 중간 쉬는 과정은 교육 목적에 맞게 방향을 제시하는 기능을 할 수 있어야 한다. 마지막으로 훈련이 끝난 후 결과보고를 통해 참가자들의 행동을 훈련의 목적과 비교하는 과정을 거친다.

테이블 훈련을 사용하는 장소는 참가자와 훈련에 필요한 장비의 규모에 맞게 충분한 크기여야 한다(보드, 축소 모형 등). 모든 필요한 시청각 장비를 갖추어야 하고, 야간에도 사용할 수 있도록 훈련 전에 점검해야 한다. 적당한 강의용 시설과 훈련을 보다 잘 시행하기 위한 회의용 테이블이 있는 큰 방이 필요하다. 추가적으로 훈련을 진행하기 위하여 훈련 참가자들로부터 격리된 훈련 스텝을 위한 독립공간도 마련되어야 한다.

② 현장 훈련

현장 훈련은 특정 요소에 대한 소규모 훈련에서부터 넓은 지역사회에서의 대규모 재난 훈련에 이르기까지 다양하다. 현장 훈련은 다른 훈련보다 더욱 체계적이고 계획적이어야 한다. 현장 훈련은 지역사회가 실제 재난에 대처하는 능력을 검증하는 의미를 갖고 있으며, 또한 동일한 경험을 공유할 기회를 제공한다. 실제 재난 상황을 보다 더 현실적으로 표현함으로써 교육 과정이 보다 더 효과적이다. 다양한 관점에서 현장 훈련을 고려하여야 한다.

현장 훈련은 계획, 적용 단계에서 뿐만 아니라 훈련 중 다수의 참가자가 필요하기 때문에 많은 비용이 소모된다.

훈련비용을 절감하는 여러 가지 방법이 있다. 응급의료 서비스, 소방서는 이러한 재난 훈련에 필요하고, 다양한 기관들의 참여가 필요하다. 몇몇의 경우에 현장 훈련에서 중요한 몇몇 사람들을 제외하고는 이들 기관에서 인력을 동원할 수 있다. 현장 훈련은 근무 시간외 수당을 줄이기 위하여 근무시간에 시행할 수 있도록 계획한다. 근무 시간을 현장 훈련에 맞게 조정하여 훈련을 받도록 한다.

현장 훈련의 첫 번째 요소는 훈련을 계획하는 위원회이다. 이 위원회는 지역 사회에서 재난에 대응하는 데 필요한 전문가들로 구성한다. 이 위원회는 또한 현장 훈련 계획단계에서 지역사회 각 기관에 상호 자유로운 연락이 가능하도록 해야 한다. 초기 업무로 현장 훈련의 목적, 범위 및 훈련 후 평가에 대한 결정이 이루어져야 한다. 재난 대응 역할을 담당하는 모든 기관은 훈련에 참가하도록 유도해야 한다. 이들 기관은 계획 단계에서부터 결과 보고에까지 계속 훈련에 참가하여야 한다. 계획을 담당한 그룹은 현장 훈련을 적절히 수행하기 위하여 그들 스스로 충분한 시간을 투자해야 한다. 보통 현장 훈련을 수행하기 수개월 전부터 계획이 이루어지며, 이상적인 것은 훈련을 계획한 사람들은 훈련에 참가하지 않는 것이 좋다. 이들은 조정자, 관찰자 또는 평가자로 훈련에 임하게 해야 한다.

훈련의 목적은 계획 초기 단계에서 수립하여야 한다. 이를 위한 현실적인 방법은 각 기관에서 제안하는 방법으로 목적을 이루는 것이다. 각 기관에서 제안한 방법과 목적을 전체적인 현장 훈련의 목적에 맞게 통합시키고 수정한다. 목적은 현실적이고 가능성이 있는 것이어야 한다. 참가자들은 목적을 달성할 수 있어야 하고 교육과 평가의 기능을 모두 담당해야 한다. 훈련은 재난에 대한 계획대로 시행하고 혼란이 일어서는 안 된다.

계획을 하는 그룹은 현실감 있는 시나리오를 통해 참가자들이 훈련에 적극적으로 임할 수 있도록 해야 한다. 훈련은 실제 시간 소요에 맞도록 한다. 시나리오에 빈도, 날짜, 시간 등을 표기하고 그 외의 다른 정보 즉 날씨, 시계, 교통 및 재난 환자들에 대한 정보도 고려해야 한다.

현장 훈련은 시간 경과에 따라 진행되는 방식으로 진행한다. 이러한 상황에서 훈련은 시간의 흐름을 따라가거나 어떤 특정 시간대로 이동하게 된다. 예를 들면, 응급의료 서비스에서 현장에서의 환자 구조에 너무 많은 시간이 경과하면, 이송단계를 시행하지 않고 바로 응급실 상황으로 시나리오를 옮겨가야 한다.

현장 훈련은 또한 자유로운 역할 모드와 통제 모드로 진행한다. 통제된 훈련은 시나리오와 모든 사건이 잘 설명되어 있는 경우에 일어난다. 이러한 방법은 재난 대응 훈련의 발전이 훈련 총 감독관에 의해 세심하게 통제되는 상황이다. 통제 형태의 현장 훈련은 재난 대응의 특정 측면을 훈련하고 평가하는 데 아주 훌륭한 방법이다. 그러나 방법의 경직성은 훈련 참가자들이 예기치 않은 사고에 어떻게 대응할 것인가에 대한 것에는 한계가 있다.

자유 역할 훈련은 통제 훈련에 비해 보다 자율적이다. 훈련이 시작되면 훈련의 방향은 참가자의 행동에 따라 영향을 받는다. 자유 역할 훈련은 보다 큰 규모의 스태프가 필요하고 참가자들이 필요한 경우 쉽게 접근할 수 있는 정보가 포함된 자세한 시나리오가 갖추어져야 한다. 물론 자유 역할 훈련이 보다 더 현실적이고 자극적이지만 참가자들이 시나리오를 수행하는 과정에서 빠트리는 일이 있어 특정 부분의 교육과 평가는 더욱 어렵다. 통제 훈련과 자유 역할 훈련 시나리오를 조합하는 것은 특히 참가자 개별 그룹에서는 어느 정도 가능할 수 있다.

현장 훈련의 위치 선정은 훈련 계획을 하는 그룹이 방문하여 결정한다. 현장은 실제 재난이 발생할 가능성이 있는 곳으로 실제 상황과 유사할 수 있도록 설계한다. 훈련을 위한 동의서를 해당 기관으로부터 받아 일을 진행하여야 한다. 현장 훈련 위치와 더불어 현장 지휘소도 근처에 두도록 한다. 이러한 것은 특히 대규모의 훈련에서 유용한데, 접근이 쉽고, 통신이 용이한 건물을 선택한다. 현장 지휘소는 훈련 감독관, 관찰자, 평가자 등이 위치하며, 가능하면 현장 훈련 장소에서 도보로 이동이 가능한 곳으로 한다. 만일 그렇지 않으면, 대량 수송 수단을 이용하여 훈련 기지와 현장 훈련 장소 간에 교통 정체가 발생하지 않도록 해야 한다.

안전은 현장 훈련에서 가장 먼저 고려해야 할 것이다. 훈련 시행 전에 관찰자와 평가자를 포함한 훈련 참가자들은 현장의 가능한 위험과 안전 대책에 대하여 개요 설명을 들어야 한다. 참가자들은 훈련이 시행되는 제한된 지역을 알고 통제된 환경 하에서 안전이 보장된다는 것을 알아야 한다. 다른 지역으로의 이탈은 참가자들을 포함하여 지역과 지역 주민의 안전을 위협할 수 있다. 훈련 전에 모든 건물과 지역을 대상으로 안전검사를 시행하여야 하며, 참가자들은 안전 프로토콜을 위반하지 말아야 한다. 참가자들의 응급 처치에 대한 능력 점검을 하도록 한다. 중대한 안전 위협 요인이 발생하거나 실제 응급상황이 발생하면 즉각 훈련을 중단하여야 한다.

편의 시설이 장기간 훈련에 참가하는 사람들을 위해 제공되어야 한다. 계획을 수립하는 그룹은 많은 사람들의 안전을 위하여 추가 인원이 필요할 수 있다는 것을 미리 예상하여야 한다.

훈련 사실에 대한 정보는 훈련 시작 전에 일반인들에게 제공하여야 한다. 훈련 장소에 예기치 못한 일반인들의 참관할 수 있으므로, 이에 대한 대비가 필요하다.

전반적인 통제와 훈련을 변경 또는 특정상황에서 훈련 자체를 중단까지 할 수 있는 권위를 가진 지휘자(훈련 감독관)를 임명하여야 한다. 훈련 감독관은 시나리오가 훈련의 목적과 평가에 맞게 진행되는지 잘 파악하여 중재해야 한다. 그러나 중재는 가급적 최소화하여야 하고 최후의 수단이 되어야 한다. 참가자가 예기치 못한 상황에 직면한 경우 문제를 해결해 주고, 시나리오에 혼란이 있는 경우나 참가자 통제에 문제가 발생하는 경우 이를 중재해야 한다.

평가자는 훈련을 모니터하고 교육과 평가 목적에 맞게 이루어지는지를 측정한다. 그들은 훈련에서 직접적인 역할이나 책임이 없다. 그들은 훈련의 목적에 대하여 잘 알아야 하지만, 시나리오 전반에 걸쳐 자세히 알 필요는 없다.

관찰자는 직접 훈련에 참가하지는 않지만, 시나리오가 진행되는 동안 전반적인 준비와 조직화 정도를 평가하는 기능을 한다. 이들은 지역적 특성을 잘 이해하고 있는 다양한 기관들에서 선택해야 한다. 현장을 샅샅이 확인하고 현장 훈련 지역 구석구석을 조사하여 각각의 기관들의 역할이 잘 수행되고 있는지 확인한다.

특별 관찰자(정부 관계자, 공공기관, 고위층 등)가 현장 훈련에 참여하기도 한다. 시나리오를 잘 알고 재난 훈련과 대응 프로토콜을 잘 아는 사람이 동반하여 훈련이 펼쳐지는 동안 행사를 설명하는 역할을 담당하도록 해야 하고, 관찰 구역을 만들어 특별 관찰자들이 훈련의 전체 상황을 볼 수 있도록 해야 한다.

혼란을 방지하기 위하여, 직접 훈련에 참여하지 않는 훈련 통제자, 훈련 감독관, 평가자, 관찰자 등

개개인들은 눈에 잘 띄는 조끼나 배지를 이용하여 직접 참가자들과 쉽게 구분할 수 있어야 한다.

물론 현장 훈련은 통신 체계 점검을 위한 방법으로는 자주 사용되지는 않지만 훈련이 진행되는 동안 개개인의 통신 연결 상태를 점검할 수 있다. 합의된 통신 채널은 시나리오 진행에 따라 변화하거나 구성원의 발전에 맞추어 조정되어야 한다. 훈련 스텝은 만일의 사태에 대비하여 훈련에 참가하지 않은 다른 기관과의 접촉 능력이 있어야 한다. 주위의 모든 기관들은 실제 재난으로 오인하는 것을 방지하기 위하여 훈련 상황임을 감지하고 있어야 한다. 서류작성 및 사건 기록은 실제 재난 대응 때와 동일하게 시나리오가 진행되는 동안 시행되어야 한다. 이러한 정보는 후에 결과 보고 시 유용한 정보가 된다. 게다가 문서 작성에 익숙해지면 실제 상황에서 사용이 수월하게 된다. 문서 작성은 환자의 위치나 상태에 대해 혼란이 발생하지 않게 하고, 재난에 대해 검토하거나 연구 시 가치 있는 정보를 제공한다.

재난 발생 시 방송미디어는 매우 중요한 부분이다. 때문에 재난 시나리오에 이들이 포함되어야만 한다. 지역 사회 재난에 잘 훈련된 뉴스미디어는 그 가치를 따질 수 없을 정도로 유익한 반면, 훈련되지 않은 뉴스미디어는 오히려 재난 상황을 더욱 악화시킬 수 있다. 뉴스미디어는 현장 훈련에 포함되어야하고 뉴스미디어의 주요 담당자와 재난대응의 주요 담당자가 서로 친밀한 관계가 되어야 한다. 각 기관들은 뉴스미디어와 상호 연락할 수 있는 사람을 정식 임명하여야 한다. 정규 뉴스 브리핑은 재난 대응에서 매우 중요한 부분이므로 현장 훈련에서 다루어야 한다.

2. 재난의학 연구(Research in Disaster Medicine)

재난 연구는 재난 의학에서 가장 어려운 부분 중 하나이다. 재난 문제에 관한 이해가 적고, 현실 세계에 대한 이해 역시 적은 재난 대응자에게는 귀찮은 일 정도로 간주되기도 한다. 실제로 재난 연구는 이러한 사건에 포함된 사람들이 수행해야 할 중요한 업무이다. 재난 연구자들은 일정 수준의 재난 대책 계획과 재난 대응 경험이 있는 사람으로 이들은 무엇을 연구해야 할지에 대해 잘 알고 있어야 한다. 연구가 진행되는 동안 사건 자체의 진상을 규명하기 위해 끊임없이 노력하여야 한다. 그 연구 결과를 재난 대책 수립과 대응 과정에 접목시키는 과정 없이는 매번 실수를 반복할 수밖에 없다.

수년간 폭풍, 홍수, 지진과 같은 재난 상황에서 일회성 연구 결과들이 보고되었다. 물론 이러한 보고들이 유용한 정보를 제공하기는 하지만, 이들은 일부 연구자에 의한 개인적인 생각들이고, 과학적 방법에 따라 시행된 연구가 아니다. 이러한 보고에 의거하여 재난 대책을 수립하는 것은 비효율적이고 위험한 상황을 만들 여지가 있다.

재난 연구는 과학적 방법을 동원하여 자료를 모으고 정리하여 정해진 형식에 의거하여 보고하는 것이다. 이러한 연구의 목적은 사건의 다양한 요소들을 기술하고 후에 일어날 재난에 대한 대책을 수립하고 대응하기 위한 정보를 제공하는 것이다. 그러나 재난은 연구에 사용된 방법대로 일어나주지 않는다. 현상에 대한 전향적인 자료 수집은 연구에서 최선의 방법으로 매우 자주 사용되는 방법이다. 물론 재난에서 전향적인 자료를 수집하는 것이 불가능하지는 않지만 이것은 매우 힘든 일이다. 대부분 재난에서의 연구는 충격 이후나 회복시기 동안 후향적으로 이루어진다.

각각의 개인을 연구자로 만드는 데 한 장(chapter)으로는 가능하지 않다. 재난에서 유용한 정보를 얻고, 분석하고, 보고하는 기본적인 방법에 대해 개괄적으로 살펴보고자 한다. 재난에 대한 체계화된 보고서를 작성하는 것은 양질의 연구를 위한 첫 번째 단계이다. 재난 연구에 관련된 각 개인들은 그들 자신의 능력과 훈련에 맞추어 연구 방법들을 사용할 수 있다.

1) 재난 연구의 필요성

재난 연구를 수행하는 가장 중요한 목적은 재난 예방과 피해감소이다. 재난 연구를 통한 재난 피해감소의 한 예는 1991년 6월 15일 발생한 '피나 튜보' 화산 폭발이다. 화산 폭발 감시체계와 장비를 이용하여 화산 폭발을 즉각 예측하고, 재난이 발생하기 한 달 이전에 위험 구역을 확정하고 전파하는 것이다. 경계 및 경보 시스템의 개발은 이러한 이전의 화산 폭발에 대한 연구 결과로 고안되어 적용된 것이다. 이 연구는 양질의 재난 연구가 재난 예방과 감소를 달성하는 방향으로 진행되는 과정을 잘 보여주었다.

2) 재난 연구의 분류

재난연구는 교육적 목적에 따라 다음과 같이 분류할 수 있다.

- 결과 보고서(after-action report)와 사례 연구(case study)
- 역학(epidemiology)
- 계획, 훈련, 피해완화 기술에 대한 고찰(discussion of planning, training, and mitigation techniques)
- 특수기술이나 장비 시험(trial of specific technique or equipment)
- 조직 분석 설계(organizational and analytical schemes)
- 무작위 대조 연구(randomized controlled trials)

3) 재난 연구의 설계

(1) 연구 문항의 작성(Phrasing the research question)

다양한 연구 문항을 제시할 수 있지만, 문제의 본질과 수는 질문을 던지는 사람의 개인적인 관점에 의해 크게 좌우된다. 연구자들은 일반적으로 전문가들의 특정 영역(수색, 구조, 응급 의료 체계, 응급 의학 등)에 대한 정보 집에 관심이 많고 또 이러한 것들에 초점을 맞춘다. 다양한 집단의 전문가들로 연구 그룹을 조직하는 것이 문항의 질과 효율성을 높일 수 있다.

간결하고, 단순하며, 모호한 면이 없는 연구 문항을 구성하는 것이 연구에서 가장 중요하다. 1977년 제너 박사는 이전에 우두에 감염된 사람들은 후에 천연두에 감염될 위험이 감소되는 것에 의문을 가졌다. 이 사실은 문제 해결을 위한 현실적인 답을 얻기 위해 무엇을 고민해야 하는지를 잘 보여준다. 이전에 우두에 감염된 사람들과 그렇지 않은 사람들에서 천연두의 발병률을 조사하면 이 문제에 대한 해답을 얻을 수 있다. 대부분의 연구는 계획, 방법, 통계분석 재원 조달로 순차적으로 이행되므로 연구 문제를 적절하게 개발하고, 다듬고, 체계적으로 만드는 것이 무엇보다도 중요하다.

연구를 시작하는 시점부터 연구자는 연구문항을 잘 구성할수 있는 다른 연구자나 역학전문가에게 자문을 구해야 한다. 연구 초기에 너무 일찍 통계 전문가를 참여시키는 것은 도움이 되지 않는다. 때때로 연구 자문가가 해당 연구지역에 대한 이해도가 떨어질 수 있기는 하지만, 일반적 자문을 통해 적절히 문제를 해결할 수 있다. 가끔 상담가가 재난 연구의 특정 지역에 능통하지 않을 수 있다. 이런 경우, 지역 내 병원 응급의학과나, 공중 보건 담당 학교, 역학자 그룹 등이 간편하고 다른 자문위원의 역할을 충족해 줄 수 있으며, 그 외 응급의학회나 다른 기관의 재난 관련 위원회의 도움을 받을 수 있다.

잘 짜인 연구 계획은 향후 필요에 따라 쉽게 수정이 가능하다는 장점이 있다. 과학적 방법에서 가설은 한 방향에서만 증명하는 것이 아니라 오히려 반대적 측면에서 접근하기도 하는데, 이를 영가설(null hypothesis)이라 부른다. 통계학에서 처음부터 버릴 것을 예상하는 가설이다. 차이가 없거나 의미 있는 차이가 없는 경우의 가설이며 이것이 맞거나 맞지 않다는 통계학적 증거를 통해 증명하려는 가설이다. 자료는 수집되어 이 가설을 기각하는 것을 정당화하는 데 사용된다. 제너의 통계학적인 가설은 "우두에 노출된 사람들은 그렇지 않은 사람들처럼 천연두에 걸린다" 이다. 제너 박사는 사람들을 두 그룹 즉 우두에 노출된 군과 노출된 적이 없는 군으로 나누어 각 군에서 천연두가 발생하는 빈도를 조사하였다. 유능한 통계학자가 그의 가설이 진실일 가능성을 계산하였다. 만일 가능성이 낮다면(5~10%), 제너 박사는 우두에 노출된 경험이 있는 군과 없는 군 사이에 천연두 발생률에 차이가 없다는 가설을 버릴 것이다. 그러나 모든 연구가 통계학적인 가설 검증을 요구하는 것은 아니다. 가끔 재난 연구에서 기술 연구가 유일하게 잘 맞을 수 있고 가끔 통계학적 가설 검증이 필요하지 않을 수 있다.

모든 재난은 각기 다르므로 모든 지역을 조사할 수 있는 표준 문제의 조합은 없다. 그러나 어떤 기초적인 재난 관련 문제의 윤곽이 초기 지침이 될 수 있다. 이들 문제들은 표 7-1에 열거하였다.

표 7-1 재난 후 자료 수집의 일반적인 항목

- 재난의 종류(토네이도, 홍수 등)와 사건 발생 시기
- 피해자의 수와 인구 통계
- 손상과 질병의 기전
- 재난 지원(SAR, EMS, ED, 병원 등)에서 재난의 영향
- 대응의 성질(대응자의 수, 응급의료서비스 단위의 수, 조언자, 장비, 의약품 등)
- 피해 치료 현황 및 예후(입원, 수술, 사망 등)
- 기타 특별한 상황

약어: ED-응급실; EMS-응급의료서비스; SAR-수색과 구조

(2) 연구 문제에 어떻게 답해야 하는가

'연구자는 연구 문제에 대해 어떻게 답하는가'에 대하여 정확히 다음 결정을 해야만 한다. 이것은 무엇을 측정할지와 어떤 방법으로 할지를 결정해야 한다는 의미이다. 문헌 고찰을 하는 것이 이전에 어떤 연구들이 있었는지, 측정 과정은 어떻게 이루어 졌는지 또 측정 과정은 타당한지 등을 알 수 있도록 해준다. 이 문제에 대하여 전문가나 경험이 많은 연구가가 많은 도움이 될 수 있다. 연구 디자인과 자료 수

집 방법은 연구 문제에 대한 응답에 의해 결정된다.

(3) 연구 과제 프로토콜의 작성

연구 대상과 만나 자료 수집을 하기 전에 연구자는 연구 진행 과정에서 무엇을 누가 주도적으로 역할을 담당할 것이지 등을 계획하거나 프로토콜을 작성할 필요가 있다. 프로토콜에는 ① 연구 대상에 포함되는 대상자들의 선정 기준, ② 대상자들을 선정하는 과정, ③ 자료 수집에 필요한 도구와 자료 수집 방법, ④ 자료의 기록과 보관 방법 등을 정해야 한다. 프로토콜은 명료 하고, 이해가 쉬워야 할 뿐만 아니라 자료 수집 시작 이전부터 연구가 끝날 때까지 전 진행 과정에 걸쳐 연구자의 생각을 담아야 한다.

잘 만든 프로토콜은 연구자가 지역에서 발생 가능한 문제를 예측할 수 있게 하고, 동료나 조언가로부터의 건설적인 피드백을 받는 것을 향상시키며, 연구 완료 후 보고서 작성에 도움이 되는 로드맵 역할을 담당한다. 다양한 형태의 연구 프로토콜이 존재한다. 프로토콜 작성을 성공적으로 할 수 있는 방법에 대해서는 아래에서 논의할 것이다.

첫 장에서는 연구의 제목과 연구의 일반적인 특성을 정의한다. 책임연구자의 이름을 이곳에 적는다. 다음 쪽에는 주요 연구자와 연구에 포함된 사람들을 적는다. 연구에 참여하는 각각의 사람들의 지위와 소속을 기재하도록 한다.

다음 장에는 연구의 목적에 대해 기술한다. 짧게 문제를 언급하고 이유를 기술한다. 연구자는 훈련에서 배울 것이 무엇인지를 포함하여야 한다. 만일 영가설이 확립되어 있으면, 이에 대해 설명한다.

이어서 연구 방법을 기술한다. 여기에 연구 디자인의 세세한 부분을 기술한다. 연구자는 연구의 종류(서술형 연구, 관찰 연구, 의료 기록 검 토 조사, 조사, 면담 등)를 정의하고 연구 대상자의 포함 기준 및 제외 기준 등을 기술한다. 그 다음 저자는 연구를 어떻게 진행할지, 즉, 자료 수집은 어떻게 하고 기록 및 통계 처리는 어떻게 할지 등을 기술한다. 동의 여부가 문제가 되는 경우 어떻게 동의를 얻을지 환자의 비밀 유지는 어떻게 할지 등을 기술한다.

마지막으로 연구와 관계된 문헌 고찰을 간략 히 검토하여 포함시킨다. 이 부분은 연구하고자 하는 과제의 연구배경에 대한 참고 문헌이다. 이 문헌 고찰에는 연구의 핵심 내용과 역사적인 것이 포함되어야 한다. 이 부분은 연구를 돕거나 연구에 참여하는 사람들을 교육시키거나 훈련시킬 때 자료로써 이용될 수 있다. 이에 더해서 이 부분은 연구의 성과로 논문을 기고하게 될 때 토론의 많은 부분에 활용될 수 있다. 참고문헌은 목록을 작성하여 문서에 첨부한다. 자료 수집 또는 조사 서식도 인쇄하여 첨부한다. 이러한 과학적 방법으로 연구 과제를 체계화하는 것은 재난 연구에 사용될 수 있고 프로토콜을 만드는 데 일관성을 제공한다. 게다가 이러한 정보 들은 IRB나, 연구비 신청 등 여러 과정에 도움이 될 수 있다. 표 7-3에 연구 과제를 작성하는 방법에 대해 요약해 놓았다.

표 7-3 연구 과제의 작성

표지 작성
연구자
연구 목적
연구 방법의 정의
자료 수집 방법
자료 기록 방법
자료 통계 분석 방법
참고 문헌 개요
참고 문헌 목록
자료 수집 및 조사 서식

(4) 연구 집단의 정의

① 연구 집단의 정의

목표 주민을 정하고 연구 대상을 구별하는 것은 연구 진행에서 매우 중요한 부분이다. 연구자는 연구 문제에 관련된 연구 그룹을 무엇으로 할지 결정해야만 한다. 연구 목표 집단은 연구 결과를 잘 적용할 수 있는 집단을 말한다. 이는 연구 대상을 분석한 결과에 대해 일반화가 가능한 주민들이다. 대부분 재난 관련 연구에서는 단순히 재난에 노출되었거나 영향을 받은 모든 사람들을 연구에 포함시키고 있다. 연구 대상을 특별히 정의하고자 할 때는 연구 집단에 변수를 주어 정의할 수 있다.

② 연구대상의 정의

연구 대상을 정하는 것은 재난 연구에서 가장 흥미 있는 것 중 하나이다. 재난 연구에서 연구 대상은 재난의 영향을 받은 사람과 특정 시간대에 진료를 받은 사람들이다. 시간이 지남에 따라 연구 대상자들은 점차 감소하게 된다. 대부분 재난 연구에서 기초 자료 수집이 늦어지면, 연구에 장애가 된다. 환자 등록과 진료에 관한 기록은 재난 초기 대응 단계 동안에는 잘 정비되어 있지 않기 때문에, 지역사회 재난 구조 계획에는 보건소나 기타 기관을 정하여 재난으로 인한 모든 환자들의 목록을 관리하여야 한다. 최근 일어난 재난에서는 재난 관련 지역의 응급센터와 접촉하여 이곳에서 재난과 관련된 환자의 명단을 모으는 방식으로 연구를 진행하였다.

③ 연구 대상에 대한 자료 수집

연구 대상이 정해지면 연구팀은 개개인의 기록과 위치에 대한 정보를 찾기 위해 열심히 노력해야 한다. 지역 보건소 등과 공조 체계를 갖추거나, 역학 조사를 담당하는 다른 기관들이나 사고 예방에 관련된 업무를 담당하는 기관들로부터 협조를 받을 수 있도록 한다. 사고에 대한 보고를 받으면, 실무자 또는 기관은 환자가 경험한 사건을 매독, 살모넬라, 결핵 등을 보고하는 것과 마찬가지로 보건소에 사실을 보고하도록 한다. 재난 손상의 선포는 환자를 구별하는 데 많은 도움이 된다. 보건소 직원은 치료소에서 환자에 대한 자료를 수집할 수 있다. 게다가 이것은 재난과 관련된 경비를 계산할 때 치료비용을 정확히 계산하는 데 도움이 된다.

④ 표본의 크기와 제한

표본 크기의 결정은 대부분 재난 연구에서 다소 불명확하다. 재난은 대개 유일한 사건이기 때문에 연구 조사자는 되도록 재난으로 인한 환자들의 모든 것을 포함시키고 싶어한다. 환자의 기본 정보는 수집되어야 한다. 재난으로 인한 손상과 질병의 위험에 노출된 모든 사람들을 확인하는 것뿐만 아니라 재난이나 질병으로 고통받는 모든 사람들의 수 역시 확인하여야 한다. 이것은 비율과 빈도를 계산하는 데 필요하고 또한 진실을 밝히는 데 중요한 도움이 된다. 실제로 주민들의 이동, 재난 손상 보고의 실패로 인하여 실제 연구 표본이 실제 대상 인원의 30~50%까지 축소되기도 한다.

(5) 기관 검토

어떤 종류의 연구이든 IRB나 기타 유사한 기관의 승인을 얻는 것은 필수 사항이다. 이러한 기관은 임상 연구를 시행하는 대형 병원이나 대학들에 설치되어 있다. 각 IRB의 사람 이용 위원회는 연구 과제에 사람이 포함되어 있는 사항을 검토한다. IRB는 각각의 연구 프로토콜을 검토하여 정부나 기관의 규정을 지키는지, 과학적으로 유익한 것인지 등을 평가한다. 대부분의 재난 연구는 기술적인 특성을 갖고 있어 환자의 치료 과정에 어떠한 중재도 없는 경우가 대부분이다. 게다가 대부분 IRB는 재난 연구 프로토콜에 대해 특별한 면제 혜택을 주고 있다. 현재는 대부분의 의학 저널들은 IRB 인정이나 면제가 없는 논문에 대해서는 논문 등재를 허용하지 않고 있다.

대부분 연구자들은 IRB의 역할을 인정한다. 연구자들의 좋은 의도를 보장해주는 것은 단순히 환자의 권리 보장을 불충분하게 한다. 이것은 재난연구에서 어느 정도는 진실이다. 재난에 노출된 사람들은 스스로 아주 큰 슬픔과 상실을 경험한 상태로 이들에게 재난에 대한 질문은 감정적 고통을 가져다 줄 위험이 있다.

법적으로 정당화될 수 있는 방법은 연구시작 이전에 연구 지역에 있는 IRB에 연구 과제를 제안하는 것이다. IRB 승인은 환자의 권리와 연구자 모두를 보호한다. IRB 승인은 분명 부가적인 일이고 시간을 없애는 일이지만 IRB 승인의 장점이 분명히 있는 한 승인 과정을 보다 빨리 처리하도록 해야 한다. IRB의 임무는 연구의 중심 센터로서 연구의 질을 유지할 수 있도록 하고, 연구자들을 판별하고, 각 연구 과제의 진행을 감시하고 도와주며, 환자, 가족 및 구조자들의 비밀을 보호하고, 연구의 진행과 연구 목적 수행을 감시하는 역할을 담당한다. 지역의 IRB는 연구가 중복되어 시행되는 것을 막고 연구 대상자들에 대한 특정 연구의 영향을 가늠하는 기능을 한다. 이것은 공통의 언어와 서식에 의거하여 잘 만들어 환자의 권리를 보호하고 연구자의 의무를 잘 반영하도록 한다.

4) 자료 수집

(1) 자료의 시간별 수집

이전의 많은 재난관련 연구들이 자료 수집 지연으로 곤란을 겪었다. 연구가 재난 발생 후 6~12개월 지연되면 재난 환자의 약 35~40%만을 포함시킬 수 있다. 대부분의 연구에서 제한된 수의 조사자가 연구를 수행함으로써 재난 전체 중 일정 부분만을 조사하게 된다. 자료 수집 시간에 의해 재난 대응과 관리를 담당했던 사람들이 다른 부서로 이동하기도 한다. 실제 경험을 재수집 하는 과정은 시간의 경과에 따라 정확성이 떨어지는 결과를 낳는다. 환자들은 흩어지거나 사망 하기도 하며, 때로는 사고에 대해 정확히 기억을 못하기도 한다. 자료 수집을 즉각 시행하거나 또는 자료 보존 기술을 동원하는 것은 재난 연구의 질을 높이는 데 매우 중요하다.

재난 대응자의 대부분은 일과 중 시간을 내기 어렵다. 그래서 연구 관제를 통해 무엇인가를 보여주려는 의지와 결단이 요구된다. 연구 책임자는 재난 후에 필요한 연구대상들과 접촉해야 한다. 재난 목격자들은 가능하면 사건 후 즉각적으로 다른 재난 대응자들도 접촉해야 한다. 전문적인 연구자는 지역의 재난 시나리오에서처럼 위험도 조사에 의해 재난 발생 이전에 재난 조사 방법의 골격을 체계적으로 구성할 수 있다. 예비 프로토콜은 문서 또는 파일 형태로 사용할 수 있으며, 상황에 맞게 수정 보완할 수 있다.

연구자는 자료 수집에 효율성이 있어야 한다. 의료 기록을 분석할 때 한두 명이 의료 기록이 있는 곳에 방문하고, 책임자는 미리 연락을 취하여 모든 것을 가능하게 해 놓아야 한다. 연구 프로토콜과 자료 수집은 업무에 중점을 두고 진행되어야 한다. 물론 연구자가 간혹 필요에 의해 문제를 바꾸거나 새로 개발할 수 있다. 조사자는 자료 수집을 시간대별로 정돈하고, 연구팀을 관리하고, 자료 보관과 관리자를 방문하고, 면담과 조사를 진행하는 모든 일을 감독하여야 한다. 연구 진행에 동료나 공동 연구자의 도움이 필요할 수 있다.

(2) 연구 진행에 필요한 자원의 검증

자원의 검증은 연구를 성공적으로 마치는 데 필요하고 연구자는 자원과 인간 자원의 목록을 만들어 관리하는 것이 연구 완료에 필요하다. 조사자는 실제 밖에서 활동하여 연구 조사를 잘 할 수 있는 필요한 연구 프로토콜을 결정해야 한다. 앞서 언급한 것처럼, 통계학자, 역학전문가, 또는 기타 적절한 전문가들을 연구 디자인 단계에서 포함시켜야 한다. 연구 책임자는 연구자와 공동참여자들이 연구 목적과 가능한 변수에 의거하여 그들의 업무와 보상에 대해 명확히 이해하고 있어야 한다.

(3) 자료 수집 인력

가능한 인력 공급은 대부분 재난 연구에서 재난 관련 연구가 많지 않고 또 재난 관련 연구에 관심이 있는 사람이 적어서 어려움이 있다. 이 전의 연구에서 어떤 조사자는 응급실에서 근무하는 전공의를 이용하거나 학생 훈련과정에서 응급실을 경험한 학생들을 동원하여 연구를 진행하였다. 이 방법은 학문적 환경 조성이 가능하고 적은 비용으로 지역사회로 확대할 수 있 다. 앞서 언급한 것처럼 보건당국과 손상통제 기관이 자료 수집에 유능한 사람들을 확보하고 있다. 이들 기관들과의 협조는 항상 이득이 된다. 재난에서 대부분 연구 과제는 자료 조사팀이 필요할 만큼 큰 과제이다. 이들 자료 수집가들은 연구 프로토콜을 수행하는 동안 다양한 역할을 담당한다. 이들은 현장에서 복구 활동이 진행되는 동안 생존자, 가족, 재난 대응자들을 면담한다. 또한 의무 기록이나 피해자의 정보가 기록된 문서를 검토한다. 이들 업무들 중 일부는 매우 복잡하다.

자료 수집가들은 현장에서 업무를 진행하기 앞서 절차가 간단해야 한다. 문서화된 서식이나 다른 보조 장비를 제공하여 자료 수집 과정에 이용할 수 있게 하고, 연구 팀원들이 이들의 자료 수집 과정을 도와 정보를 적절하게 수집할 수 있도록 해야 한다. 적은 수의 사전 자료 수집을 통해 본 자료 수집과정에서 발생할 수 있는 문제점을 미리 해결하여야 한다. 매일 수집된 자료의 질을 평가하고 문제를 검토하는 것은 가치 있는 일이다.

(4) 자료 수집과 책자

자료 수집은 연구의 분수령이 되는 부분이고 결과를 믿을 수 있는 것인지 아닌지를 결정하는 근거가 된다. 경험있는 자료 수집가의 수가 제한되어 있기 때문에 잘 고안된 자료 수집 양식이 대부분의 연구에서 사용된다. 몇몇 연구자들은 모든 변수를 포함하는 책자를 만들도록 권장하고 있다. 자료 수집가들은 자료를 명확히 구별할 필요가 있을 때 이 책자를 참고하게 된다. 이 방법을 이용하여 보다 더 확실하게 자료를 표준화하여 입력할 수 있다. 이에 더하여 책자에 자료 저장과 분석에 필요한 전산화된 데이터베이스를 만들어 각각의 자료 입력의 지침으로 활용할 수 있다.

(5) 자료 기록

수집된 자료는 종이에 기록하거나 전산 입력을 하여야 한다. 자료 수집의 초기 단계부터 정규 서식에 입력하도록 권장하고 있는데 향후 환자와 접촉할 때를 대비하여 환자의 일반적인 자료를 반드시 기록하도록 한다. 기관의 의무기록번호나 다른 표시 번호는 각각의 환자를 구별하는 데 필요하다. 자료를 직접 전산화하여 입력하는 것은 효과적이지만 별도의 장비 및 예산이 필요하다. 또한, 자료 수집가들에 대한 추가적인 교육과 훈련이 필요하고, 훈련이 되지 않은 경우, 부정확한 자료 입력이 될 수도 있다. 분명한 것은 모든 재난 자료는 연구의 어느 시점에 도달하면 저장과 분석을 위해 컴퓨터에 데이터베이스화해야 한다는 것이다.

(6) 재난 연구에서 자료 수집

재난이 발생하면 정보의 많은 부분은 빠르게 사라지거나, 사고 후 없어져 버린다. 게다가 의무기록, 응급실 재난 목록, 응급 의료서비스 출동 목록, 병원 재난 관련 기록들은 보안 사항으로 분류한다. 때로는 이러한 기록이 의무 기록의 한 부분이 아니어서 의무 기록을 관리하는 부서에서 일반 기록과 동일하게 분류되어 보관되기도 한다. IRB 승인 이전이라도 연구자들과 병원관계자 및 의무기록 담당자들 간의 협조로 이들 기록을 보전하고 향후 열람을 쉽게 하는 조치가 필요하다.

재난 발생 후 간단히 의무기록을 검토하는 것은 유용하지만 많은 한계가 있다. 이러한 연구는 재난에 노출 위험 인원과 재난으로 인한 환자의 수가 과소평가될 수 있다. 재난 연구는 사례 연구를 통해서 보완될 수 있는데, 지역 보건 당국에 설문지를 보내고, 생존자, 가족 및 재난 대응자들을 조사하여 자료의 복원을 향상시킬 수 있다.

다른 정보의 근원으로 공공 기관의 기록이 증례에 대한 가능한 정보를 제공할 수 있다. 재난의 종류에 따라 보고는 경찰, 소방, 정부 및 국가 기관에서 이용이 가능하다. 이들 문서는 공공 기록의 형태로 이용이 가능하고 재난 연구자들 이 이용할 수 있다.

5) 연구를 위한 행정적 지원

재난 연구를 성공적으로 마치기 위해서는 연구 진행 과정에서 예기치 않게 발생하는 문제들을 해결하고 연구 노력을 지원하는 하부 조직의 규정 마련이 필요하다. 작은 연구 과제의 경우 행정 관리의 형태로 지원될 수도 있다. 보다 큰 연구 과제는 보다 거대한 행정적 지원이 필요하다. 재난 연구 과제에 관심이 있는 정부 기관이나 기타기관으로부터 수준 높은 지원이 필요하기도 하다. 정부 보건 당국은 역학 전문가, 자료 수집가, 통계학자 및 데이터베이스구축 전문가 등을 연결해줄 수 있다. 따라서 보건 당국에 합당한 이유를 들어보고 가능한 재난 상황을 선포하거나 연구를 도와줄 양질의 인력을 동원해주는 역할을 담당해줄 수 있다. 물론 자료 수집은 지역의 건강에 대한 요구에 부응하기 위하여 보건 당국이 매우 관심 있어 하는 부분이기도 하다.

6) 재난 연구에서의 장애

(1) 대응자 감정

재난 연구수행의 가장 어려운 점은 아마 재난대응자의 정서적 상태일 것이다.

그러나 재난 대응자들의 관점과 이해는 사건에서 무엇이 일어났는지에 도달하는 데 핵심적인 요소이다. 모든 사람들이 훈련된 연구자가 아니므로, 간단한 역학적 이론을 통해 자료를 수집하면, 가치 있고 정확한 정보를 얻을 수 있다.

"이것은 우리의 재난"이라는 태도

재난으로 고통 받은 후에 지역의 재난 대응자들과 지역사회는 연구자이든 다른 이방인이든 접촉하는 것을 두려워한다. 이러한 태도는 연구팀이 침습적이고, 강요적이며, 시간이 소요되고 비도덕적인 방법으로 진행되는 것이 알려지면 걷잡을 수 없게 된다. 모든 재난은 지역적이다. 만일 연구자가 재난 연구가 그들 지역사회에서 이루어지는 것이 아니라면 몇 가지 사항을 제안하고자 한다. 가끔 가장 좋은 연구 방법은 지역 사회의 대응자들과 협력하는 것이다. 정부, 학회 및 지역사회의 다양한 기관들의 협조를 얻어 연구를 진행하는 것이 합리적이다.

(2) 수집된 자료의 활용

재난 후 수집된 자료를 분석하지 않고 배포하는 것은 무익한 것이다. 이러한 관점에서 연구의 목적은 사건에 대한 일반적인 이해와 특별한 질문에 대한 해답을 얻으려는 시도, 그리고 재난 대책 수립과 재난 대응에 필요한 정보의 제공 등에 초점을 맞추어야 한다. 정보는 초기에 간단한 기술 통계(비율, 빈도, 위험도 등)를 포함한다. 만일 특정 그룹에서 특정 변수 조합을 비교하고자 한다면 비교 통계를 적용한다. 이 부분에서 생물통계학자의 도움을 받아 자료 분석의 정확성과 타당성을 높일 수 있다.

연구자는 분석 결과를 방향에 따라 맞출 수 있다. 정보를 이용하여 문서를 작성하거나, 저널에 제공하거나 논문을 투고할 수 있다.

(3) 재난 보고 명명법과 형식

표준화된 명명법이 없고 재난 의학과 재난 연구에 사용되는 용어가 제한적이므로 연구 결과를 통일된 용어로 보고한다. 자료 수집의 어려움 역시 통일된 데이터베이스 형식과 표준화된 자료 수집 도구를 만드는 것을 어렵게 한다. 표준화된 명명법, 데이터베이스 고안, 자료 수집 도구는 앞으로 재난 연구에 노력을 기울이는 연구자들 간의 필요에 의해 만들어야 한다.

단어와 용어

연구 용어의 해설집 개발은 조사자들에게 매우 가치 있는 자원이다. 때로는 이러한 전문 용어는 조사자들에게 특별한 의미를 부여하지만 이 일에 포함되지 않은 사람들에게는 혼란을 야기할 수 있다. 연구 참여자이든 장래에 연구 결과물을 읽게 될 독자이든 다른 사람들과 대화할 수 있는 적절한 용어는 필수적이다. 표준화된 과학 및 의학 용어집은 이미 재난에 대한 설명을 포함하고 있다. 재난을 보다 잘 설명하기 위한 새로운 용어가 필요할 때 용어를 보다 명백하게 정의하고 관계된 사람들이 일관되게 사용해야 할 것이다.

(4) 재난 연구를 위한 자금

연구 수행을 위한 자금 조달은 일반적으로 응급의학 연구에서 매우 어려운 장애 중 하나이다. 이러한 어려움은 재난 의학에서도 그대로 남아 있다. 재난 연구 자금 조달은 연구에 대한 극도의 관심 부족과 자금 공급자의 근시안적인 계획 등에 의해 매우 어려운 상황이다. 우리나라에서는 보건복지부나 국민안전처 등에서 재난관리에 관여하고 있지만 재난 연구비 조성은 거의 이루어지고 있지 않은 실정이다.

(5) 전문분야 공동 연구

재난 중 또는 재난 이후 건강관리는 공동의 위험이다. 이것은 공공의 건강에 대한 요구의 신속한 파악, 대량 환자 발생 관리, 구호 활동 협조, 역학 조사, 환경 보건, 영양, 건강 구호물자 공급, 주민 정착, 통신, 이송, 구호물자 조달, 복구 등 다양한 활동을 요구한다.

각각의 재난은 유일한 특성과 상황을 만든다. 1986년 러시아 체르노빌 사고는 오클라호마 빌딩 폭발과는 다른 양상을 만들었다. 각각의 재난 마다 독특한 요구에 따라 재난 대응자를 위한 대응 방침과 재난 대책 자료를 수립하여야 한다.

재난 연구에서 훈련과 관심 분야가 다른 대응자들이 연구에 참여하기 때문에 재난 대응자에게 공동 연구의 문을 열어야 한다. 이러한 공동 연구는 미래의 재난에 대한 보다 효과적인 연구를 가능하게 할 것이다.

재난 의학의 과학은 치료와 예방을 포괄하는 의료 기술에 기초를 두고 있다. 그러나 최근의 재난 연구들을 보면 적은 수의 공동 연구 논문들이 있을 뿐이다. 성 헬렌 산의 화산 폭발에 대한 연구에서는 공동 연구자 그룹을 구성하여 장기간 화산 폭발에 의한 건강상의 문제점에 대하여 연구하였다. 재난 연구에서 공동 연구는 재난을 완벽하게 이해하는 데 도움을 주고, 동시에 여러 가지 분석을 가능하게 한다.

7) 결론

재난 연구의 목적 중 하나는 임상 의사를 재난 현장에 보내 재난으로 인한 위기에 대응하게 하고, 재난 발생 이전에 대책을 수립하여 재난으로 인한 충격, 재산 손실, 사망 등을 감소시키는 것이다. 수색과 구조, 응급의료 서비스의 대응, 응급 의학과의 병원 중재, 육체적 및 정신적인 재활 활동 등 유사한 연구들이 진행되고 있다. 재난 연구에 보다 오래되고 과학적인 접근 방식을 적용하는 것이 재난으로 고통받는 사회와 개인의 치료와 회복에 기여할 것이다.

부록 A | 재난응급의료 비상대응매뉴얼

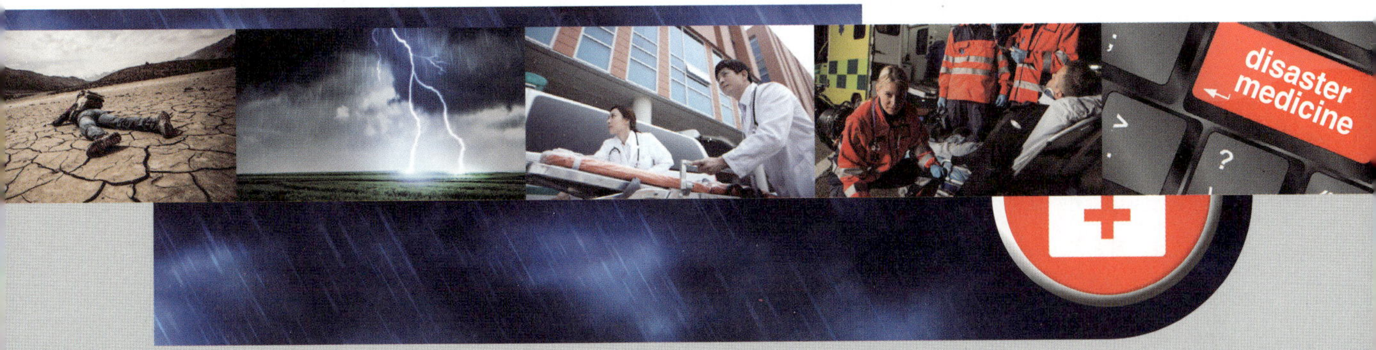

부록 A | 재난응급의료 비상대응매뉴얼

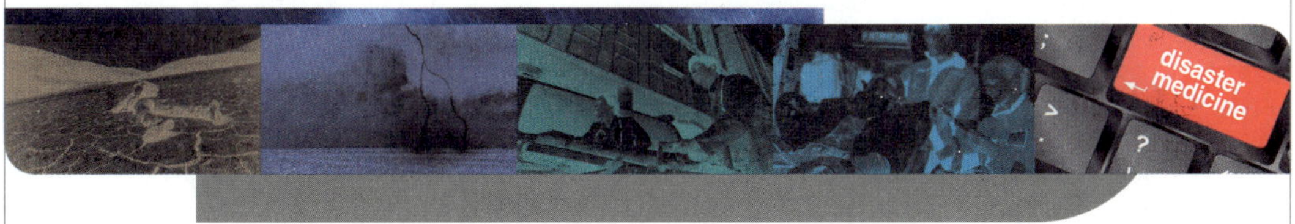

목차 · Contents

Ⅳ. 재난현장의 응급의료지원 인력의 구성 및 운영

Ⅴ. 재난현장의 응급의료지원 물품의 비축과 관리

Ⅵ. 재난현장의 응급의료지원 통신체계

Ⅶ. 재난의료지원 활동 후 재난 심리지원 체계

Ⅰ. 개요

1. 목 적

이 매뉴얼은 재난을 비롯한 다수사상자사고에 대비 또는 대응하여 사고가 발생한 때부터 현장에서 응급환자의 이송이 완료될 때까지의 현장 응급의료에 관한 기본적인 사항을 정하는 것을 목적으로 함

2. 적용 범위

- 재난·다수사상자사고에 있어 현장 및 의료기관 등에서 응급의료의 제공에 관한 사항은 타 법규에 별도로 정하여지지 않는 한, 이 매뉴얼에 따름
- 이 매뉴얼은 재난·다수사상자사고의 예방·대비·대응·회복을 주관하거나, 이에 관여하는 모든 정부기관, 공공기관, 응급의료기관 및 구급차등의 운영자와 그 소속직원에 대하여 적용함
- 이 매뉴얼은 국내에서 발생한 사고에 대하여 적용하며, 해외재난에 대하여는「해외긴급구호에 관한 법률」과 동 법률에 근거한 별도의 매뉴얼에 따름
- 이 매뉴얼 배포('16.1월) 시부터,「대규모 사상자 발생 시 응급의료지원 지침(2015년 5월 개정)」은 이 매뉴얼로 갈음함

3. 근거법률 및 관계법령

- 근거법률
  - 「응급의료에 관한 법률」제15조의2와 동법 시행령 제8조의 2
- 관계법령
  - 「응급의료에 관한 법률」제18조(환자가 여러 명 발생한 경우의 조치), 같은 법 시행령 제9조(다수의 환자발생에 대한 인명구조 및 응급처치), 제10조(다수의 환자발생에 대한 조치계획의 수립)
  - 「재난 및 안전관리 기본법」제52조(긴급구조 현장지휘), 제55조(재난대비능력 보강)
  - 「긴급구조 대응활동 및 현장지휘에 관한 규칙」제20조에서 제25조 (제5장 현장응급의료소의 설치·운영)

4. 용어 정의

- "재난"이란 「재난 및 안전관리 기본법」 제3조제1호 및 제2호에 의한 재난을 말함

- "다수사상자사고"란 동시에 다수의 사상자가 발생하였거나, 발생할 우려가 있어 응급의료의 제공을 위해 별도의 의료적 조치가 필요한 사건·사고를 말함

- "재난 등"이란 재난과 재난으로 선포되지 않은 다수사상자사고를 말함

- "재난응급의료상황실"이란 「응급의료에 관한 법률」 제25조에 따라 재난 등의 발생 시 응급의료에 관련 업무의 조정과 지원을 위해 중앙응급의료센터 내에 설치·운영하는 상황실을 말함

- "재난의료지원팀(Disaster Medical Assistance Team: 이하 'DMAT')"이란 재난 등의 발생 시 의료지원을 위하여 사전 또는 사후에 조직된 의료팀으로서, "권역 DMAT"은 특정 지역 단위에서 조직된 DMAT을, "중앙 DMAT"은 국가 단위에서 조직된 DMAT을 말함

- "신속대응반"이란 재난 등의 발생 시 신속한 현장의료대응을 위해 보건소장이 구성하여 운영하는 조직을 말함

- "재난거점병원"이란 재난 등의 발생 시 현장에 재난의료지원팀 파견이 가능하고 다수의 환자수용이 가능하도록 예비병상·전문인력·재난의료지원물품 등이 준비된 의료기관으로서 보건복지부장관이 정하는 기관을 말함

- "권역재난의료책임자"란 재난거점병원에서 권역 내 재난의료관련 업무를 총괄하는 병원 내 책임자를 말함

- "현장응급의료소"란 재난현장에 출동한 응급의료관련자원을 총괄·지휘·조정·통제하고, 사상자를 분류·처치·이송하기 위해 재난현장에 설치하는 의료소를 말함

- "이동응급의료세트"란 현장응급의료소 설치에 필요한 천막, 장비, 의료장비, 의료소모품 등을 이송할 수 있도록 재난거점병원에 배치된 차량을 말함

- "재난의료 핫라인"이란 재난 등의 발생 시 신속한 전파와 의사소통을 위한 전국의 유관 기관 간의 상호 연락처를 말함

5. 의료지원이 필요한 재난 등

- 모든 재난에 의료대응이 필요하지는 않으며, 재난으로 선포되지 않은 다수사상자사고에서도 의료대응이 필요할 수 있음

- 재난관리에는 예방·대비·대응 및 복구가 포함되며, 이 매뉴얼은 대비와 대응 단계의 의료지원에 관한 사항을 포함함

- 재난의료대응수준은 재난의 유형과 규모에 따라 다르며, 초기 대응수준은 재난·응급의료상황실이 결정하고, 이후에는 재난 등의 진행에 따라 보건소장, 시도 및 보건복지부가 지속적으로 결정

6. 국가행사 등 대규모 행사의 응급의료지원

- 대규모 인명피해 발생 가능성이 있는 국가행사 등 대규모 행사 시에는 보건복지부가 해당 지자체 및 권역응급의료센터에 응급의료지원을 요청할 수 있으며, 지원 규모 및 형태는 행사규모에 따라 보건복지부가 결정함

7. 재난 등에서의 의료대응 단계

구 분	판단 기준	비 고
관심 (Blue)	1. 다수사상자 발생 위험이 큰 사건 또는 행사/현상 등 o 태풍, 홍수, 지진, 해일 등 자연재해의 진행 o 군중 운집(mass gathering) 행사의 개최 2. 사상자가 발생할 수 있는 사고 메시지/첩보 수신	징후활동 감시
주의 (Yellow)	1.다수사상자 발생으로의 전개가 예측되는 사고/현상 o 다중이용시설로서 해당 시간의 예측 수용인구수가 20명 이상인 경우의 화재, 붕괴, 침수 등 o 다중교통사고, 군중운집행사에서 사상자발생 사고 o 태풍, 홍수, 해일, 지진 등에서의 사상자 발생 o 화학물질의 누출, 방사선 시설에서의 사고 o [사상자 있음] 메시지 2.국지전/테러 발생의 위협	능동감시 경고전파
경 계 (Orange)	1.다수사상자가 발생하고 추가 사상자 발생 위험이 현저하게 높아 대응 개시가 필요한 상황 o 10명 이상의 사상자가 이미 발생하고 추가 사상자 발생이 의심되는 상황/사건 o 운항/운행 중인 여객선박, 여객항공기, 여객열차 및 대형승합차의 추락, 침몰, 탈선 및 전복 확인 o 10대 이상 차량의 다중 교통사고 확인 o 화학, 방사선 물질에 의한 인구집단의 노출 확인 2.다수사상자사고, 군중운집 등으로 재난관리주관기관 및 재난관리책임기관의 의료대응 요청	의료대응 개시
심각 (Red)	일상적인 응급의료서비스로는 대응할 수 없는 명백한 재난 등	의료대응 확대

II. 기관별 역할과 지휘체계

1. 기관별 역할

가. 대비(평상시 역할)

구분	대비활동
보건복지부	• 재난 등의 발생 시 응급의료지원 계획 수립 및 시행 • 재난의료대비를 위한 지원 및 조정 • 유관부처 간 협력체계 유지
중앙응급의료센터 (국립중앙의료원)	• 재난응급의료상황실 24시간 운영 – 24시간 재난상황 감시(재난상황 수신 및 확인) – 전국 재난의료 핫라인 구축 및 관리 – 재난의료 대응자원정보의 실시간 감시 • 중앙 DMAT 조직 · 운영 • 권역, 지역 DMAT 운영 관리 · 지원 • 재난의료교육훈련 프로그램 개발 및 시행 • 재난의료물자의 비축 • 시도별 재난의료관리업무의 지원(응급의료지원센터) • 재난거점병원의 재난교육, 훈련, 정보관리 업무 지원(응급의료지원센터) • 기타 재난의료대응에 필요한 지원
시 · 도	• 재난 등의 발생 시 응급의료지원 계획 수립 및 시행 • 유관기관(경찰서, 군부대 등)간 협조체계 유지 • 재난의료 핫라인 및 비상연락망* 구성 및 점검 • 재난대응자원(인력, 시설, 장비 등) 현황파악 • 필요 시 지역 DMAT 운영
시 · 군 · 구 (보건소)	• 유관기관(경찰서, 군부대 등)간 협조체계 유지 • 재난의료 핫라인 및 비상연락망* 구성 및 점검 • 재난대응자원(인력, 시설, 장비 등) 현황파악 • 신속대응반 구성 · 운영(교육, 훈련) 및 출동체계 유지
권역응급의료센터 (재난거점병원)	재난의료책임자의 지정 권역 DMAT 구성 · 운영 및 출동체계 유지 권역 내 재난교육훈련 시행 권역 내 재난의료대응자원 관련 정보 수집 및 보고 권역 내 핫라인 관리 및 보고 재난의료지원 물품 관리 병원 내 재난대응계획 수립, 비상연락망 관리 등 응급의료기관의 활동
응급의료기관 및 응급실 운영기관	재난의료핫라인의 운영 및 관련 정보 제공 병원 내 재난대응체계 유지(병원 내 재난대응계획 수립, 비상연락망 관리 등) 필요 시 지역 DMAT 구성 운영 관할지역 내 재난의료 교육 · 훈련 참여
민간이송업	재난의료핫라인의 운영 및 관련 정보 제공(보건소/재난거점병원에 보고)

** 비상연락망은 기관 내 비상 연락체계를 말함*

나. 대응(재난 시 역할)

구분	대응활동
보건복지부	• 국가단위 재난의료지원 총괄 – 재난 발생현황 종합, 필요한 의료지원 규모 결정 등 • 부처간 협력
중앙응급의료센터	• 재난응급의료상황실 24시간 운영 – 초기 대응수준 결정, 상황전파 및 대응의 유도 – 유관기관 핫라인 가동, 대응 조치 확인 – 실시간 응급의료자원정보의 수집 및 제공 – 전국 재난의료 핫라인 구축 및 관리 – 재난의료 대응자원정보의 실시간 감시 • 재난의료물자의 지원 • 필요 시 중앙 DMAT 파견 • 현장의료에 관한 보건소, DMAT 업무 지원(지역응급의료지원센터)
시 · 도	• 시 · 도 비상진료대응반 구성 · 운영(의약품, 혈액 등의 수급 · 지원, 인근 시 · 군 · 구간 부상자 이송 · 치료 조정, 영안실 마련) • 지역 DMAT 파견 결정
시 · 군 · 구 (보건소)	• 의료기관 간 부상자 이송 · 치료 조정 • 사망자의 관리 • 신속대응반 출동 • 현장응급의료소 운영 • 부상자, 사망자 현황 정보 수집 및 관리
권역응급의료센터 (재난거점병원)	• 재난현장의료(DMAT 파견) • 중증응급환자를 중심으로 진료 제공 및 환자 수용 • 기타 응급의료기관의 역할
응급의료기관 및 응급실 운영기관	• 재난 시 여유병상 확보 및 병상정보, 환자현황 등 실시간 정보의 제공 • 재난 시 부상자의 진료 • 요청 시 구급차, 응급의료전용헬기 등 이송수단 출동 • 현장 의료지원 요청 시 의료인력 파견(지역 DMAT 등)
민간이송업	• 요청 시 구급차 출동 • 현장응급의료소의 지시에 따른 이송

다. 대응단계별 기관별 주요 활동

구 분	중앙응급 의료센터	DMAT	보건소	응급의료 기 관	이송업체
관심 (Blue)	• 상황감시 • 지역별 응급의료 자원확인	• 핫라인유지	• 핫라인유지	• 핫라인유지	• 핫라인유지
주의 (Yellow)	• 인근기관 상황전파 • 출동대기 요청 • 주기적 상황감시	• 필요시 출동대기 • 비상연락망 확인	• 필요시 출동대기 • 비상연락망 확인	• 비상연락망 확인	• 비상연락망 • 확인
경 계 (Orange)	• 대응요청 • 현장 파견 • 응급자원정보수집/제공 • 인근병원 수용대비 요청 • 사상자 추적 • 조치사항통보 • 중앙DMAT 소집	• 출동 • 본진 소집 • 조치사항 보고	• 신속대응반 출동 • 비상소집 • 사상자 현황 조사 • 조치사항 보고	• 원내대응 개시 • 비상소집 • 수용환자 현황보고	• 출동대기
심각 (Red)	• 상황실확대편성 • 응급자원정보수집/제공 • 사상자 추적 • 조치사항통보 • 필요시 추가 의료진/구급차/헬기 추가 동원 • 필요시 중앙 DMAT 파견 • 인근지역 지원 확보 • 물품 지원	• 현장의료 • 본진 출동 • 필요시 지원 요청 • 조치사항 보고	• 현장응급의료소 운영 • 현장지휘소 연락체계 유지 • 비상근무체계 돌입 • 필요시 지원요청 • 사상자현황 조사 지속 • 조치사항 보고	• 비상근무체계 돌입 • 수용환자 현황보고 • 지속	• 사상자 이송 • 조치사항 보고

2. 재난지휘체계

가. 국가재난대응체계

그림 A-1 국가재난관리 체계도

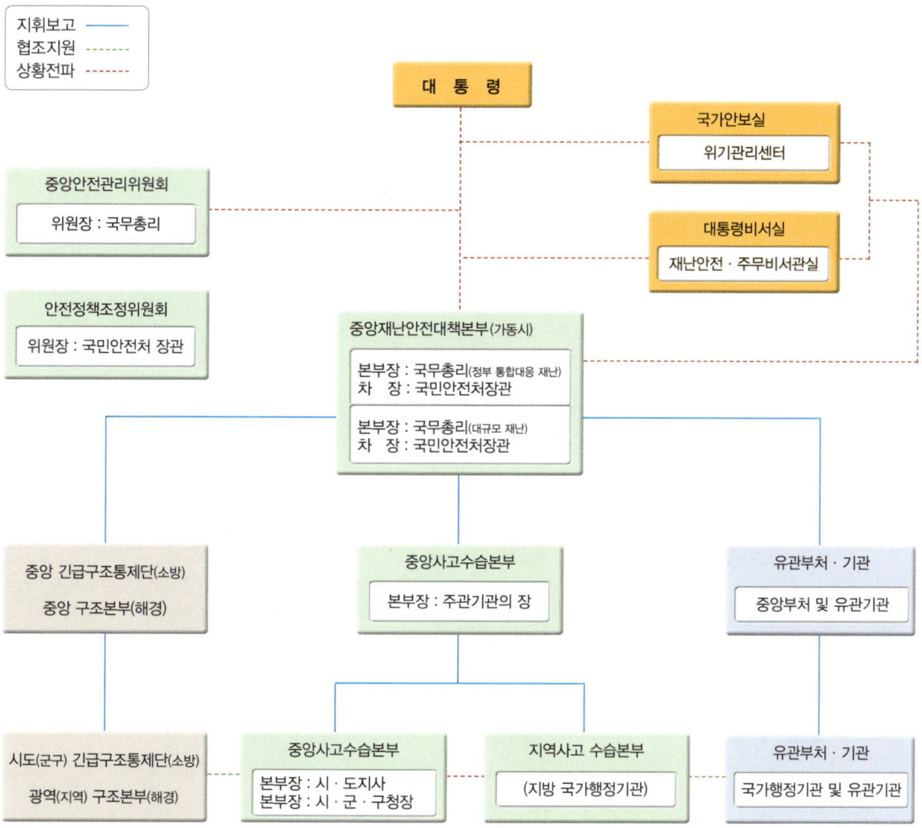

중앙긴급구조 통제단의 구성

그림 A-2 중앙긴급구조통제단 조직도

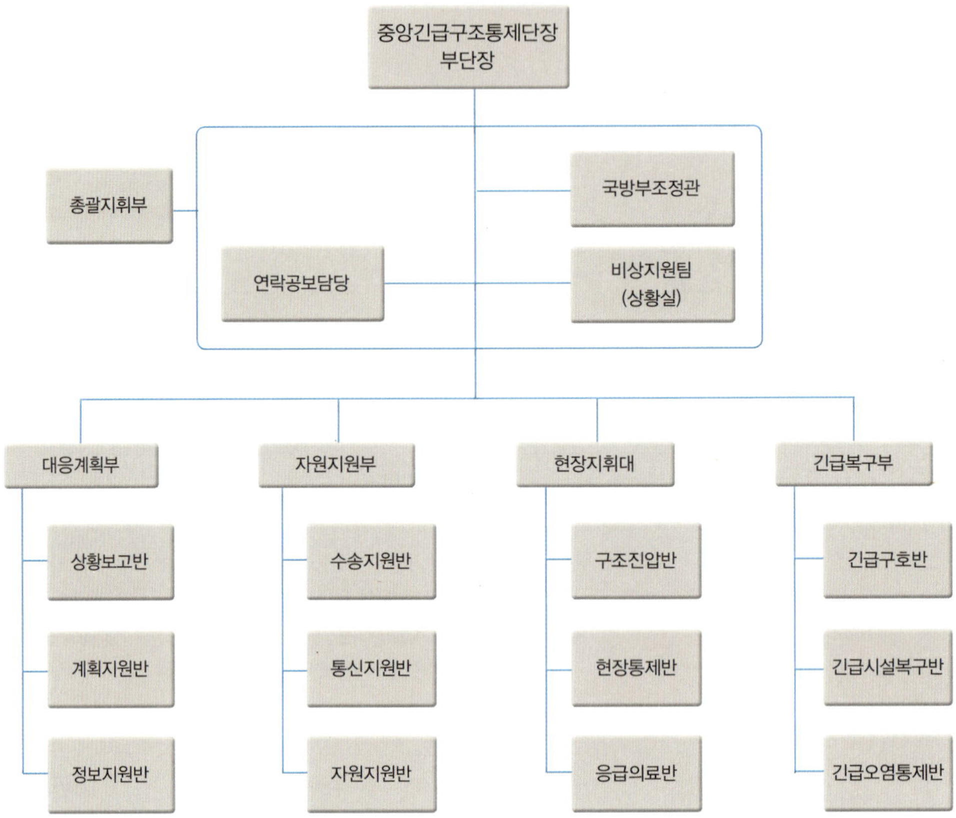

지역긴급구조 통제단의 구성

그림 A-3 지역긴급구조통제단 조직도

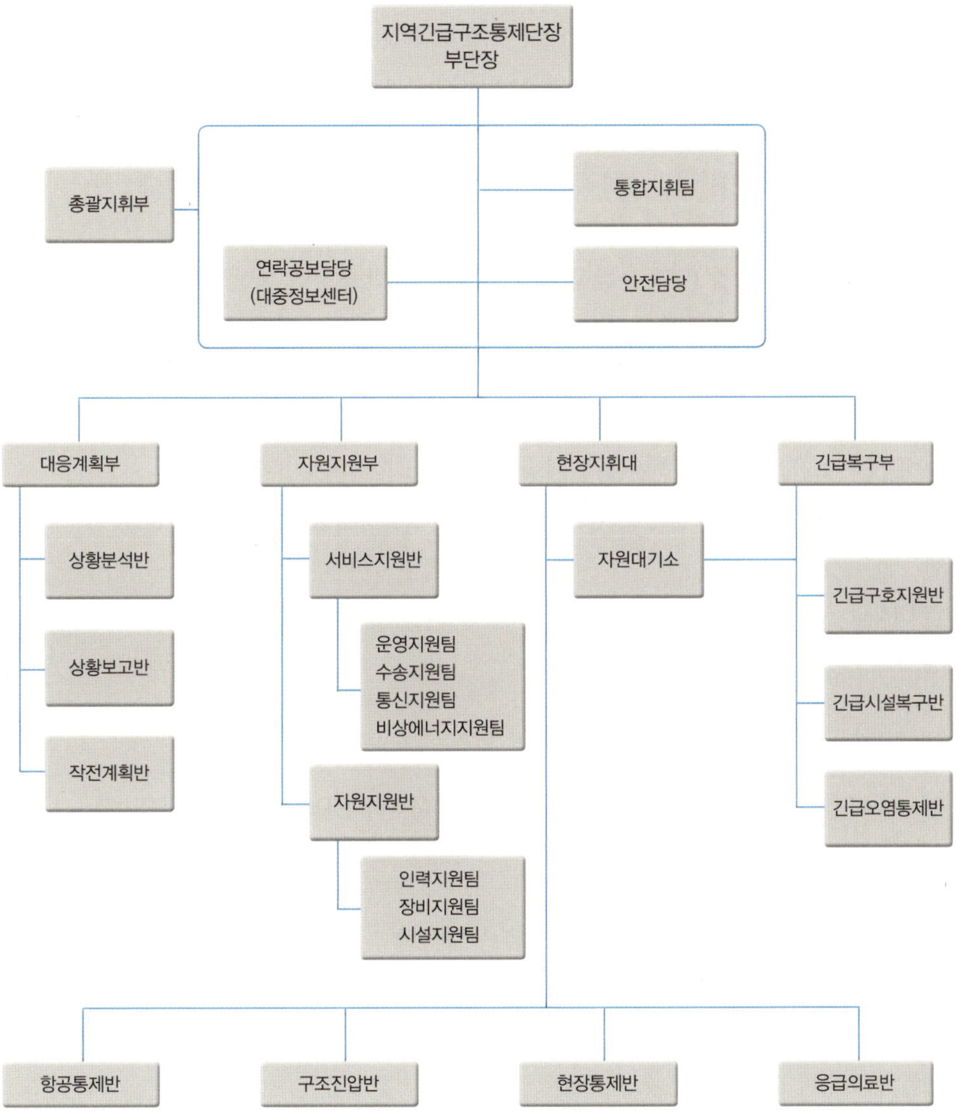

나. 재난 시 현장의료 지휘체계(현장응급의료소)

- 긴급구조통제단장은 재난현장에 출동한 응급의료관련자원을 총괄·지휘·조정·통제하고, 사상자를 분류, 처치 또는 이송하기 위하여 사상자의 수에 따라 재난현장에 적정한 현장응급의료소를 설치·운영하여야 하며, 이를 위해 종합병원과 응급의료기관에 응급의료기구의 지원과 의료인 등의 파견을 요청할 수 있음
- 현장응급의료소장은 보건소장이며, 관할 보건소장 도착 전에는 권역응급의료센터장, 응급의료지원센터장, 지역응급의료센터장 및 소방관서에 소속된 공중보건의가 보건소장의 역할을 대신할 수 있음
- 위 각 기관장의 역할은 기관장의 권한과 책임을 위임받은 해당 기관의 소속직원이 대신할 수 있음
- 현장응급의료소에는 소장 1명과 분류반, 응급처치반, 이송반을 두며, 현장응급의료소장은 긴급구조통제단장의 지휘를 받아 의료소의 운영 전반에 관하여 지휘·감독함

다. 신속대응반/재난의료지원팀(DMAT) 체계

- 신속대응반 : 보건소에서 구성하는 현장 활동팀
- 중앙 DMAT : 중앙응급의료센터에 2팀 구성, 보건복지부 및 중앙응급의료센터가 출동 결정함
- 권역 DMAT : 재난거점병원마다 3팀씩 구성 재난응급의료상황실에서 출동 요청하며, 지자체, 소방에서도 출동 요청 가능

** 팀당 4~5명 이내, 의사 1~2명, 간호사 또는 응급구조사 2명, 행정보조인력 1명으로 구성*

- 지역 DMAT : 재난거점병원 외 응급의료기관 등에서 운영하는 DMAT으로 보건복지부 구성 외에도 필요 시 시도나 의료기관에서 자체로 구성할 수 있음

** 시도 DMAT: 평균 4팀 편성, 팀당 의료인 5~6명과 의료보조요원 2~3명으로 구성*

라. 평시/재난 시 보고체계

그림 A-4 평상시 재난대비 보고체계

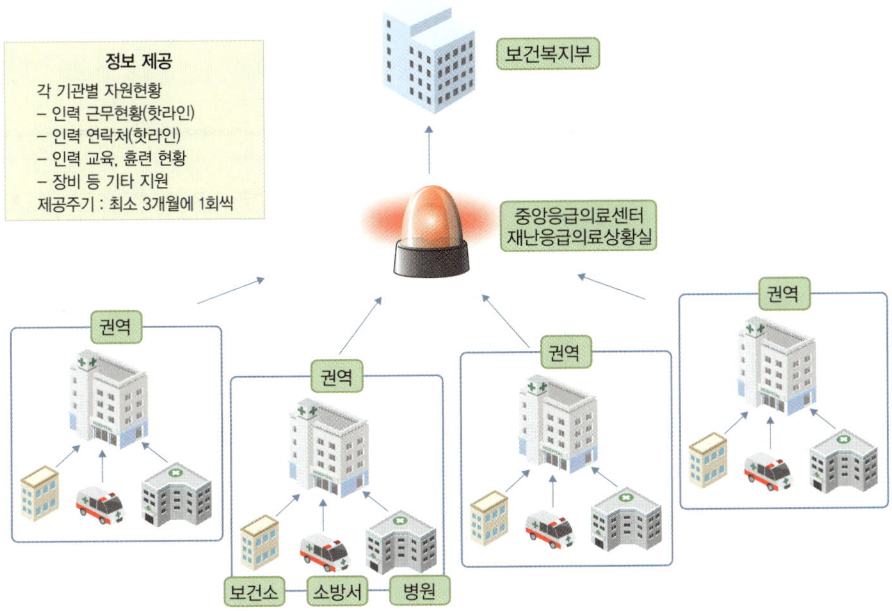

그림 A-5 재난시 보고체계

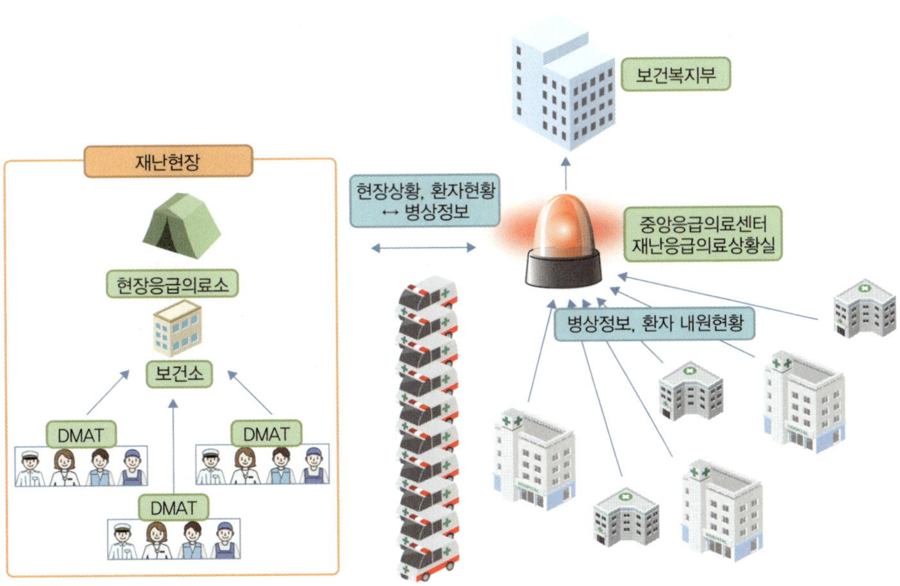

Ⅲ. 재난현장의 응급의료체계

1. 재난상황 접수 및 전파

그림 A-6 DMAT과 재난거점병원의 활동 흐름 단계별 요약

	권역 DMAT	권역 DMAT
재난상황접수	• Code Orange(다수사상자 발생 의심상황) 이상 발생시 • 재난응급의료상황실에서 연락 (모바일상황실, 응급실 핫라인)	• DMAT 멤버들에게 연락 • 병원 비상연락망 가동 • 구급차 준비 • 모바일상황실로 DMAT초대
출동	• 원내 근무중인 인력으로 DMAT 1차팀을 구성하고 목표시간 10분 이내 DMAT Bag을 가지고 구급차 물품과 같이 구굽차로 출동	• 원내 상황실 가동 및 대량환자 방문 준비 시작 • DMAT 2차침을 2시간 이내에 구성하고 이동응급의료세트를 준비
도착(선착대)	• 지휘체계 확인 및 연계(C) • 현장 안전 확보(S) • 통신체계 구성(C) • 현장 의료수요 파악, 필요시 후발대 요청(A) • 현장응급의료 시행장소 선정(P)	• 현장 도착한 DMAT에게 정보 수집하여 현장응급의료소 물품 구성 • 필요 시 DMAT 2차팀과 이동 응급의료세트 출동 • 대량환자 방문 준비 (병원 내 자원의 재배치 등) • 병원의 환자수용능력에 대해 재난응급의료상황실 등에 정보제공 • DMAT 3차팀을 12시간 이내에 출동 가능하도록 구성
도착(합류팀)	• 지휘체계 도착 보고 후 임무 부여받음(C) • 현장 안전 확보(S) • 통신체계 합류(C) • 현장응급의료 시행장소 합류 또는 별도 장소 선정(P)	
현장의료활동	• 중증도분류(T) • 응급처치(T) • 이송(T)	• 대량환자 수용 및 진료 • 병원의 환자진료현황에 대해 재난응급의료상황실 등에 정보제공
철수 및 사후조치	• 현장상황 지속 시 후속팀에게 인계 후 복귀 • 현장 상황종료 시 철수기준에 맞춰 지시에 따라 철수	• 철수 후 1주일 이내 보고서 작성 제출 • 1주일 이내 장비, 약품, 물품의 점검 보충

가. 재난상황 접수 및 전파

- 재난응급의료상황실은 의사와 상황요원이 24시간 교대근무하며 재난상황을 모니터링하고, 재난 발생 시 상황의 전파, 재난의료지원팀 출동요청, 재난대응기관 간 통신, 정보 수집 및 제공, 환자 현황 집계 등의 역할을 수행함(유선전화 02-6362-3456)

- 상황 접수는 국민안전처 중앙재난안전상황실에서 재난문자 메시지로 수신하고, 상황 확인은 19개 소방본부상황실로 전화로 확인함
- 수신한 상황은 미리 만들어진 모바일 상황실(보건복지부 응급의료과, 중앙응급의료센터, 재난의료책임자, 지역응급의료지원센터)에 메시지로 전파함. 실제 상황 발생 시 시도, 응급의료기관, 구급상황관리센터, 재난의료지원팀, 보건소 등 관련자를 초대하여 상황 전파
- 재난응급의료상황실은 아래와 같은 재난 발생 시에는 보건복지부로 유선으로 즉시 상황전파
  - 보건복지 관련 시설에서 발생한 사고(병원, 요양원 등)
  - 기타 대형 사건사고 및 자연재해(황색코드 발령 건)
- 접수한 상황은 Code Blue(관심 상황), Yellow(주의 상황), Orange(경계 상황), Red(심각 상황) 로 각각 처리됨

그림 A-7 재난상황 흐름도

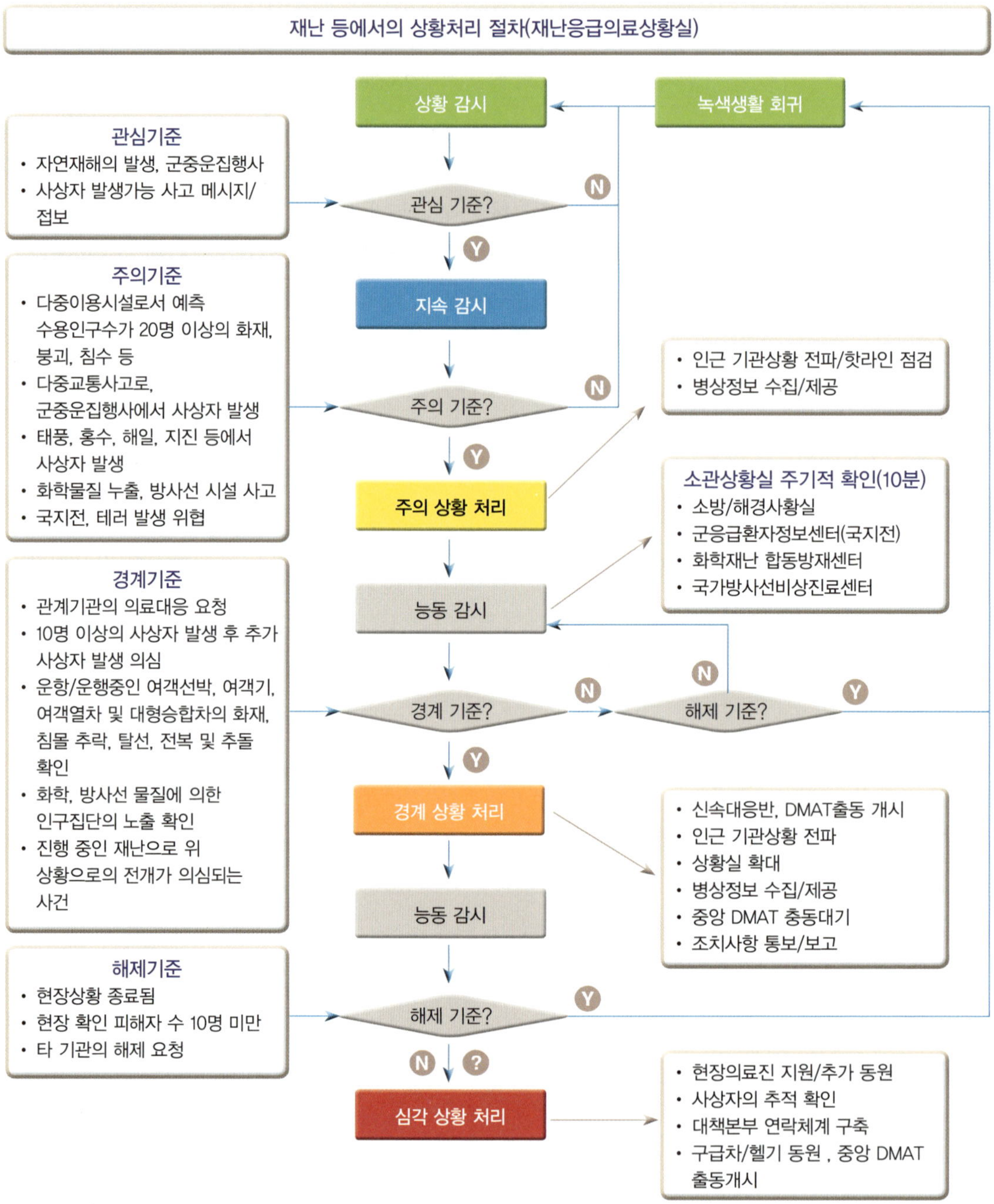

2. 출동요청 및 출동

가. 출동요청

- 중앙응급의료센터(재난응급의료상황실)는 DMAT 출동이 필요하다고 판단한 경우 권역응급의료센터에 DMAT 출동을 먼저 요청하고 보건복지부에 보고할 수 있으며, 이 경우에도 보건복지부가「응급의료에 관한 법률」제18조에 따라 응급의료종사자에게 응급의료업무에 종할 것을 명한 것으로 봄
- 출동 요청은 관할 지역 보건소 신속대응반과 재난거점병원(시도경계와 무관하게 가장 가까운)에 요청되며, 발생지점이 2개 이상 의료기관과의 거리가 모호한 경우 해당 의료기관 모두 요청함
- 지역 DMAT이 더 가까운 경우 권역 DMAT 보다 먼저 출동이 요청될 수 있음
- 출동요청 시 재난응급의료상황실은 최대한 현장관련 정보(정확한 발생장소, 재난의 종류, 현장의 위험성 현황, 현장도달 경로, 피해자수 등)를 수집하여 신속대응반과 DMAT에게 전달함. 또한 가능하면 현장지휘관의 연락처와 소재를 파악하여 신속대응반과 DMAT에 전달하고, 출동사항을 유관기관 상황실과 현장지휘관에게 전달함

나. DMAT 출동기준

- Code Orangee(경계 상황)에 의해 재난응급의료상황실의 요청
- 재난관리주관기관 및 재난관리책임기관의 요청
- 그 밖에 재난의료책임자의 판단

다. DMAT 출동

- Code Orange(경계 상황)에서 요청되며, 1차로 DMAT 핫라인을 통해 DMAT 1차팀이 모바일 상황실에 초대되며, 2차로 응급실 핫라인으로 직접 통화하여 알림
- 출동요청을 받은 DMAT은 출동대기 장소에 인력 소집, 현장의료물품의 적재 등 출동 준비를 마치고 준비 완료를 재난응급의료상황실에 통보함(출동 목표시간은 출동요청 10분 이내)
- 병원에서 근무 중인 인력으로 1차 DMAT을 구성하여 출동(인력 구성은 Ⅳ장 참조), 병원은 이를 위해 직렬당 1명 이상 24시간 출동이 가능하도록 근무를 배치해야 함
- 출동요청이 있는 경우 즉시 출동이 가능하도록 비상연락망 체계를 갖추어야 하며, 지정된 물품보관소에 즉시 출동할 수 있도록 구성된 재난의료 지원물품을 보관, 유지, 관리해

야 함

- 출동요청을 받으면 즉시 목표 장소로 출동을 개시
- 신속한 출동을 위해 긴급자동차(병원 구급차/민간이송업 등) 및 응급의료전용헬기를 이용할 수 있으며, 단, 이동응급의료세트의 경우 준비되는 대로 출동
- 출동 시 재난응급의료상황실에 출발시각과 예상 도착시간, 출동인력 현황을 보고함
- 출동 시 복장은 미리 구비된 경우 착용하며, 구비되지 않은 경우 보건소에서 비축하고 있다가 현장에서 배포함
- 출동 시 긴급구조통제단장 명의의 재난현장 출입증을 반드시 착용하도록 함

3. 선착대(보건소 신속대응반, DMAT) 도착

*** 현장 선착대의 임무**

- 현장 지휘체계의 확인 및 연계
- 현장 안전 확보
- 통신체계 구성
- 현장 의료수요 파악, 필요시 후발대 요청
- 현장응급의료 시행장소 선정

가. 현장지휘체계의 확인 및 연계

- 보건소 신속대응반 또는 DMAT 중 가장 먼저 현장에 도착한 선착대는 현장지휘소장(시·군·구 긴급구조통제단장)에게 도착을 보고(구두, 유선 등)해야 하며, 가능하면 구조대장이나 구급담당자에게도 도착을 알린다. 다만, 긴급구조통제단이 가동되기 전이라면 보건소장의 지시에 따름
- 재난의료 지휘권(현장 응급의료지휘자)은 보건소장(또는 권한을 위임받은 보건소 직원)>재난의료책임자(또는 권한을 위임받은 권역 DMAT 팀리더)>권역 또는 지역 DMAT 팀리더 등의 순서로 우선권을 가지며, 만일 중앙 DMAT이 도착한 경우에는 중앙 DMAT 팀리더가 가장 우선권을 가짐

*** 재난현장지휘체계**

- 긴급구조기관(국민안전처, 소방본부 및 지방해양경비안전본부, 소방서 및 해양경비안전서)이 재난대응의 중심기관이며 긴급구조지원기관(보건복지부, 종합병원, 응급의료기관 등)은 긴급구조기관의 재난대응을 지원하는 역할을 수행
- 재난 현장의 '현장지휘관'은 중앙/지역통제단장이 되며 중앙통제단장은 국민안전처 소방 담당 본부장이, 지역통제단장은 소방본부장/소방서장이 맡음. 통제단장은 종합병원, 응급의료기관에 지원과 의료인 파견을 요청할 수 있음
- 현장응급의료소장은 관할 지역 보건소장이 원칙임

나. 현장 안전 확보

- 재난 현장이 의료팀이나 환자, 요구조자에게 잠재된/명확한 위험(추가 사고 위험, 화학 물질 등)이 있는지 현장지휘소에서 반드시 확인해야 함. 만약 의료팀이 안전하지 않다고 판단된다면(적절한 보호장구 부재 등) 위험요소가 제거되기 전까지는 활동을 시작하면 안됨

다. 통신체계 구성

- 선착대는 먼저 재난 현장에서의 통신체계를 확립해야 함. 현장지휘소에 연락관을 파견하거나 현장응급의료소에 구급담당자가 파견된 경우, 연락관 파견이 없을 경우에도 현장지휘소와 현장응급의료소 간 통신을 위해 무선통신수단을 확보해야 하며, 이를 위해 현장지휘소에 무전기(LTE, UHF 등)를 요청해야 함
- 의료진 간에는 LTE 사용을 기본으로 하되, LTE 사용이 어려운 경우 유선전화, 무전기(워키토키 등) 등을 사용함. 통신은 기본적으로 DMAT 행정요원이나 보건소 신속대응반원이 담당함
- 현장과 재난응급의료상황실 간에는 LTE, 유선전화, 모바일 상황실을 사용이 가능하며, 모바일 상황실 운영을 위해서는 적절한 인터넷 환경을 확보해야 함

라. 현장 의료수요 파악

- 보건소는 관할 지역 내에서 다수의 사상자가 발생하거나 발생할 것으로 우려되는 사고를 최초 인지한 경우에는 시도와 재난응급의료상황실에 즉시 통보하고 필요한 경우 응급의료지원을 요청
- DMAT 팀리더는 전체 피해자 예상 규모, 환자 중증도, 기이송된 환자 규모 및 향후 예상되는 요구조자, 이송자원 현황 등 현장 상황에 대한 파악을 하여 재난현장의 의료수요를 평

가하고, 추가 인력, 장비, 물품이 필요한지에 대해 종합하여 재난응급의료상황실에 보고

- 재난응급의료상황실은 동시에 많은 의료 인력이 필요하거나 현장 지원 활동이 6시간 이상 소요되는 경우 등 필요하다고 판단한 경우에는 다른 권역응급의료센터의 DMAT이나 권역응급의료센터가 아닌 응급의료기관에 대해서도 의료진 출동을 요청할 수 있으며, 다른 권역응급의료센터의 DMAT이 출동하는 경우에는 관할 시도 및 보건복지부에 즉시 통보해야 함
- 보건소와 재난응급의료상황실은 사고 발생 지역 관할 시도에 현장 응급의료지원에 필요한 자원 등에 대한 지원 요청을 할 수 있음
- 후발대는 인력 구성 시간이 걸리기 때문에 후발대 파견 여부를 신속히 판단하여 재난응급의료상황실에 요청해야 시간을 단축할 수 있음

마. 현장응급의료 시행장소 선정

- 현장응급의료 시행장소는 현장지휘소와 상의하여 선정
- 이미 현장지휘소에 현장응급의료소가 설치된 경우 합류해서 활동
- 현장응급의료소 설치가 필요하나 설치 전인 경우 설치장소를 협의하여 선정
- 현장지휘소나 긴급구조통제단 구성 전인 경우 보건소장의 지시를 따름
- 현장응급의료소 설치가 필요하지 않다고 판단한 경우에는 환자집결장소만 정할 수 있음

바. 현장응급의료소 설치 요건

- 요구조자의 구조가 수 시간 이상 지속될 것이 예상되는 경우, 이송자원의 상대적 부족으로 현장의 중환자 처치시간이 수십 분 이상 지속될 것이 예상되는 경우, 다수사상자로 인해 환자의 분류 및 구역배정이 필요한 경우 현장응급의료소 설치를 결정함
- 현장응급의료소는 기존의 건물을 이용할 수 있으면 이용하고, 건물이 없는 경우 천막을 설치함. 천막 설치도 불가능한 경우 노천 활동을 시행함(건물>천막>노천)
- 재난 현장 인근에 의료기관이 있어 환자와 구급차의 접근과 집결이 용이한 경우 현장응급의료소로 활용할 수 있음

* 현장응급의료소 천막 설치 장소 선정
- 현장응급의료소 천막의 면적을 확인하고 천막 설치에 적절한 면적이 먼저 확보되어야 함
- 무엇보다도 의료진의 안전이 확보된 곳이어야 함
- 구급차 동선과 구조되어 나오는 환자 동선이 교차하는 곳에 자리를 잡아야 하며, 구급차 동선이 복잡해지지 않도록 해야 함
- 우천시라면 배수가 잘되는 곳을 선택해야 함
- 화재, 화학재난 등의 경우 바람을 등지는 방향으로 설치해야 함
- 전기, 수도가 가까워야 하며, 가능한 한 그늘로 선택함

4. 후발 DMAT 합류

- 후발대로 참여하거나 인근 권역/지역 DMAT으로 합류하는 경우, 현장에 도착하여 가장 먼저 현장 응급의료지휘자에게 보고함
- 선착대는 합류하는 DMAT에게 현장 상황에 대한 정보를 제공해야 함
- 필요시 재난의료지휘체계를 재정립하여 지휘권을 양도해야 함
- 재난의료지휘자에게 임무를 부여받고 DMAT의 업무를 개시함

DMAT 선착대	DMAT 합류팀
권역/지역 DMAT 혹은 보건소 신속대응반 중 가장 먼저 도착한 선착대는 현장지휘소에 도착을 알린 후, 선착대의 리더가 현장응급의료소장의 권한을 인계 받음	현장응급의료소장에 도착을 보고하고, 지휘권의 우선 순위에 따라 현장 응급의료소장의 담당자를 재조정
현장응급의료소장은 현장지휘체계의 확인 및 연계현장 안전 확보 통신체계 구성 현장 의료수요 파악 현장응급의료 시행장소 선정 추가 인력 요청 여부를 판단	합류팀도 다시 현장 안전 확보 통신체계 합류
분류반과 처치반, 이송반에 인력을 배치하되, 현장응급의료소 인력이 3인 이하인 경우에는 분류반과 처치반을 통합해 운영하고 분류반 활동에 좀 더 중점을 둠 이송반에 1인 이상을 배치하되 재난응급의료상황실과의 모바일 상황실과 통신하며 현장응급의료소장에 보고하는 역할을 겸함	현장응급의료소장은 현장의 상황에 따라 선착대와 합류팀을 포함하여 분류반, 이송반, 처치반의 인력을 재조정하여 배치

5. 현장응급의료 활동

그림 A-8 현장 재난의료활동 모식도

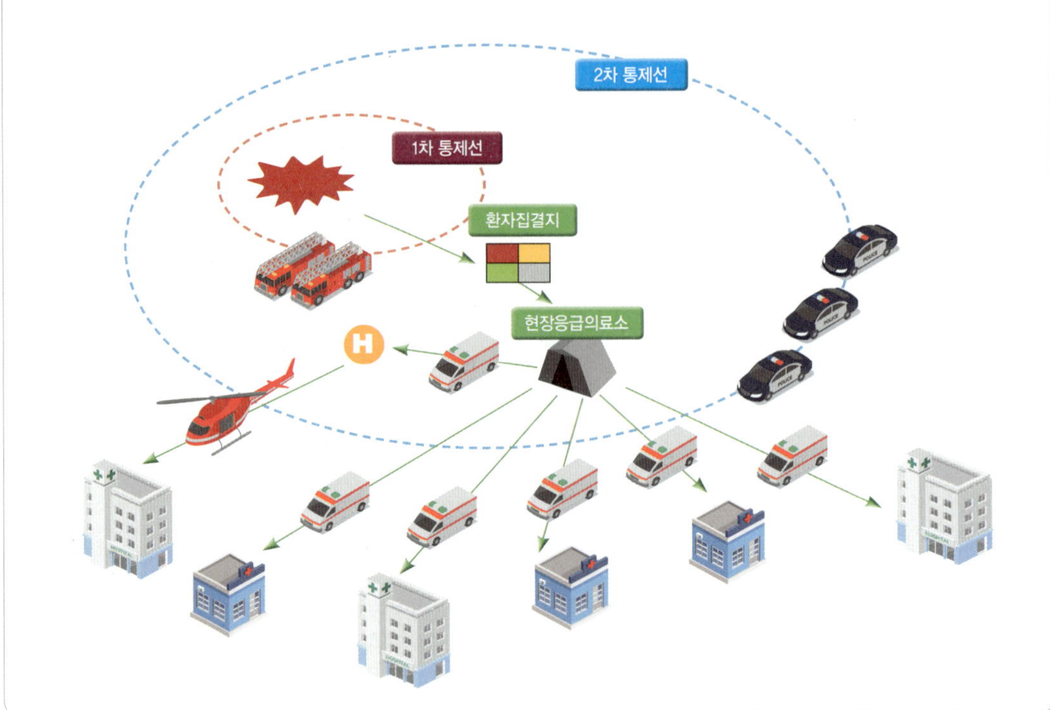

가. DMAT

- 중증도분류
  - 중증도분류는 가능하면 DMAT 구성원 중 가장 현장경험이 많은 의료진이 시행함
  - 중증도분류는 SALT 다중손상 중증도 분류법을 기본으로 하고, 각 환자에 대한 중증도 분류에는 START법을 병용할 수 있음
  - DMAT의 인원이 환자에 비해 부족한 경우 중증도분류와 응급처치 업무를 통합하여 수행할 수 있음

- 응급처치
  - 응급처치는 DMAT 이 현장에 가져간 재난의료지원물품을 기본으로 사용하며, 부족 시 구급차에 있는 물품을 요청하여 사용함

그림 A-9 SALT 다중손상 중증도 분류법

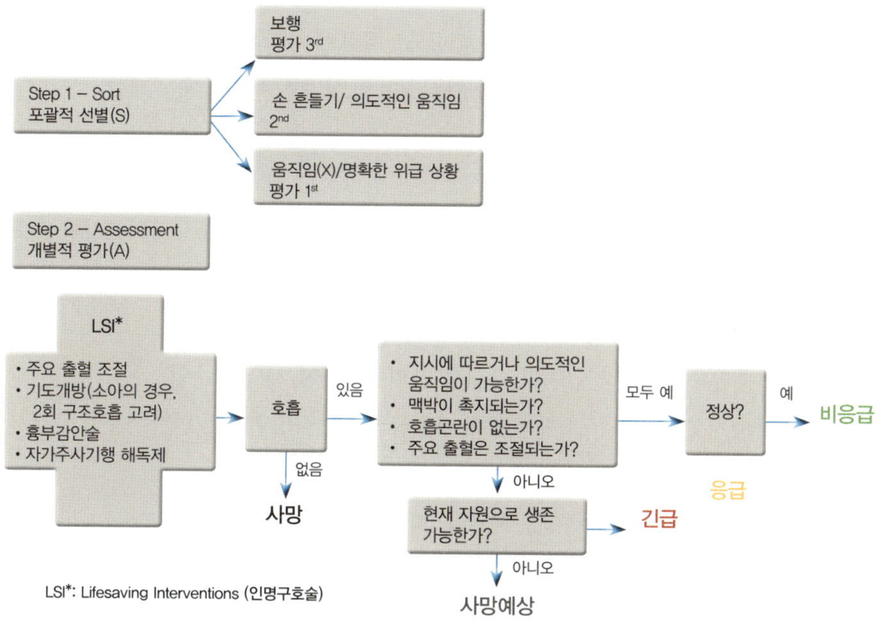

그림 A-10 START 분류

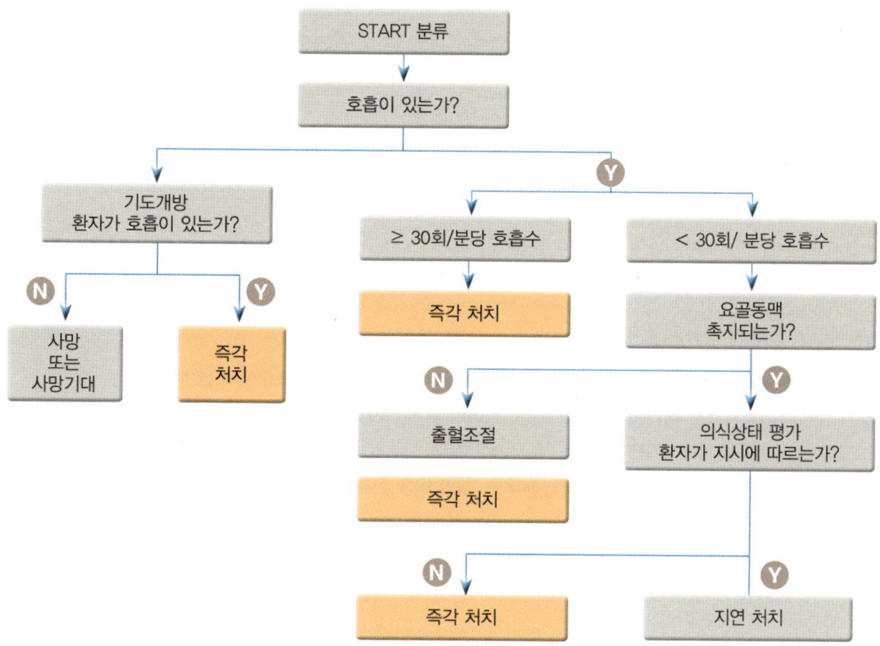

- 환자의 의학적 상태를 파악하고, 환자에게 시행한 응급처치 내용과, 환자의 이송병원 선정에 관련된 의학적 의견
(예: 중환자실, 인공호흡기, 헬기 이송 등)을 중증도분류표에 기재함
- 필요한 경우 중증도를 재분류하고, 응급환자분류표와 환자를 이송반에 인계함

- 이송
  - 실시간 병상정보, 수용능력 확인 및 의료기관별 환자 이송 현황은 재난응급의료상황실 모바일 상황실이나 현장지휘소, 소방본부 상황실(구급상황관리센터)로부터 정보를 수집하여 이송병원 선정에 참고함
  - 사상자의 이송 우선순위는 긴급환자, 응급환자, 비응급환자, 사망자 순임
  - 이송자원 선택 시 긴급환자는 소방구급차, 비응급환자나 사망환자는 민간이송업 구급차 우선으로 함
  - 이송반에서 파악한 환자 이송현황은 재난응급의료상황실로 수시 전송함
  - 선정된 이송병원명, 구급차 차량번호, 현장출발시간 등을 기재하여 중증도분류표 작성을 완성하여 1부는 이송반이 보관하고, 나머지 2부는 구급대원과 의료기관이 보관할 수 있도록 환자와 함께 전송함

- 헬기 이송
  - 환자가 원거리 이송이 필요하거나 응급수술 등을 위해 권역외상센터로 이송이 필요할 때 헬기 사용 고려함
  - 환자이송에는 응급의료전용헬기, 소방헬기, 국방부헬기, 산림청헬기 등이 사용가능하며, 현장지휘소에 요청하거나 재난응급의료상황실로 요청함
  - 헬기탑승 금기 사항은 없는지 요청 전에 반드시 확인함

*** 헬기 이송의 의학적 금기사항**

- 응급의료 전용헬기 운용 지침이나 외국의 가이드라인에도 절대적인 의학적인 금기사항은 없음
- 상대적인 금기사항으로 감압병, 기흉, 기뇌증, 장마비 등이 있으나, 이는 군수송기나 민간항공기 등 고도가 높은 항공기에서 연구되고 있음
- 단, 헬기 이송 중에는 중재술 시행이 제한되므로, 헬기 이송 전 가능한 한 모든 중재술을 시행해야 함

나. 보건소

- 보건소는 관할 지역 내 재난 또는 다수 사상자 발생 사고에 대비하여 의료인 2~3인, 행정 요원 2인으로 구성된 신속대응반을 편성
- 보건소는 관할 지역 내에서 다수의 사상자가 발생한 사실을 재난응급의료상황실로부터 통보받거나 직접 인지한 경우 즉시 신속대응반의 일부 또는 전부를 현장에 출동
- 관할 보건소의 보건소장이 현장응급의료소장임
- 보건소 신속대응반의 주 업무는 DMAT 도착 전 선착대로서 현장 상황 파악, 재난현장의 의료수요를 평가하여 재난응급의료상황실에 보고하고, 현장응급의료소장인 보건소장을 보좌하여 현장응급의료소 운영을 지원하는 것임
- 현장응급의료소 운영 지원의 주업무는 현장응급의료소 운영 사항을 기록하고, 사상자의 현황 정보를 수집, 상황실에 정보를 보고, 재난의료 수행에 필요한 추가 자원(인력, 물자 등)을 동원 등 행정 지원을 주로 수행함

*** 현장응급의료소 운영일지 필수 기재사항**

- 사고발생시각, 사고규모, 사고장소, 사고의 특징 사상자 규모 등 사고 전반에 관련된 사항
- 동원인력현황(보건소, DMAT 등의 명단과 직종, 소속 등), 장비 및 물류현황
- 시간별 대응경과(인력도착, 추가사고발생, 시간별 환자이송현황, 시간별 병원별 환자현황 등)
- 병원별 수용능력표, 사상자 이송현황은 관련 법률에 제시된 양식에 따라 기록
  (긴급구조대응활동 및 현장지휘에 관한 규칙 별지 제1의3, 제2호 서식)

- DMAT 보다 먼저 도착한 경우 필요시 중증도 분류, 응급처치 등 현장응급의료를 시행할 수 있으며, DMAT 도착 이후에도 DMAT과 합류하여 진료를 시행할 수 있음

다. 시·도

- 시·도에서는 상황 접수 즉시 시도 비상진료대응반(또는 이 지침에 따라 해당 업무를 실시할 수 있는 임시 조직, 이하 같다)을 설치함
- 시·도 비상진료대응반은 관할 보건소 및 재난응급의료상황실과 현장 상황을 공유하면서 관할 지역 내 의료자원 현황을 신속히 파악하고 시도의 지원 계획을 수립
- 시·도 비상진료대응반은 관할 보건소와 재난응급의료상황실로부터 수집보고된 정보 또는 지원 요청에 따라 현장 응급의료지원 인력의 추가 동원, 의약품, 혈액 등의 수급 및 지원, 인근 시군구 간 부상자 이송 등을 조정함

- 시·도 비상진료대응반은 관할 지역의 소방본부, 경찰청, 군(軍)부대 등 유관기관 간 협조 체계를 유지

라. 지역응급의료지원센터

- 지역응급의료지원센터의 주업무는 재난거점병원 - 보건소 - 시·도 공무원 - 재난응급의료상황실 등 재난의료 유관기관 간 협력을 지원하고, 보건소의 현장응급의료소 운영 지원 업무를 협력 수행하는 것임
- 또한 재난 현장활동이 장기화되며 DMAT이 교체될 때 업무의 인수인계를 지원함

6. 현장 응급의료지원 활동의 종료

- 재난 상황이 종료되어 현장에서 추가 환자 발생이 없거나 응급의료지원 수요가 없는 경우에는 보건소장이 통제단장에게 현장 응급의료지원 활동 종료 건의를 할 수 있음
- 「재난 및 안전관리 기본법」 제52조에 따라 통제단장이 긴급구조 활동의 종료를 결정하거나 의료소 철수를 지시한 경우 보건소장은 의료소 철수 및 현장 응급의료지원 활동을 종료함
- 보건소장은 통제단장으로부터 의료소 철수 및 현장 응급의료지원 활동 종료를 통보받은 경우에는 재난응급의료상황실에 통보하여야 함
- 의료소의 철수에 따라 DMAT은 현장 응급의료지원 활동을 종료하고 소속 기관으로 복귀함
- 긴급구조통제단이 설치되지 않았거나 통제단장 또는 현장지휘관의 현장 지휘가 없는 경우에는 현장에 출동한 DMAT 책임자가 관할 보건소장 또는 재난응급의료상황실과 협의하여 활동을 종료함

7. 활동의 종료 후 조치 사항

- 「응급의료에 관한 법률 시행령」제9조에 따라 시도지사 또는 시장군수구청장은 다수의 환자가 발생한 때에는 사고 발생일로부터 사고수습 종료일까지 매일 1일 활동상황을 보건복지부장관에게 보고하여야 하며, 사고 수습이 종료된 경우에는 지체 없이 종합보고를 하여야 함 (부록 6 참고)
- 보건소장은 의료소 운영결과를 시도 및 보건복지부에 보고해야 함
- 보건소, 권역응급의료센터 및 중앙응급의료센터는 사고수습 종료 후 1주일 이내에 의료장비와 소모품, 약물 및 기타 장비의 소독점검 후 고장이나 부족한 장비를 보수·보충해야 함

8. 기록

가. 현장기록

- 재난현장에 도착한 DMAT, 신속대응반 등은 최대한 많은 기록을 남길 수 있도록 노력해야하며 가능하다면 비디오 녹화나 녹취를 시행함
- 중증도분류표 서식은 긴급구조대응활동 및 현장지휘에 관한 규칙 붙임 서식을 참고로 하되(부록 3 참고) 자체 제작한 중증도분류표가 있다면 사용할 수 있음. 단 다음의 정보는 반드시 기재되도록 함

*** 중증도분류표 서식 필수 기재사항**

– 중증도분류표 tag 번호, 성별, 연령, 현장출발시간, 이송시간, 이송구급차 차번호

- 중증도분류표는 환자를 인식하고 이동경로를 파악하며 종사자 간 환자 정보를 공유하는 소중한 자료이므로, 반드시 모든 환자에게 중증도분류표를 적용함을 원칙으로 함
- 환자의 인적사항을 바로 파악할 수 없는 경우가 있으므로, 반드시 중증도분류표에 번호를 기입해야 함. 번호는 중증도분류표에 미리 기입되어 있는 것을 쓰는 것이 좋으나 그렇지 않은 경우 현장에서 통일된 방법으로 기입하도록 함
  (예 : 발생연도/발생지역/중증도분류자/번호 : 05-용인CMI0001)

- 병원별 수용능력표는 긴급구조대응활동 및 현장지휘에 관한 규칙 별지 제1의3 서식에 따라 기입하도록 함
- 사상자 이송현황은 긴급구조대응활동 및 현장지휘에 관한 규칙 별지 제2호 서식에 따라 기입하도록 함
- 현장응급의료소 운영일지*는 별도의 서식은 없지만 다음과 같은 사항은 필수적으로 기재해야 함

*** 현장응급의료소 운영일지 필수 기재사항**

– 사고발생시각, 사고규모, 사고장소, 사고의 특징 사상자 규모 등 사고 전반에 관련된 사항
– 동원인력현황(보건소,DMAT 등의 명단과 직종, 소속 등), 장비 및 물류현황
– 시간별 대응경과(인력도착, 추가사고발생, 시간별 환자이송현황, 시간별 병원별 환자현황 등)
– 병원별 수용능력표, 사상자 이송현황은 관련 법률에 제시된 양식에 따라 기록
(긴급구조대응활동 및 현장지휘에 관한 규칙 별지 제1의3, 제2호 서식)

나. 결과보고서

- 권역DMAT은「DMAT 출동명단 작성양식_재난응급의료상황실」작성하여 1주일 이내에 재난응급의료상황실에 제출(부록 6 참고)
- 보건소, 재난응급의료상황실은 별도의 정해진 서식은 없으나 반드시 결과보고서를 작성하여 보건복지부에 제출

9. 기타 현장 활동 시 주의사항

가. 인력

- 의료인은 의료기관 내에서 의료업을 하여야 하나 응급환자 진료, 국가나 지방자치단체의 장이 공익상 필요하다고 인정하여 요청하는 경우(의료법 제33조). 또한 의료기관의 장은 그 의료기관의 환자를 진료하는 데에 필요하면 해당 의료기관에 소속되지 아니한 의료인에게 진료하도록 할 수 있음(의료법 제39조)
- 재해가 발생하여 사실상 의료기관이 없게 되어 재해 구호를 위하여 조제하는 경우 약사는 의사 처방전 없이 조제할 수 있음(약사법 제23조)
- 재해가 발생하여 사실상 약국이 없게 되면 재해 구호를 위하여 조제하는 경우 의사는 약사 없이 직접 조제할 수 있음(약사법 제23조)

나. 언론대응

- 재난 현장에서는 언론 공개 통로가 통일되어야 하며 원칙적으로 현장지휘소의 업무, 따라서 언론 인터뷰나 취재요청이 들어올 경우 현장지휘소에서 허가할 경우 언론 취재에 응할 수 있음

Ⅳ. 재난현장의 응급의료지원 인력의 구성 및 운영

구분	보건소 신속대응반	중앙 DMAT	권역 DMAT
출동기준	즉시	3시간 이내	1차팀 10분 이내 출동 2차팀 2시간 이내 3차팀 12시간 이내
출동요청	재난응급의료상황실, 소방, 지자체, 보건소장, 보건복지부	보건복지부	재난응급의료상황실, 소방, 지자체, 보건소, 재난의료책임자
인원 구성	의료인 2~3인, 행정요원 2인 이상	의사, 간호사, 행정요원이 기본으로 사고 유형 및 규모에 따라 구성	팀당 의사 1인, 간호사/응급구조사 2인, 행정요원 1인
운영	현장상황이 12시간 이상 길어지면 추가 1개팀 구성하여 파견(인근 보건소 인력 구성 가능)	중앙응급의료센터장이 판단하여 후발대 파견 가능	현장상황이 12시간 이상 길어지면 인력 교체를 위한 팀 파견
물품	신속대응반 물품	DMAT bag 현장응급의료소물품	1차팀 DMAT bag 2차팀 현장응급의료소물품
이동	긴급자동차	긴급자동차	1차팀 긴급자동차 2차팀 이동응급의료세트

1. 보건소 신속대응반

가. 출동 기준

- 다수 사상자 사고 발생 시 해당 지역 보건소의 인력으로 편성된 보건소 신속대응반이 즉시 출동하는 것을 원칙으로 함

나. 인원 구성

- 의료인 2~3인, 행정요원 2인 이상으로 구성
- 보건소 신속대응반은 출동 요청을 받은 즉시 1개 팀을 구성 및 출동하는 것을 목표로 해야 하며, 12시간이 초과되는 경우 추가 1개 팀(총 2개 팀)을 구성해야 함
- 보건소 신속대응반은 최초 지역 보건소에서 출동하는 것을 원칙으로 하나 이후 출동팀은 인근 보건소 인력으로 구성할 수 있음

다. 복장

- 현장에 출동하는 신속대응반 인원은 가능한 재난의료팀을 인식할 수 있는 복장과 출입증을 착용해서, 타 재난 관계자들이 재난 의료팀을 용이하게 인식할 수 있도록 해야 함.
- 신속대응반임과 동시에 가능한 직역과 역할을 구분할 수 있는 표식이 있어야 함.

라. 운영

- 보건소장은 1개의 보건소 신속대응반에 대한 상시 당직표를 작성해야 함
- 다수 사상자가 발생해 출동 요청이 있을 경우 선발대는 보건소장의 명령에 따라 가능한 즉시 출동해야 함
  - 보건소장은 재난 응급의료 지원의 성격과 규모를 감안하여 인근 보건소의 재난의료인력 지원을 통해 추가로 1개 팀을 파견할 수 있음. 또한, 현장 상황이 12시간 이상 길어질 경우, 기존 인력의 교체를 위해 인근 보건소의 인력의 지원을 통해 교체 팀을 파견할 수 있음
- 현장에 도착한 보건소 신속대응반은 현장에 있는 지역 DMAT과 팀을 같이 구성하되 부상자, 사망자 현황 정보 수집 및 관리와 같은 행정에 관련된 부문에 더욱 집중해 활동

마. 출동 방법

- 보건소는 지정된 물품보관소에 즉시 출동할 수 있도록 구성된 재난 물품을 보관해야 함
- 재난 현장으로 출동지시가 발생한 경우 최초 신속대응반은 보관중인 재난 물품을 지참하고 즉시 현장으로 출동해야 함
- 이동 방식은 긴급자동차 등을 이용해 출동해야 함
- 신속대응반이 출동한 경우 보건소장은 이를 즉각 재난응급의료상황실에 보고해야 함

바. 역할

- 사고 현장의 인명피해 규모 파악 및 상황 전파
- DMAT 등 의료지원 요청 여부 결정 및 재난응급의료상황실로 보고
- 부상자 진료 등 현장 응급의료 활동 수행
- DMAT 도착 시 임무 부여 및 협업 수행
- 긴급구조통제단장이 현장응급의료소를 설치한 경우 설치 지원 및 운영

사. 교육훈련

- 신속대응반 구성 인력은 가능한 관련 교육 프로그램을 이수해야 함
- 신속대응반 구성 인력은 교육 프로그램과 별도로 재난대비 훈련도 해야 함
- 개인별 연간 훈련 참여 실적을 보건소에 등록해야 함

2. 중앙 DMAT

가. 출동 기준

- 권역 DMAT의 역량을 초과하는 대규모 재난 발생 시 보건복지부의 요청에 따라 출동
- 국립중앙의료원 인력으로 편성된 중앙 DMAT은 출동 요청이 발생한 후 3시간 이내 출동하는 것을 원칙으로 함

나. 출동 인원

- 의사, 간호사, 행정요원을 기본으로 하되, 사고 유형 및 규모에 따라 인원 및 직렬 구성 가능

다. 복장

- 현장에 출동하는 DMAT 인원은 가능한 중앙 DMAT을 인식할 수 있는 복장과 출입증을 착용해서, 타 재난 관계자들이 중앙 DMAT임을 용이하게 인식할 수 있도록 해야 함
- DMAT임과 동시에 직역 혹은 역할을 구분할 수 있는 표식이 있어야 함

라. 운영

- 중앙응급의료센터장은 중앙 DMAT에 대한 월간 당직표를 작성해야 함
- 선발대 출동 후 중앙응급의료센터장은 재난 응급의료 지원의 성격과 규모를 감안하여 후발대를 파견할 수 있음

마. 교육/훈련

- DMAT 구성 인력은 가능한 관련 교육 프로그램을 이수해야 함
- DMAT 구성 인력은 교육 프로그램과 별도로 재난 대비 훈련도 해야 함
- 개인별 연간 훈련 참여 실적을 중앙응급의료센터에 등록해야 함

3. 권역/지역 DMAT

가. 재난의료책임자

- 재난의료책임자는 관련 교육 프로그램을 이수해야만 임명 가능함
- 해당 재난거점병원의 재난의료의 준비 및 대응에 관해 책임이 있으며, 보건소 및 지역 DMAT과 긴밀한 관계를 유지해야 함
- DMAT이 신속히 출동할 수 있도록 월 단위의 당직 DMAT 명단을 확보해야 함
- 재난 발생 시 직접 현장에 출동하지 못하는 경우, 출동한 DMAT 리더에게 현장대응에 대한 권한 위임을 할 수 있음

나. 출동 기준

- 다수사상자 사고현장으로 출동 요청이 있을 경우 재난거점병원의 인력으로 편성된 권역 DMAT이 10분 이내 출동하는 것을 목표로 함

다. 인원 구성

- 1개 팀당 의사 1인, 간호사/응급구조사 2인, 행정요원 1인으로 4명을 구성하되, 행정요원이 동행하기 어려운 경우 이를 제외한 3인으로 구성 가능함
- 재난거점병원 별로 총 3개팀을 구성해야 함

라. 복장

- 현장에 출동하는 DMAT 인원은 가능한 재난의료팀을 인식할 수 있는 복장과 출입증을 착용해서, 타 재난 관계자들이 재난 의료팀을 용이하게 인식할 수 있도록 해야 함
- DMAT임과 동시에 가능한 직역과 역할을 구분할 수 있는 표식이 있어야 함

마. 운영

- 최초 출동 DMAT은 당일 당직 근무중인 의사, 간호사, 응급구조사를 중심으로 편성, 재난의료책임자의 지시에 따라 10분 이내 출동을 목표로 함
- 재난의료책임자는 현장 상황에 따라 DMAT을 추가로 1개 팀을 파견할 수 있으며 2시간 이내 출동을 목표로 함. 또한, 현장 상황이 12시간 이상 길어질 경우 기존 인력의 교체를 위해 1개 팀을 파견할 수 있음
- 해당 지역의 보건소장은 상황에 따라 관내 지역 DMAT 인력을 요청할 수 있으며, 중앙응급의료센터장은 관외의 DMAT 인력을 요청할 수 있음

- 현장응급의료소장(혹은 위임받은 현장응급의료소 DMAT 리더)은 재난의료 인력이 현장에 추가로 도착할 경우 이들을 포함하여 현장응급의료소의 반을 재구성할 수 있음

바. 출동 방법

- 재난거점병원은 지정된 물품보관소에 즉시 출동할 수 있도록 구성된 재난 물품을 보관해야 함
- 다수사상자 사고현장으로 출동지시가 발생한 경우 최초 출동 DMAT은 보관중인 재난 물품을 지참하고 즉시 현장으로 출동해야 하며, 이동 방식은 긴급자동차(예 119 구급차, 병원 앰뷸런스 등)을 이용해 출동함
- 재난거점병원에 이동응급의료세트가 존재하는 경우 준비되는 대로 즉시 출동하고, 출동 중단 여부는 재난의료책임자가 결정함
- DMAT 혹은 이동응급의료세트가 출동한 경우 재난의료책임자는 이를 즉각 재난응급의료상황실에 보고해야 함

사. 역할

- 「긴급구조대응활동 및 현장지휘에 관한 규칙」제20조 제4항 및 제7항에 따라 의료소에는 소장 1인과 분류반, 응급처치반, 이송반을 두고 각 반에는 반장을 두되 반장은 의료소 요원 중에서 의료소장이 임명

그림 A-11

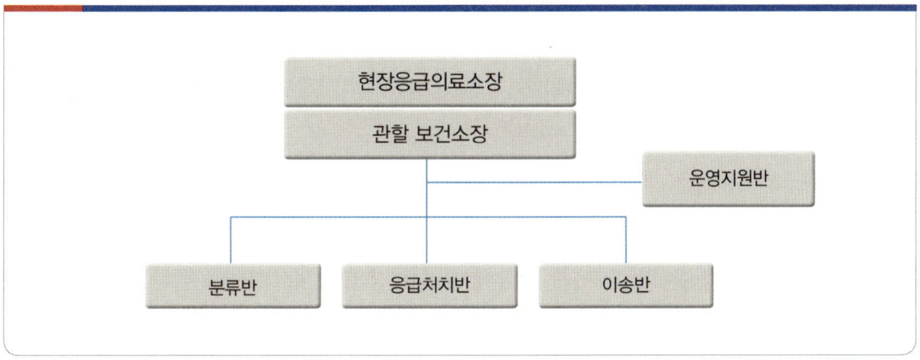

- 분류반 : 환자 중증도 분류를 담당하며 최소 1인 이상 배치
- 응급처치반 : 응급처치를 담당하며 최소 1인 이상 배치, 현장에 초기 인원이 부족할 경우, 분류반과 응급처치반을 통합한 2인으로 구성해서 운영 가능

- 이송반 : 중증도 분류에 따라 이송할 병원을 지정하고, LTE 및 모바일 상황실의 연락을 담당하며 최소 1인 이상 배치. 지역응급의료지원센터의 인력이 현장에 도착한 경우 우선적 배치
- 현장에 도착한 재난의료진은 관할 보건소장, 혹은 보건소장이 도착하지 않은 경우 재난의료책임자의 권한을 위임받은 DMAT 리더의 지시에 따라 각 반에 배치되어야 함

아. 교육훈련

- DMAT 구성 인력은 가능한 관련 교육 프로그램을 이수해야 함
- DMAT 구성 인력은 교육 프로그램과 별도로 재난 대비 훈련도 해야 함
- 개인별 연간 훈련 참여실적을 중앙응급의료센터에 등록해야 함

4. 재난거점병원의 지정 및 운용

- 「응급의료에 관한 법률」제25조에 따라 중앙응급의료센터는 국내외 재난 등의 발생 시 응급의료 관련 업무의 조정 및 그에 대한 지원 업무를 수행하는 재난 시 응급의료지원의 컨트롤타워 역할을 수행
- 「응급의료에 관한 법률」제26조 및 제30조의2에 따라 권역응급의료센터와 권역외상센터는 대형 재해 등의 발생 시 응급의료 지원 업무를 수행하는 재난거점병원의 역할을 수행
- 「응급의료에 관한 법률 시행령」제10조에 따라 보건복지부장관 또는 시도지사는 다수의 환자 발생에 대비한 조치계획으로써 필요한 경우 응급의료기관 중에서 재난거점병원을 추가로 지정할 수 있음
- 재난거점병원은 재난 또는 다수 사상자 발생사고 시 DMAT 출동, 사상자 이송에 대비한 병원 내 대응체계 운영, 재난의료지원물품 공급 등 각 기관별로 부여된 역할을 수행하기 위한 재난대응계획을 수립운용하여야 함
- 권역응급의료센터는 재난의료책임자(Disaster Medical Director)를 두고 요청에 대응하여 즉시 현장으로 출동할 수 있도록 3개 팀 이상의 DMAT을 구성해야 함
- 기타 응급의료기관은 의료기관의 역량에 따라 현장 응급의료지원을 위한 DMAT을 편성하여 운용할 수 있으며, 재난응급의료상황실의 상황 전파에 따라 부상자 이송에 대비하여 응급실과 의료진, 병상 등을 준비하여야 함
- 재난거점병원의 DMAT 팀원이 출동할 시에는 해당 병원에서 '출장'으로 행정처리를 해야 하며 이에 따른 행정비용은 병원이 부담함

V. 재난현장의 응급의료지원 물품의 비축과 관리

1. 응급의료지원 물품의 정의

- **'응급의료지원 물품'**이란 재난 상황 시 의료지원을 위해 현장에 출동하는 DMAT 소속 팀원 개인물품 DMAT Bag을 포함하여 재난거점병원 및 이동응급의료세트가 보유하고 있고 현장응급의료소 등 재난현장에 지원하는 물품 일체를 말함
- **'개인물품'**이란 DMAT 구성원별로 휴대해야 하는 물품으로, 재난현장에서 응급통신을 위한 무선통신장비(LTE), 재난현장출입증 및 소속 및 임무가 표시되어 있는 유니폼, 야간 식별이 가능한 전등 등의 장비를 말함
- **'외상처치물품'**은 재난 상황 시 발생하는 외상환자의 처치를 원스톱으로 끝낼 수 있는 물품리스트의 일체를 말함. 모든 물품은 되도록 1회용을 사용하도록 권장함(예: 정맥로 및 수액세트, 기관삽관 장비 세트 등)

2. DMAT물품

- DMAT 1차팀은 구성원별 DMAT bag을 가지고 긴급자동차로 이동

- DMAT 개인 물품

그림 A-12 DMAT 1차팀 출동 물품의 예

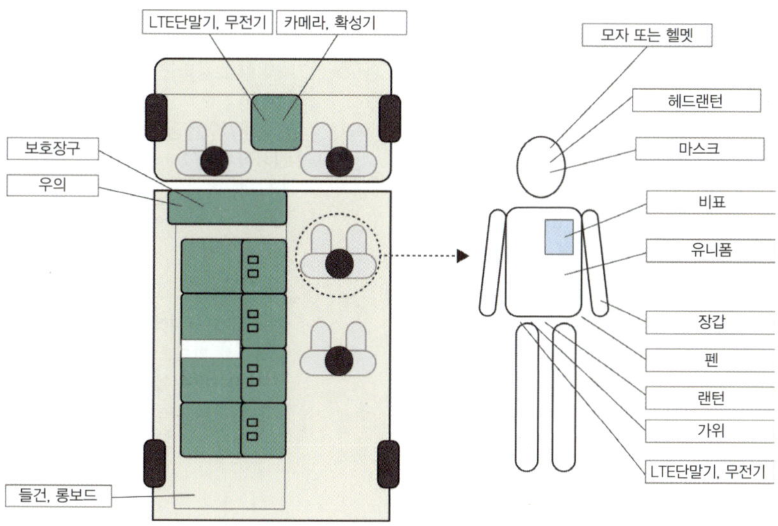

- 보호복 : 유니폼, 모자 또는 헬멧, 헤드랜턴, 필요시 우의
- 통신수단 : LTE단말기, 무전기 등
- 랜턴, 글로브, 마스크, 가위, 펜 등
- 재난출입증(비표)

• DMAT bag
  - DMAT bag은 DMAT 물품을 4개의 가방으로 나누어 보관함
  - 물품은 초기 중증도분류 및 분산이송, 10명 정도 중증외상 환자 진단과 처치에 초점을 맞추고 개인별 12~20 kg, 4명 기준 48~80 kg 이내의 물품으로 준비함
  - 다음의 DMAT bag 구성안은 각 DMAT에서 최소한으로 구성해야 하는 물품이며, 각 DMAT의 판단에 따라 품목의 종류나 수량을 증가할 수 있으며, 같은 기능을 가진 다른 물품으로 교체도 가능함
  - 특수재난(화학, 방사능 재난 등) 시에는 개인보호장구 등을 포함하여 추가물품을 구성해 출동해야 함

구분	DMAT bags	
가방 1 (행정물품)	중증도분류표 50 환자등록지 50 병원별수용능력표 1 사상자이송현황표 1 재난의료지원단 지침서 4 비상연락처 4 안전구역설치띠 롤 3 디지털카메라 1	물품목록 4 약품목록 4 메모지 1 스카치테이프/청테이프 각 1개 클립보드 4 필기도구, 수정테이프 4 현장응급의료소 운영일지 10 확성기 1
가방 2 (의료물품)	펜라이트 3 청진기 3 체온계 1 혈당측정기 1 혈압계 1 설압자 20 이동식 감염폐기물통 1 감염폐기물 비닐, 박스 1 플라스터 3	산소포화도측정기 1 휴대형 초음파 진단 장치 1 흡인기 1 휴대용간이인공호흡기 1 접이식 들것 1 담요 2 젤리 1 골반고정대 1
가방 3 (외상처치물품)	경추 고정세트 3 KED 1 기관 삽관 장비세트 3 윤상갑상선절개술 세트 1 폐쇄식 흉관 삽관세트 1	정맥로 및 수액셋트 5 골내주사 셋트 1 상처소독 세트 10 상하지 부목 세트 각 10

구분	DMAT bags	
가방 4 (의약품)	수액제제(생리식염수, 5%포도당용액, 하트만용액 등) 주사용 비마약성진통제 주사용 항히스타민제	에피네프린 10 니트로글리세린(설하용) 흡입용 기관지 확장제

** DMAT bag외 별도 탑재 물품: 휴대용간이인공호흡기, 접이식 들것, KED*

- 기타 DMAT 물품
  - DMAT 이동을 위한 구급차에 탑재가 가능한 장비, 물품을 말함
  - 다음의 DMAT 물품 구성안은 최소한으로 구성해야 하는 물품이며, 각 DMAT 의 판단에 따라 품목의 종류나 수량을 증가할 수 있으며, 같은 기능을 가진 다른 물품으로 교체도 가능함

구분	기타 DMAT 물품	
천막물품	에어텐트 1 릴선 1 발전기 1 인플레이터 1	간이침대 2 조명 5 S 고리
의료기기	스트레쳐카트 1 제세동기* 1 이동형 환자감시장치* 1	Long board 1 간이링거대 1

** 제세동기에 모니터 기능이 가능하다면 별도의 이동형 환자감시장치는 필요하지 않음*

3. 현장응급의료소 물품

- 현장응급의료소 물품은 기존 이동응급의료세트(부록 8 참고)에 있는 물품에 추가물품으로 구성하며, 약품이나 외상처치 물품, 기타 처치물품 등은 환자 규모에 맞춰 조정함
- 현장응급의료소 물품은 재난현장 출동기준 72시간 정도 외부의 지원 없이 현장응급의료소가 원활히 운영될 수 있는 수준을 맞춰야 함

4. 응급의료지원 물품의 관리

가. 관리책임자

- DMAT bag의 경우 DMAT을 운영하는 기관에서 관리하여야 하고, 현장응급의료소 물품의 경우 재난거점병원의 재난의료책임자가 주책임자가 되어 응급의료지원 물품관리를 함

- 물품은 주 및 부관리자를 지정하고 이동식 시설, 장비별 관리대장을 작성하고 월별로 정상작동여부를 기록하며, 날인하여야 함. 소모품의 경우 유효기간이 유지될 수 있도록 분기별 1회 점검하여 교체함
- 장비대장에는 장비명, 규격, 관리번호, 제작연도, 제작자, 소유자, 관리책임자 정/부, 설치일자, 내용연수, 점검현황, 점검자, 특별점검현황 등이 있어야 함

나. 보관

- 산소탱크 용량은 분기별 1회 점검을 기본으로 하되, 출동 전 점검하여 용량이 적을 경우 응급실 산소탱크와 즉시 교환이 가능해야 함. DMAT 철수 후에는 1주일 이내에 다시 점검해야 함
- 응급의료지원 물품의 보관은 서늘한 장소에 24시간 접근이 가능하며 언제든지 불출 가능한 장소에 보관하여야 함
- 의약품의 경우에는 약국에서 보관하고 별도의 관리대장을 사용해서 보관함
- 소독물품의 경우에는 유효기간에서 1개월 이상 여유를 두고 재소독을 시행해야 함
- 재사용이 가능한 의료기기의 경우에는 감염관리 지침에 따라 소독절차를 거쳐야 함
- 의료장비의 경우에는 의료기기 질관리규정에 맞게 장비 정도관리를 하여야 함(예: 혈당측정기 주 1회, 모니터 월 1회 등)

다. 불출

- 재난 발생 시 DMAT 당직 책임의사나 재난의료책임자가 불출의 권한을 가짐. 또한 지자체장, 보건소장, 중앙응급의료센터장이 불출을 요구할 수 있고 특별한 사유가 없는 한 이에 응해야 함

5. 보건소 신속대응반 물품 구성

- DMAT 개인물품과 DMAT bag 수준의 물품 구성이 가능하면 구성함
- 주업무가 중증외상환자 진료보다는 초기 중증도분류 및 행정지원업무이기 때문에 다음과 같은 구성도 가능함

구분	신속대응반	
가방 1 (행정물품)	중증도분류표 50 환자등록지 50 병원별수용능력표 1 사상자이송현황표 1 현장응급의료소 운영일지 10 재난의료지원단 지침서 3 비상연락처 3 물품목록 3 약품목록 3 메모지 1	스카치테이프/청테이프 각 1개 클립보드 4 필기도구, 수정테이프 4 디지털카메라 1 확성기 1 노트북 1 프린터기 1 화이트보드 3 보드마커 9
가방 2 (의료물품)	펜라이트 3 청진기 3 체온계 1 혈당측정기 1 혈압계 1 설압자 20	이동식 감염폐기물통 1 감염폐기물 비닐, 박스 1 플라스터 3 접이식 들것 1 담요 2
가방 3 (외상처치물품)	상처소독 세트 10	상하지 부목 세트 각 10

Ⅵ. 재난현장의 응급의료지원 통신체계

1. 핫라인과 비상연락망 구축 및 점검

가. 핫라인 구성 및 점검

- 핫라인은 재난발생 시 보건복지부, 중앙응급의료센터, 병원, 보건소 간의 일관성 있는 대응을 유도하는 통합 연락체계임
- 핫라인은 유선전화, 무선전화, LTE(Long Term Evolution; 4세대 이동 통신 방식) 등을 사용할 수 있음
- 권역 DMAT, 보건소 신속대응반, 중앙 DMAT, 재난의료책임자는 무선 전화 핫라인이 필수
- 응급의료기관은 응급실 업무전화와 다른 회선을 지정해야 하며, 의료역량의 실시간 제공, 부상자 수용의 실시간 현황을 파악하여 보고할 수 있는 자가 핫라인을 담당하여야 함
- 재난응급의료상황실은 매 분기마다 핫라인 총조사를 실시하여 업데이트하고 모든 구성원과 유관기관과 공유해야 함
- 모든 구성원은 핫라인 변동 시 재난응급의료상황실에 알려야 하는 의무를 가짐
- LTE 핫라인의 경우 재난거점병원이 점검 주체가 되어 매 분기마다 점검하고 재난응급의료상황실로 보고

나. 비상연락망

- 비상연락망은 기관 내 비상연락체계임
- 재난 상황이 발생할 경우 각 기관별 내부적으로 상황 전파를 하고 인력을 모으는 연락 방법임
- 각 기관의 모든 구성원은 비상연락망을 상시 유지하되, 유지방법은 기관의 여건에 따름

2. 상황접수 및 전파체계

- 보건소, 시도, 보건복지부, 의료기관 등 누구든 상황을 인지하거나 신고를 접수한 자는 사고 접수 즉시 재난응급의료상황실로 신고해야 함
- 재난응급의료상황실은 언론 모니터링, 재난 및 각종 사고 발생 현황을 24시간 모니터링하고 다수의 인명피해가 우려되는 경우 즉시 보건복지부, 관할 시도 및 보건소, 사고지역 인근 응급의료기관 등에 상황을 전파함
- 재난응급의료상황실은 신속한 상황 전파를 위해 스마트폰 등 개인 무선통신장비 또는 응급의료 무선통신장비(LTE)를 활용함
- 무선통신망 사용이 어렵거나, LTE 사용이 불가능한 경우에는 다음 체계도에 따라 상황을 전파

그림 A-13 상황 전파 체계도(문자 메시지 전파 또는 스마트폰 다자간 동시대화)

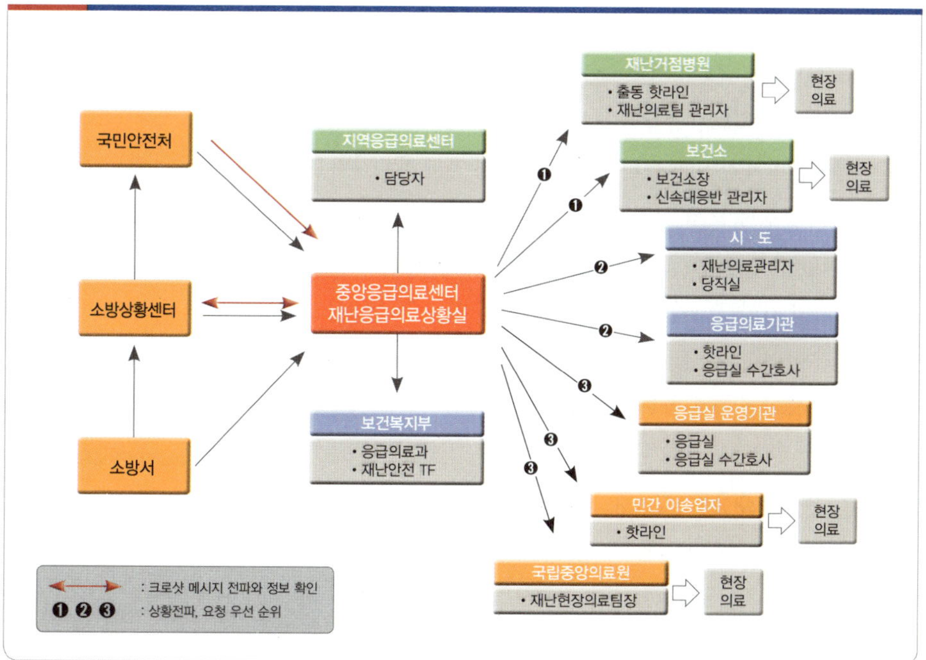

3. 재난현장에서의 통신체계

가. 재난응급의료상황실과의 통신체계

- 재난응급의료상황실의 대응
  - 재난응급의료상황실은 보건복지 관련기관 사고 또는 기타 대규모 재난 발생 시에는 즉시 유선으로 보건복지부에 상황을 통보해야 함
  - 재난응급의료상황실은 현장에 DMAT 출동을 요청한 경우 즉시 관할 보건소와 시도에 통보해야 함
  - 재난응급의료상황실은 24시간 운용하고, 신속한 상황 대응을 위해 종합상황실 및 시도, 보건소, 응급의료기관 등과 직접 연락할 수 있는 비상연락망을 구축관리해야 함
- 현장과의 통신
  - DMAT은 시도 또는 재난응급의료상황실로부터 현장 활동 사항의 보고를 요청받은 경우 스마트폰 등 개인 무선통신장비 또는 LTE를 활용하여 보고하여야 함
  - 관할 보건소장 또는 보건소 신속대응반이 현장에 도착하기 전에 DMAT이 먼저 도착한 경우, 재난응급의료상황실은 보건소장에게 현장 상황을 공유전파하여 보건소장이 개인 무선통신장비 또는 LTE 등의 통신으로 현장 응급의료지원 활동을 지휘할 수 있도록 지원
  - 통신의 불능 등으로 의료진이 긴급구조통제단장 또는 현장지휘관, 보건소장의 지휘를 받을 수 없거나 재난응급의료상황실과 정보공유가 불가한 경우에는 현장에 출동한 DMAT 책임자의 지휘에 따라 현장 응급의료지원 활동을 수행함
  - 재난응급의료상황실에서 개설한 모바일 상황실(예, 카카오톡 등)에 접근한 모든 개인은 자신의 이름과 소속을 확인이 가능한 형태의 아이디를 변경해야 함.(예: 국립중앙의료원 홍길동)
  - 재난응급의료상황실은 재난지역 인근 의료기관의 병상정보 현황, 실시간 환자이송현황(의료기관 대상으로 정보 수집), 환자이송지침, 자원 투입상황 등의 정보를 수집하여 현장 의료진에게 전달해야 함
  - 현장 의료진은 DMAT 활동(출동, 현장도착, 현장활동개시, 활동내용, 철수 등), 환자이송현황(현장에서 이송되는 환자를 대상으로 정보 수집), 환자이송지침, 필요 자원 요청 등의 정보를 재난응급의료상황실로 전달해야 함

나. 현장 내 통신체계

- LTE를 기본으로 보조적으로 개인 무선통신장비를 통해 교신을 유지해야 함
- 현장에 도착한 권역 DMAT, 중앙 DMAT, 보건소 신속대응반 등 모든 재난의료인력은 현장 내 원활한 교신을 위해 도착 즉시 현장응급의료소장에게 보고하고 연락처를 제공해야 함
- 긴급구조기관 통신체계
  - 긴급구조기관과 현장응급의료소 간 통신체계는 다음과 같이 구성될 수 있음
    ① 현장지휘소에 보건소나 DMAT 연락관을 파견
    ② 현장응급의료소에 긴급구조기관의 구급담당자가 파견
    ③ 연락관 파견 없이 통신수단 공유
  - 현장응급의료소는 현장지휘소와의 통신을 위해 무선통신수단을 확보해야 하며, 이를 위해 현장지휘소에 무전기(LTE, UHF 등)를 요청해야 함

4. 통신교육 및 대비

- 지역 DMAT, 보건소 신속대응반, 중앙 DMAT은 연 2회 이상의 LTE 사용법 및 관리에 대해 교육을 받아야 함
- 현장에 출동하는 모든 재난 인력은 재난 상황 시 원활하고 지속적인 통신을 위해 전원 관리용 보조 배터리를 추가로 확보하고 있어야 함

Ⅶ. 재난의료지원 활동 후 재난 심리지원 체계

1. 재난심리지원 서비스의 단계

- 재난심리지원 서비스의 대략적 단계

구분	내용
1단계	DMAT을 비롯한 모든 지원 인력은 재난 직후 모든 재난경험자들의 심리적 안정을 위해, 일반적인 심리적 지침인 심리적 응급처치(Psychological First Aid)*를 시행해야 하며, 이를 위해 DMAT은 평소에 혹은 재난 직후에 이에 대한 교육을 받을 필요가 있음
2단계	재난 후 수 일~수 주일 동안에는 재난정신건강 전문가 혹은 이로부터 교육받은 인력들을 통해 심리적 회복을 위한 기술 향상 프로그램(Skills for Psychological Recovery)*을 시행할 수 있음
3단계	재난 후 정신건강에 고위험군으로 생각되는 피해자들은 정신건강 전문의에게 진료를 요청해야 함

*** 심리적응급처치**

– 재난경험자들의 신체적, 정신적 안전을 강화하고, 혼란 상태로부터 안정시키며, 정보 제공 및 이용 가능한 서비스를 연계해 주는 것임. 외상 후 초기에 간단하고 심리치료적인 응급처치를 시행함으로써 피해자는 물론 가족들의 고통을 줄일 수 있음. 심리적 응급처치는 심리학적 접근보다는 실질적인 문제해결 중심으로 접근해야 함

*** 기술향상프로그램**

– 심리적 응급처치 이후 심리적 회복을 촉진하기 위한 프로그램으로, 8~10회의 단기적 개입이고 대부분의 피해자와 가족에게 적용할 수 있음. 이 프로그램에는 재난 후 현실에 적응이 어렵거나, 가족 간의 문제가 많거나, 우울감이나 불안감이 있거나, 어떤 활동을 해야 하는지 혼란스러워하는 경우에 도움이 됨

2. 심리치료방법

가. 재난심리지원 서비스 지원체계

- 재난심리지원 서비스 제공 요청
  - 국립서울병원 심리위기지원단에 재난심리 서비스를 요청할 수 있음(국립서울병원 심리위기지원단: 02-2204-0303~4)
  - 이외에 보건복지부 산하 정신건강의학전문 국립병원과 대한신경정신의학회 등 학회에서 조직된 심리지원팀, 그리고 민간병원 파견팀 등이 세월호 침몰 사고에서 활동한 적이 있으나 아직 상설팀은 아니며, 학회의 경우 자원봉사 형태로 활동함

나. 심리적 응급처치(Psychological First Aid)

- 심리적 응급처치의 특징
  - 전문가만 할 수 있는 것이 아님
  - 전문적인 상담이 아님
- 심리적 응급처치의 방법
  - 접촉/함께하기
  - 안전확립/안심시키기
  - 안정
  - 정보 수집 : 현재의 요구와 걱정에 대해 파악
  - 실질적인 도움 : 쉼터, 식량, 식수, 위생 등
  - 사회적 지지체계와 연결
  - 스트레스 대처에 대한 교육
  - 정보 제공
  - 기타 서비스 부서

심리적 응급처치 시 해야 할 일	심리적 응급처치 시 하지 말아야 할 일
• 공감능력, 진실성을 보여줘라 • 선입관과 편견 없이 대하라 • 피해자들의 강점과 스스로 대처하고 있는 부분들을 인정하고 칭찬하라 • 피해자가 스스로 결정을 내릴 권리를 존중하라 • 간결한 말로, 반복적으로 설명하라 • 지금은 도움을 거절했어도 필요할 때에는 언제든지 도움을 받을 수 있음을 명확히 알리라 • 피해자의 사생활을 존중하고 비밀을 지켜라 • 침묵을 용납해라	• 상대방의 행동이나 느낌에 대해 판단하지 말라 • 놀람, 혐오, 호기심, 흥분, 분노하지 말라 • 피해자가 처한 모든 문제를 해결해 주겠다고 생각하거나 행동하지 말라 • 지킬 수 없는 약속을 하지 말라 • 잘못된 정보를 제공하지 말라 • 이야기를 하라고 강요하지 말라 • 피해자의 이야기를 다른 사람에게 전하지 말라

다. 고위험군에 대한 개입

- 고위험군 선별은 재난관리에 있어서 매우 중요하며, 세부적으로 안정되어 있고 각성 상태가 높은 사람, 비정상적인 행동이나 장애를 보이는 사람, 해리증상이 계속되거나 인지적인 손상을 보이는 사람, 집중력이나 기억력 손상을 보이는 사람 등을 선별함
- 선별 분류 이후 전문적인 치료가 필요한 경우
  - 자해나 타해의 위험이 있는 사람, 자살의 위험이나 증후가 있는 사람은 전문의의 진료와 상담이 필요함

- 집중력과 기억력 손상 등의 인지적 증상이 심한 경우에는 상해로 인한 뇌의 손상이 있는지를 판단하기 위해 전문의의 진료가 필요함
- 두려움과 각성의 극단적인 상승이 있는 피해자에게는 일시적인 정신과 약물 치료가 도움이 될 수 있음
- 불면증 등 수면장애가 있는 피해자에게는 일시적인 수면제가 도움이 될 수 있음

Ⅷ. 재난 시 병원 원내 반응

• 이 매뉴얼은 부상자를 수용하는 모든 의료기관(권역응급의료센터, 권역외상센터, 지역응급의료센터, 지역응급의료기관 및 응급실 운영기관)에 적용함

1. 재난 등의 대비

- 핫라인의 개설 및 운영
  - 재난 등의 발생 시 신속하고 지속적인 연락을 위한 담당자와 전용전화번호를 개설하고 상시 유지
  - 핫라인은 다수 환자 수용 시에도 상시 연결이 가능하도록 부상자의 진료업무에서 자유로운 직원이 수신
  - 중앙응급의료센터(재난응급의료상황실)는 평시 매 분기마다, 유사시 수시로 핫라인 가동 여부를 확인
- 재난의료체계 참여
  - 관할지역 내 응급의료종사자 개인교육, 팀 훈련, 지역 훈련 등에 참여(Ⅸ 참고)
- 병원 내 재난의료대응체계 유지
  - 병원 내 재난대응계획 수립(비상연락망 관리 포함)
  - 주기적인 원내 재난 훈련, 직원들의 재난 교육 등

2. 의료기관의 원외재난대응계획 수립

- 의료기관은 규모에 적합한 원외재난대응계획을 수립운용하여야 하며 계획에는 아래의 사항을 반드시 포함하여야 함
  - 비상연락망의 유지와 비상소집체계
  - 여유 병상, 장비 및 시설의 확보
  - 수용 가능한 환자의 유형과 수
  - 수용불가 환자의 전원 방법
  - 환자의 수용/처리 상태 보고선(핫라인)의 지속 운용
  - 원외재난대응계획의 세부 사항은 아래의 요소를 참고하여 작성하되, 의료기관의 규모에 따라 탄력적 작성이 가능함

- **병원의 대응 주요 요소**

1. 지휘와 조정(Command and control)
2. 의사소통(Communication)
3. 안전과 보안(Safety and security)
4. 중증도 분류(Triage)
5. 급증 환자 대응 능력(Surge capacity)
6. 주요 서비스의 지속 제공(Continuity of essential services)
7. 인력(Human resources)
8. 물류와 물자 관리(Logistics and supply management)
9. 재난 후 복구(Post-disaster recovery)

가. 재난대응지휘체계

- 재난 등의 발생 시, 평상시의 인사, 물류, 계약 등의 업무를 대신할 수 있는 대책본부를 두며, 대책본부장은 의료기관 내 모든 부서에 대한 지휘 권한을 가져야 함
- 대책 본부장은 재난의 규모에 따라 응급의료를 책임지는 자, 진료부서를 책임지는 자 또는 의료기관 전체를 책임지는 자가 할 수 있음. 평시 운영을 위한 규정과 규칙을 벗어나 신속한 의사결정과 집행을 위하여 대책본부의 구성과 권한은 의료기관 내 상위 규정에 명시되어야 함
- 대책본부는 평시 소위원회로 운영할 수 있음. 재난준비 소위원회는 재난대응을 위한 인력, 장비, 장소, 내·외부 유관기관 연락망을 구성하는 매뉴얼을 정비해야 하며, 상황에 맞도록 매년 이를 보완해야 함
- 재난 매뉴얼은 의료기관의 응급실은 물론, 각 중환자실과 병실, 외래, 검사실, 행정부서에 한 부씩 비치하여 재난 발생 시 곧바로 활용할 수 있도록 해야 함
- 재난 발생 시 대책본부는 확대운영 하여야 하며, 기본적으로 기획, 물류, 진료, 행정업무를 총괄할 수 있어야 함

나. 의사소통

- 외부 의사 소통
  - 대중, 매체, 공공기관과 의사소통을 할 별도의 대변인을 지정함
  - 기자실(브리핑룸)은 재난에 따른 현장을 언론과 군중으로부터 통제를 위해 진료구역, 중증도분류 지역, 대기실, 재난대책상황실 등과 떨어진 별도의 장소에 마련해야 함

- 대중, 매체, 직원, 공공기관으로 나가는 모든 정보는 재난대책상황실의 검토를 거쳐야 함
- 핫라인: 정부, 공공기관, 인근 병원, 소방 등에 적절하고 제 시간에 정보를 수집하여 보고할 수 있도록 체계를 마련해야 함. 특히 재난응급의료상황실에 여유병상 현황, 재난사상자 내원 현황 등을 실시간으로 정보를 제공할 수 있도록 노력함
- 보건소, 소방상황실, 경찰 등 공공기관에는 해당법률에 따라 환자 개인정보(환자의 이름, 성별, 연령, 손상정도 등)의 제공이 가능함
- 통신수단(위성전화, 무선통신, 유선전화, 인터넷, 페이저, 무전기 등)은 1차와 백업 수단이 모두 사용 가능하도록 해야 함
- 홈페이지와 콜센터는 원내 현황과 계획을 숙지하고 이용자에게 고지하여야 함

• 내부 의사 소통
  - 환자 우선순위(입원, 퇴원, 중증도 분류 방법, 감염 방지, 통제 방법)에 대한 결정들이 모든 관련 직원들에게 전달되도록 하여야 함
  - 정보와 방침의 전달자는 전달하고자 하는 정보/방침이 일선 직원까지 제대로 전달되는지 확인하여야 함. 일반적 의사소통의 수단보다 신속하고 정확한 수단이 마련되어야 함

다. 안전과 보안

• 출입구, 중증도 분류 지역, 주차장 등 환자 유입 지역은 조기에 통제를 시작해야 함
• 병원 직원과 환자, 방문자를 구별할 수 있도록 수단을 사용함
• 특수재난(화학, 생물학, 방사선 재난)에 있어서는 접촉지역, 접촉인원을 구분하고 동선을 분리하여야 함

라. 중증도 분류

• 숙련된 중증도 분류자가 시행할 수 있도록 함
• 중증도 분류지역은 응급실, 수술실, 중환자실과 같은 인력, 물자, 시설이 갖춰진 인근에 설치함
• 중증도 분류 결과를 잘 알아볼 수 있도록 적절한 중증도 분류표를 사용함

마. 급증 환자 대응 능력

• 병원의 모든 자원을 고려하여 최대 진료 능력을 계산해야 함
• 병원의 입원실을 확장할 수 있는 수단을 강구해야 하며, 환자가 넘칠 경우 강당, 로비와 같은 공간을 진료 공간으로 마련할 수 있음

- 비응급환자의 진료를 위해 대체진료지역(외래, 귀가 등)을 마련하여 병원의 진료 능력을 증가시킬 수 있으며, 호텔, 학교, 체육관 등의 시설을 환자 진료구역으로 변환시킬 수 도 있음
- 재난 시 검사는 최소로 할 수 있도록 함
  (예 : X-ray 검사는 C-spine, Chest AP/PA, Pelvis AP 만 시행, CT 는 Brain non-contrast, Chest/Abdomen/Pelvis contrast, Spine series 만 시행 등)
- 재난 시 투약은 최소로 할 수 있도록 함
  (예: 생명유지 처치우선, 기도삽관, 수분공급, 수혈 등)
- 내원 환자 수가 병원의 공급능력을 초과할 경우 신속한 의사결정을 통해 적극적인 타병원 이송을 원칙으로 하며, 또한 이 경우 재난응급의료상황실에 알려 현장 이송을 조정할 수 있도록 하고, 환자 이송에 필요한 이송수단과 자원의 가용성을 파악해야 함
- 임시영안소로 사용가능한 지역을 구성하고, 사체낭이 충분히 공급 가능하도록 해야 함

바. 주요 서비스의 지속 제공

- 물, 식량, 전기, 산소 등의 공급이 적절히 이루어질 수 있도록 해야 함
- 의료폐기물, 쓰레기 등의 수집과 폐기가 지속될 수 있도록 함
- 중환자와 취약그룹(소아, 노인, 장애인 등)을 위한 서비스가 지속될 수 있도록 필요한 자원을 파악함

사. 인력

- 비상연락망을 주기적으로 업데이트 하고 직원의 부재를 모니터해야 함
- 실습학생, 자원봉사자 등 추가 인력을 훈련하고 모집할 수 있어야 하며, 이 때 이들의 보험, 임시면허증 등의 문제를 해결해야 함
- 직원을 적절히 배치하고, 본인이 아프거나 가족이 부상당하거나 하는 이유로 직원이 가족에게 가야 하는 경우 해당 직원은 병원재난대응에서 배제해야 함
- 인력 배치의 예

구분	긴급 환자	응급 환자	비응급 환자
환자비율(전체환자중)	15~25%	25~35%	50%
의사인력(환자:의사)	1:2	3:1	10:1
간호사인력(환자:간호사)	1:2	3:2	5:1
행정인력(환자:행정)	1:1	3:1	5:1

- 직원들에게 물, 식량, 생활공간을 제공할 수 있도록 계획을 수립해야 함

아. 물류와 물자 관리

- 비, 물품, 약품의 부족을 즉시 알 수 있는 시스템을 수립해야 함
- 주요 물자와 약품 소비의 발생 가능성이 가장 높은 재난 시나리오를 사용하여 예측해야 함
- 주요 물자와 약품의 지속적인 공급을 위해 지역의 공급자나 국가기관, 공공기관들과 상의해야 함
- 물자의 비축을 위해 공간을 마련해야 하며, 냉장보관 약품도 안전히 보관될 수 있도록 해야 함

자. 재난 후 복구

- 결과보고서를 작성
- 24-72시간 내에 디브리핑을 시행할 수 있도록 조직함
- 병원 재고를 평가하는 팀을 조직하여 장비의 상태 등을 점검

Ⅸ. 그 밖에 재난유형별 응급의료지원에 필요한 사항

1. 화학재난

가. 정의

- 화학사고
  시설의 교체 등 작업 시 작업자의 과실, 시설 결함·노후화, 자연재해, 운송사고 등으로 인하여 화학물질이 사람이나 환경에 유출·누출되어 발생하는 일체의 상황을 말함(화학물질관리법 제2조)

나. 화학재난 신고체계

- 해당 화학물질을 취급하는 자는 즉시 관할 지방자치단체, 지방환경관서, 국가경찰관서, 소방관서 또는 지방고용노동관서에 신고해야하는 의무가 있음(화학물질관리법 제43조, 동법 시행규칙 제49조)
- 화학사고가 발생하면 해당 화학물질을 취급하는 자는 화학물질별 유출량·누출량 및 화학사고 양태(樣態) 등을 고려하여 환경부장관이 정한 기준에 따라 즉시 신고하여야 함(환경부예규 제538호「화학물질관리법」제43조제2항 및 같은 법 시행규칙 제49조제1항에 따른「화학사고 즉시 신고에 관한 규정」제3조)
- 화학재난 상황전파
  - 국민안전처(중앙재난안전상황실), 경찰 등 → 화학물질안전원 → 환경청, 합동방재센터 → 환경부
  - 환경청, 합동방재센터 → 화학물질안전원 → 환경부

** 화학물질안전원으로 사고접수, 전파체계 일원화(24시간 상황실 운영)*

- 화학재난 발생 시 DMAT의 현장대응 원칙
  - 화학재난 대응지역

그림 A-14 화학재난 대응지역

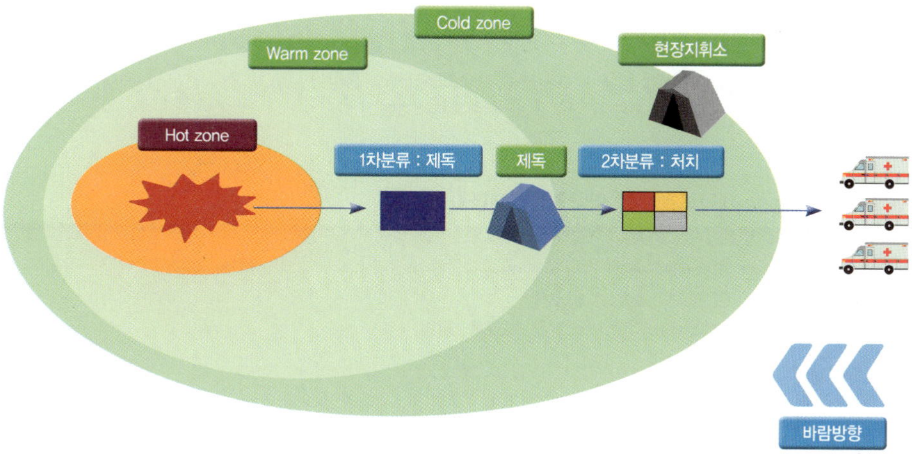

- 오염구역인 Hot zone으로 출동 및 현장 대응활동을 하는 초동대응팀은 오염물질 종류에 따라 적절한 방호복을 착용해야 함

  Hot zone은 군 인력 등 고도로 훈련된 전문가 그룹만 출입할 수 있으며, 환자 처치는 제한됨

*** Hot zone에서의 환자처치**

- 어딘가 빠져있거나 깔려있다면 안정화를 위한 처치가 필요
- 침습적 처치는 절대적으로 최소화해야 함
- 기도관리
- 자발호흡이 있는 환자 기도는 마스크, 자가호흡장치(SCBA), 여과된 백밸브 마스크, 또는 인공호흡기를 사용하여 외부와 차단시켜야 함
- 구출이 완료되면 척추손상에 주의하면서 환자를 신속하게 옮겨야 함

표 A-1 방호복 종류; 미환경보호청

수준	구성 및 보호효과
Level A	SCBA(Self-contained breathing apparaturs) + 전신화학물질-저항 피부복 → 최고수준 호흡기, 눈, 점막, 피부보호
Level B	SCBA(Self-contained breathing apparaturs) + 화학물질-저항 보호복, 장갑, 장화 → 최고수준 호흡기 보호, 낮은 수준 피부 보호
Level C	공기정화기(Air purifying respirator) + 화학물질-저항 보호복, 장갑, 장화 → 낮은 수준의 호흡기 및 피부 보호
Level D	호흡보조기 없음 + 수술가운, 마스크, 라텍스 장갑 → 호흡기보조기 없음, 최소 수준 피부 보호

표 A-2 Hot zone 개인보호장비; 미국연방방재협회

종류	개인보호장비
신경작용제	SCBA + Level A 방호복 화학물질-저항 보호장갑, 보호복, 장화
독성질식제	SCBA ; 보호안경
호흡기자극제	SCBA ; 보호장갑, rolling down sleeves coveralls 공기정화기(Air purifying respirator)는 물질이 확인된 후
수포제	SCBA + Level A 방호복 화학물질-저항 보호장갑, 보호복, 장화
무능화자극제	HEPA(High efficiency paricular air) filter face mask, 화학물질-저항 보호복

- 제염 절차를 위해서 Warm zone에서 근무하는 의료진은 최소 레벨 C 이상의 방호복을 착용하고 대응하여야 함

*** Warm zone에서의 환자처치**

- 제독중의 의학적 치료(ABC2DE)
  - 기도(Airway)
  - 호흡(Breathing)
  - 지혈과 순환 유지(Circulation, hemorrhage control)
  - 척추 고정(Cervical-spine stabilization)
  - 제독(Decontamination)
  - 전신 독성의 평가(Evaluate for systemic toxicity)
- 산소 투여(Oxygen administration)
- 제한된 침습적 절차(Limited invasive procedures)
- 필요시, 가능한 경우 심폐소생술 수행

- 제염이 끝난 환자는 Cold zone에서 의료진이 진료하고 레벨 D 수준의 근무복을 착용하면 됨
- 적절한 방호복을 갖추지 못했다면 현장대응은 하지 않는 것이 원칙임

2. 방사선 재난

가. 정의

- 방사선 비상
  방사성물질 또는 방사선이 누출되거나 누출될 우려가 있어 긴급한 대응 조치가 필요한 상황을 말함(원자력시설 등의 방호 및 방재 대책법, 이하 방재법 제2조)
- 방사능 재난
  방사선비상이 국민의 생명과 재산 및 환경에 피해를 줄 수 있는 상황으로 확대되어 국가적 차원의 대처가 필요한 재난을 말함(방재법 제2조)

나. 방사능재난 신고체계

- 누구든지 원자력시설 외의 장소에서 방사성물질 운반차량·선박 등의 화재·사고 또는 방사성물질이나 방사성물질로 의심되는 물질을 발견하였을 때에는 지체 없이 원자력안전위원회, 지방자치단체, 소방관서, 경찰관서 또는 인근 군부대 등에 신고하여야 함(방재법 제22조)
- 이에 따라 신고를 받은 원자력안전위원회 외의 기관장은 지체 없이 이를 원자력안전위원회에 보고하여야 함. 원자력안전위원회는 대통령령으로 정한 기준 이상에 해당하는 방사능재난이 발생하였을 때에는 지체 없이 방사능재난이 발생한 것을 선포하여야 함(방재법 제23조)
- 의료인들이 **방사능재난** 또는 **방사선 상해자가 의심되는 경우** 국가방사선비상진료센터 **24시간 응급전화**로 신고 가능**(유선전화: 02-970-2300)**

다. 방사선비상 종류별 대응 조치

구분	정의	비상등급별 대응조치
백색비상	• 방사성물질의 밀봉상태의 손상 또는 원자력시설의 안전상태 유지를 위한 전원공급기능 손상이 발생하거나 발생할 우려가 있는 등의 사고 • 방사선영향이 원자력시설 건물 내에 • 국한될 것으로 예상되는 비상상태	• 비상발령 보고, 상황 전파 • 사고확대 방지 응급 조치 • 사업자 비상대응시설의 운영 • 지역방재대책본부 발족 운영(상황실 및 연합정보센터)
청색비상	• 백색비상 등에서 안전상태로의 복구기능의 저하로 원자력시설의 주요 안전기능에 손상이 발생하거나 발생할 우려가 있는 사고 • 방사선영향이 원자력시설 부지 내에 국한될 것으로 예상되는 비상상태	• 백색비상 대응조치 수행 • 사업자비상대책본부 발족 운영 • 중앙방재대책본부 발족 운영 • 현장지휘센터 발족 운영 • 기술 및 의료 지원 조직 운영 • 지역방재대책본부 확대 운영
적색비상	• 노심의 손상 또는 용융 등으로 원자력 시설의 최후방벽에 손상이 발생하거나 발생할 우려가 있는 사고 • 방사선영향이 원자력시설부지 밖으로 • 미칠 것으로 예상되는 비상상태	• 청색비상 대응조치 수행 • 방사능재난 발생 선포 검토 • 원자력시설 주변 주민에 대한 • 보호조치 실시

※ *원전안전분야(방사능 누출) 위기대응 실무매뉴얼, 2015.06*

라. 방사선비상진료기관

- 방사선사고 시 신속한 의료대응과 진료수준 제고를 위해 권역별로 방사선비상진료기관이 지정운영되고 있으며, 현재 전국 22개 의료기관이 1, 2차 방사선비상진료기관으로 지정되어 있음
- 이들 기관은 응급진료 · 제염 · 계측장비 및 방호약품을 구비하고 비상진료팀을 운영하고 있으며, 교육 훈련 및 장비관리 업무를 수행중임

구분	1차방사선비상진료기관	2차방사선비상진료기관
중부권역	방사선보건연구원	서울대학교병원 국군수도병원 충남대학교병원 국군대전병원 충북대학교병원
영광권역	국군함평병원 영광기독병원 영광종합병원	전남대학교병원 전북대학교병원
고리권역	국군부산병원 기장병원	부산대학교병원 울산대학교병원
울진/월성권역	울진군의료원 강릉동인병원 동국대경주병원 국군대구병원	경북대학교병원 경상대학교병원
제주권역		제주한라병원

마. 방사선 재난 시 의료대응

그림 A-15 방사선사고 인지경로

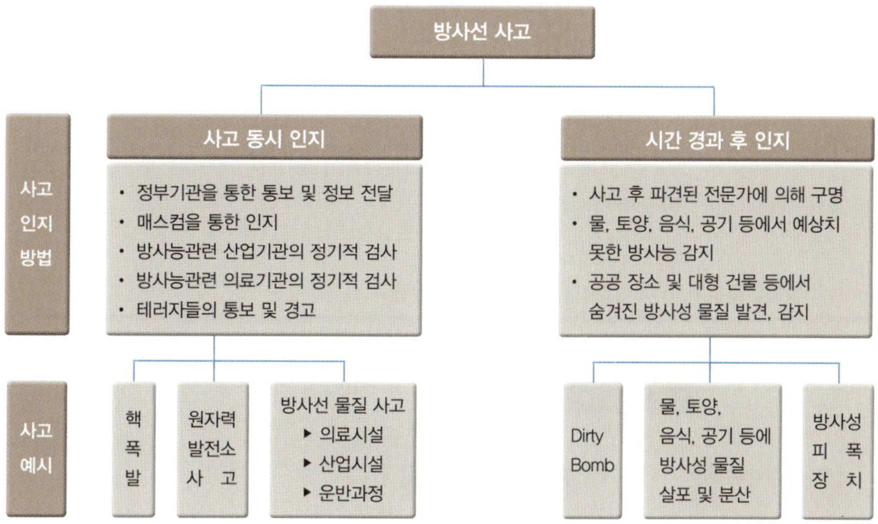

그림 A-16 방사선 재난 현장의 응급의료 개요

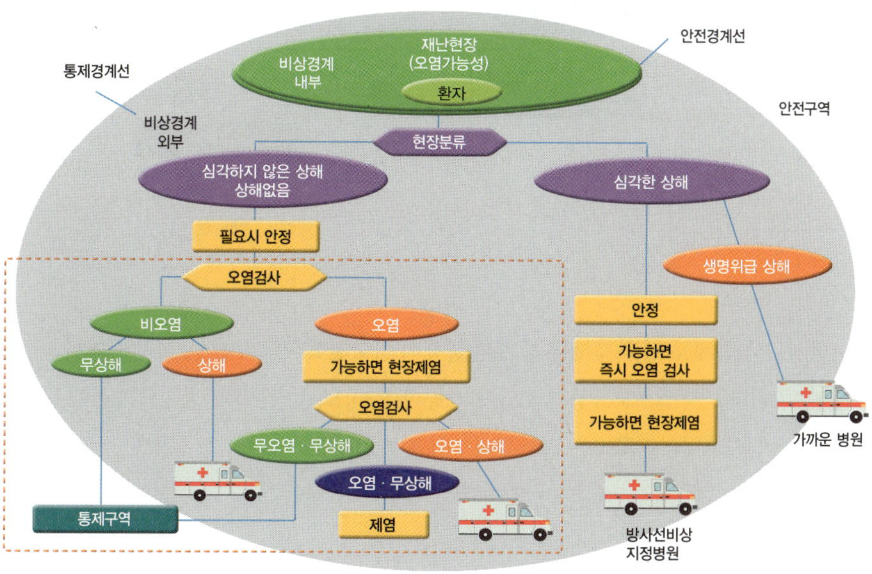

- 방사선비상진료기관은 오염환자에 대한 처치를 담당함
- 보건소와 응급의료기관에서 파견된 DMAT 의 현장에서의 역할은 오염되지 않은 사상자에 대한 중증도분류·응급처치·이송임
- 방사선 상해자가 외상을 동반한 복합손상 및 기저질환으로 인해 생명이 위협적인 상태인 경우에는 지체 없이 응급조치를 우선적으로 수행하여야 함

바. 현장의료대응

- 환자흐름도에 따른 현장방사선비상진료소 운영

그림 A-17 환자흐름도에 따른 현장방사선비상진료소 운영

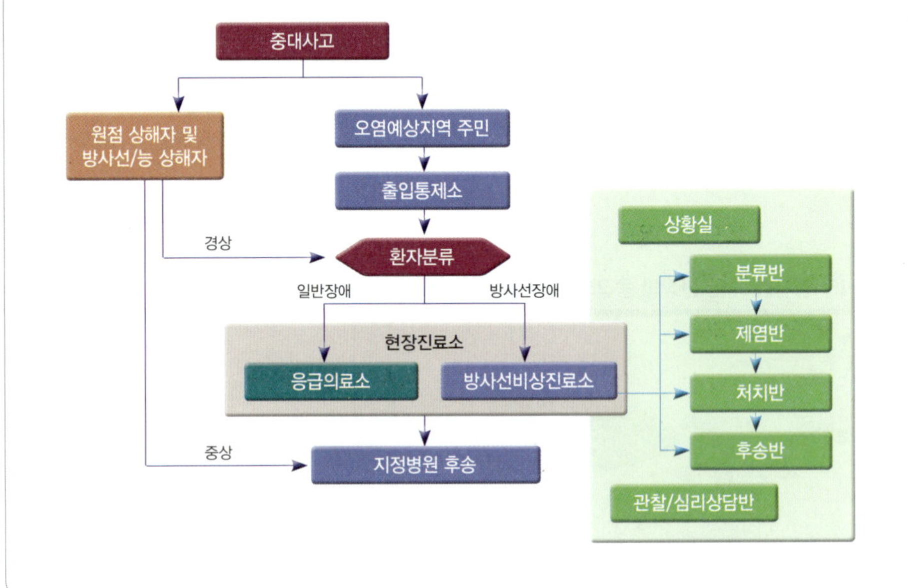

- 현장의료대응 제공 시 환자분류 중 일반상해와 방사선상해로 구분은 지자체 방사능방재 요원이나 기타 방사선오염측정기 운영이 가능한 요원, 또는 방사선비상진료기관에서 가능하며 현장방사선비상진료소는 방사선비상진료 지정기관이 설치하고 운영함

구분	역할 및 내용
상황실	현장방사능방재센터(또는 합동방사선비상진료센터)와의 연락망을 구축하여 실시간 사고에 대한 전문적인 자문 등을 전파하며, 각 반의 상해자에 대한 응급 치료 및 후송 여부에 대한 보고 및 결정 등과 함께 전반적으로 현장진료소를 지휘 · 조정하는 역할을 함
분류반	방사선학적으로 오염, 비오염으로 구분하여 응급의료소/방사선비상진료소/귀가 등으로 흐름을 결정하며, 의학적 손상에 따라 순위를 결정하여 응급치료 및 후송 순위를 결정함
제염반	경증중증의 제염 지침에 따라 제염을 시행한다. 내부오염이 의심되면 격리 병실을 갖춘 병원으로 후송함
처치반	제염된 상해자에게 귀가나 지정병원으로의 후송 전 의학적 상태에 따라 치료를 제공함
후송반	상황실 통제에 의해 지정된 병원으로 환자를 후송함
관찰/ 심리상담반	주민 교육장소나 개인 상담 장소를 별도로 운영하며, 개인 상담소는 오염과 상처가 있었던 사람들 중 불안을 호소하는 사람들을 대상으로 상담함
사망자 안치소	– 대중에게 노출되지 않도록 지정된 장소에 설치 – 사망자를 다룰 때에도 개인보호조치에 준하여 행동 – 망자낭을 이용하며, 내부오염 여부를 판단하기 위한 시료를 채취 – 망자낭에는 인적사항 라벨을 부착하며, 눈에 보이는 방사선 표지를 함 – 법률적 증거를 확보할 때까지 사망자를 둠

- 현장에서의 외부제염
  - 제염에 앞서 상해자의 의학적 안정을 우선, 제염으로 인해 상해자의 의학적 안정을 위한 행위가 미뤄지거나 방해되어져서는 안 됨. 신발을 포함한 모든 의복의 제거와 샤워로 오염의 95% 이상을 감소시킬 수 있음

- 현장에서 병원으로 상해자 이송
  - 가능하다면 현장에서 통제구역으로 들어가지 않았던 전문 의료인이나 보조의료원을 통해 부상자를 후송, 오염 상해자는 오염통제 절차에 따라 후송하고 처치를 시행함. 어떤 의심이라도 들면 비오염이 증명될 때까지 모든 피해자는 오염되었다고 추정함. 필요한 상황에서는 이동 중이더라도 의학적 사정과 처치를 지속해야 함

사. 병원의료대응

- 의료 정보 수집 : 사고내용, 위치, 유형, 방사능오염 유무, 오염물의 성질 등 사고에 대한 정보를 포함하여 환자에 대한 기본 정보 및 방사선오염 의심, 또는 확인 여부, 제염 등에 대한 정보를 수집함

- 방사성 상해환자 진료를 위한 준비

  ① 장비 보호
  - 방사선 비상진료를 위해 배정된 구역 내의 불필요한 장비와 시설 이동
  - 치료 테이블, 장비 등 표면 덮기

  ② 장비/물품 준비
  - 개인방호 장비, 방사능 오염과 감염 통제를 위한 장비 준비
  - 환자 진료에 필요한 장비와 물품 확인
  - 방사선 모니터링 장비와 시료채취 용기 확보
  - 고체 및 액체 방사능폐기물 용기 준비
  - 다양한 크기의 비닐봉지, 라벨지, 방사선 표지, 진료 일지, 기타 진료에 필요한 양식 및 서식지 등 준비
  - 앰뷸런스에서부터 응급실까지의 통로, 접수 구역 및 치료 구역 바닥의 오염방지 처리(미끄럽지 않은 포장용지로 덮고 가장자리 테이핑)
  - 통로를 표시하고 구역 설정 띠를 둘러쳐서 구역 설정

  ③ 환자 진료 준비
  - 진료 프로토콜, 절차서, 장비, 물품 및 진료일지 등의 가용 여부 확인

  ④ 방사선 방호
  - 장비 및 물품의 가용 여부 확인, 계측기 상태 체크, 방사선량 모니터링을 위한 측정 체크 포인트 설정(예 : 앰뷸런스 주차 구역, 비상진료 구역의 출입구 등)

  ⑤ 방호복 착용
  - 호흡기 보호장비 및 개인 방호장비 착용
  - 수술복위에 방수 가운 착용
  - 모자, 장화, 신발덮개 착용
  - 이중 장갑 : 의료진 보호를 위한 속장갑(파랑 등의 유색장갑) 착용 후 장갑 끝단은 소매 속으로 넣고 그 윗부분에 테이핑하며, 속장갑 위에 겉장갑(흰색)을 착용한다. 겉장갑은 오염된 경우나 환자 교체 시, 수시로 교환해야 하므로 테이핑하지 않음
  - 방호복 아래 선량계(dosimeter) 착용

  ⑥ 동선변경
  - 오염/피폭환자 진료와 관계없는 병원 직원, 병원 환자, 일반인의 이동 동선 변경

- 오염통제

① 외부 피폭 ± 외상 환자 처치 (비오염 환자군)

- 통상적인 응급 상황의 절차 적용
- 환자 오염 여부에 대한 정보가 없는 경우, 오염으로 간주

② 내외부오염 ± 외상 환자 처치

- 앰뷸런스 도착
  · 앰뷸런스 내부와 주변은 오염 구역으로 간주
  · 호흡기 보호장비와 개인 보호장비를 착용한 의료진이 오염관리구역 경계선에서 앰뷸런스팀 인수 인계

- 환자 이동
  · 병원 카트는 비닐과 시트를 3중으로 씌워 오염 확대 방지
  · 오염 관리구역 경계선을 기준으로 하여 양쪽으로 앰뷸런스 카트와 병원 카트를 나란히 설치(오염 구역 : 앰뷸런스 카트, 오염 관리구역 : 병원 카트)

- 작업 종료한 앰뷸런스 차량과 앰뷸런스 팀원
  · 개인선량계 반납
  · 방사선 오염 확인, 오염 시 제염 실시
  · 오염된 의복, 물품, 장비 등 오염 절차에 맞게 처리
  · 외부 모니터링, bioassay sample 등을 통해 내부피폭 확인

- 오염된 환자는 의학적 손상에 의한 환자 분류와 방사선학적 환자 분류를 실시
  · 생명이 위독한 상해자들은 방사선학적 분류 이전에 먼저 치료
  · 오염 여부에 대한 정보가 없는 경우, 모두 오염으로 간주
  · 비오염 시 통상적인 응급 환자 접수 절차대로 시행

- 제염과 적절한 후속 치료 계획 결정

- 응급실 1차 조치 후,
  · 음압격리병실에서 적절한 후속 치료
  · 상태에 따라 전문병원으로 후송

- 오염 환자 이동
  · 이동 경로 바닥의 오염 방지 작업
  · 내부오염 또는 의심 시 환자에게 마스크 착용

- 의료진 보호
  · 제염절차를 연기한 응급 환자의 치료 시에는 의료진은 반드시 호흡기 보호장비, 개인 방호장비를 적절히 착용
  · 의료진에게 허용된 최대 허용 선량(1차적으로 방사선작업종사자 선량 한도인 20~50mSv 정도)을 정하고 지속적인 모니터링 실시

- 방사성 물질 취급
  · 고준위 방사성 물질이나 파편이 상처 부위에 있는 경우
    : 방사선 안전 절차를 준수하며 최대한 신속히 파편 제거
  · 방사성 물질일 수도 있는 금속 파편
    : 손으로 직접 접촉은 피하고 방사선 피폭을 최소화하기 위해 long forcep을 사용하여 제거
  · 방사성 물질 제거 작업자는 반드시 개인 보호 장비 착용
  · 치료 시간 동안 선량률 모니터링 실시

- 방사성 물질 관리
  · 제거된 파편의 방사선 모니터링 실시
  · 적절히 차폐된 납 용기에 담아 병원 내 적절하고 지정된 장소에 보관

- 오염 환자의 혈관 내 주사
  · 피부 관찰 후 깨끗한 부위나 오염이 덜 한 부위 선정
  · 면봉 등으로 주사 자리 소독 후 실시

- 치료가 끝난 환자는 완충구역으로 이동, 방사성 오염 검사 실시 후 일반 구역으로 내보냄

- 응급실에서 첫 조치가 끝나면, 환자를 상태에 따라
  · 일반 병동의 입원실로 보내고 적절한 후속 치료 실시
  · 화상이나 성형 전문 병원으로 후송
  · 퇴원 후 통원 치료

- 폐기물 관리
  · 오염된 물품과 방사성 폐기물의 처리법과 보관 기간 결정
  · 단기간 보관 시에는 오염된 물품을 2중 비닐 bag에 넣어 보관 후 방사선 안전 관리 요원의 지도하에 일반인이나 의료진의 접근이 가장 적은 장소로 이동 보관

그림 A-18 방사선 상해자의 적절한 알고리즘 선택: 오염 및 피폭 평가

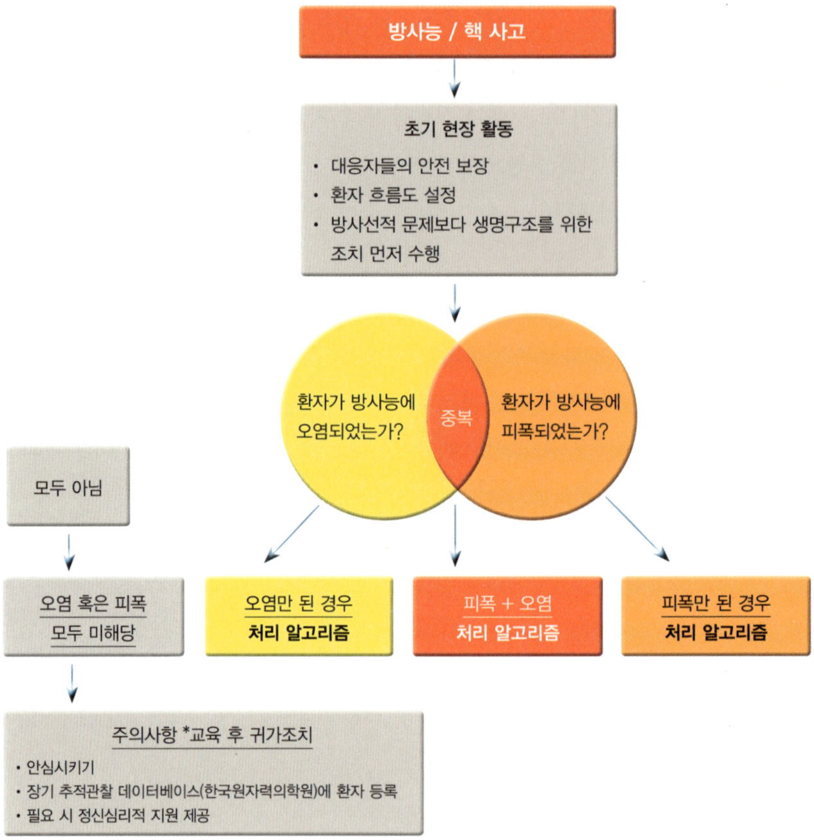

집에서 방사능 제염 수행 방법

1. 집에 도착하자마자, 생활공간에 오염을 확산시키지 말고 모든 의복(시계, 장신구 포함)을 탈의한다. 가능하면 외부 공간(예, 차고)에서 탈의한다.
2. 탈의한 모든 소지품을 조심스럽게 플라스틱 백에 넣고 밀봉한 후, 사람들이나 애완동물이 다니지 않는 외부 안전한 장소에 보관한다.
3. 비누와 미지근한 물(뜨거운 물 금지)로 머리부터 발끝까지 샤워한다. 거친 스폰지나 솔로 피부를 문지르지 않는다. 샴푸를 이용하여 머리를 감되, 린스는 사용하지 않는다.
4. 방사능에 오염된 소지품을 제거하기 위해 지정된 기관에 연락한다. 직접 소지품을 운반해서는 안 된다. 소지품을 씻거나 쓰레기통에 버리지 않도록 한다.
5. 사고의 오염 정도가 심하지 않고, 본인이 제염을 주의하여 한 경우, 피부나 의복의 방사성 오염이 장기적인 의학적 영향을 미치는 경우는 거의 없다.

부록 1 중증도분류표 서식

응급환자분류표(제22조제3항 관련)

(앞쪽)

응급환자분류표

No.

#

이름 : 연령 : 성별 :

주소 및 전화 :

발견된 장소 :

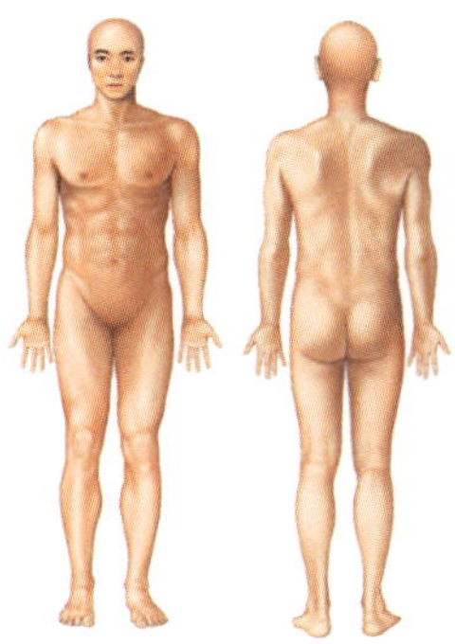

부상부위도

주요손상명

구급대 · 대원명	
이송의료기관	
이송시간	
사망(흑색)	O O
긴급(적색)	I I
응급(황색)	II II
비응급(녹색)	III III

(앞쪽)

<table>
<tr><td colspan="8"></td></tr>
<tr><td colspan="8">생체징후 및 처치</td></tr>
<tr><td>맥박</td><td></td><td>호흡</td><td></td><td>혈압</td><td></td><td>의식</td><td></td></tr>
<tr><td>시간</td><td colspan="7">처치내역</td></tr>
<tr><td></td><td colspan="7"></td></tr>
<tr><td colspan="2">사망(흑색)</td><td colspan="6">사망
생존불능</td></tr>
<tr><td colspan="2">긴급(적색)</td><td colspan="6">기도, 호흡, 심장이상
조절 안되는 출혈, 개방성 흉부 복부손상
심각한 두부손상, 쇼크, 기도화상
내과적 이상</td></tr>
<tr><td colspan="2">응급(황색)</td><td colspan="6">척추손상, 다발성 주요골절
중증의 화상, 단순 두부손상</td></tr>
<tr><td colspan="2">비응급(녹색)</td><td colspan="6">경상의 합병증 없는 골절, 외상, 손상, 화상
정신과적인 문제</td></tr>
</table>

※ 제작방법
- 세장으로 만들되 각 장이 동시에 기록될 수 있도록 제작
- 일련번호는 연번으로
- 환자의 분류 부분은 떼어 낼 수 있도록 제작

비고 : 구급대원은 이송반장 및 이송의료기관이 위 응급환자분류표를 각 1부씩 보관할 수 있도록 인계하여야 합니다.

부록 2 병원별 수용능력표

병원별 수용능력표

연번 (관리번호)	병원명	사상자 수용능력					비고
		긴급	응급	비응급	사망	계	

210mm×297mm(일반용지 60g/m²)

부록 3 사상자 이송현황

사상자 이송현황

문서번호 : 시행일 :

수신 : 발신 :

연번	성명	성별	연령	주소	이송병원	사상자분류	사상자특징
		남여	세				
		남여					
		남여					
		남여					
		남여					
		남여					
		남여					
		남여					
		남여					
		남여					
		남여					
		남여					
		남여					
		남여					
		남여					
		남여					
		남여					
		남여					
		남여					
		남여					
		남여					
		남여					
		남여					
		남여					
		남여					
□ 작성자 : 소속				직급	성명		서명(인)

※사상자 분류는 사망 · 긴급 · 응급 및 비응급으로 구분

210 mm×297 mm(일반용지 60 g/m²)

부록 4 DMAT 활동보고서

000 현장의료팀 활동 보고서

☐ 사건명:

☐ 출동요청일시: ☐ 출동요청자: ○119 ○중앙응급의료센터 ○기타 [ ]

☐ 출동자

번호	성명	직종	면허번호	출동일시	현장 도착일시	현장 철수일시	계좌번호
1	OOO	의사	11111	10:00	10:10	10:30	신한 000-000-000
2							
3							
4							
5							
6							
7							
8							
9							
10							

※출동일시는 병원출발일시로 기술

☐ 주요활동내용

☐ 비고(건의 및 개선사항)

작성일시: . . 작성자: (서명) 확인자: (서명)

부록 5 현장응급의료소 운영일지 작성 예

______________________사고 관련 상황업무 보고

20 . . OOO 보건소

<<**사고 개요**>>
○ 일 시 :
○ 장 소 :
○ 사고경위 :

□ 현 황

○ 인명피해

총 사상자: 명 (경상 : 명 , 중상: 명 , 사망: 명)				
이송 의료기관	계(환자 수)	경상	중상	사망
합 계				

□ 재난응급의료 지원 현황(인력)

○ 현장응급의료소 운영현황(총 명)

연번	중앙응급의료센터 (명)	DMAT(명)			보건소 (명)			
		직종	역할	이름	현장인원		병원파견 인원	

□ 재난응급의료 지원 현황(장비)

○ 현장응급의료소 텐트 :

□ 현장응급의료소 운영 실적

○ 진료 실적

현장응급의료소 진료실적: 총 명 (경상 : 명 , 중상: 명 , 사망: 명)				
이송 의료기관	계	경상	중상	사망
합 계				

□ 시간대별 조치사항

시간*	조치사항	비고
:	○ 상황수신	
:	○ 출동(보건소)	
:	○ 출동(DMAT)	
:	○ 현장도착(보건소)	
:	○ 현장도착(DMAT)	
:	○ 현장상황 파악 :	
:	○ 사상자 중간 집계 :	
:	○ 현장상황 파악 :	
:	○ 사상자 중간 집계 :	
:	○ 현장상황 파악 :	
:	○ 철수결정	
:	○ 현장상황 파악 :	
:	○ 사상자 최종 집계 :	
:	○ 철수	

* 시간표시: 24시간

* 현장상황 파악 및 사상자 집계 횟수는 상황에 따라 유동적으로 변경가능

부록 6 LTE 사용방법

1. 단말기 소개

RADGER1

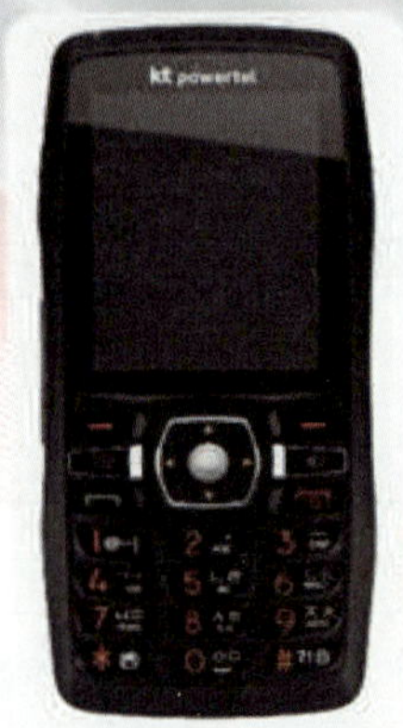

- 크기: 128.7 x 57.7 x 16.9mm
- 무게: 121g
- 대기시간: 최대 72시간
- 통화시간: 최대 176분

1. 단말기 소개(계속)

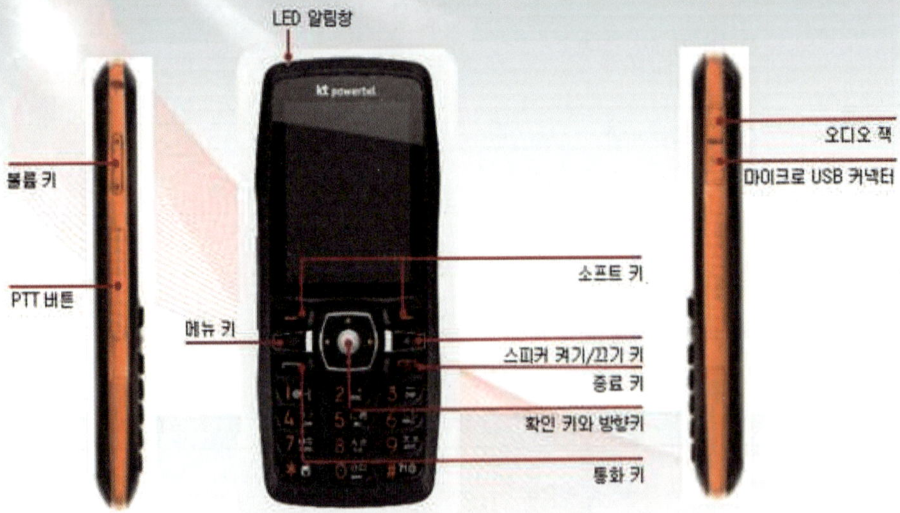

부록 6 화학사고 대응기관 연락처

단말기 기본적인 조작법

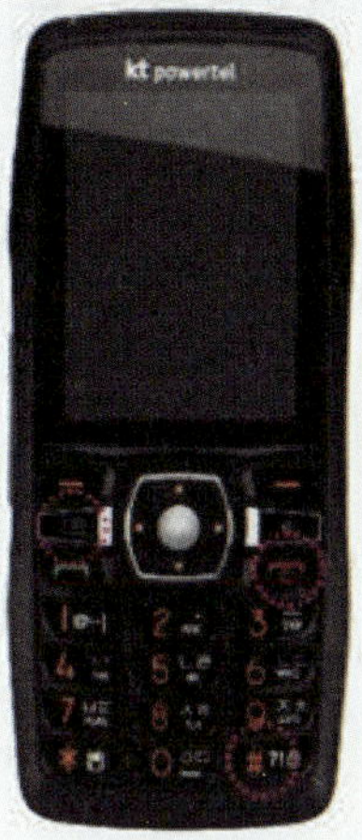

※ 전원 켜기 / 끄기(사용자 메뉴얼 5 page)

1. 단말기의 전원을 켜려면 종료/전원키를 수초간 또는 화면이 켜질 때까지 누른다.

2. 단말기의 전원을 끄려면 종료/전원키를 수초간 또는 화면에 종료 메시지가 뜰때까지 누른다.

3. 화면잠금 설정이 되어 있으면 "메뉴키"를 누른다음 "#" 키를 누르면 잠금 해제가 가능합니다.

무전통화 사용하기

1)개별무전통화(1:1 무전통화)
전국 어디서나, 버튼하나만 누르면 원하는 상대방과 1:1 무전통화로 즉시 연결되는 서비스

a) 초기화면상에서 상대방의 무전번호 직접 입력 또는 연락처 탐색 지정한다.
b) PTT키를 누르면 '삐릭'신호음 이후 키를 누른 상태에서 이야기를 한다.
c) 이야기가 끝나면 키를 놓는다.

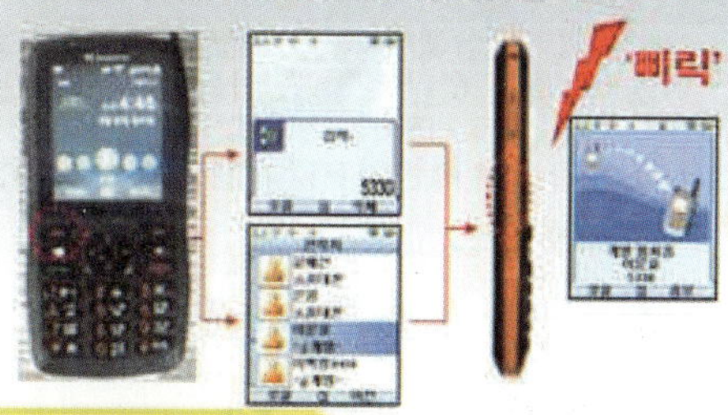

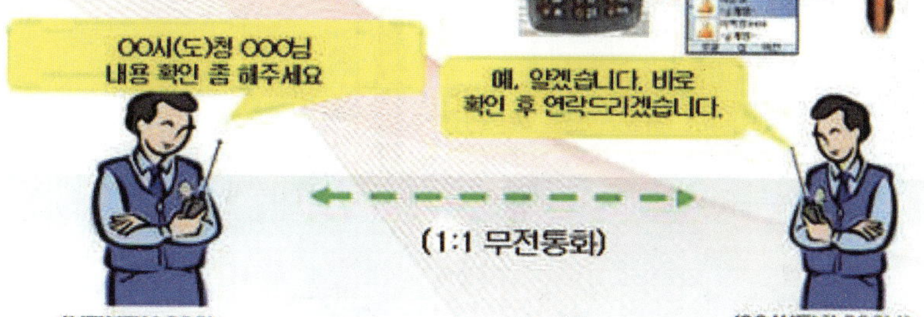

무전통화 사용하기(계속)

2) 호출통화 (개별통화 시도 시 상대방이 연락을 못 받았을 경우)
: 상대방이 수신할 때 까지 호출신호를 주기적으로 전송 (10초 마다)

a) 초기화면상에서 상대방의 무전번호 직접 입력 또는 연락처 탐색 지정한다.
b) 액정화면 하단에 '호출'이라는 문구가 뜨면 키패드의 좌측 점 버튼을 누르면 "호출가능 PTT누르기" 문구가 뜬다
c) 이후 좌측 측면의 PTT키를 누르게 되면 "호출성공" 메시지 확인 후 끝.

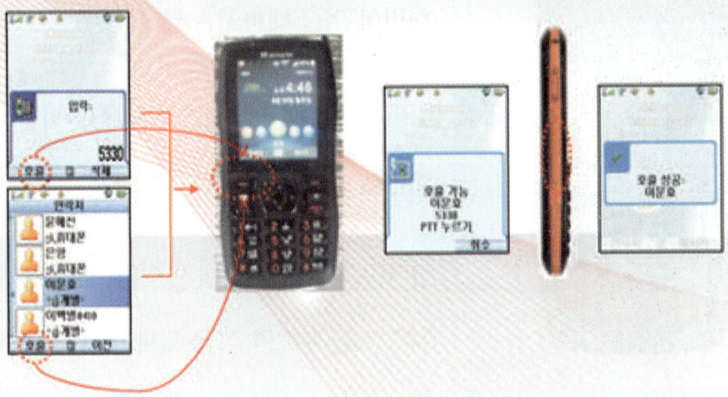

무전통화 사용하기(계속)

3) 그룹무전통화(1: 다수)
: 전국 어디서나, 버튼하나로 최대 99,999명까지 동시통화가 가능한 서비스

a) 초기화면상에서 해당 그룹번호를 직접 입력 또는 연락처 탐색 지정한다.
b) 액정화면 하단에 '합류'라는 문구가 뜨면 키패드의 좌측 점 버튼 ▬ 을 누르면 "가입완료" 메시지가 뜬다.
c) 이후 좌측 측면의 PTT키를 누르면서 개별통화와 같이 통화를 하면 전체그룹 통화 가능

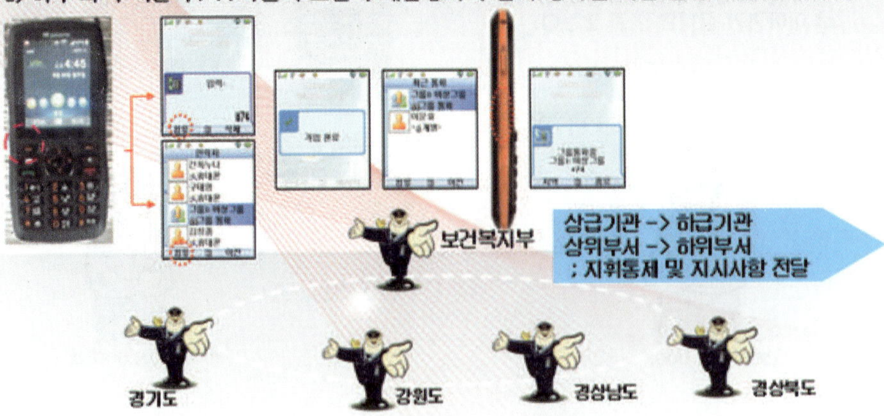

무전통화 사용하기(그룹통화)

단말기명칭	부여그룹	관할 시(도)명	비고
서울특별시_1	비상망 1,2,3 / 전국망 4,5,6 / 예비망 7,8,9, / 지역망 10,11,12	서울	
서울특별시_2	1,2,3,4,5,6,7,8,9, 10,11,12	서울	
서울특별시_3	1,2,3,4,5,6,7,8,9, 10,11,12	서울	
서울정보센터_1	1,2,3,4,5,6,7,8,9, 10,11,12	서울	
서울정보센터_2	1,2,3,4,5,6,7,8,9, 10,11,12	서울	
서울정보센터_3	1,2,3,4,5,6,7,8,9, 10,11,12	서울	
서울정보센터_4	1,2,3,4,5,6,7,8,9, 10,11,12	서울	
서울방재청_1	1,2,3,4,5,6,7,8,9, 10,11,12	서울	
서울방재청_2	1,2,3,4,5,6,7,8,9, 10,11,12	서울	
서울방재청_3	1,2,3,4,5,6,7,8,9, 10,11,12	서울	

1. 그룹통화의 이해
   가. 일반상황시 : 지역망_1 번사용 ex) 서울지역 #10번 : 타 지역기관 통화 불가
   나. 비상상황시 : 비상망_1번 사용 ex) 전국기관 동일 #1번 : 전국기관 통화 가능
2. 그룹이전사용법
   가. 비상상황 발생시 : 1. 관할시(도)에서 비상사태 안내 (비상망 접속 유도)
   2. 관할시(도) 안내에 따라 해당그룹합류
   가) 합류방법 : 안내그룹지명후 합류 – 가입완료 확인
   ex) 비상망 설정후 합류 or #1 누른후 합류

단말기 그룹 합류 방법

합류하고자 하는 그룹 번호 입력 -> 화면 왼쪽아래 합류설정

합류 방법
EX) 지역그룹 1(#10)
#10 -> 합류 -> PTT 버튼 누르기 -> 그룹통화 합류 성공(지역망)

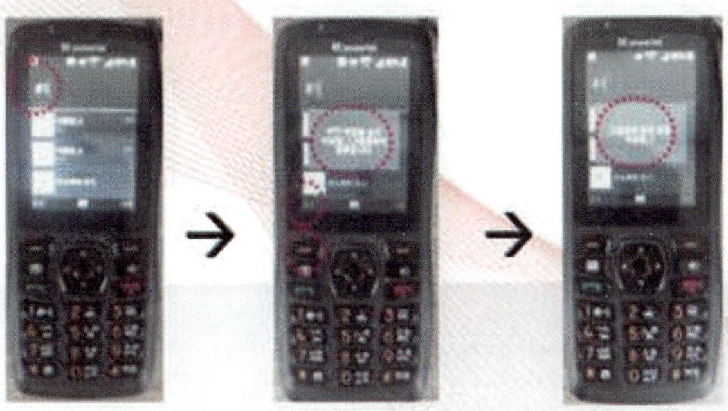

단말기 ID 및 합류 그룹 확인방법

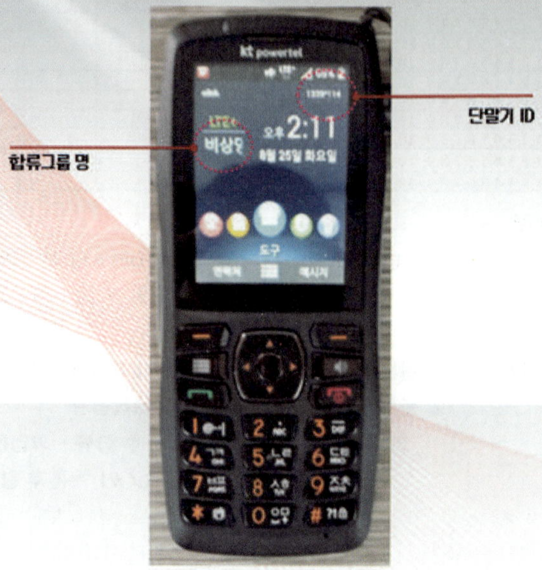

부록 6 화학사고 대응기관 연락처

담당구역	기관명	사무실(주간)	당직실(야간)
전국공통	화학물질안전원	042-605-7030	042-605-7030
전국공통	소방서	119	119
서울특별시, 인천광역시, 경기도	환경유역환경청	031-790-2896	031-790-2590
	시흥합동 방재센터	031-470-2412	031-470-2454
대전광역시, 세종특별자치시, 충청북도(원주지방환경청의 관할구역제외), 충청남도	금강유역환경청	042-865-0766	042-865-0800
	서산합동방재센터	041-661-5801	041-661-5880
전라북도	새만금지방환경청	063-270-1863	063-270-1890
	익산합동방재센터	063-839-5211	063-839-5200
광주광역시, 전라남도, 경상남도(하동군, 남해), 제주도	영산강유역환경청	062-410-5266	062-410-5115
	여수합동방재센터	061-690-1601	061-690-1658
부산광역시, 울산광역시, 경상남도(하동군, 남해군 제외)	낙동강유역환경청	055-211-1663	055-211-1789
	울산합동방재센터	052-228-5806	052-228-5868
대구광역시, 경상북도	대구지방환경청	053-230-6575	053-230-6600~2
	구미합동방재센터	054-459-1171	054-459-1109
강원도, 충청북도(충주시, 제천시, 괴산군, 음성군, 단양군)	원주지방환경청	033-760-6447	033-764-0982

부록 B | 국내의 각종사고 현황

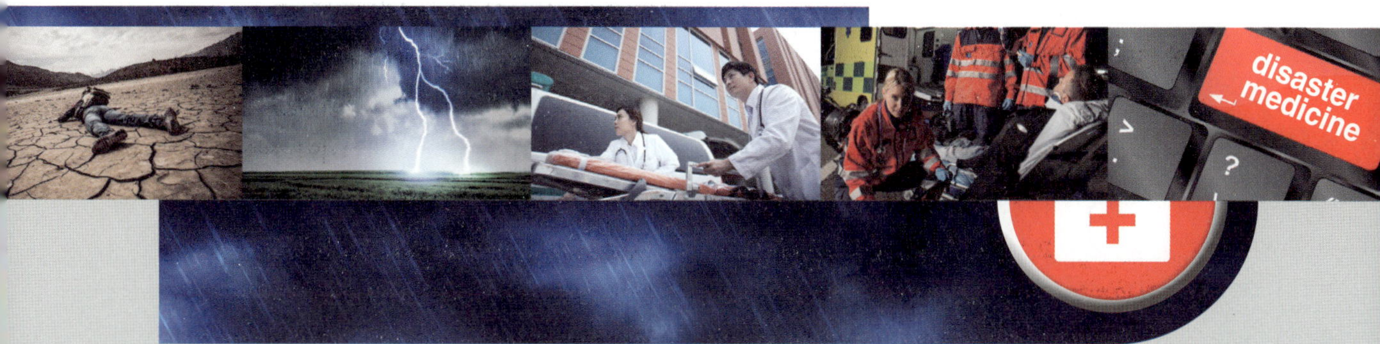

부록 B | 국내의 각종사고 현황

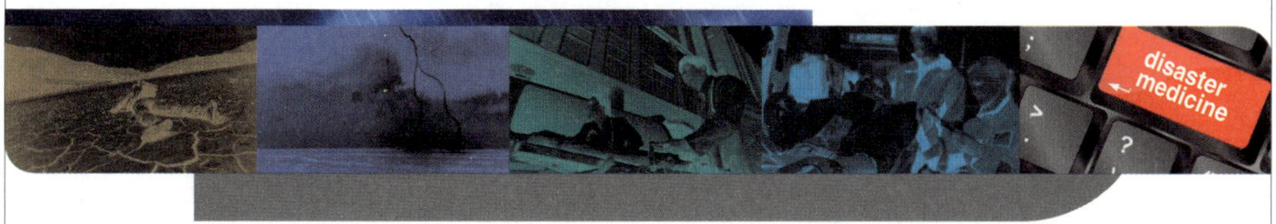

부록 1 특별재난지역 선포

가. 선정기준

재난 및 안전관리기본법 시행령 제 69조제1호에 따른 재난구호 및 재난복구 비용 부담기준 등에 관한 규정 제5조제1항에 따른 국고지원 대상 피해 기준금액의 2.5배를 초과하는 피해가 발생한 재난

선정범위	선정기준
최근 3년간의 평균 재정력지수가 0.1 미만인 시 · 군 · 구	총 재산피해액(농작물 및 동산과 공장의 피해액을 제외한다)이 45억원 이상인 경우
최근 3년간의 평균 재정력지수가 0.1 이상 0.2 미만인 시 · 군 · 구	총 재산피해액(농작물 및 동산과 공장의 피해액을 제외한다)이 60억원 이상인 경우
최근 3년간의 평균 재정력지수가 0.2 이상 0.4 미만인 시 · 군 · 구	총 재산피해액(농작물 및 동산과 공장의 피해액을 제외한다)이 75억원 이상인 경우
최근 3년간의 평균 재정력지수가 0.4 이상 0.6 미만인 시 · 군 · 구	총 재산피해액(농작물 및 동산과 공장의 피해액을 제외한다)이 90억원 이상인 경우
최근 3년간의 평균 재정력지수가 0.6 이상인 시 · 군 · 구	총 재산피해액(농작물 및 동산과 공장의 피해액을 제외한다)이 105억원 이상인 경우

1) 자연재난

재해명	연도	기간	선포 일자	선포지역	인명 피해(명)	피해액 (억원)	복구비 (억원)
제15호 태풍 루사	2002	8.30~9.1	09. 16	16개 시도 203개 시 · 군(전국 일원)	246	5조 1,479	7조 1,452
제14호 태풍 매미	2003	9. 12~13	09. 22	14개 시도 156개 시 · 군 · 구(건국 일원)	131	4조 2,225	6조 3,922
대설피해	2004	3. 4~5	03. 10	10개 시도 82개 시 · 군 · 구(전국 일원)	–	6,734	8,827
대설피해	2005	12. 3~24	12. 29	9개 시도 57개 시 · 군 · 구(전국 일원)	14	5,206	7,213
제3호 태풍 에위니아	2006	7. 9~29	07. 18 08. 10	7개 시도 39개 시 · 군 · 구	62	1조 8,344	3조 5,125
10. 22~24 호우 · 강풍 · 풍랑	2006	10. 22~24	11. 15	강원 · 강릉 · 동해 · 속초 · 속초 · 삼척 · 고성 · 양양	1	699	1,033
8. 4~15 집중호우	2007	8. 4~15	09. 11	강원 양구	–	322	893
제11호 태풍 나리	2007	9. 13~16	09. 20 10. 08	제주, 전남, 고흥, 보성, 화순, 완도	16	1,592	3,636
7. 23~26 호우	2008	7. 23~26	08. 01	경북 봉화	8	464	1,156
7. 11~16 호우	2009	7. 11~16	07. 31	양평, 홍천, 제천, 금산, 완주, 광양, 김해, 하동	12	2,302	6,793
12. 4~6 강풍 · 풍랑	2009	12. 4~6	12. 24	충남 서천	–	70	43
7월 호우	2010	7. 16~18, 23~24	08. 11	경남 합천, 충남 보령 · 부여	4	318	1,032
8. 13~18 호우	2010	8. 13~18	09. 03	전북 남원 · 익산 · 완주 · 임실 · 장수 · 진안, 전남 곡성	1	851	2,316
제7호 태풍 곤파스	2010	9. 1~3	09. 16	경기 화성, 충남 서산 · 홍성 · 예산태안 · 당진, 전남 신안	6	1,674	1,793
12. 29~1. 4 대설	2010	12. 29~1. 4	01. 24	전남 영암	–	383	167
2. 11~14 대설	2011	2. 11~14	03. 03	강원 강릉 · 삼천, 경북 울진	–	360	236
7.7~14 호우	2011	7.7~14	08. 02	전북 완주, 경북 청도, 경남 밀양 · 하동 · 산청	10	1,354	3,204
7. 26~29 호우	2011	7. 26~29	08. 08 08. 19	경기 동두천 · 남양주 · 파주 · 광주 · 양주 · 포천 · 연천 · 가평, 강원 춘천, 서울 서초, 경기 양평, 강원 화천	52	3,768	8,106
제9호 태풍 무이파 및 호우	2011	8. 6~10	08.19 09. 02	전북 정읍 · 임실 · 고창, 전남광양 · 굴 · 진도 · 신안, 경남 하동 · 산청 · 함양, 전북 남원 · 부안, 전남 완도	1	2,183	4,617

재해명	연도	기간	선포 일자	선포지역	인명 피해(명)	피해액 (억원)	복구비 (억원)
제14, 15화 태풍 덴빈 · 볼라벤	2012	8. 25~30	09. 03	전남 장흥, 강진, 해남, 영광, 신안	5	6,366	10,113
			09. 04	전남 고흥, 영암, 완도, 진도			
			09. 05	광남 남구, 전북 정읍, 남원, 완주, 고창, 부안, 전남 순천, 나주, 곡성, 보성, 무안, 장성, 제주			
			09. 13	충북 괴산, 충남 부여, 전북 김제, 전남 목포, 여수, 구례, 화순, 함평			
제16호 태풍 산바	2012	9. 16~17	09. 26	경북 포항, 경주, 김천, 고령, 성주, 경남 통영, 밀양, 거제, 남해, 산청, 함양, 거창, 합천, 전남 여수, 고흥(15개 지역)	2	3,657	9,175
7. 11~15, 7. 18 호우	2013	7. 11~15, 18	07. 27	경기 가평, 강원 춘천 · 홍천 · 평창 · 인제	1	940	2,425
7. 22~23 호우	2013	7. 22~23	08. 09	경기 이천 · 여주	3	625	1,321
8. 25 호우	2014	8. 25	09. 05	부산 북, 금정, 기장, 경남 창원, 고성	2	1,131	4,449

2) 인위재난

구분	삼풍백화점붕괴(주관 : 건교부장관)	동해안 산불(주관 : 농림부장관)
개요	• 발생일시 : '95. 6. 29 • 인명피해 : 사망 502명, 부상 937명 • 재산피해 : 건물 2동(지상5층, 지하4층) • 선포일시 : '95. 7. 19	• 발생일시 : '00. 4. 7 –4. 13 • 인명피해 : 사망 2명, 부상 17명 • 재산피해 : 277억(주택 321동 등) • 선포일시 : '00. 4. 17
지원	– 총 : 72,433백만 원 • 사고 수습 경비 : 12,035 • 피해업체 금융지원 : 19,228 • 세제지원 : 1,165 • 피해보상 융자지원 : 5,110 *사망자(2명) 위로금 16백만 원*	– 총 : 67,857백만 원 • 특별위로금 (복지부) : 3,244 • 농업시설복구지원 (농림부) : 17,547 • 어망 및 양식시설 (해수부) : 1,185 • 주택복구지원(건교부) : 8,343 • 특별교부세(행자부) : 12,035 • 산림복구지원(산림청) : 19,228 • 공장복구지원(중기청) : 1,165 • 지방자치단체 5,110 *사망자(2명) 위로금 16백만 원*

구분	대구지하철 화재(주관 : 건교부장관)	양양 산불(주관 : 농림부장관)
개요	• 발생일시 : '03. 2. 18 • 인명피해 : 사망 192명, 부상 148명 • 재산피해 : 지하철, 중앙로 역사 570억 • 인근상가 45억(166건) • 선포일시 : '03. 2. 19	• 발생일시 : '05. 4. 4 • 인명피해 : 없음 • 산림피해 : 973ha • 재산피해 : 230억(주택 163동 등) • 선포일시 : '00. 4. 7
지원	– 총 : 1,605억 원 **[중앙지원 1,147억 원]** • 피해자보상비 : 441억 • 긴급구조경비 : 5억 • 부상자치료비 : 45억 • 이재민구호비 : 38억 • 피해시설복구비 : 252억 • 전동차 구입 및 내연재 교체 : 366억 **[대구시 458억 원]** • 보상비용 및 치료비 : 213억 • 피해시설 복구 : 45억 • 지하철 운송수익 결손금 : 136억 • 전동차 구입 및 내연재 교체 : 64억	– 총 : 24,335백만 원 • 농업시설복구지원 (농림부) : 1,312 • 주택복구지원 (건교부) : 5,868 • 산림복구지원 (산림청) : 3,512 • 이재민구호 등 (소방방재청) : 503 • 군사시설 (국방부) : 2,263 • 문화재복구 (문화재청) : 8,885 • 공장시설복구 (산업자원부) : 200 • 공원시설 등 (환경부) :1,792

<table>
<tr><th colspan="4">허베이 스피리트 유류유출 사고</th></tr>
<tr><td>개요</td><td>• 발생일시 : '07. 12. 7
• 인명피해 : 없음
• 재산피해 : 어장 29,454km 및 해안 70.1km 오염
• 선포일시 :
– 충남 태안 등 6개 시 · 군 재난사태 선포 → '07. 12. 8
– 특별재난지역 선포 → '07. 12. 11
– 전남 신안 등 3개 군 특별재난지역 추가 선포 → '08. 1. 18</td><td>지원</td><td>– 총 : 843억 원

• 긴급생계안정자금 : 12,035
• 긴급방제 특별 교부세 : 75억(충남 60억, 전남 10억, 전북 5억)
• 세제 감면 · 유예, 금융지원(장기저리 융자) 등</td></tr>
</table>

<table>
<tr><th>재난명</th><th>발생일</th><th>피해내용</th><th>조치내용</th></tr>
<tr><td>(주)
휴브글로벌
불산
누출사고</td><td>'12. 9. 27</td><td>• 인명피해 : 사망 5명, 검진 · 치료 연인원 12,243명
• 재산피해 : 농작물 212ha, 가축 4,015두, 차량 1,954대
• 총복구비 : 55,441,634천 원(국비 38,809,144 /지방비 16,632,490)
<table>
<tr><th>부처별</th><th>분야별</th><th>총계</th></tr>
<tr><td>농수산식품부</td><td>농수산물, 농기계</td><td>13,272,032</td></tr>
<tr><td>지식경제부</td><td>공장, 법인차량</td><td>18,392,208</td></tr>
<tr><td>환경부</td><td>폐기물, 도배 · 장판, 건강검진(일반인)</td><td>4,192,849</td></tr>
<tr><td>보건복지부 방역 소독</td><td>27,754</td><td></td></tr>
<tr><td>국토해양부</td><td>주택</td><td>34,000</td></tr>
<tr><td>고용노동부</td><td>건강검빈(근로자)</td><td>182,161</td></tr>
<tr><td>소방방재청</td><td>생계지원금, 일반차량</td><td>4,367,250</td></tr>
<tr><td>산림청</td><td>임산물, 조경수, 가로수</td><td>14,440,380</td></tr>
<tr><td>중소기업청</td><td>소상공인</td><td>533,000</td></tr>
</table>
</td><td>• 선포 : '12. 10. 8</td></tr>
<tr><td>진도해상
여객선
(세월호)
침몰사고</td><td>'14. 4. 16</td><td>• 인명피해 : 304명(사망 295명, 실종 9명)
• 배상 및 보상 진행 중</td><td>• 선포 : '14. 4. 21
– 경기도 안산시
– 전라남도 진도군</td></tr>
</table>

부록 2 지역별 주요 재난사고 발생현황 ('93~'10년)

시도	건수	내용
계	118	
서울	17	성수대교('94), 아현동 도시가스 폭발('94), 삼풍백화점 붕괴('95), 용산 중산APT 화재('97), 한진아파트 축대 붕괴('97), 여의도 공동구 화재('00), 중곡동 신경외과 화재('00), 홍제동 주택 화재 및 건물 붕괴('01), 세곡동 비닐단지 화재('01), 미아동 LPG가스 폭발('01), 금호미술관 가스 누출('01), 불광시장 상가건물 붕괴('01), 삼선동 주택붕귀('04), 수유동 리모델링 건물붕괴('05), 종각역 지하상가 일산화탄소 누출('06), 숭례문 화재('08), 정부 중앙청사 화재('08)
부산	13	구포열차 전복('93), 구포대교 버스 추락('97), 장림동 화학약품공장 폭발('98), 부산골드파라쟈 화재('98), 바시선 폭발('99), 부일외고 수학여행 교통사고('00), 대우조선 헬기 추락('01), 시내버스 교통사고('01), 금정구 교통사고('03), 다대포항 앞선박좌초('06), 영도 카니발놀이 기구추락 사고('07), 영도구 상하이노래연습장 화재('09), 남포동 여인숙 화재('09)
대구	7	대구도시가스 폭발('95), 골든프라쟈 오피스텔 지하 붕괴('97), 지하철공사장 붕괴('00), 88 고속도로 교통사고('00), 대구지하철 방화사건('03), 대구수성구 열차 추돌사고('03), 수성동 목욕탕 폭발 화재('05)
인천	4	인천 미사일 폭발('98), 인천호프집 화재('99), 부평구 가스폭발('02), 인천대교 버스교통 사고('10)
대전	1	동구 주책가 LP 가스 폭발('01)
경기	23	경기여자기술학원 화재('95), 광명시장 화재('95), 남한강버스 추락사고('96), 동두천 산불('96), 과천경마장 사고('96), 안양 연립주택 붕괴('96), 부천 LP가스 폭발('97), 청북상수도가압장 붕괴('98), 부천 LP가스충전소 폭발('98), 화성 씨랜드 화재('99), 성남시 단란주점 화재('00), 안산시 공장 폭발화재('00), 광주예지학원 화재('01), 평택 화영아파트 LPG 폭발('03), 안양 제일여인숙 붕괴('04), 철산역 전동차 화재('05), 이천GS물류센터 신축공사장 붕괴('05), 이천 냉동창고 화재('08), 용인 고시원 화재('08), 이천 물류청고 화재('08), 판교 공사장 붕괴사고('09), 의정부 경전철 공사현장 붕괴('09), 천안 우체국 공사현장 매몰('09)
강원	10	태배탄광 매몰('96), 고성 산불('96), 북한강 준설선 침몰('96), 장성 광업소 탄광사고('97), 강릉 산불('98), 동해 산불('98), 영동고속도로 버스 충돌('98), 동해안 산불('00), 양양산불('05), 속초시 모델하우스 화재사고('06)
충북	3	우암상가 APT 붕괴('93), 충주호 유람선 화재('94), 경부고속도로(옥천) 교통사고('02)
충남	10	논산 정신병원 화재('93), 천안여관 화재(('01), 「임마뉴엘복음관」 화재사고('02), 경부고속도로 (천안) 교통사고('02), 서천군 금매복지원 화재('02), 천안초등학교 화재('03), 서해대교 교통사고 ('02), 당진동부제강 부두공사장 붕괴('07), 허베이스피리트유류유출하고('07), 서천군 마량항 어선충돌 사고('09)
전북	5	서해훼리오 침몰('94), 남원 철도건널목 충돌('97), 익산 LP가스충전소 폭발('98), 순창 용수로터널공사 안전사고('01), 군산 개복동 대가주점 화재('02)

시도	건수	내용
전남	9	아시아나 여객기 추락('93), 제5금동호 충동('93), 화순 철도건널목 충돌('95), 씨프린스호 기름 유출('96), 목포 주상복합건물 붕괴 위험('97), 여천공단 폭발화재('00), 순천 단란주점 가스폭발('01), 출입국관리사무소 화재('07), 고층 연도교 건설공사장 붕괴('07)
경북	6	포항 세라프할인매장 화재('01), 봉화군 관광버스 추락사고('03), 청도군 대흥농산 화재('03), 상주 시민운동장 안전사고('05), 인덕 노양요양센터 화재('10), 상주~청원간 고속도로 교통사고('10)
경남	5	거창산불('97), 진주 관광버스 추락('01), 김해 에어차이나 추락('02), 마산 미도장여관 화재(02), 창녕 화왕산 억새풀태우기 안전사고('09)
제주	2	북제주군 관광버스 교통사고('00), 다세대주책 가스폭발화재('06)
기타	3	KAL여객기 추락('97), 베트남기 추락('97), 골든 로즈호 충돌 침몰 사고('07)

부록 3 자연재난 피해현황

1. 한국의 대규모 풍수해 및 폭설일지

재해명	발생년월일	우심피해 지역	기상상황(단위 : mm)	피해내용	
				인명	재산
1. 을축년 대홍수	'25. 7. 18~9. 7	중부	–	517	0.89
2. 태풍「사라」	'59. 9. 15~9. 17	영동, 영남, 호남	최대일강우량 : 168.1(제주)	849	662
3. 안양, 시흥지구 수해	'72. 8. 19~8. 20	서울, 경기, 강원 충북	최대일강우량 : 313.3(수원)	550	265
4. 태풍「쥬디」	'79. 8. 25~8. 26	제주	최대일강우량 : 260.6 (서귀포)	136	502
5. 호우	'80. 7. 21~7. 23	충북, 충남, 경기, 강원	최대일강우량 : 217.0(제주)	160	1,255
6. '84 대홍수	'84. 8. 31~9. 4	서울, 경기, 강원	최대일강우량 : 314(속초)	189	1,643
7. 태풍「셀마」	'87. 7. 15~7. 16	남해, 동해	최대일강우량 : 216.8(고흥)	345	3,913
8. 중부지방 호우	'87. 7. 21~7. 23	중부	최대일강우량 : 517.6(부여)	167	3,295
9. 영호남 호우	'89. 7. 25~7. 25	충남 북, 전남 · 북, 경남 북	최대일강우량 : 335.6 (광주)	128	2,943
10. 태풍「쥬디」	'89. 7. 28~7. 29	서울 외 전지역	최대일강우량 : 221(거제)	20	1,132
11. 한강 대홍수	'90. 9. 9~9. 12	서울, 경기, 강원, 충북	최대일강우량 : 330.8 (대관령)	163	5,203
12. 중부 호우	'91. 7. 20~7. 26	경기, 강원, 충북	최대일강우량 : 308.5 (춘천)	70	1,132
13. 태풍「글래디스」	'91. 8. 22~8. 26	부산, 강원, 경북, 경남	최대일강우량 : 439(부산)	103	2,357
14. 태풍「재니스」및 호우	'95. 8. 19~8. 30	서울, 경기, 강원, 충남 · 북	최대일강우량 : 361.5(보령)	65	4,562
15. 경기 강원 북부 호우	'96. 7. 26~7. 28	경기, 강원	최대일강우량 : 268(철원)	29	4,275
16. '98 대홍수	'98. 7.31~8. 18	전국(제주제외)	최대일강우량 : 481(강화)	324	12,478
17. 태풍「예니」	'98. 9. 29~10. 1	전북, 전남, 경북, 경남	최대일강우량 : 516.4(포항)	57	2,749
18. 집중호우 태풍「올가」	'99. 7. 23~8.4	전국	최대일강우량 : 280.3 (철원)	67	10,490

재해명	발생년월일	우심피해 지역	기상상황(단위 : mm)	피해내용	
				인명	재산
19. 집중호우 태풍 「프라파룬」	'00. 8. 23~9. 1	전국(대구, 울산 제외)	최대일강우량 : 310(군산)	28	2,521
20. '01 폭풍설	'01. 1. 7~1. 9	전국	최대일강우량 : 98.2cm (대관령)	4	6,590
21. 8. 4~8. 11 호우	'02. 8. 4~8.11	경기, 강원, 충북, 경남 · 북 등	최대일강우량 : 571(양평)	23	9,181
22. 태풍 「루사」	'02. 8. 30~9. 1	전국	최대일강우량 : 897(강릉)	246	51,479
23. 태풍 「매미」	'03. 9. 12~9. 13	전국(서울, 인천 제외)	최대일강우량 : 453(남해)	131	42,225
24. 대설	'04. 3. 4~3. 5	충남, 충북, 대전, 경북 등	최대일강우량 : 49cm(대전, 문경)	–	6,734
25. 대설	'05. 13. 3~12. 24	광주, 충남, 전북, 전남	최대일강우량 : 59cm (정읍)	14	5,206
26. 2006년 태풍 「에위니아」 및 호우	'06. 7. 11~ 7. 20	경기, 강원 충북, 전남, 경북, 경남	최대일강우량 : 921.0(횡성)	62	18,344

2. 지진

1) 전세계의 주요지진 발생현황

발생년월일	지역	사망자 수(명)	규모(M)
1908. 12. 18	이태리, Messina	120,000	7.5
1915. 1. 13	이태리, Avezzano	30,000	7.0
1920. 12. 16	중국, Kansu	180,000	8.5
1923. 9. 1	일본, Kwanto	143,000	8.2
1932. 12. 26	중국, Kansu	70,000	7.6
1935. 5. 31	파키스탄, Quetta	60,000	7.5
1939. 1. 24	칠레, Chillan	30,000	7.8
1939. 12. 27	터키, Erzincan	23,000	8.0
1960. 2. 29	모로코, Agadir	14,000	5.9
1962. 9. 1.	이란북서부	14,000	7.3
1968. 8. 31	이란	11,600	7.4
1970. 5. 31	페루	66,000	7.8
1976. 2. 4	과테말라	22,000	7.9
1976. 7. 27	중국, Tangshan	242,000	7.6
1978. 9. 16	이란, Tabas	15,000	7.7
1988. 12. 7	아르메니아(구소련)	25,000	6.8
1990. 6. 20	이란, Rasht	45,000	7.7
1999. 8. 17	터키, Izmit	15,657	7.4
2001. 1. 26	인도, Gujurat	20,000	7.7
2003. 12. 26	이란, 남동부	26,200	6.6
2004. 12. 26	인도네시아, 수마트라	283,100	9.0
2005. 10. 8	파키스탄, 무자파라바드	86,000	7.6
2008. 5.12	중국, 쓰촨성	69,000	8.0
2010. 1. 13	아이티, 포르토프랭스	222,570	7.0

※역사적 최대피해 : 1556년 1월 23일 중국 Shensl 지진으로 830,000명 사망

2) 한국의 주요지진현황

발생년월일	규모(M)	진앙지
1978. 9. 16	5.2	충북 속리산부근지역
1978. 10. 7	5.0	충남 홍성군 홍성읍지역
– 홍성피해 : 인명 → 부상 2명, 자산→ 3억원(당해년도 산정금액) ※ 건물파손 118동, 성곽 25m 파손, 학교 9개교 149개 교실 파손		
1980. 1. 8	5.3	평북 서부 의주, 삭주–귀성지역
1982. 2. 14	4.5	황해도 사리원 남서부지역
2003. 3. 30	5.0	인천광역시 백령도 서남서쪽
2004. 5. 29	5.2	경북 울진 동쪽 약 80 km 해역
2007. 1. 20	4.8	강원도 평창군 도암면–진부면 경계지역
2014. 4. 1	5.1	충남 태안군 서격렬비도 서북서쪽 100 km 해역

3) 한국의 최근 지진발생현황 – 규모(M) 4.0 이상

(단위 : 회)

발생년월일	규모(M)	진앙지
1982. 2. 14	4.5	황해도 사리원 남서부지역
1982. 3. 1	4.7	경북 울진 북동쪽 약 45 Km 해역
1982. 8. 29	4.0	서해중부 덕적군도 서쪽 해역
1983. 9. 17	4.2	황해도 열악산 북서 지역
1985. 1. 14	4.2	부산 남동쪽 약 90 Km 해역
1985. 3. 25	4.0	서해중부 영흥도부근 해역
1987. 3. 6	4.0	평남 대동강하고 남포부근 지역
1992. 1. 21	4.0	울산광역시 남동쪽 약 50 Km 해역
1992. 11.4	4.4	전남 서쪽 약 320 Km 해역
1992. 12. 13	4.0	울산광역시 남동쪽 약 70 Km 해역
1993. 3. 28	4.5	제주도 서쪽 약 230 Km 해역
1994. 4. 22	4.6	울산광역시 남동쪽 약 175 Km 해역
1994. 4. 23	4.5	울산광역시 남동쪽 약 175 Km 해역
1994. 4. 23	4.1	울산광역시 남동쪽 약 150 Km 해역

발생년월일	규모(M)	진앙지
1994. 7. 26	4.9	전남 홍도 서북서쪽 약 100 Km 해역
1995. 7. 24	4.2	서해 백령도 북서쪽 약 30 Km 해역
1996. 1. 24	4.2	강원도 양양 동쪽 약 80 Km 해역
1996. 12. 13	4.5	강원도 영월 동쪽 약 20 Km 지역
1997. 6. 26	4.2	경북 경주 남동쪽 약 9 Km 지역
1998. 2. 10	4.1	서해 백령도 북서쪽 90 Km 해역
1999. 1. 11	4.2	강원도 속초 북동쪽 약 15 Km 해역
2001. 11. 24	4.1	경북 울진 동남동쪽 약 50 Km 해역
2002. 8. 10	4.0	전남 흑산도 서북서쪽 약 195 Km 해역
2003. 3. 23	4.0	전남 홍도 북서쪽 약 50 Km 해역
2003. 3. 30	5.0	인천광역시 백령도 남서쪽 약 80 Km 해역
2003. 6. 9	4.0	전북 군산시 서쪽 약 280 Km 해역
2004. 5. 29	5.2	경북 울진 동쪽 약 80 Km 해역
2005. 6. 29	4.0	경남 거제 동남동쪽 약 54 Km 해역
2007. 1. 20	4.8	강원도 평창군 도암면-진부면 경계지역
2008. 5. 31	4.2	제주 제주시 서쪽 78 Km 해역
2009. 5. 2	4.0	경북 안동 서남서쪽 2 Km 지역
2011. 6. 17	4.0	인천 백령도 동남동쪽 13 Km 해역
2013. 4. 19	4.9	전남 신안군 흑산면 북서쪽 101 Km 해역
2013. 5. 18	4.9	인천 백령도 남쪽 31 km 해역
2013. 9. 11	4.0	전남 신안군 가거도 남남동쪽 60 Km 해역
2014. 4. 1	5.1	충남 태안군 서격렬비도 서북서쪽 100 Km 해역

부록 4 대형화재현황

일시	장소	원인	인명피해			피해액
			계	사망	부상	
'94. 8. 10	제주국제공항 국내선 대한항공 여객기	착륙중 충돌	9		9	600억원
'94. 10. 24	충북 단양군 적성면 충주호 충주관광 5호	엔진과열 추정	62	29	33	260만원
'94. 12. 7	서울시 마포구 아현동 한국가스 공급기지	누출가스 화재	61	12	49	60만원
'95. 4. 28	대구시 달서구 상인동 지하철 공사장	노출가스 화재	278	102	176	213만원
'95. 8. 21	경기 용인군 구성면 경기여자기술학원	방화	53	37	16	650만원
'95. 12. 31	경기 광명시 광명3동 광명시장상가	전기	6		6	133억원
'96. 10. 7	대전기 유성구 원내동 충남방적	전기				122억원
'97. 3. 30	서울 용산구 이촌2동 증산아파트	미상	18	2	16	
'98. 10. 29	부산 서구 암남동 사마동범창콜드프라자	우레탄발포기 전기배선 과부하	43	27	16	3억3천만원
'98. 12. 11	대전시 유성구 원내동 충남방적	전기	10		10	48억원
'99. 5. 13	울산시 남구 고사동 110 S.K(주) HOU공장	폭발화재 추정	4		4	157억원
'99. 10. 30	인천시 중구 논현동 27-14 히트노래방	화기취급 부주의	137	57	80	64백만원
'00. 2.18	여의도 공동구	전력과부하 전기누전				5,300백만원
'00.10.18	성남시 단란주점	환풍기모터가열	7	7	-	20백만원
'00. 11. 2	경기 안산시 목내동 반월공단 단일화학	화학반응 폭발	53	5	48	260백만원
'00. 11.11	중곡동 신경정신과의원	방화	33	8	25	병원내부 일부소실

일시	장소	원인	인명피해			피해액
			계	사망	부상	
'01. 3. 4	서대문구 홍제동 주택화재 및 붕괴매몰		9	6	3	주택 80평 1,2층 붕괴
'01. 3. 4	강남구 세곡동 비닐단지	전기누전	10	10	–	11백만원
'01. 5. 16	경기 광주 예지학원	담뱃불	33	10	23	양식조립식 판넬 5층, 집기류소실
'02. 1. 29	전북군산 개복동 대가주점	전기히터가열	15	15	–	1,765만원
'02. 5. 1	경남마산 마도장여관	전기 또는 노숙자실화	15	9	6	31.5백만원
'02. 12. 10	서천 금배복지원	전기	9	9	–	
'03. 2. 18	대구지하철(중앙로역)	방화	340	192	148	615억원
'03. 3. 26	천안초등학교 축구부합숙소	전기	25	9	16	1,600만원
'05. 4. 4	강원 양양 산불	입산자 실화추정	–	–	–	산림 973ha 건물 544동 230억
'05. 9. 2	대구수성동 목욕탕 건물 폭발 · 화재	지하기름탱크 유증기폭발	54	5	49	피해건물전소
'05. 9. 27	대구수성씨티월드빌딩	유증기폭발	58	5	53	
'05. 12. 29	대구 서문시장	전기	–	–	–	186억원
'06. 7. 19	서울 파워노래연습장 (나우고시텔)	방화	20	8	12	
'06. 10. 20	공주 원희정신과의원	방화	23	5	18	
'07. 2. 11	여수출입국관리사무소	방화추정	26	8	18	500만원
'08. 1. 7	경기이천냉동창고	방화	50	40	10	7,877천원
'08. 2. 10	서울숭례문화재	방화	0	0	0	10,000천원
'08. 7. 25	경기용인 고시원	방화추정	10	7	3	30천원
'08. 12. 5	경기이천물류창고	용접부주의	13	7	6	53,100
'09. 1. 14	부산시 영도구 남항동 155-1 (상하이노래주점)	전기	9	8	1	30,122천원

일시	장소	원인	인명피해			피해액
			계	사망	부상	
'06. 10. 20	공주 원희정신과의원	방화	23	5	18	
'07. 2. 11	여수출입국관리사무소	방화추정	26	8	18	500만원
'08. 1. 7	경기이천냉동창고	방화	50	40	10	7,877천원
'08. 2. 10	서울숭례문화재	방화	0	0	0	10,000천원
'08. 7. 25	경기용인 고시원	방화추정	10	7	3	30천원
'08. 12. 5	경기이천물류창고	용접부주의	13	7	6	53,100
'09. 1. 14	부산시 영도구 남항동 155-1 (상하이노래주점)	전기	9	8	1	30,122천원
'09. 2. 9	경남창녕화왕산 억새풀태우기	돌풍	88	7	81	90,000천원
'09. 5. 21	부산시 북구 덕천동 317-4 (남해고속도로 덕천IC부근 차량화재)	교통사고	5	5	0	31,130천원
'09. 6. 26	부산시 중구 남포동5가 28-6 (현대여인숙)	미상	6	5	1	20,813천원
'09. 11. 14	부산시 중구 신창동3가 13-1 (실내실탄사격장)	화학적요인	16	10	6	45,529천원
'10. 11. 12.	경북 포항시남구 인덕동 161-2 (인덕노인요양센터)	전기적요인	10	10	0	9,876천원
'10. 11. 22.	서울 강남구 삼성동 141-4 (임성빌딩)	방화	28	4	24	94,672천원
'12. 1. 13.	경기도 고양시 일산서구 대화동 명진프라자	전기적요인	23	-	23	30백만원
'12. 5. 5.	부산시 부산진구 부전동 시크노래타운	전기적요인	42	9	33	81백만원
'12. 5. 10.	경기도 의정부시 용현동 ㈜뉴빛공장	원인미상	-	-	-	3,019백만원
'12. 5. 12.	울산시 울주군 범서읍 일신파크맨션	원인미상	18	-	18	89백만원
'12. 6. 7.	전남 목포시 상동 주택	원인미상	5	4	1	27백만원

일시	장소	원인	인명피해			피해액
			계	사망	부상	
'12. 8. 1.	부산시 사상구 감전동 ㈜ 빅토스공장	원인미상	12	2	10	1,284백만원
'12. 8. 5.	인천시 서구 경서동 에스엔씨 로지스텍스 (물류창고)	자연발화	3	–	3	3,849백만원
'12. 8. 13.	서울시 종로구 소격동 국립현대미술관 신축공사장	전기적요인	28	4	24	250백만원
'12. 8. 17.	강원도 삼척시 중앙시장길 엘엔지노래타운건물	원인미상	45	–	45	1,531백만원
'12. 8. 26.	경남 김해시 주촌면 내삼리 부경축산물공판장	전기적아크	–	–	–	4,643백만원
'12. 10. 2.	울산시 남구 삼산로 랑데부모텔	원인미상	25	–	25	43백만원
'12. 12. 31.	경기도 고양시 일산서구 구산동 한국화이트산업	원인미상	3	1	2	1,936백만원
'13. 1. 2.	경기도 양주시 고덕로 160 현진에버빌	촛불취급 부주의	13	–	13	15백만원
'13. 1. 4	경기도 남양주시 오남읍 진건오남로 797 청구아파트	방화	19	–	19	54백만원
'13. 3. 9.	경북 포항시 북구 용흥동 122 임야	불장난	27	1	26	1,093백만원
'13. 3. 14.	전남 여수시 여수산단2로 대림산업 여수HDPE공장	화학적폭발	17	6	11	49백만원
'13. 3. 23.	제주특별자치도 제주시 동광로 55 황금불가마	용접부주의	14	–	14	8백만원
'13. 5. 3.	경기도 안성시 일죽면 사실로 코리아냉장	원인미상	–	–	–	98,872백만원
'13. 6. 28.	경기도 의정부시 용현로 143 신안아파트	담뱃불 취급부주의	10	–	10	4백만원
'13. 9. 11.	경기도 평택시 세교3로 24 한성이발관	가스폭발	19	–	19	95백만원
'14. 3. 9.	경기도 안성시 ㈜DAP		–	–	–	257억원

일시	장소	원인	인명피해			피해액
			계	사망	부상	
'14. 4. 28.	대전 대덕구 대화동 227 ㈜아모레퍼시픽	원인미상	–	–	–	13,793백만원
'14. 5. 26.	경기도 고양시 일산동구 백석동 1242 고양종합터미널	가스누출	124	8	116	14,466백만원
'14. 5. 28.	전남 정성군 삼계면 565-5 효사랑병원(요양병원)	방화	29	21	8	14백만원
'14. 9. 30.	대전 대덕구 목상동 100 한국타이어	원인미상	–	–	–	15,545백만원
'14. 10. 18.	서울시 강서구 화곡동 924-1 타임모텔	전기적요인	35	1	34	260백만원
'14. 11. 15.	전남 담양군 대덕면 8-1 황토흙펜션	부주의	10	4	6	14백만원
'14. 11. 30.	경기도 고양시 일산서구 주엽동 102-2 동주오피스텔	방화	20	–	20	145백만원
'14. 12. 13.	경기도 고양시 일산동구 장항동 741-3 이레21상가 설빙	원인미상	39	–	39	361백만원
'15. 1. 10.	경기도 의정부 대봉그린아파트		130	5	125	46억원
'15. 3. 22.	인천 강화도 캠핑마을		7	5	2	0.05억원
'15. 4. 3.	부산 연제구 부산오토마트		1	–	1	90억원
'15. 5. 25.	경기도 제일모직 물류창고		1	1	–	319억원
'15. 8. 21.	경기 평택 진양폴리우레탄		–	–	–	326억원
'15. 8. 24.	경남 거제시 대우조선해양		9	2	7	150억원

부록 5 주요 붕괴사고 일지

일시	장소	원인	인명피해			피해액
			계	사망	부상	
'93. 1. 7	충북 청주시 우암상가 아파트	화재로 인한 가스 폭발로 건물붕괴	76	28	48	상가 52 아파트 59세대 (756)
'94. 10. 21	서울 성동구 성수대교 붕괴	용접시공의 결함 제작오차 등 부실시공	49	32	17	교량상판 1구간 차량 6대 (6,129)
'95. 6. 29	서울 서초구 삼풍백화점 붕괴	설계 및 시공이 부실한 건물 초과 사용	1,440	502	938	건물1동, 차량310 869개 업주 물품파손 (354,898)
'96. 8. 28	경기 안양시 안양연립주택 붕괴	터파기 공사 중 토류벽이 토압에 밀림				주택1동 완파 주택2동 반파
'97. 1. 18	대구시 북구 골드프라자 오피스텔 붕괴	설계부적정 시공불량				차량 3대 (424)
'97.5.14	서울 성북구 한진아파트 축대붕괴	침수로 인한 축대붕괴				승용차 7대 오토바이 2대 상가일부파손(315)
'98. 2. 23	경기 평택시 청북 상수도가압장 붕괴	부실시공	11	5	6	시공중인 건축물 스라브기둥 18개 파손 (409)
'99. 4. 18	부산 사상구 주례1동 주례현대(아)단지내	스라브의 노후상부 하중과다				10억원
'00. 1. 22	대구중구 남산4동 신남네거리지하철2 호선공사장	지반붕괴	4	3	1	3,500만원
'01. 1. 19	전북 순창군 용수로터널 공사장	암반발파중 안전부주의	5	5		터널일부 파손
'01. 8. 4	서울 은평구 대조시장 인근상가	건물노후	11	1	10	건물 1, 2층 전파
'02. 7. 19	서울 성북구 종암1동 25-6 구광빌딩	2~5층 철골 바닥붕괴	8	1	7	건물 2~4층 파손
'03. 10. 19	서울시 동대문구 휘경동	3층 주택	–	–	–	3층 주택전도로

일시	장소	원인	인명피해			피해액
			계	사망	부상	
'04. 5. 4	성남 분당구 운중동 빌라신축 공사현장	콘크리트 타설 중 콘크리트 받침대 붕괴	4	3	1	
'04. 9. 6	안양시 만안구 안양1동 (제일여인숙)	건물 노후로 인한 붕괴	6	–	6	200백만원
'04. 9. 17	성북구 삼선동1가 306–3호외	건축물 노후로 인한 붕괴	1	–	1	건물1동 완파
'04. 11. 2	부산 차량기지내 모타카동	콘크리트 타설 중 콘크리트 하중을 지탱하지 못한 거푸집 붕괴	11	1	10	
'05. 6. 24	서울 강북구 수유동 리모델링건물	리모델링 공사 중 무리한 증축으로 인한 붕괴	8	1	7	2층건물 전파
'05. 10. 6	경기이천 GS물류센터 신축공사장	시공순서 무시 및 무리한 시공 추진	14	9	5	
'07. 4. 5	전남 고흥군 연도교 건설공사장	교량상판 슬라브 작업 중 동바리 붕괴	12	5	7	
'07. 10. 19	충남 당진 동부제강부두 공사현장	철재거푸집 설치 후 레미콘 타설 시 철재거푸집 붕괴	8	5	3	50백만원
'09. 2. 15	판교 공사장	터파기 공사현장에서 지반약화로 추정되는 붕괴	11	3	8	공사장 붕괴 등
'09. 7. 25	의정부 경전철 공사현장	갠트리크레인과 상판끝조각 버팀대가 쇠사슬로 연결된 것을 풀지않고 크레인을 이동시키다 상부구조물(런칭거더) 지지대를 때려 붕괴시킨 사고로 추정	13	5	8	크레인 붕괴 등
'10. 7. 26	천안 청당동 우체국 공사현장	터파기 공사현장에서 마무리 작업 중 비탈면의 흙이 붕괴되면서 매몰	3	1	2	공사장 붕괴 등

일시	장소	원인	인명피해			피해액
			계	사망	부상	
'11. 6. 29	서울 노원구 월계동 지하철1호선 이설 공사구간	선로 이설공사현장에 산사태 발생으로 철도 옆 도로를 주행 중이던 차량 3대가 토사에 묻힌 사고	4	1	3	산사태로 공사현장 붕괴
'11. 7. 20	서울 강동구 천호동 419-1	후면 3층 노후건물 보수공사 중 붕괴로 인부 13명 중 1층 하수관 철거작업인부 2명 사망	8	2	6	공사장 붕괴
'12. 1. 10	서울 강남구 역삼동 대림빌딩 철거현장	철거 잔해물의 무게를 감당하지 못하고 6층에서 지하층까지 붕괴되면서 3층에서 산소통을 운반 중인 현장인부 매몰	2	1	1	공사장 팬케이크형 붕괴
'13. 7. 30	서울 강서구 방화동 방화대교 증축 공사현장	고가도로 상판위에서 방호벽 타설작업 중 교각상판이 붕괴되면서 작업인부 3명이 상판아래에 깔린사고	3	2	1	3명모두 중국인
'14. 2. 17	경북 경주시 양남면 마우나리조트 체육관	부산외대 신입생 OT 행사 중 체육관지붕이 붕괴되어 다수 사상자 발생	115	10	105	건축물 지붕붕괴
'15. 2. 11	서울 동작구 사당동 사당종합체육관	신축공사장 지상 2층 거푸집공사 중 붕괴사고 발생	11	–	11	공사장 붕괴
'15. 3. 25	경기 용인시 처인구 남사면 도로건설공사현장	교각공사현장에서 콘크리트 타설작업 중 상판거푸집이 붕괴되면서 작업 중이던 인부 추락 매몰	9	1	8	공사현장 교각붕괴

부록 6 주요 폭발사고 일지

일시	장소	원인	인명피해			피해액
			계	사망	부상	
'94. 12. 7	서울 마포구 아현동 도시가스 폭발	계량기 점검 시 전동밸브 틈새로 가스방출에 의해 모닥불 불시 점화폭발	113	12	101	건물 145동 차량 92대 물품 431점 (14,934)
'95. 4. 28	대구시 달서구 도시가스 폭발	신축공사장 도시가스관 파손으로 지하철공사장 가스유입에 따른 원인불명에 의해 폭발	303	101	202	건물 346동 차량 150대 (50,835)
'97. 3. 4	경기 부천시 LP 가스 폭발	부부싸움끝에 LP가스를 폭발시킴	14	3	11	주택완파1 반파1 부분파손 13동 (8.5)
'98. 3. 3	부산시 사하구 장림동 화학약품공장 제조반응기 폭발	냉각장치 고장으로 약품 반응기 과열 폭발	41	1	40	공장건물 1동 인근건물 3동 차 37대(79)
'98. 9. 11	경기 부천 LP가스충전소 폭발	충전작업 중 부주의로 호스이탈로 누출된 가스에 인화되어 폭발	84	1	83	공장건물 12동 충전소 소실 차량 122대 소실 (6,490)
'99. 5. 31	사하구 다대1동 한진중공업앞 해상	산소절단기 불티에 의한 유증기 및 가스폭발	7	3	4	(198)
'00. 9. 2	경기 시흥시 시흥공단내 대흥정공	LPG 과열	19	13	6	(45)
'01. 4. 8	서울 강북구 미아4동 요식업소 폭발	체류된 가스가 인화 · 폭발한 사고임	24		24	10
'01. 9. 15	전남 순천시 동외동 단란주점 폭발	지하에 체류되었다가 가스가 라디테레 인화 · 폭발한 사고임	27	6	21	1,390
'01. 12. 29	대전 동구 홍도동 단독주택 폭발	가스난로를 주방에서 거실로 변경 설치 후 가스폭발	27		27	20
'02. 3. 20	인천 부평구 부평동 다가구 폭발	LP가스에서 도시가스로 전환하면서 기존 LP 가스시설을 철거하지 않고 방치하던 중 호수를 통하여 인화 · 폭발한 사고임	27	6	21	1,390

일시	장소	원인	인명피해			피해액
			계	사망	부상	
'03. 11. 17	경기도 평택시 진위동 가곡리 화영아파트	가스유출로 인한 폭발	16	2	14	657
'04. 1. 13	울산 드럼세척건조 압축처리시설 공사장	배관 절단작업 중 가연성 가스에 의해 폭발	3	3	0	
'04. 3. 11	창원시 신촌동 삼성 HSD엔진(주)	엔진블럭 내부의 과압에 의해 활유 분출로 폭발	12	3	9	
'04. 5. 7	진해시 원포동 STX 전선소 건조석박내	유조선 물탱크 방청작업 중 에폭시 등의 가연성 증기가 미상의 점화원에 의해 착화되어 폭발	2	1	1	
'05. 9. 2	대구 수성동 목욕탕건물	지하 기름탱크 유증기 폭발	54	5	49	피해건물 전소, 주변건물 28동 유리창 파손, 차량 27대, 가로등 1개 파손
'06. 9. 18	제주 다세대주택	거주자가 LPG가스를 고의누출로 원인미상의 불씨에 의해 폭발	21	1	20	은하빌라 301호 (79㎡) 전소 및 인접건물 3개동 파손 인접건물 24개동 유리창 및 차량 16대 파손
'08. 9. 22	경기 여주 상가건물	LP가스통에서 지하다방으로 연결되는 배관중 파이프와 부식된 노후배관 고무호스 연결부위 이탈되어 가스누출로 폭발	21	2	19	지하다방 천정일부 붕괴
'10. 8. 9	서울시 지하철5호선 행당역 4번출구 앞 도로상	241B 시내버스가 신호대기 정차 중 차량하부에 장착된 CNG 용기 8개 중 차량 앞부분 1번용기에서 원인미상 파열이 발생	17	–	17	중상 1, 경상 16 시내버스 반파, 인근차량 3대 유리파손, 4개점포 유리창 파손

부록 7 주요 항공사고 일지

일시	장소	사고내용	피해내용
'93. 6. 14	잠실헬리포트 부근한강	선경건설 헬리콥터(S-76)가 영화 촬영 중 한강에 추락	사망 6명 기체전파
'93. 7. 26	목포공항	아시아나항공 B737 여객기가 목포공항 착륙접근 중 운거산에 충돌 (CFIT사고)	사망 66명 기체전파
'97. 8. 6	괌 아가나공항	대한항공 B-747-300 여객기가 미국령 괌 아가나공항에 착륙접근중 니미츠힐에 추락 (CFIT 사고)	사망 229명 부상 25명 기체전소
'97. 9. 3	캄보디아 프놈펜공항	폭우 속에 착륙하다 추락	한국인사상 21명 (총 65명 사망)
'98. 8. 5	김포공항	대한항공 B747-400 여객기가 김포공항에 착륙 활주 중 활주로 우측으로 이탈	부상 65명 기체전파
'00. 4. 17	남태평양 솔로몬군도	KAL기 난기류 조우(악천후)	부상 23
'00. 4. 25	경기 화성	초경량비행장치 추락	사망 1
'00. 10. 29	경북 울릉도	시티항공 헬기추락	부상 1
'00. 11. 7	충북 청원	한승항공 헬기추락	기체파손
'01. 7. 5	경남 진해	악기상 조우로 회피도중 추락	사망 7 부상 4
'01. 8. 24	경북 문경시	전국 대학생 페러글라이딩 대회 중 충돌	사망 1
'02. 4. 15	경남 김해	에어차이나 추락사고	사망, 실종 129 부상 37
'02. 8. 5	경기 이천	항공방제 비행 중인 헬기가 고압선에 충돌하여 추락 (홍익항공)	사망 1 기체전파
'03. 5. 10	충남 보령 대천해수욕장	초경량비행장치 추락	사망 3 기체전파
'03. 6. 30	충북 청원	항공방제 비행 중인 헬기가 비행방향과 수직으로 설치되어 있는 농업용 전선에 걸려 추락(헬리코리아)	부상 1 기체전파
'03. 8. 27	경기 일산 한강변	경항공기 개발을 위한 시제기를 시험비행하던 중 추락(항공우주연구원)	사망 2 기체전파

일시	장소	사고내용	피해내용
'06. 2. 20	대구 상공	강풍으로 회항하던 대한항공 여객기가 뇌우속 난기류를 만나 심하게 흔들리면서 급강하함	승객 21명 부상
'06. 11. 16	제주공항 남측 50km 지점 상공	대만 국적 원동항공 소속 ET306편이 갑자기 급강하 및 선회함	승객 및 승무원 19명 부상
'06. 11. 28	제주공항	제주공항 착륙중 앞바퀴 기어 파손	기장 및 승객 6명 부상
'07. 8. 12	김해공항	제주항공 여객기 활주로 이탈	승객 20명 부상
'07. 9. 2	간사이 공항 부근	대한항공 KE733편 일본 오사카로 향하여 간사이공항 착륙전 난기류	승객 5명, 승무원 6명 경상자 발생
'07. 11. 5	강원도 인제군 기린면 현리 육군 모 항공단 활주로	군용헬기 2대가 이륙 도중 15 m 상공에서 추락	조종사 1명 사망 조종사 3명, 승무원 5명, 병사 13명 총 21명 부상
'08. 2. 20	용문산	육군 204항공대대 소속 UH-1H 헬기 기상악화로 용문산 추락	7명 전원사망
'09. 9. 27	인천세계도시 축전 행사장, 송도	송도동 미추홀분수 인근에서 초경량비행기협회 소속 경비행기(스카이레저호 200여kg)가 추락	조종사 1명사망 부조종사 및 승객 11명 부상
'13. 7. 8	미국 샌프란시스코 공항	아시아나항공 214편 착륙 미상원인의 사고	
'14. 7. 17	광주 광산구 장덕동 부영아파트 옆 인도	세월호 참사현장 지원활동 종료 후 복귀 중이던 소방헬기 광주도심에 추락	5명 전원 사망

부록 8 추락 등 기타사고 일지

일시	장소	사고내용	피해내용
'93. 3. 28	부산 북구 구포열차 전복	한전의 지중선사업을 위하여 철도횡단 지하터널식 굴착작업 중 철도노선 붕괴로 열차전복	사망 78, 부상 196 기관차, 객차, 선로시설 파손
'95. 4. 11	전남 화순군 화순철도건널목 충돌	시내버스가 철도건널목에서 일단정지를 무시하고 건너는 중 부산행열차(비둘기호 902호)와 충돌	사망 15, 부상 18 25백만원 (버스 1대 전파)
'96. 4. 3	경기 양평 남한강 버스추락	운전사 부주의(방심/졸음추정)로 시내버스가 남한강에 추락	사망 22, 부상 37 버스 1대 전파
'98. 1. 14	강원도 속초시 설악산 (토왕성 폭포)	빙벽 훈련 중 눈사태로 인한 매몰	사망 8
'98. 7. 16	광주 동구 대인동 롯데백화점 신축공사장	엘리베이터 설치작업 중 레일절단으로 추락	사망 4
'98. 10. 23	강원 평창 영동고속도로 버스충돌	강릉방면으로 운행 중이던 버스가 중앙선을 침범하여 마주오던 고속버스와 정면 충돌	사망 12, 부상 22 버스 2대 파손
'99. 7. 6	태백시 삼수동 용연동굴 제1주차장	주차장내에서 회전 중 열차 2량중 1량 전복	사망 1 부상 29
'00. 12. 31	서울 강북구 미아동	나이트클럽 조명시설 추락	부상 77
'00. 5. 28	서울 종로구 금호미술관	소화설비 임의 조작으로 가스누출	사망 1 부상 58
'00. 7. 14	부산 부일외고 수행여행 교통사고	급경사 커브길에서 빗길과속과 안전운전 소홀	사망 18, 부상 97 버스 2대 전소 기타차량 전소
'01. 7. 5	대우조선 헬기추락사고 (부산지방항공청)	기상악화에 의한 추락 추정	사망 8, 부상 4 헬기(S76B) 1대 전파
'04. 3. 11	태안군 근흥면 궁시도 해상	전투기 충돌	사망 4
'04. 4. 16	포항시 남구 연일읍 학전리 290	군형헬기가 산불 진화 도중 기상악화로 추락	사망 4
'04. 4. 19	부천시 원미구 중동 엘지백화점	백화점 외벽벽면 타일교체 공사 중 설치구조물 추락	사망 3 부상 18
'04. 5. 10	이도1동 삼성교(교량)	실족	사망 1

일시	장소	사고내용	피해내용
'04. 8. 22	제천시 수산면 능강리 ES콘도 앞	차량이 강으로 추락	사망 4
'05. 10. 3	경북상주 시민운동장 안전사고	공연관람을 위해 출입문에 운집해 있던 군중압사	사망 11, 부상 161
'06. 10. 3	서해대교 교통사고	서해대교 짙은 안개, 안전거리 미확보	사망 11, 부상 57 25톤화물차량 등 30여대 파손, 일부화재발생
'07.8. 13	부산영도구 월드카니발 놀이기구 추락사고	회전놀이 기구인 관람차의 볼트가 출입문에 끼여 고착상태로 운행 중 뒤따르던 관람차와 충돌 투명창으로 승객이 몰리면서 추락	사망 5
'07. 11. 5	강원도 인제군 기린면 현리 육군 모 항공단 활주로	군용헬기 2대가 이륙 도중 15 m 상공에서 추락	조종사 1명사망 조종사 3명, 승무원 5명, 병사 13명 총 21명 부상
'08. 2. 20	용문산	육군 204항공대대 소속 UH-1H 헬기 기상악화로 용문산 추락	7명 전원사망
'10. 7. 3	인천 중구 운남동 영종IC 진입로	승객 24명을 태우고 포항을 출발하여 인천공항으로 향하던 고속버스가 영종IC 진입로 보근에서 고장차량을 피하려다 가드레일을 충돌하고 고속도로 10 m 아래로 추락	사망 12, 중상 8, 경상 4
'10. 10. 6	서울시 마포구 합정동 418-1 아파트 신축공사현장	아파트 공사현장 타워크레인 55 m 높이에서 8층작업 중 붐대가 파손되면서 추락크레인 기사와 작업인부 1명이 추락	사망 2, 경상 1
'14. 7. 17	광주 광산구 장덕동 부영아파트 옆 인도	세월호 참사현장 지원활동 종료 후 복귀 중이던 소방헬기 광주도심에 추락	5명 전원 사망

부록 9 주요 환경오염사고 일지

일시	장소	원인	피해내용
'93. 9. 27	전남 여천시 제5금동호 충돌	가해선의 안전사항 위반, 피해선의 통행로 위반, 선박간 정보교환 미이행으로 충돌	사망 2 선박1척 파손 인근해역 유류오염
'95. 7. 23	전남 여천군 씨프린스호 기름유출	태풍 피항차 출항, 선미(기관실부위) 충돌에 의한 기관실내 화재로 표류중 암초에 좌초, 방카C-유약 700여톤 유출	선박1척, 인근해역 유류오염 52,113백만원
'95. 9.21	부산 사하구 남형제도 부근(제1유일호)	선체를 예인 중 북형제도 1, 3마일 해상에서 침몰	17,126백만원
'95. 9. 28	경남 울산항 (유공원유1부이)	해저 송유관이 선박과 충돌 연결부위 파손으로 원유일부가 해상유출	2,440백만원
'95. 11. 17	전남 여천시 낙포동 광양항 (호남정유 원유부두)	호남사파이어호 부두시설물에 좌측 선체가 부딪쳐 탱크파손으로 원유 일부가 유출	7,300백만원
'96. 8. 18	강원 춘천시 북한강 준설선 침몰	기관실 엔진 냉각수파이프드레인밸브 탈거로 인한 하천수 유입으로 부력상실 침몰	골재준설선 1척 침몰 호수오염 10천 ㎡ 오염 치어 202만미 폐사
'96. 9. 19	제주북방	미광산업호와 오션제이드호가 충돌	50 m×3.7 ㎞ 오염 (4,690백만원)
'99. 7. 14	충북 단양군 매포읍 성신양회(주)	연료펌프 오작동으로 벙커시유 3,000리터 유출	하천 54 ㎢ 오염
'06. 9. 28	부산 다대포앞 해상선박 좌초사고	좌초	사망 7, 부상 5 가성스피트호(6.7t)침몰
'07. 12. 7	허베이 스피리트 유류유출 사고	기상악화 속에서 예인선의 무리한 운항 강행 중 예인선이 절단되면서 크레인부선이 떠밀려 유조선과 충돌	어장 29,454 ha 및 해안 70.1 ㎞ 오염
'11. 3. 16	완도 장도남방 7.2마일 해상	STOLT DISTRIBUTOR호와 2,700톤급 HNS선이 충돌 파공함	벤젠 75.3 kl 유출
'11. 7. 8	전남 무안군 운남면 내리	무명농장에서 고의로 축산폐수를 유출시킴	폐기물 100 kl 오염
'13. 4. 15	동해	티안윤호 (화물선, 3,911톤) 해난침몰	B-C유 등 118 ㎘ 유출

일시	장소	원인	피해내용
'13. 10. 15	포항	청루 15호(화물선, 8,461톤) 해난침몰	B-C유 등 129 kℓ 유출
'14. 1. 31	여수	원유운반선 WuYiSan(싱가포르 선적, 164,169톤)호가 원유하역 차 여수 GS 칼텍스 원유 2부두에 접안 중 돌핀잔교 송유관과 충돌	송유관 내부에 있던 원유, 나프타 등 800~899 kℓ가 해상에 유출
'14. 2. 15	부산	캡틴반젤리스엘호(화물선, 88,420톤) 충돌	B-C유 237 kℓ 유출
'14. 12. 28	부산	현대브릿지호(화물선, 21,611톤) 충돌	B-C유 335 kℓ 유출
'15. 1. 11	울산항 4부두	한양에이스호에 혼산(질산8, 황산2) 적재 중 폭발, 2번 좌 · 우현 화물탱크 등 파손	혼산 198 kℓ 유출

부록 10 주요 해난사고 일지

일시	장소	사고개요	인명피해, 재산피해
'94. 10. 10	전북 부안군 서해 훼리호 침몰	초속 10~14 ㎞의 강풍과 4~5 m의 높은 파도를 무시한 출항과 승선정원 221명에 141명 초과한 362명 승선과 수화물 등의 배 상부적재에 다른 복원력 상실	사망 292, 부상 70 선박 1척 침몰
'95. 3. 19	전남 여천군 거문도 남서 11.5마일 해상, 06세양호 (65.09톤, 운반선)	항해중 써니 팔콘호(3,778톤 파나마 유조선)와 운항부주의로 충돌침몰	8명(실종8)
'95. 4. 6	전남 완도군 청산도 남서 6.5마일 해상, 7공양호 (71.72톤, 안강망 어선)	조업후 여수로 귀항 중 원인미상 침몰	10명 (사망 3, 실종 7)
'95. 7. 1	부산 영도구 목도 동방 2마일 해상, 13삼부호 (668톤, LNG선)	온산항에서 부탄가스 382.7톤 적재코 출항, 인천에서 항해중 원인미상 침몰	10명 (사망 3, 실종 7)
'95. 7. 16	울릉도 북동 200마일 해상, 제1한성호(121.97톤, 채낚기어선)	항해 중 타기고장으로 전복되어 침몰	24명(실종 8)
'07. 5. 12	골든 로즈호 충돌 침몰	중국 대련 남동방 38마일 해상에서 항해중이던 중국선박과 충돌하여 침몰	사망 16
'10. 3. 26	서해 백령도 서남방 해상 천안함 침몰	대한민국 해군의 초계함 '천안함'이 침몰한 사건	104명 (사망 46, 부상 58)
'10. 9. 24	충남 서천군 마량항 어선충돌	조업을 마치고 입항중이던 어선이 인근어선을 발견치 못하고 충돌, 인명피해 발생	사망 1명 재산피해 20,000천원
'11. 3. 15	경남 통영시 욕지 남서방 7.6마일 해상	3.15.5:42경 통영시 욕시 남서방 7.6마일 해상에서 707용성호가 예인선 고려304의 부선 해양8001호와 충돌하여 전복된 사고	사망 4명, 실종 2명
'11. 9. 6	전남 여수시 삼산면 백도 북동방 7마일해상	9.6. 1:20경 여수시 해상에서 설봉호가 19:00경 부산 출항 제주 항하중 00:57경 선미 화물창에서 원인미상의 화재가 발생한 사고	130명 전원 구조
'11. 11. 12	충남 태안군 만리포 남서방 4마일 해상	102기룡호가 항하 중 전남 광양항에서 출항, 당진 하이스틸로 항해중이던 한진 3001호와 충돌하면서 전복 · 침몰된 사고	1명 구조, 사망 3명, 실종 5명

일시	장소	사고개요	인명피해, 재산피해
'12. 1. 15	인천 옹진군 자월도 북방 3마일 해상	1.15.06:00 인천을 출항하여 대산항으로 항해 중 동일 8:00경 자월도 북방 3마일 해상에서 화물창 청소작업 중 원인 미상의 폭발로 모든 화물창이 완전히 파손되어 전손 처리된 사고	사망 8명, 실종 3명
'12. 4. 24	전남 고흥군 외나로도 나로 2대교 교각	4.24. 14:30경 여객선 줄리아아쿠아호(여수-나로도-거문도)가 중간 기착지인 나로도 축정항 입항 중 농무로 인한 시정불량으로 나로 2대교 교각과 좌현선수가 충돌	부상 22명
'12. 8. 28	제주 서귀포시 화순항 동방파제 남동 1해리	8.28. 2:40 서귀포시 해상에서 중국어선 2척이 제15호 태풍 볼라벤 북상에 따른 피항 중 강한 바람과 높은 파도에 밀리면서 안덕면 사계리 인근 해안가로 좌초	사망 15명
'12. 10. 18	제주 차귀도 서방 33해리	10.18.7:13경 차귀도에서 항해 중인 신라인 8호에 적재 중인 원형 코일이 기상악화로 선체외벽을 강타하여 침수발생, 선체침몰	사망 5명
'12. 12. 14	울산 동방파제 서방 0.5마일 해상	12.14.19"13 울산항 북방파제 제3공구 축조공사현장에서 석정36호가 기상불량으로 안전해역 이동차 양커 양묘 중 선체가 기울어 전복	사망 12명
'13. 1. 18	제주도 서귀포 남방 389해리	1.18. 03:40경 3005황금호가 서귀포 해상에서 투묘, 조업대기 중 원인 미상의 화재발생으로 승선원 자체 화재진압 시도하였으나 불가하여 전원 해상투신, 같은날 07:23 선체침몰	5명 사망, 3명 실종
'13. 3. 9	전북 군산시 옥도면 어청도리 남서방 약 13해리	조업 중 원인 미상 기관실 화재발생으로 자체 화재진압을 시도하였으나 서비스탱크 유량게이지 파손으로 화재확산으로 승선원 11명(구명의 착용)은 화재없는 선수쪽으로 이동, 신고후 전원 퇴선함	9명 사망, 1명 실종
'13. 10. 15	포항 영일만항 북방파지	10.15. 17:46경 청루15호가 포항항 M-19 묘박지 투묘중 기상악화로 주묘되어 영일만항 북방파제에 충돌하여 침몰	사망 10명, 실종 1명
'14. 3. 24	제주 차귀도 남서방 58.5해리 해상	3.24. 01:30경 제주 차귀도 해상에서 조업 중인 성일호에서 원인 미상의 화재발생으로 선체 침몰	구조 2명, 사망 6명, 실종 1명

일시	장소	사고개요	인명피해, 재산피해
'14. 4. 4	전남 여수시 삼산면 거문도 남동방 33마일 해상	4.1.18:00 북한 청진항에서 철광석 약 6,500톤을 싣고 중국 양저우항으로 항해 중이던 화물선 GRAND FORTUNE1호가 4.4.01:19경 여수 거문도 남동방 해상에서 기상악화로 적재된 철광석이 우현으로 쏠려 조난신호 발신 후 침몰	3명구조, 2명 사망, 11명 실종
'14. 4. 16	전남 진도군 조도면 병풍도 북방 약 1.5해리	4.15.21:00경 인천을 출항하여 다음 날인 4.16.08:58경 전남 진도군 해상에서 항해 중 전복되어 침몰한 사고로 선체는 완전히 침몰	304명 (사망 295명, 실종 9명)
'14. 9. 30.	전남 신안군 흑산면 홍도 동방 약 110미터	9.30.07:20 신안군 홍도항에서 유람선에 승객 105명, 선원 5명 총 110명 승선 출항, 해상관광 후 10시경 홍도항에 입항 예정이었으나 9:11경 선장 유람선 조함미숙으로 선수좌측 선저부분이 암초에 부딪혀 좌초, 관광객이 구조요청	비응급 환자 23명

Index | 색인

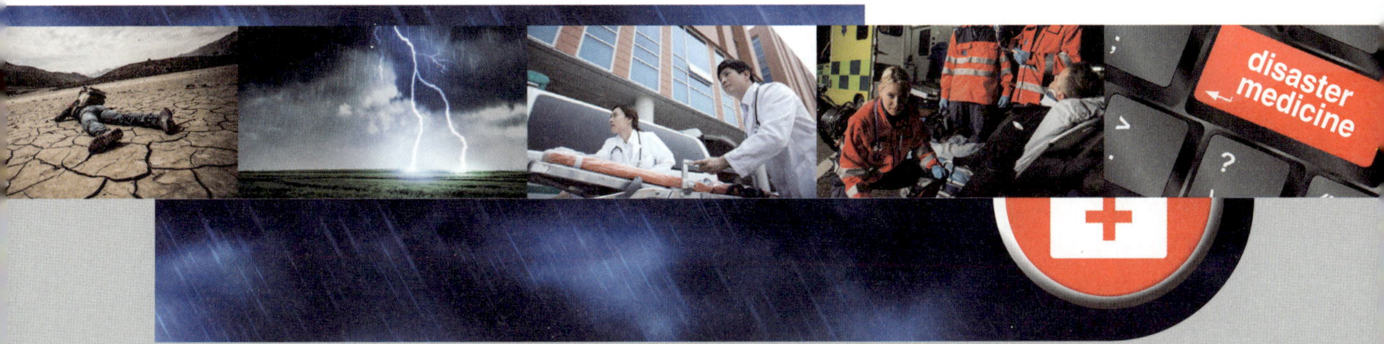

한글

로마자

A

B

C

D

U

V

W

Y